老年性疼痛诊断与治疗教程

Laonianxing Tengtong Zhenduan Yu Zhiliao Jiaocheng

主 编 司马蕾 樊碧发

副主编 王佰亮 赵 军

编 者（以姓氏拼音为序）

程 玮	北京医院	程靖宁	中日友好医院
褚 倩	华中科技大学同济医学院附属同济医院	樊碧发	中日友好医院
洪 靖	中日友好医院	黄海力	中国人民解放军总医院
贾东林	北京大学第三医院	李 菁	中日友好医院
李亦梅	新疆医科大学第一附属医院	梁 静	中日友好医院
廖 翔	深圳市第六人民医院	刘尊敬	中日友好医院
卢 昕	中日友好医院	罗 盛	北京医院
朴春花	中日友好医院	乔晋琳	中国人民解放军海军总医院
任师颜	中国医科大学航空总医院	石 英	第三军医大学附属第一医院
史可梅	天津医科大学第二医院	司马蕾	中日友好医院
谭海东	中日友好医院	陶 蔚	首都医科大学宣武医院
王 丽	中日友好医院	王佰亮	中日友好医院
王小平	暨南大学附属第一医院	翟振国	中日友好医院
张 静	河北医科大学第四医院	张元春	北京国际SOS救援中心
赵 军	北京大学肿瘤医院	郑霄云	中日友好医院
周 雷	中日友好医院	周晓峰	中日友好医院
邹海波	中日友好医院		

高等教育出版社·北京

内容简介

本书是一部关于老年性疼痛诊断与治疗的临床指导用书。全书共分为八章：老年生理与疾病特点、神经病理性疾病、骨骼关节退行性病变、恶性肿瘤、血管性疾病、炎症与结石症、老年性疼痛的急救处理、老年性疼痛的辅助治疗，以纸质教材配数字课程出版，数字课程包括教学PPT、自测题、微视频，有利于提升教学效果。

本书适用于疼痛医学、老年医学等专业本科生、研究生的教学，也可作为疼痛相关学科医师培训教程以及临床医师参考用书。

图书在版编目（CIP）数据

老年性疼痛诊断与治疗教程 / 司马蕾，樊碧发主编 .
-- 北京：高等教育出版社，2017.8
　　ISBN 978-7-04-047780-1

　　Ⅰ . ①老… Ⅱ . ①司… ②樊… Ⅲ . ①老年病－疼痛
－诊疗－教材 Ⅳ . ① R441.1

中国版本图书馆 CIP 数据核字（2017）第 182507 号

策划编辑　杨　兵　周　剑　　责任编辑　杨　兵　　封面设计　张　楠　　责任印制　韩　刚

出版发行	高等教育出版社	网　　址	http://www.hep.edu.cn
社　　址	北京市西城区德外大街4号		http://www.hep.com.cn
邮政编码	100120	网上订购	http://www.hepmall.com.cn
印　　刷	北京东君印刷有限公司		http://www.hepmall.com
开　　本	787mm×1092mm　1/16		http://www.hepmall.cn
印　　张	19		
字　　数	450 千字	版　　次	2017 年 8 月第 1 版
购书热线	010-58581118	印　　次	2017 年 8 月第 1 次印刷
咨询电话	400-810-0598	定　　价	60.00 元

本书如有缺页、倒页、脱页等质量问题，请到所购图书销售部门联系调换
版权所有　侵权必究
物料号　47780-00

前 言

　　世界卫生组织（WHO）提出，当一个国家或地区 60 岁以上老年人口占人口总数的 10%，或 65 岁以上老年人口占人口总数的 7%，即意味着这个国家或地区进入人口老龄化，日本、法国、西班牙、德国、意大利、希腊等发达国家早已进入老龄化社会。目前中国 65 岁及以上老年人口超过 1.43 亿人，占全国总人口的 10.5%，标志着我国也进入了老龄化社会。预计到 2050 年左右，老年人口将达到全国人口的三分之一。重视老年健康、预防老年疾患、指导老年诊疗已成为社会关注的重要问题。

　　以急、慢性疼痛为临床表现的疾病既包括老年人群的特有疾病，如脊柱关节退行性病变、动脉硬化、帕金森病；也包括老年人群的高发疾病，如冠心病、带状疱疹、恶性肿瘤；还包括老年人和青壮年都可以发生的，但老年人的临床症状与治疗和青壮年有所区别，如三叉神经痛、急腹症等疾病。老年患者就诊时往往面临症状不典型、诊断不全面、病情较严重和药物不良反应严重等特点。由于 85% 老年患者同时患有 2 种疾病，50% 老年患者患有 3 种及以上疾病，因此老年性疼痛的治疗更需要全面认识老年相关疾病，以多学科合作的团队模式开展综合评估与治疗，最大限度地维持或恢复患者的身心健康和社会功能。

　　由高等教育出版社组织中日友好医院、中国人民解放军总医院、北京大学肿瘤医院、华中科技大学同济医学院附属同济医院等十余家医院专家教授共同撰写了本书。全书重点介绍老年性疼痛诊断与治疗相关知识，并结合真实临床病例讲解。本书配有数字课程，包括教学 PPT、自测题、微视频等数字资源，这将有助于读者扩展临床思维、提高临床技能。

　　衷心感谢全体编委会专家教授提供的宝贵经验及精心撰写，同时希望广大读者对本书的不足之处予以批评指正，以便再版时改进。

司马蕾　樊碧发

2017 年 5 月

数字课程（基础版）

老年性疼痛诊断与治疗教程

主编　司马蕾　樊碧发

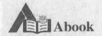Abook

老年性疼痛诊断与治疗教程

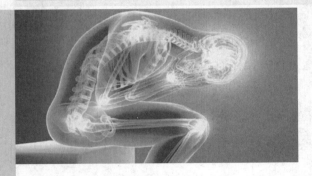

老年性疼痛诊断与治疗教程数字课程与纸质教材一体化设计，紧密配合。数字课程内容涵盖微视频、教学PPT和自测题等资源。充分运用多种形式媒体资源，极大地丰富了知识的呈现形式，拓展了教材内容。在提升课程教学效果同时，为学生学习提供思维与探索的空间。

| 用户名： | 密码： | 验证码： | 5360 | 忘记密码？ | 登录 | 注册 |

http://abook.hep.com.cn/47780

扫描二维码，下载Abook应用

目　录

第一章 老年生理与疾病特点

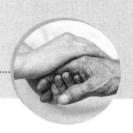

当一个国家或地区 60 岁以上老年人口占人口总数的 10%，或 65 岁以上老年人口占人口总数的 7%，即意味着这个国家或地区进入人口老龄化社会。中国一直是世界历史上人口最多的国家，也是 60 岁以上老年人最多的国家。目前，全国 65 岁及以上老年人口超过 1.43 亿人，占全国总人口的 10.5%。这标志着我国进入了老龄化社会，预计到 2050 年左右，老年人口将达到全国人口的三分之一。

一、老年人生理特征

（一）老年人的年龄划分标准

什么是老年人？目前由于世界各国人口平均寿命及政治经济情况不同，对于老年人年龄划分尚无统一标准。一般发达国家或地区规定 65 岁以上（含 65 岁）为老年人。我国老年人的年龄界限沿用亚太地区标准，凡年满 60 岁以上的人（含 60 岁）统称为老年人，45 ~ 59 岁为老年前期（初老期），60 ~ 89 岁为老年期（老年人），90 岁以上为长寿期（长寿老人）。

（二）老年人病理生理特征

老年期的典型特征就是"老"，即老化、衰老的意思，而人的老化首先就是从生理方面开始的，这种生理特征的变化不仅体现在老年人的外观形态上，还反映在人体内部的细胞、组织和器官以及身体各系统功能的变化上。机体的老化是生命过程中的一种必然现象，它是由生命科学的内在规律决定的，随增龄老化日趋加重。然而，在同一机体内，每个组织器官的老化起始时间并不一致。不同的研究所获结果也不完全一致。这里仅介绍机体老化过程的一般规律。现将各器官系统的功能改变特点分述如下：

1. 神经系统变化　随着年龄的增加，人的大脑逐渐萎缩，脑重量减轻，脑细胞数目减少，神经传导功能下降；脑血管硬化，脑血流阻力增加，血循环减慢，脑血流量及脑供氧量降低。这些变化可使老年人大脑皮质的兴奋和抑制转换过程减慢，对刺激的反应时间延长，感觉迟钝，温、触、痛觉减退甚至消失，平衡能力和运动协调性减退，容易跌倒。由于神经中枢功能衰退，老年人变得容易疲劳且疲劳的消除过程也比较缓慢，睡眠质量欠佳、睡眠时间减少。此外，由于脑功能失调而出现的认知功能下降还易引发老年痴呆症。

2. 心血管系统变化　随着增龄，心肌细胞膜及线粒体老化，ATP 酶活性及收缩蛋白合成减少，氧利用率降低，细胞膜、肌质网离子转运速度变慢，心肌间质弹力纤维增生，脂肪浸润及淀粉样变，致使收缩储备功能降低。健康老年人静息状态下左心室的收缩功能以及射血分数、心输出量和心搏量并未见明显的改变，而运动时心输出量随年龄增加下

1

降，原因可能是应激时心肌的变时性和变力性变差、心脏后负荷增加、主动脉顺应性减少和左心室壁压力增加所致。与收缩功能相比，老年人在静息状态下即存在舒张功能损害，心室舒张早期主动弛缓功能减退，左心房代偿性负荷增加以保证心室的充盈。老年人心肌中的中小动脉内膜增厚、平滑肌变薄、脂质沉积、冠状动脉血流储备功能及各种应激的适应能力降低，容易发生心肌缺血及心功能不全。

心脏传导系统随增龄会呈现细胞成分减少、纤维组织增多。70 岁以后窦房结起搏细胞的数量显著减少到 10% ~ 50%，以至于影响激动的形成与传导。室内传导系统及纤维支架的退行性变，可致心脏传导障碍及各类心律失常。

另外，动脉硬化是心血管系统老化的又一重要特征，动脉硬化逐渐加重，致使主动脉和大动脉的弹性贮藏作用大大减弱，左室后负荷增加致使收缩期血压增高，老年单纯收缩期高血压更常见。此外，老年人压力感受器敏感性下降，易发生直立性低血压。

3. 呼吸系统变化　衰老导致呼吸系统的结构和功能产生不良的变化。这些变化表现为肺泡壁变薄、肺泡增大、肺毛细血管数目减少、肺组织的弹性下降等。另一方面，老年人出现骨质疏松、脊柱后凸、肋骨前突、胸腔形成筒状变形，加上呼吸肌力量的衰弱，限制了肺的呼吸运动，造成肺通气不畅、肺活量下降，一般人到 70 岁时，肺活量可减少 25%；老年人残气量及无效腔通气 / 潮气量增高，肺泡弥散能力下降，换气功能下降，表现为动脉血氧分压随年龄降低［PaO_2=（100- 年龄 /3）mmHg］，且肺泡动脉氧梯度增大。第一秒用力呼气量（FEV1）在 30 岁以后每年递减 10 mL，而在吸烟者中每年递减 20 mL 以上。老年人化学感受器的反应性降低，对低氧、高碳酸血症的通气反应减退。因而容易发生肺气肿和呼吸道病症，如老年慢性支气管炎等。

4. 泌尿系统变化　随着年龄增加，肾组织结构及其功能均发生明显变化。人体在 40 岁后，肾的各种功能均进行性下降，从 40 岁开始肾血流量出现进行性下降，大约每 10 年下降 10%，90 岁老年人肾血流量仅为年轻人的 50%。随着年龄的增加，老年人健存的有功能肾小球数目逐渐减少，单位面积毛细血管襻的数量也相继减少，而系膜成分相对增多，基膜增厚，小动脉玻璃样变，由此形成局灶型肾小球硬化。外表健康的 80 岁老年人，发生硬化或玻璃样变的肾小球数目已多达 30%。同时，近端小管逐渐出现萎缩，远端小管扩张并且部分形成憩室或囊肿。此外高血压、糖尿病等常见老年疾病可加快老年人群的肾小球及肾动脉硬化进程。

老年人肾功能的减退还包括肾小球滤过率（glomerular filtration rate，GFR）下降，40 岁以后，GFR 每年减少 1 mL/min。尿液浓缩与稀释能力降低，肾素对容量反应减弱，肾小管分泌 NH_3 的能力亦降低。老年人中肌肉组织群萎缩且肌酐生成明显减少，即使 GFR 明显降低，但血肌酐水平可近似正常。老年人口渴知觉降低、尿浓缩力下降，使得在失血、呕吐、腹泻、胃肠减压等体液丢失情况下极易发展为低血容量并出现低血压；肾稀释能力降低以及处理钠能力的下降，使得老年患者在大量输液时易于出现水潴留及低血钠；在有心血管疾病或中枢神经疾病时易发展为肺水肿或脑水肿；而在限水或给予高钠饮食时，又可能出现高钠血症。肾分泌 NH_3 能力障碍，使得老年患者在发生酸中毒时代偿能力明显下降。另外，老年人膀胱松弛、前列腺增大，易出现尿频、尿急、夜尿增多等情况，易并发急性尿潴留、尿路感染。

5. 消化系统变化　老年人因牙周病、龋齿、牙齿的萎缩性变化，而出现牙齿脱落或明显的磨损，以致影响对食物的咀嚼和消化。舌乳头上的味蕾数目减少，使味觉和嗅觉降低，以致影响食欲。消化道黏膜萎缩、运动功能减退。60 岁以上老年人，其中 50% 可发生胃黏膜萎缩性变化，胃黏膜变薄，肌纤维萎缩，胃排空时间延长，消化道运动能力降低，尤其是肠蠕动减弱易导致消化不良及便秘。老年人肝质量减轻，肝细胞数减少、变性，结缔组织增加，易造成肝纤维化和硬化，肝功能减退，合成蛋白能力下降，部分肝细胞的酶活性降低，肝解毒功能下降，对胆汁的排泌功能也减弱，一旦服药稍多，容易造成药物在体内的蓄积，引起药物性肝损害。另由于老年人消化吸收功能差，易引起蛋白质等营养缺乏。

6. 内分泌系统变化　老年人内分泌器官的重量随增龄而减少，到高龄时脑垂体的重量可减轻 20%，供血也相应减少；另一方面，内分泌腺体发生组织结构的改变，尤其是肾上腺、甲状腺、性腺、胰岛等激素分泌减少，可引起不同程度的内分泌系统的紊乱，例如胰岛素分泌的减少使老年人易患上糖尿病。

7. 运动系统变化　在衰老过程中，骨骼肌发生显著的退行性变化。其特征是肌纤维的体积和数量减少，尤其是下肢肌的衰退更明显。肌肉弹性降低，收缩力减弱，肌肉变得松弛，容易疲劳，因此老年人耐力减退，难以坚持长时间的运动。骨骼中的有机物减少，无机盐增加，致使骨的弹性和韧性降低，骨质疏松在老年人中也较多见，且易出现骨折。由于关节面上的软骨退化，还易出现骨质增生、关节炎等疾病。

8. 其他方面的改变　皮肤弹性减退、松弛并出现皱纹；毛发变细、变白及脱发；机体免疫功能减退，易患感染性疾病；近距离视物模糊，同时听力下降，嗅觉、味觉功能减退；适应能力较差，言语重复，性情改变，或烦躁而易怒，或孤僻而寡言，情绪波动大。

二、老年病的种类和特征

（一）老年病的种类

老年人易患的疾病叫做"老年病"。通常，老年病可以分为三类：

1. 老年人特有的疾病　如脊柱关节退行性病变、老年痴呆症、动脉硬化、帕金森病等。

2. 老年人罹患率较高的疾病　如带状疱疹、恶性肿瘤、脑卒中、冠心病、糖尿病等，也包括部分年轻时延续下来的某些疾病。

3. 老年人和青壮年都可以发生的疾病　但老年人的发病率与临床症状表现与青壮年有所区别，老年人往往具有症状不典型、病情较严重的特点。如三叉神经痛、急腹症等。

（二）老年病的特征

老年期由于人体解剖组织结构和生理代谢功能的一系列变化，使老年人患病时临床表现明显不同于中青年，具有自己的特性，这些特性可以归纳为以下几个方面：

1. 起病常隐匿　是许多老年病的主要临床特征。当疾病发生时，患者并无任何不适，可以像正常人一样生活和工作，因此往往疾病早期易被忽视，延误诊治。

2. 症状的不典型性　由于老年人机体形态改变和功能衰退，反应性减弱，对于疼痛和疾病的反应会变得不敏感，故病症容易被忽略。老年人的多病性也是临床表现不典型的原因之一，因此老年病的诊断中除应注意观察症状外，更应重视物理查体和实验室检查。

3. 病程进展快　老年人各种器官功能减退，机体适应能力差，一旦发病，内环境易不稳定、病情常迅速恶化，并导致其他系统的瀑布效应，出现多器官功能不全，是导致老年死亡的重要原因。例如，老年性肺炎起病时，可以没有畏寒、高热而仅表现为轻微咳嗽，但很快会出现休克、心力衰竭及神经精神症状（如淡漠、烦躁及昏迷等）。

4. 容易发生并发症　老年人器官代偿功能差，随着病情变化，容易发生各种并发症，预后差。例如，老年人患病时易发生水、电解质代谢紊乱，血栓栓塞症，多器官衰竭，还容易有出血的倾向及褥疮等。

5. 老年共病常见　老年共病是指老年人同时患有 2 种或 2 种以上慢性疾病的情况，简称为"共病"。老年人往往多系统同时患有疾病，也可以同一器官、同一系统发生多种疾病。由于老年人机体各器官功能的减退，身体抵抗力较差，很容易在老化的基础上发生疾病，而且多种疾病同时存在很常见。而同时存在多种疾病，必然使临床表现变得复杂和不典型，增加临床诊断和治疗的难度。

6. 易出现药物的不良反应，对治疗的反应差　随着增龄，老年人机体内环境的变化加之器官功能不足，使药物在体内吸收、分布、代谢、排泄及药物反应等方面都发生变化。同样的药物，老年人较青壮年耐受性差，容易出现不良反应，治疗效果受影响。另外，老年人用药较多，它们之间相互作用，会影响治疗效果。

7. 常需要更多特殊的医疗技术支持　无创或有创呼吸机、心脏起搏器等在老年病房使用频率较高。

（郑霄云）

网上更多

教学 PPT　　自测题　　微视频

第二章　神经病理性疾病

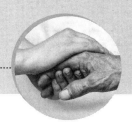

第一节　带状疱疹

带状疱疹（herpes zoster，HZ）是由潜伏在神经节内的水痘带状疱疹病毒（varicella-zoster virus，VZV）再激活所引起，表现为沿脑神经或脊神经感觉神经支分布的单侧区域出现带状排列的成簇疱疹，常伴明显的神经痛。HZ 年发病率为 3‰ ~ 5‰，多发于春秋季节，感染的严重性和发病率随增龄而显著上升。HZ 有两个发病高峰年龄段，分别为 20 ~ 30 岁及 60 ~ 70 岁之间。9% ~ 34% 的带状疱疹患者会发生带状疱疹后神经痛（post herpetic neuralgia，PHN）。PHN 是 HZ 最常见的并发症，好发于老年人，60 岁及以上的 HZ 患者约 65% 会发生 PHN，70 岁及以上者中则高达 75%，疼痛剧烈，持续时间长。

一、病因与发病机制

HZ 的病原体是 VZV，VZV 又称人类疱疹病毒Ⅲ型，属 DNA 病毒，有嗜神经及皮肤的特征，由 DNA 核心、衣壳、被膜与囊膜组成。病毒基因组可编码 3 种主要的糖蛋白 gPⅠ、gPⅡ及 gPⅢ。人是它的唯一自然宿主。VZV 病毒通过空气传播，经上呼吸道或睑结膜侵入人体引起全身感染，初次感染在幼儿表现为水痘，在成人可为隐性感染。病毒沿感觉神经侵入脊神经节或脑神经感觉神经节内并潜伏，当机体免疫功能低下时，如过度疲劳、精神创伤、长期应用皮质类固醇激素或免疫抑制药、患白血病、淋巴瘤、细胞免疫失调和老龄化等情况，潜伏的病毒再次被激活，大量复制并沿感觉神经纤维向所支配的皮节扩散，发生带状疱疹。

在少数情况下，VZV 可扩展到脊髓前角细胞及内脏神经纤维，引起运动神经麻痹及胃肠道和泌尿道的症状。特异性细胞免疫抑制是病毒再活化的主要原因。任何能够影响 VZV 细胞调节免疫能力的因素均是患 HZ 的风险因素，而年龄是其中最重要的危险因素。

随着年龄的增长，特异性细胞免疫水平逐渐降低，对 VZV 的应答反应也随之减弱，因此老年人带状疱疹的发病率、严重程度及并发症都较高。带状疱疹急性期可有 CD4 细胞减少，CD8 细胞增加，CD4/CD8 细胞降低，白细胞介素 –2 表达降低。本病愈后可以获得终生免疫，一般不复发。

二、临床表现

（一）典型表现

1. 前驱期的典型表现

（1）神经痛：50 岁以上患者 84% 在发疹前出现疼痛。老年患者发疹前最典型的症状就是沿感觉神经支分布的单侧区域出现显著的烧灼痛、针刺痛及闪电痛等，常伴皮肤感觉过敏，疼痛难以忍受，常常彻夜不眠。神经痛可发生在发疹前 1～10 天，常易误诊。因此，老年人发生躯体单侧不明原因的疼痛且相关器官检查无明显异常者，要考虑 HZ。

（2）全身不适、轻度乏力、低热及食欲下降。

2. 出疹期的典型表现

（1）典型皮疹：皮肤首先出现潮红斑，很快出现粟粒至黄豆大小丘疹，簇状分布，继之变为水疱，疱液清澈，外周绕以红晕，透明疱疹继而转为脓疱，部分破溃，逐渐干涸、结痂直至脱落，痂皮脱落后留有暂时性淡红斑或色素沉着（图 2-1）。

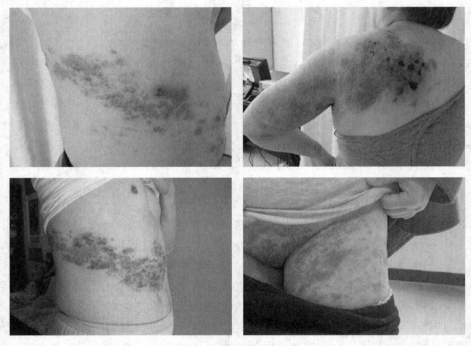

图 2-1　带状疱疹典型表现

（2）非典型皮疹：无疹型指仅有神经痛而无皮损发生；顿挫型指仅出现红斑及丘疹而无水疱；大疱型指皮损为大疱；出血型指皮损为血疱；坏疽型指皮损中央坏疽，有黑褐色痂；双侧型指双侧神经分布区受累。

（3）皮疹的持续时间：取决于患者的年龄、皮疹的严重程度及潜在的免疫抑制三个因素。年轻患者愈合期为 2～3 周，而老年患者愈合期为 3～4 周或更长时间。

（4）皮疹的好发部位：HZ 常发生在身体的一侧，沿脑神经或脊神经感觉神经支分布区排列，一般不超过中线，但有时可略微超过中线，好发的部位依次为胸段（51.2%）、头面部（18.9%）、腰骶段（18.3%）及颈段（11.6%）的皮节。

（5）神经痛：可在发病前或伴随皮损出现，疼痛的程度随年龄增加而加剧，老年患者疼痛明显，常剧烈难忍，且持续至皮损愈合后数月、数年甚至十几年。

（二）特殊表现

1. 眼带状疱疹　眼 HZ 由 VZV 侵犯三叉神经的眼支神经引起，以单侧额部、头皮、眼部群集性水疱和神经痛为主要特征（图 2-2）。多见于老年人，症状严重，疼痛剧烈，且多为单眼发病，结膜及角膜上出现水疱，可发生溃疡性角膜炎，愈后形成角膜薄翳而影响视力，严重者可致失明。VZV 也可引起进行性的外层视网膜坏死综合征，其中 80% 的患者因视网膜炎进行性加重和继发性视网膜脱离而丧失光感，视力预后极差。

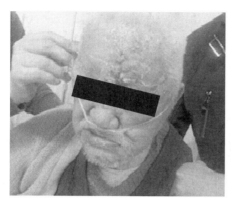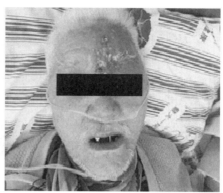

图 2-2　眼带状疱疹
带状疱疹侵犯三叉神经眼支，单侧额部头皮和眼部出现群集性水疱

2. 耳带状疱疹　VZV 侵犯面神经及听神经所致，好发于中老年人，常易误诊为中耳炎。临床表现为耳部剧痛，耳郭、外耳道或鼓膜疱疹，耳鸣及耳聋，部分有舌前 2/3 处味觉消失、流泪、眩晕、恶心、呕吐及眼球震颤等症状。当膝状神经节受累，影响面神经的运动和感觉纤维，产生周围性面瘫、耳痛及外耳道疱疹三联征，称为 Ramsay-Hunt 综合征。

3. 带状疱疹性脑膜脑炎　病毒直接从脊髓神经前、后根向上侵犯到中枢神经系统所致。多发生于发疹前、发疹时或发疹后 3~4 天，大多见于脑神经或颈、上胸脊神经节段受侵的患者。表现有头痛、呕吐、惊厥或其他进行性感觉障碍，重者可发生呼吸、循环衰竭或脑疝而死亡。

4. 播散型带状疱疹　在受累的皮节外有 20 个以上的皮损即可定义为播散型 HZ。获得性免疫缺陷综合征和淋巴网状内皮细胞恶性肿瘤患者以及老年虚弱患者，HZ 发生率高达 50% 以上，其中 1/3 可发生播散型 HZ。病毒经血液播散产生广泛性水痘样疱疹并侵犯肺和脑等器官，临床表现为在带状疱疹出现后，疱疹播散至全身，疱疹的类型如同水痘，但常常伴有高热，全身中毒症状明显，可合并肺炎、脑膜脑炎等严重并发症，病死率较高，为 HZ 的一种险症。皮节区的疱疹有时为出血型或坏疽型，远离成簇皮损的疱疹类似水痘，常为脐窝状或出血型疱疹。

5. 运动神经麻痹　3%~5% 带状疱疹患者发生运动神经麻痹，常见于 60~80 岁老年人，其中脑神经多见（特别是三叉神经眼支及 Ramsay-Hunt 综合征），其次是上肢运动神经，而躯干运动神经受损非常罕见，脊神经的颈及腰骶段比胸段更易发生运动神经麻痹，胸部带状疱疹引起的运动神经麻痹发生率仅 0.3%。运动神经麻痹常发生在发疹期或者稍晚,从皮疹到发生肌无力一般少于 2 周。目前报道较长时间的 1 例膈肌麻痹患者,皮疹出现后 4.5 个月才发生。受感染的神经节段可出现肌无力现象,可持续几周,原因是病毒通过神经节扩展到脊髓前角,75% 患者可缓慢康复,25% 患者留下运动神经损害。三叉神经眼支受累后数周至数月(平均 7 周)可出现一种严重而少见的并发症——迟发性对侧轻偏瘫。少数三叉神经上颌支及下颌支受累的 HZ 患者平均 30 天后可出现上颌或下颌牙槽骨坏死,导致牙齿脱落。

三、诊断与鉴别诊断

(一)诊断

1. 临床依据

(1)皮疹为单侧性。

(2)沿周围神经分布而排列成带状、簇集成群的水疱。

(3)可伴有神经痛。

2. 实验室依据

实验室依据临床上不作为常规检查。

(1)疱液涂片检查:可见多核气球状细胞,疱液电镜观察 VZV 病毒呈砖型,直径 150 ~ 200 nm,有立体对称的衣壳。

(2)VZV 抗原检测:刮取疱底组织涂片,免疫荧光染色确定 VZV 抗原。

(3)PCR 检查:疱液、疱底组织组织刮取物、脑脊液等 PCR 扩增检测 VZV 病毒 DNA,具有快速方便的优点,适用于 HZ 脑膜炎的快速诊断。

(4)组织培养:疱液组织培养可确定 VZV 病毒,但耗时长,可靠性差,一般不用。

(二)鉴别诊断

1. 典型带状疱疹　应与单纯疱疹、接触性皮炎、丹毒、蜂窝织炎及脓疱疹鉴别。

2. 非典型带状疱疹　前驱期和无疹型需与三叉神经痛、肋间神经痛、坐骨神经痛、心绞痛、扭伤、急性阑尾炎、胆囊炎及肾结石等鉴别。

四、治疗

(一)抗病毒治疗

强调在出疹后 48 ~ 72 h 内尽早使用抗病毒药物治疗。

1. 免疫功能正常的患者

(1)阿昔洛韦(acyclovir):进入疱疹病毒感染的细胞后,与脱氧核苷竞争病毒胸苷激酶或细胞激酶,药物被磷酸化成活化型阿昔洛韦三磷酸酯,然后通过两种方式抑制病毒复制:①干扰病毒 DNA 聚合酶,抑制病毒的复制;②在 DNA 聚合酶作用下,与增长的 DNA 链结合,引起 DNA 链的延伸中断。

(2)伐昔洛韦(valacyclovir):是阿昔洛韦酯化物,口服生物利用度(约 55%)显著高于阿昔洛韦(10% ~ 20%)。在体内通过首过效应被酯酶转化为阿昔洛韦,从而起到抗病毒作用。

(3)泛昔洛韦(famciclovir):口服后在体内经由醛类氧化酶催化为喷昔洛韦而起到抗病毒作用。

(4)溴夫定(brivudine):在病毒感染的细胞中进行一系列的磷酸化,在细胞内的磷酸转化过程由病毒胸苷激酶催化,最终形成溴夫定三磷酸盐,后者可以抑制病毒的复制。这种过程只有在病毒感染的细胞中进行,因此溴夫定的抗病毒作用具有高度的选择性。溴夫定三磷酸盐形成以后，可以在细胞内存在大于 10 h，并且通过与病毒 DNA 聚合酶的作用，抑制病毒的复制。

2. 眼带状疱疹、播散型带状疱疹及 Ramsay-Hunt 综合征合并免疫抑制的患者

（1）喷昔洛韦静脉滴注，5 mg/kg，每天 2 次，有肾脏疾病、脱水或同时使用其他对肾脏有毒性药物的患者，应调整剂量，缓慢静脉滴注（1 h 以上），疗程 5~7 天。喷昔洛韦的作用机制为在感染病毒的细胞中，病毒胸苷激酶将喷昔洛韦磷酸化成单磷酸喷昔洛韦，后者再由细胞激酶将其转化为三磷酸喷昔洛韦。三磷酸喷昔洛韦通过与三磷酸鸟苷竞争，抑制 HSV-2 聚合酶的活性，从而选择性抑制疱疹病毒 DNA 的合成和复制。

（2）阿昔洛韦静脉滴注，10 mg/kg，每 8 h 1 次，静滴 1 h 以上，疗程 10~14 天。成人急性或慢性肾功能不全者不宜用该药静脉滴注，因滴速过快时可引起肾衰竭。

（二）抗生素

必要时使用抗生素，按照《抗菌药物临床应用指导原则》执行，根据创面病原微生物培养及药敏结果及时调整用药。若患者有发烧、血象高，可经验性使用抗生素，等药敏结果出来后再调整。

（三）神经营养药物

甲钴胺、腺苷钴胺、维生素 B_1 及牛痘疫苗接种家兔皮肤炎症提取物。

（四）糖皮质激素

免疫功能正常、无基础疾病的老年人，在抗病毒药物和镇痛药都无法减轻疼痛的情况下，可以试用糖皮质激素，用药时间视病情而定，一般为 3~10 天。

（五）免疫调节剂

可酌情使用胸腺肽、丙种球蛋白等免疫调节剂，用药时间视病情而定。

（六）局部用药

1. 皮肤外用药物 以干燥、预防感染为主。疱液未破时可外用炉甘石洗剂或阿昔洛韦或喷昔洛韦软膏；疱疹破溃后可酌情用 3% 硼酸溶液或外用莫匹罗星软膏。

2. 眼部处理 合并眼部损伤需请眼科会诊共同处理，酌情给予阿昔洛韦滴眼液、更昔洛韦眼膏及妥布霉素滴眼液。

（七）神经痛的药物治疗

1. 非甾体抗炎药（NSAID）

治疗轻度疼痛或抑制中、重度疼痛的中枢敏化。

2. 钙拮抗药

普瑞巴林和加巴喷丁是治疗 HZ 神经痛的重要药物，其与电压门控钙离子通道的 α2~δ 亚基结合，抑制介导外周伤害性信息的 P 物质和谷氨酸的释放，从而抑制痛觉过敏和中枢敏化。

3. 阿片类镇痛药

（1）曲马多：用于治疗中、重度疼痛。其抑制脊髓水平的去甲肾上腺素重摄取和增强 5- 羟色胺的释放，可明显减轻烧灼痛、针刺痛及痛觉超敏现象。应注意选择控释或缓释剂型，不与 5- 羟色胺药物，包括 5- 羟色胺和去甲肾上腺素再摄取抑制药（SNRIs）同时使用，以避免 5- 羟色胺综合征风险。

（2）羟考酮：用于治疗重度疼痛。短期使用；小剂量治疗，定期评估疗效和安全性。

（3）其他：丁丙诺啡贴剂（若思本）、吗啡和芬太尼等。

（八）神经痛的微创治疗

1. 神经阻滞　中、重度神经痛采用神经阻滞疗法可迅速缓解疼痛、缩短皮疹愈合时间及减少 PHN 的发生，神经阻滞治疗越早越好。其作用机制为：①神经阻滞阻止了 VZV 的逆行转运；②减轻初级传入感受器产生异位电活动，降低中枢神经系统的高度兴奋，阻断疼痛的恶性循环；③阻滞交感神经，改善局部微循环，改善受损神经的营养，减轻受累神经节及外周神经的炎症反应和损伤。根据神经痛部位可选用肋间神经阻滞、椎旁脊神经阻滞或星状神经节阻滞或硬膜外神经根阻滞。

2. 脉冲射频技术　是一种神经调节治疗，脉冲射频可以影响感觉神经 ATP 代谢以及离子通道的功能，持续、可逆地抑制 C 纤维兴奋性传入，从而对相关神经的痛觉传导起到阻断作用。

3. 短时程脊髓刺激（spinal cord stimulation，SCS）的应用　将电极置入相应脊髓节段的硬膜外腔，影像证实位置确切后，由刺激电极产生的电流直接作用于脊髓后柱的传导束和背角感觉神经元以及脊髓侧角的交感神经中枢，从而有效缓解疼痛，减少镇痛药物用量，促进病情好转。近年来的研究表明短时程 SCS 不但具有良好的镇痛效果，而且具有预防急性带状疱疹发展为 PHN 的作用，安全性高。

（九）物理治疗

对带状疱疹患者早期进行物理治疗如超激光（直线偏振光近红外线）、紫外线及氦氖激光等局部照射，可缓解疼痛，促进水疱干涸和结痂。

五、预防

1. 增强体质，避免劳累，预防发生与本病有直接或间接关系的各类疾病。

2. 老年人可通过接种 VZV 疫苗（Zostavax）预防 HZ 的发生。该疫苗已经在美国、加拿大和澳大利亚等 60 多个国家被批准用于 50 岁以上人群，但尚未在国内上市。接种疫苗是预防 HZ 既经济又有效的重要手段。研究证实，免疫功能正常的成人接种疫苗不但安全，并能够有效预防 HZ 的发生，对其并发症 PHN 也具有保护作用。

典型病例

患者女性，68 岁。左胸背部及左上臂疼痛 7 天，伴疱疹 4 天。患者 7 天前无明显诱因出现左胸背部及左上臂剧烈疼痛，为持续性针刺样疼痛，夜间疼痛影响睡眠，仅能睡 1 h。外院予心肌酶、心电图及胸部 X 线检查无明显异常，予"布洛芬、甲钴胺及维生素 B_1"口服及理疗，症状未见明显好转。4 天前左胸背部、左上臂出现成片状红色疱疹，疱疹呈条带状分布，部分疱疹破溃，伴疱疹区域疼痛，为持续性针刺样疼痛，衣服摩擦、行走可诱发疼痛，伴头部针刺样疼痛，无放射痛，无头晕，无恶心呕吐，无视物模糊，无胸闷气促。门诊以"带状疱疹性神经痛"收入院。

专科体检：T_2-T_3 神经支配区可见呈条带状分布的红色片状疱疹（图 2-3），部分转为脓疱，部分破溃，局部红肿，无脓性分泌物，伴痛觉超敏，无感觉减退，局部压痛，左面部及额部可见两个红色疱疹，无破溃，无伴痛觉超敏及压痛。治疗前疼痛VAS 评分 7 分。

诊断：带状疱疹性神经痛（T_2-T_3）。鉴别诊断：前驱期需与心绞痛、肋间神经痛及颈椎病等鉴别。出疹期应与单纯疱疹、接触性皮炎、丹毒及蜂窝织炎等鉴别。

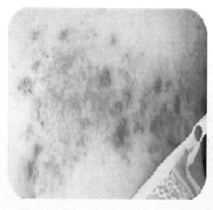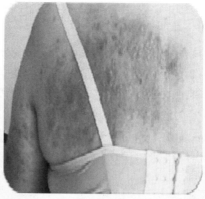

图 2-3 带状疱疹出疱期

治疗：

1. 患者 HZ 诊断明确，结合住院患者"HZ 临床路径"完成相关检查 如血、尿、便三大常规，肝、肾功能，电解质，血糖，血脂，免疫球蛋白，感染性疾病筛查（乙肝、丙肝、艾滋病、梅毒等），胸片，心电图，肿瘤相关筛查等。

2. 抗病毒药物 伐昔洛韦 1 g，每天 3 次，疗程 10 天。

3. 神经痛的药物治疗 患者伴有重度疼痛，予普瑞巴林，首剂为 75 mg，睡前口服，之后每 12 h 服用一次，逐渐加量至 150 mg，每天两次，同时予曲马多 100 mg，每 12 h 一次。

4. 神经营养药物 予甲钴胺及牛痘疫苗接种家兔炎症皮肤提取物注射液静脉注射。

5. 皮肤外用药物 3% 硼酸溶液处理皮损。

6. 直线偏振光近红外线局部照射治疗。

患者住院 14 天，出院时一般状况可，左胸背部、左上臂疱疹分布区域疼痛基本消失。左 T_2-T_3 神经支配区疱疹已结痂，部分已脱落，伴少许色素沉着（图 2-4），无痛觉超敏，局部无红肿、压痛。

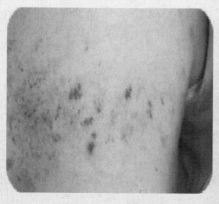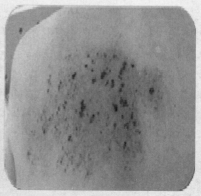

图 2-4 带状疱疹结痂期

（王小平 司马蕾）

第二节　带状疱疹后神经痛

带状疱疹后神经痛（postherpetic neuralgia，PHN）定义为带状疱疹皮疹愈合后持续 3 个月及以上的疼痛，是 HZ 最常见的并发症，也是最常见的感染后神经痛类型。除疼痛外还可伴自主神经及运动神经功能异常，发病部位瘙痒、麻木及感觉过敏等感觉异常。带状疱疹性疼痛分为急性期、亚急性期和慢性期疼痛。带状疱疹发疹最初 30 天内产生的疼痛为急性疼痛，疱疹后持续疼痛未超过 3 个月者为亚急性疼痛，急性期后持续疼痛超过 3 个月者则为 PHN。

一、发病机制

（一）周围神经发病机制

1. 外周病理生理改变　PHN 患者存在感觉神经系统的损伤，表现为周围神经纤维数量明显减少，特别是快传导粗神经纤维大量丧失，而伤害性传入细神经纤维残存甚至数量增加，使粗、细神经纤维不成比例，轴索丢失和脱髓鞘改变，病变神经节的细胞减少、胶原沉着、瘢痕形成。外周神经或背根神经节的"瘢痕"愈合，导致一系列神经功能改变。PHN 有髓鞘的轴突减少，细且无髓鞘轴突增多，脱髓鞘或无髓鞘导致裸露的神经轴突膜缺少了神经鞘的绝缘保护作用，动作电位从一个轴突传递到相邻的轴突，一个神经元或纤维的兴奋可扩散混传至另一神经元或纤维，形成反复发放冲动的环路，放电神经元的数目和放电频率被不断放大，从而导致痛觉异常。由于疱疹急性期病毒损伤了初级传入感受器，受损神经完整性遭到破坏，导致其跨膜离子通道的组成、分布和功能特性发生变化，初级伤害性神经元上电压门控 Na^+ 通道表达增加，两种电压门控 Na^+ 通道基因 *Nav1.8* 和 *Nav1.9* 选择性地表达在初级伤害性传入神经元，损伤的外周神经上 *Nav1.3* 的表达上调，Na^+ 通道的堆积在异位冲动形成的地方可能降低了动作电位的阈值，从而产生异常的电冲动，向脊髓形成自发性疼痛。

2. 炎性反应及外周敏化　VZV 的表达通过继发的炎性反应导致周围神经兴奋性及敏感性增加。感觉神经损伤诱导初级感觉神经元发生神经化学、生理学和解剖学的变化，引起外周伤害性感受器敏化，放大其传入的神经信号，并可影响未损伤的邻近神经元。初级感觉神经元特别是外周神经末梢的超敏化，受损组织炎症介质如 P 物质，缓激肽，组胺，细胞因子和离子（K^+，H^+）通过降低伤害性感受器阈值激活外周伤害性感受器引发外周敏化，与带状疱疹后神经痛的疼痛状态相关。

（二）中枢神经发病机制

1. 中枢病理生理改变　潜伏在背根神经节的 VZV 可以进入感觉经元的外周及中枢支，继而造成周围神经和中枢的损伤；周围神经的严重损伤可以引起感觉传入阻滞，外周的传入减少导致对应的中枢神经元电活动增加，进而使脊髓神经元细胞产生自发性放电；而中枢的损伤可直接或间接影响脊髓神经元，若损伤严重可引起脊髓神经元（尤其抑制性中间神经元）的坏死或胶质细胞增生、瘢痕形成或其他结构的改变，同样造成剩余神经元的自发性放电，从而引起疼痛。

2. 中枢敏化　指脊髓及脊髓以上痛觉相关神经元的兴奋性异常升高或突触传递增强，从而放大疼痛信号的传递，包括神经元的自发性放电活动增多、感受域扩大、对外界刺激阈值降低、对阈上刺激的反应增强等病理生理过程。相应的临床表现有自发性疼痛、痛觉过敏及痛觉超敏等。与外周敏化相比，中枢敏化在急性疼痛慢性化以及慢性疼痛综合征的形成中起着更加重要的作用。PHN 持续疼痛的主要机制在于中枢敏化。

3. 去传入（deafferentation） 初级传入纤维广泛变性坏死，中枢神经元发生去传入现象，引起继发性中枢神经元兴奋性升高。

二、临床表现

（一）PHN 疼痛分型

1. 激惹触痛型 以疼痛超敏为临床特征，轻轻地触摸即可产生剧烈疼痛。

2. 痹痛型 临床表现以对浅感觉减退和痛觉敏感为特征，触痛明显。

3. 中枢整合痛型 临床以兼有以上两型的部分或主要表现，以中枢继发性敏感化异常改变为主要特征。

（二）PHN 特征

1. 自发性疼痛（spontaneous pain） 在没有任何刺激情况下，在皮疹分布区及附近区域出现的疼痛。

2. 痛觉过敏（hyperalgesia） 对伤害性刺激的反应增强或延长。

3. 痛觉超敏（allodynia） 非伤害性刺激引起的疼痛，如接触衣服或床单等轻微触碰或温度的微小变化而诱发疼痛。

4. 感觉异常 疼痛部位常伴有一些感觉异常，如紧束样感觉、麻木、蚁行感或瘙痒感；也可出现客观感觉异常，如温度觉和振动觉异常，感觉迟钝或减退。

（三）PHN 性质、病程及生活质量

1. 疼痛性质 多种多样，可为针刺样、电击样、刀割样、撕裂样、烧灼样、压榨样及勒紧或紧束样，表现为瘙痒样及蚁行感等不适。可以一种疼痛为主，也可以多样疼痛并存。每个病例的疼痛性质不固定，随时间变化而改变。有研究将其疼痛性质分为 4 种不同的类型即稳定的跳痛、稳定的烧灼痛、间歇性锐痛或电击样痛及痛觉异常。

2. 病程 30%～50% 患者的疼痛持续超过 1 年，部分病程可达 10 年或更长。

3. 生活质量 PHN 可导致患者承受相当大的痛苦，对个人和社会都是很大的保健负担。该症主要累及老年人，是导致老年人从生活自理退化到需要护理的重要因素之一。PHN 患者生活质量下降，躯体功能和精神健康情况也发生退化。PHN 患者常伴有焦虑、抑郁、慢性疲乏、厌食、体重下降、体力、精力及性欲下降等。有研究报道，60% 的患者曾经或经常有自杀想法。因疼痛缓解不佳，许多 PHN 患者无法工作及社交，病程超过半年的患者劳动力的丧失及心理障碍的程度更为明显，医疗费用明显增加。

（四）PHN 危险因素

1. 年龄 年龄越大，发生 PHN 的可能性越大。

2. 性别 女性更易发生 PHN。

3. 前驱性疼痛及体温 疱疹出现前有前驱性疼痛者易发生 PHN，体温超过 38℃者易发生 PHN。

4. 急性带状疱疹疼痛的强度 疼痛越剧烈，发生 PHN 的可能性越大。

5. 皮损严重程度 水疱越多，皮损范围越广，发生 PHN 的可能性越大。

6. 未进行早期、足量及有效的抗病毒治疗的患者发生 PHN 的可能性越大。

7. 体液及细胞免疫水平低下患者易发生 PHN。

8. 特殊部位的疱疹 三叉神经分布区（尤其是眼部）、会阴部及臂丛区者易发生 PHN。

三、诊断及鉴别诊断

（一）诊断

在大多数 PHN 病例中，仅需要进行病史采集（包括伴发疾病和用药情况）和体格检查即可，并不需要额外的检查手段。

1. 临床依据

（1）有明确的疱疹病史，皮疹愈合后患区仍存在持续 3 个月及以上的疼痛。

（2）疼痛局限于受累神经支配的区域，常表现为某神经分布相关区域内沿神经分布相关区域内针刺样、刀割样、电击样、撕裂样、烧灼样、压榨样、勒紧或紧束样疼痛。

（3）局部有遗留的瘢痕或色素沉着，常见触觉和温度觉功能减退，同时可见病理性感觉超敏（如触觉超敏和痛觉超敏），可有汗多等自主神经功能紊乱表现。

带状疱疹后神经痛评估量表主要有 ID-pain 量表、LANSS 量表、DN4 量表等，其中 ID-pain 量表、LANSS 量表已经过中国人群效度校正适用于中国人群（表 2-1，表 2-2）。

表 2-1　ID-pain 量表

自测题	评分	
	是	否
1. 您是否出现针刺样疼痛？	1	0
2. 您是否出现烧灼样疼痛？	1	0
3. 您是否出现麻木感？	1	0
4. 您是否出现触电样疼痛？	1	0
5. 您的疼痛是否会因衣服或床单的触碰而加剧？	1	0
6. 您的疼痛是否只出现在关节部位？	−1	0

总分	−1	0	1	2	3	4	5
分析	基本排除神经痛		不完全排除神经痛	考虑神经痛		高度考虑神经痛	

表 2-2　LANSS 量表

自测题	评分	
	是	否
1. 该部位常有针刺样痛？	5	0
2. 疼痛严重时，该部位皮肤颜色改变（发红或瘀斑）？	5	0
3. 该部位对碰触异常敏感，碰触会引起疼痛或不愉快的感受？	3	0
4. 静息状态下，该部位有时突然疼痛发作（如电击样痛或跳痛）？	2	0
5. 该部位常有烧灼样痛？	1	0
6. 请您用手指轻轻触摸该部位皮肤，再轻触正常皮肤。与正常皮肤相比，该部位有疼痛感？	5	0
7. 请您用手指轻轻按压该部位皮肤，再轻压正常皮肤。与正常皮肤相比，该部位有疼痛感？	3	0

若总分 ≥ 12，可能存在神经痛

2. 实验室依据 PHN 的诊断不依赖于特殊的实验室检查。

（二）鉴别诊断

需与三叉神经痛、舌咽神经痛、颈神经痛、肋间神经痛、脊柱源性胸痛、椎体压缩后神经痛、脊神经根性疼痛和椎体肿瘤转移性疼痛等鉴别。

四、治疗

PHN 治疗目的：尽早有效地控制疼痛，缓解伴随的睡眠和情感障碍，提高生活质量。PHN 的治疗应规范化，其原则是：尽早、足量、足疗程及联合治疗。

药物治疗是基础，应使用有效剂量的推荐药物，药物有效缓解疼痛后应避免立即停药。药物联合微创介入治疗可有效缓解疼痛，并减少药物用量及不良反应。治疗过程中，要监测疼痛强度的改善情况。治疗 1 周后，应对治疗的效果和不良反应进行评价以便维持或调整现有的治疗方案。使用 VAS 或 NRS 对疼痛进行评价，治疗后疼痛评分降低 30% 以上即认为临床有效，降低 50% 以上即为明显改善。

（一）药物治疗

药物选择应个体化，单一药物治疗不能获得满意的疼痛缓解时，考虑联合用药，选择药物时应注意选择不同机制、疗效相加或协同而不良反应不叠加的药物。

1. 口服药物 治疗 PHN 的一线药物为钙拮抗药（普瑞巴林和加巴喷丁）及三环类抗抑郁药。二线药物包括阿片类药物和曲马多。度洛西汀及文拉法辛是一种选择性 5- 羟色胺和去甲肾上腺素再摄取抑制药（SNRI），镇痛机制与三环类抗抑郁药相似，治疗各种不同性质的疼痛均有效，可用于 PHN 治疗。对乙酰氨基酚、非甾体消炎药和抗病毒药物对缓解带状疱疹后神经痛症状无效。

2. 外用药物 轻症疼痛患者单独使用外用药物治疗是合理的一线治疗方案。对中度或重度疼痛患者应联合使用外用和全身性药物治疗。

（1）5% 利多卡因贴剂：为治疗 PHN 的一线药物，但 2015 年已被国际疼痛研究学会（International Association for the Study of Pain，IASP）神经病理性疼痛专业组指南从一线降为二线推荐治疗周围神经病理性疼痛药物。利多卡因抑制钠离子通道，阻断痛觉感受器，降低 PHN 患者异位疼痛的产生。起效较快，1/4 ~ 1/3 的患者疼痛减轻超过 50%。患者一般耐受良好，仅有轻至中度的皮肤瘙痒、皮炎和红斑。

（2）辣椒碱（capsaicin）：为香草 I 型受体激动药，通过抑制感受伤害性神经递质——P 物质的释放及消耗，对传入感觉神经脱敏而起到止痛作用。0.075% 辣椒碱乳剂每天 4 次可能有效，使用时会造成局部皮肤红斑，并有短时烧灼感或刺痛感。

3. 新型药物的研究进展

（1）血管紧张素受体拮抗药：EMA401 是一种高选择性血管紧张素 II 受体 2 拮抗药，能够明显减轻带状疱疹后神经痛。

（2）加巴喷丁新型缓释剂：属于胃内滞留漂浮型缓释剂，可停留在胃内 8 ~ 10 h，通过缓慢释放药物达到治疗剂量，既能确保药物持续、缓慢吸收，又能减少药物的不良反应和耐药性，可用于 75 岁以上的高龄患者。

（二）微创介入治疗

微创介入治疗是指在影像引导下以最小的创伤将器具或药物置入到病变组织，对其进行物理、机械或化学治疗的技术。在影像学技术引导下的精确微创介入治疗对 PHN 具有确切疗效。

1. 神经阻滞

（1）选择性神经根阻滞术：适用于脊神经支配区域的带状疱疹后神经痛，可根据皮损和疼痛区域，参照脊神经在皮肤支配区的体表标志，判断病变神经后，确定选择实施神经阻滞的部位，建议在影像学技术引导下穿刺，推荐应用长效激素，可间隔 2 周至 1 个月重复应用。

（2）星状神经节阻滞：主要用于头、颈面部及上肢的带状疱疹后神经痛。

（3）局部神经阻滞：主要作用于表皮与真皮间的躯体神经和交感神经感受器，阻断皮肤疼痛感受器，从而减轻疼痛。

2. 椎管内阻滞术

（1）硬膜外自控镇痛：选择与病变区域神经支配相对应的间隙进行硬膜外穿刺，在影像学技术的引导下将硬膜外导管准确地置于相应的神经节段，通过注射局部麻醉药测定感觉平面以进行功能定位，然后打通皮下隧道固定硬膜外导管，给予负荷剂量，连接自控镇痛泵持续泵入低剂量局部麻醉药，既要充分镇痛又不能影响运动功能，根据患者疼痛情况调整泵注的速度及戴泵的时间。该技术具有减低应激反应程度、降低神经源性炎症的范围和程度以及促进神经损伤修复的作用。硬膜外自控镇痛对病程短的 PHN 患者疗效明显，对病程超过 3 个月者疗效欠佳。

（2）鞘内药物输注系统植入术：通过埋藏在患者体内的药物输注泵，将泵内的药物输注到患者的蛛网膜下隙，直接作用于脊髓或中枢，达到控制疼痛的目的。药物包括阿片类药物、局部麻醉药、可乐定、巴氯芬或齐考诺肽等。

3. 神经调控技术

（1）脉冲射频（pulsed radiofrequency，PRF）：脉冲射频利用间断发出的脉冲式电流在组织周围形成电磁场，电极尖端温度不超过 42℃，没有蛋白凝固作用，不破坏痛觉冲动传递，对运动神经结构和功能也不产生破坏作用。在影像学技术引导下的脉冲射频治疗 PHN 疗效确切，机制包括：①抑制神经纤维冲动传导或电生理活动过程；②改变突触传递，脊髓背角浅层 c-fos 基因表达以及减弱小胶质细胞的活化；③激活脑干下行抑制系统产生；④调控中枢神经系统的疼痛介质水平。脉冲射频治疗具有定位准确、不破坏神经、可重复治疗的优点。

（2）脊髓刺激（spinal cord stimulation，SCS）：是将电极植入相应脊髓节段的硬膜外间隙给予适宜的电脉冲刺激，当疼痛区域被一种麻刺感覆盖即表示已达到解剖和功能定位，然后固定电极，连续测试 7～10 天，若测试成功，则植入永久性电极和刺激器，打通皮下隧道，连接电极和刺激器导线。其作用机制存在多种学说，包括脊髓门控机制、阻断神经传导通路、降低交感神经兴奋性和激活神经递质受体等。脊髓门控机制学说最早提出，应用广泛。其主要机制为电刺激产生经 Aβ 粗触觉纤维传导的麻木振动感，逆行抑制脊髓对痛觉纤维传入信号的接收，从而达到镇痛效果，同时具有扩张血管、改善微循环的作用。

（3）外周神经刺激（peripheral nerve stimulation，PNS）：是直接将刺激电极植入支配疼痛区域的相应周围神经附近，通过脉冲刺激达到控制疼痛的目的。PNS 被用来治疗一些特殊部位的带状疱疹后神经痛患者，包括枕部及眶上等部位，具有简单、微创、低风险及没有药物不良反应等优点。尤其适用于有严重并发症且使用其他治疗受限的老年患者。

（4）经皮电刺激（transcutaneous electricostimulation，TENS）：是经过皮肤施行电脉冲刺激，反馈性对传导疼痛信息有关的不同神经进行调整，减少疼痛信息的传导和增加镇痛物质的释放，从而缓解疼痛。

（5）运动皮质电刺激术：是将电极植入中央前回运动皮质表面，应用 fMRI 定位上、下肢和面部的运动皮质，术中应用神经电生理学监测，如术中体感诱发电位及皮质电刺激诱发对侧运动反应等方法，结合功能神经导航将电极植入相应区域的运动皮质硬脑膜外，通过脉冲发生器给予适当的脉宽、频率和电压发放电刺激脉冲，以达到治疗疼痛之目的。

4. 选择性神经毁损　以手术切断或部分切断，或用化学方法（乙醇和阿霉素）或物理方法（射频热凝和冷冻等）阻断脑、脊神经、交感神经及各类神经节等的神经传导功能，神经毁损为不可逆的治疗，可能产生其所支配区域的感觉麻木甚至肌力下降等并发症，应严格掌握适应证。支配肢体的颈段及腰段脊神经是物理和化学药物损毁治疗的禁忌证。

5. A 型肉毒毒素（botulinum toxin-A，BTX-A）　PHN 患者触痛区皮下注射 BTX-A 治疗 PHN，注射后 1 周即有明显镇痛效果，长期疗效平均可达 3 个月或以上。其镇痛作用主要是通过：①作用于神经肌肉接头突触前膜，抑制神经递质乙酰胆碱的释放，产生化学性去神经支配和松弛肌肉的作用；②通过抑制神经递质的释放如 P 物质、降钙素基因相关肽及神经激肽 A 等，抑制神经源性炎症，减少传入神经的冲动；③逆向传入中枢神经系统，直接抑制神经 - 血管系统的活性，抑制中枢敏化。

6. 物理治疗　在临床中应用广泛，包括直线偏振光近红外线（超激光）、激光、半导体激光、超短波及微波等，具有降低神经兴奋性，扩张血管，改善局部微循环，促进组织活性物质的生成和疼痛物质代谢的作用，且具有无侵袭性、安全性及可控性强等特点，但起效较慢，建议与其他方法联合使用。

7. 液氮冷冻镇痛　将液氮通过特制的圆口径喷头均匀循环地喷射于病变皮肤上，持续 30 秒，既起到镇痛作用，又不损伤皮肤组织。每周治疗一次，总次数不超过 20 次。该方法安全有效，简单易行，不良反应少，尤其适用于那些不能耐受药物及神经阻滞治疗的、高龄及身体状况较差的 PHN 患者。

8. 其他治疗　针刺治疗及臭氧治疗等技术在临床上显示有一定的效果。很大部分 PHN 患者伴有抑郁症或焦虑症，因此治疗方案中需要重视及联合心理治疗及行为调节。

五、预防

接种带状疱疹疫苗是唯一有明确证据的、预防 PHN 的方法。Zostavax 是 FDA 批准的 VZV 灭活疫苗，能够强化 VZV 特异性免疫。活的减毒 VZV 疫苗自 2006 年以来先后被批准用于 60 岁或以上的人群及 50 岁或以上的人群。在老年人的随机试验年龄组，Zostavax 的使用将 HZ 的发病率降低了 51.3%，PHN 的发病率也降低了 66.5%。与 60～69 岁人群相比较，该疫苗对可明显降低 70 岁以上人群 PHN 的发病率（67%），但降低 HZ 发病率的程度偏弱（38%）。因此，应鼓励高危人群接种带状疱疹疫苗。

典型病例

患者男性，70 岁，右侧腰腹部疱疹后疼痛伴右侧腹部膨隆 2 月。患者 3 月前无明显诱因出现右侧腰腹部剧烈疼痛，随即出现右侧腰腹部大片状疱疹，呈带状分布，在当地医院诊断为"带状疱疹"，经抗病毒治疗后疱疹消退，结痂后遗留疱疹区域疼痛，为撕裂样、火烧样疼痛，伴有间断发作性刀绞样剧烈疼痛，夜间因疼痛不能入睡，并出现右侧腹部向外膨隆。衣服摩擦、行走均可诱发剧烈疼痛。门诊以"带状疱疹后神经痛"收住院。

既往史：有获得性免疫缺陷综合征（HIV）病史。

专科体检：右侧腰腹部（脐下）可见褐色皮肤色素沉积，右侧腹部（T_{10}-T_{12}皮区）轻触觉稍减退，针刺觉正常，肚脐右侧可见约 15 cm×30 cm 的腹部隆起（图2-5），站立位时明显，腹壁表浅静脉无扩张。未见胃型，肠型及蠕动波。腹肌无强直，全腹未触及肿块。无压痛和反跳痛。肝脾肋下未触及。

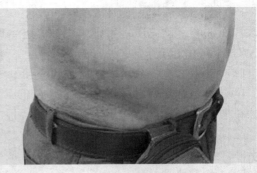

图2-5 带状疱疹致运动神经损伤
导致右侧腹壁神经麻痹，右侧腹壁膨出

Murphy 征（−），腹部叩诊呈鼓音。移动性浊音（−）。肝区、肾区无叩击痛。肠鸣音正常。治疗前疼痛 VAS 评分 8 分。

影像学检查：胸部 X 线片、腹部平片提示主动脉粥样硬化，两肺未见异常，右腹部局限性小肠积气，内可见内容物，未见扩张；两侧腰大肌及腹脂线显影清楚。上腹部 CT 提示肝内钙化灶；双肾小结石，左肾钙化灶形成；胸腰椎退行性变。

诊断：带状疱疹后神经痛；带状疱疹后腹壁膨出；获得性免疫缺陷综合征。

治疗：

（1）神经痛的药物治疗：患者伴有重度疼痛，予普瑞巴林，首剂为 75 mg，每天两次；逐渐加量至每次 225 mg，每天两次；同时予盐酸羟考酮控释片 10 mg，每天两次；度洛西汀第 1 天及第 2 天口服 30 mg，第 3 天增加至 60 mg。

（2）神经营养药物：予甲钴胺、鼠神经生长因子及牛痘疫苗接种家兔炎症皮肤提取物注射液静脉注射。

（3）A 型肉毒毒素皮下注射：患者取仰卧位，根据皮损和感觉异常的部位选择痛觉超敏点 20 点，皮肤表面间隔 1～2 cm，注射前予复方利多卡因软膏表面麻醉充分后，常规消毒铺巾，每点皮下注射 A 型肉毒毒素 2.5 IU，消毒穿刺点，局部压迫止血，无菌敷料覆盖固定。

患者住院 12 天，出院时一般状况尚可，右侧腰腹部疱疹分布区域静息时疼痛基本消失，活动时或出汗时尚有少许疼痛，夜间睡眠好。查体：T_{10}-T_{12} 神经支配区处可见褐色皮肤色素沉积，无皮肤破溃，局部皮肤无红肿，无分泌物，局部皮区无痛觉超敏，无感觉减退，局部无压痛。肚脐右侧隆起无明显变化，站立位时明显。

（王小平）

第三节 三叉神经痛

三叉神经痛（trigeminal neuralgia，TN）是指局限在三叉神经支配区域内的一种短暂性反复发作的阵发性电击样剧痛。患者因痛苦甚至伴有面部肌肉痉挛扭曲，因此又被称为神经痛性抽搐。三叉神经痛是典型的神经病理性疼痛类型。尽管年轻人也有发病，但大部分患者仍主要集中于中老年人群，40 岁以上的患者占 70% ~ 80%，平均发病年龄为 47 ~ 79 岁。女性多于男性，男女比例约为 1 : 1.6。原发性三叉神经痛患病率为 182/10 万人，每年发生率 4.3 ~ 8/10 万人，且发病率随年龄而上升，75 岁以上的人群发病率约为 11/10 万人。随着我国社会人口老龄化，老年人数量增多，三叉神经痛的发病率也呈逐年增高的趋势。

一、病因与发病机制

三叉神经痛的病因尚不明确，目前主要有以下几种学说：

1. 压迫学说　颅脑微血管、小脑脑桥角异常发育以及颅中、后窝占位性病变对三叉神经直接或间接的压迫可能是导致三叉神经痛的病因。

（1）微血管压迫（microvascular compression，MVC）：最常见的责任血管为小脑上动脉，因动脉搏动性强，故动脉压迫易造成中枢神经与周围神经的移行区损伤及三叉神经近端区域的脱髓鞘改变，从而导致疼痛的发生。尸检和 MRI 表明，85% 患者的三叉神经在脑桥附近被血管压迫。第二、三支疼痛时，通常可发现小脑上动脉压迫三叉神经的头侧上部；第一支疼痛时，通常是小脑前的前下动脉压迫三叉神经尾侧下部。微血管减压术是神经外科治疗原发性三叉神经痛的最重要的方法之一，绝大多数患者术后得到缓解。

（2）小脑脑桥角与颅底骨性结构发育异常：三叉神经上颌支和下颌支通过卵圆孔，而人体的卵圆孔是不对称的，右侧小于左侧，可能是造成 TN 的原因之一。三叉神经与脑桥之间的角度、桥池的面积、三叉神经桥池段的长度及桥池的大小与 TN 的发生和预后，以及血管减压术后效果之间存在明显相关性。颅底骨性发育异常或畸形，如扁平颅底、颅底凹陷症、软骨发育不良等，由于增加了神经血管冲突的可能性，可能导致 TN 的发生。

（3）颅中窝和颅后窝的占位性病变：继发性三叉神经痛多由于颅中窝和颅后窝的占位性病变引起，如神经鞘瘤、脑膜瘤、神经纤维瘤、脑血管动脉瘤、表皮样囊肿、结核球、脂肪瘤等均可引起三叉神经痛。

2. 神经变性学说　三叉神经脱髓鞘产生异位冲动或伪突触传递所致，病变的三叉神经活检可发现有脱髓鞘及髓鞘增厚，轴突变细或消失等改变；另外，多发性硬化可以导致三叉神经痛，糖尿病患者中三叉神经痛的发生率显著升高。

3. 癫痫学说　三叉神经痛属于一种感觉性癫痫样发作，其发作具有触发点、突然发作、持续时间短的特点，且使用抗癫痫药物有效也支持这一观点。将致癫痫的药物如铝凝胶注射到三叉神经核，可导致异常的电活动和疼痛，因此认为，原发性三叉神经痛是由癫痫引起，但这一学说尚不能解释绝大多数病例为单侧发作，如疼痛长期呈局限性无发展、脑干病变不会产生三叉神经痛等现象。

二、临床表现

临床上将三叉神经痛按病因分为原发性与继发性三叉神经痛，按疼痛的症状特点可分为典型性和非典型三叉神经痛。

1. 原发性三叉神经痛　又称特发性三叉神经痛，是临床上最常见的类型，多见于 40 岁以上的患者。疼痛部位严格地限于三叉神经的一支或几支分布区的额或面部。多为单侧性，右侧多见，占 60% 左右。一般一侧发作间隔数年后出现对侧发作，但每一次发作不会双侧同时发作。疼痛多以第二、三支同时发病，占 32% ~ 42%，其次为第二或第三支单独患病，第一支单独患病者不超过 5%。发作时表现为极为剧烈的、短暂性疼痛，呈电击样、刀割样、撕裂样、烧灼样剧痛，突发突止，夜晚疼痛发作减少。疼痛发作可因说话、洗脸、进食、刷牙、震动、冷刺激、情绪变化、面部随意运动或触摸面部某一区域（如上下唇、鼻翼旁、牙龈）等因素诱发，这些敏感区域被称为"扳机点"或"触发点"。发作时可伴有面部潮红、皮温增高、流泪、流涎、结膜充血等伴随症状。随病情发展，疼痛发作逐渐频繁，疼痛程度逐渐加剧。

2. 继发性三叉神经痛 又称症状性三叉神经痛，多见于40岁以下的患者。是指由于三叉神经因各种器质性病变的继发性损害所导致的三叉神经痛。通常发作时间较原发性三叉神经痛较长，多无"扳机点"。同时可伴有三叉神经支配区内的感觉减退、消失或过敏，部分患者会出现角膜反射迟钝、咀嚼肌无力、萎缩。经影像学检查可明确诊断。

典型三叉神经痛一般是指有明确间歇期且间歇期完全正常的，由明确动作或"扳机点"诱发的阵发性反复发作的疼痛，其三叉神经功能正常，多见于原发性三叉神经痛。而非典型三叉神经痛无"扳机点"触发，疼痛时间延长甚至为持续性疼痛，同时可出现三叉神经功能减退的表现，一般多见于继发性三叉神经痛。

三、诊断与鉴别诊断

（一）诊断

1. 原发性三叉神经痛 根据典型的临床表现具有三叉神经痛的典型临床表现者，国际头面痛学会分类委员会认为至少满足以下4条才能诊断为原发性三叉神经痛（表2-3）。

表2-3 三叉神经痛的临床诊断标准

特征	描述
疼痛性质	放射性、电击样的、锐利的、浅表的疼痛
程度	中重度
持续时间	每次疼痛发作持续数秒，疼痛间歇期可完全不痛
周期	可间隔数周或数月
部位	三叉神经分布区域，多为单侧
放射部位	三叉神经分布区
诱发因素	轻触，如吃饭、说话、洗脸
缓解因素	睡眠、抗惊厥药物
其他	扳机点、体重减轻、生活质量下降、抑郁等

2. 继发性三叉神经痛 当存在三叉神经感觉减退或双侧同时起病者可能为继发性三叉神经痛，当怀疑为继发性三叉神经痛时，应有针对性地进行病因检查。MRI、CT等检查有助于确诊继发性三叉神经痛。对于出现三叉神经痛的年轻患者（20~40岁），还要考虑多发性硬化的可能性。

（二）鉴别诊断

1. 舌咽神经痛 疼痛特征易与三叉神经第三支痛混淆，但疼痛部位更多见于软腭、舌根、扁桃体和外耳道等，多由吞咽动作诱发，每次持续数秒至1 min。丁卡因试验呈阳性。

2. 牙痛 第二、三支的三叉神经痛早期很容易被误诊为牙痛，常常多次拔牙，疼痛不得缓解，牙科检查无病变。另外，牙痛无明显的阵发性发作及触发点，牙病引起的疼痛为持续性疼痛，多局限于齿龈部，与冷热食物刺激关系较大。X线检查有助于鉴别。

3. 颞下颌关节病　疼痛位于耳前颞下颌关节处并可由此放射，常有颞下颌关节弹响、颞下颌关节功能障碍、关节囊压痛等表现。X线或放射性核素闪烁显像术有阳性发现。于颞下颌关节咬合运动时发生疼痛，但疼痛可能为持续性，程度较轻，局限在耳前。

4. 非典型性面痛　疼痛与神经分布无关，呈持续性无间歇期，无扳机点，位置深在且不易定位，多为双侧。情绪是唯一使疼痛加重的因素。见于抑郁症、癔症及人格障碍的患者。多见于年轻女性。

5. 鼻窦炎　急、慢性炎症时可引起颜面部局限性、持续放射性疼痛。伴有鼻塞、发热、面部肿胀等。疼痛特点：①头低位时，疼痛加剧；②相应的腔、窦局部叩击痛；③疼痛的性质不定；④从早到晚疼痛逐渐加重。

其他还应与肿瘤、青光眼、偏头痛、丛集性头痛、SUNCT综合征、cluster-tic综合征、Jabs-jolts综合征等疾病相鉴别。

四、治疗

对于继发性三叉神经痛，首先应当积极治疗原发病，而原发性三叉神经痛的治疗有多种方法，应按三阶梯治疗原则实施：药物治疗、阻滞治疗、手术治疗（包括微创介入治疗和开放手术治疗），手术先外周支开始，最后半月节毁损。

（一）药物治疗

药物治疗是三叉神经痛的主要治疗手段。对于首发病例及病史短、症状轻的病例或其他方法治疗后还遗留轻度疼痛者，首先考虑药物治疗。药物治疗应建立在保证睡眠、稳定情绪的基础上，并认真评估疼痛性质、治疗前后的症状体征和治疗反应。药物治疗的目的不仅要缓解疼痛，同时也要治疗抑郁、焦虑、睡眠障碍等共患病。因此，三叉神经痛的药物治疗主要包括抗癫痫药和非抗癫痫药两大类。

1. 抗癫痫药物

（1）卡马西平（carbamazepine）：是治疗原发性三叉神经痛的一线首选药物，能显著减轻疼痛程度和疼痛发作的频率，但是随着用药时间的延长，其效果会逐渐下降。初始使用本药治疗原发性三叉神经痛，可使90%以上患者的疼痛有所缓解。开始剂量为每天100 mg，每天两次，每隔1天增加100 mg，直到每天600 mg，每天三次，如果在低剂量时疼痛缓解明显，则无须继续加量，然后以此剂量维持一周，若患者既无明显副作用，疼痛也未缓解，则可根据症状继续加量，最大剂量每天1.2 g。疼痛停止后，剂量维持2～3周，再逐渐调小剂量直至停药，至少应每8 h用药一次，以维持稳定的用药浓度。

卡马西平的不良反应包括胃肠道刺激、共济失调、眩晕、嗜睡、皮疹、复视、骨髓抑制和肝功能异常，在老年患者中还可能引起房室传导阻滞或心动过缓。在治疗初期应每半月检查血常规和肝功能，长期服药者应每月复查，多数患者白细胞可能降低，当白细胞低于3.5×10^9/L，或出现不能耐受的不良反应时考虑联合用药或改用其他方法治疗。

（2）奥卡西平（oxcarbazepine）：第二代抗癫痫药奥卡西平结构上与卡马西平相似，起始剂量可为每天600 mg［8～10 mg/（kg·天）］，分两次给药。为了获得理想的效果，可以每隔一周增加每天的剂量，每次增加剂量不要超过600 mg。每天维持剂量范围在600～1 800 mg之间。建议对有肾功能损害的老年人，调整药物剂量，始剂量为每天300 mg，并且增加剂量时间间隔不得少于一周，直到获得满意的临床疗效，同时进行严密检测。

（3）拉莫三嗪：作为治疗三叉神经痛的二线用药，其机制是通过阻断电压依赖性钠通道与抑制周围神经异位冲动的产生，从而减少谷氨酸和天冬氨酸等兴奋性递质的释放。常用剂量为每天 200~600 mg，当单用卡马西平症状控制不佳时，可联合应用拉莫三嗪作为二线治疗方案。

（4）加巴喷丁：是一种新型抗癫痫药物，其起始剂量为每天 300 mg，后逐渐加量至疼痛控制，一般用量为每天 1 200 mg，最大剂量为每天 2 400 mg。当老年人肌酐清除率小于60 mL/min 时应减少剂量。

2. 非抗癫痫药物

（1）γ- 氨基丁酸受体激动剂：巴氯酚即氯苯氨丁酸，是常用的抗肌痉挛药，目前作为治疗三叉神经痛的二线药物。从小剂量开始，每天剂量 5~10 mg，分 1~2 次，可逐增剂量，每天最大剂量为 80 mg，分 3~4 次口服。疼痛缓解后应逐渐减量，不能突然停药，特别是老年人。不良反应较小，如呕吐和嗜睡等。普瑞巴林是一种新型 γ- 氨基丁酸受体激动剂，能阻断电压依赖性钙通道，减少神经递质的释放。推荐剂量为每次 75 mg 或150 mg，每天两次。

（2）抗抑郁药：三环类抗抑郁药在很多病理性神经痛的治疗中常作为首选药物，但在三叉神经痛的治疗中却退居其次，常与卡马西平联合使用。氯米帕明是抗抑郁药物中作用最强的，但是在老年患者中会导致镇静及体位性低血压，故不推荐使用。新一代抗抑郁药如 5- 羟色胺再摄取抑制剂（SSRI）等同样具有止痛作用，而且不良反应小。

（3）维生素：B 族维生素可促进神经修复，如 B_1、B_6、B_{12}。大剂量的维生素 B_{12} 还具有一定的镇痛作用，可用于三叉神经痛的辅助治疗。

（4）其他药物：麻醉药、抗心律失常药（利多卡因），NAMD 受体拮抗剂（右美沙芬、氯胺酮），肌松药（替扎尼定）以及局部使用辣椒碱等。

（二）神经阻滞治疗

神经阻滞疗法是目前治疗三叉神经痛最有效的方法之一。此外还可用于原发性三叉神经痛患支和扳机点的临床诊断。通常我们根据疼痛发生的部位及范围选择不同的神经阻滞。第一支：眶上神经组织、滑车上神经阻滞；第二支：眶下神经阻滞、上颌神经阻滞；第三支：颏神经阻滞、耳颞神经阻滞、下牙槽神经阻滞、下颌神经阻滞。如果两支以上同时发病，首先阻滞症状严重的一支或首先发作的一支，或交替进行。两、三支并发或三支同时发病者可行半月神经节阻滞。

神经阻滞对缓解三叉神经痛效果确切，阻滞后无感觉和运动功能损害，可反复阻滞，具有经济、简单、创伤相对较小等优点。但有些操作技术难度大，疼痛复发率也比较高，存在一定的并发症，故治疗应由专科医生在 CT 引导和定位下进行，使这一技术变得更为安全有效。

（三）手术治疗

当药物治疗无效或疗效减退或者出现患者无法耐受的药物不良反应，以及神经阻滞无效时，应尽早考虑手术治疗。手术治疗主要分为微创介入治疗和开放手术治疗。

1. 微创介入治疗　经皮穿刺射频热凝术利用传导痛觉的 Aδ 及 C 纤维与传导轻触觉和角膜反射的 Aβ 纤维对热的敏感性不同。传导痛觉的无髓鞘细纤维在 70~75℃ 时即已发生变性，而有髓鞘传导触觉的粗纤维却能耐受更高的温度。射频热凝术在一定温度下，可以只破坏痛觉纤维而保留触觉纤维。基于这一原理，采用了一种能精确控制温度的射频发生器进行经皮选择性末梢神经或半月神经节热凝术。并通过整合麻醉剂、电生理检测和温控检测等技术进行精确控制，形成了目前完善的射频损毁治疗方案。该法具有以下优点：①止痛效果好，操作简便，费用低廉；②并发症少、危险性小，年老体弱者也能耐受；③可保留患侧面部触觉，避免角膜溃疡等并发症；④对各种非手术疗法或手术失败者同样有效，并可重复治疗直到效果满意。故多认为此法是目前治疗三叉神经痛最有价值的治疗方法。

2. 开放手术治疗 微血管减压术（microvascular decompression，MVD）是目前应用最广泛、被普遍认为疗效理想的外科技术。该手术能解除病因又不破坏神经本身，是目前唯一的非神经破坏性外科治疗方法。微血管减压术的常见不良反应有单侧听力障碍、脑脊液漏、无菌性脑膜炎、复视等。开放手术治疗方法还包括：三叉神经微血管减压术、末梢神经切断术、半月神经节切除术、半月神经节后根切除术、三叉神经传导束切断术、三叉神经节加压或解压术等。由于开放手术创伤大，并发症严重，且复发率高，老年三叉神经痛患者应慎重选择。

（四）立体定向放射治疗

立体定向放射治疗是利用伽马刀、射波刀等放射线对三叉神经根进行照射治疗，一次性摧毁靶点内的组织。近年来随着 MRI 技术的应用，定位的精确性也大大提高。虽然立体定向放射治疗是一种非侵袭性治疗方法，相对安全，但起效时间较慢，多为 1～2 个月，同时存在 10% 左右无效率，且费用较为昂贵，因此目前限用于药物治疗无效，不能耐受手术等治疗的患者。

五、预防

患者应保持生活规律，避免过度劳累及熬夜，保证充足的睡眠和休息。平时动作要轻柔，如吃饭、刷牙、洗脸等，避免刺激扳机点。患者应注意头及面部保暖，以免局部受冻受潮，不用过冷、过热的水洗面。及时添加衣物，出门佩戴口罩、围巾等，避免冷风直接刺激面部。保持室内环境安静，整洁，空气新鲜。

典型病例

患者男性，67 岁。左侧面部疼痛 7 个月，加重 1 个月。患者于 7 个月前刷牙时感左侧面部嘴角至颞部疼痛，为阵发性电击样疼痛，持续数秒钟后自行缓解，突发突止。每于面部活动、吃饭、喝水、刷牙、说话时诱发上诉症状，冷热饮刺激无明显差别，每天可发作数次。否认吞咽时咽部疼痛，无耳部疼痛，无发热、畏寒、颜面部疱疹出现。1 个月前患者无明显诱因出现上述症状加重，每天发作次数增多至十余次，疼痛性质及程度同前，严重影响患者日常生活，曾就诊于当地医院给予针灸、理疗、口服奥卡西平片 0.15 g，每天三次，症状未见好转。门诊以"三叉神经痛"收入院。

专科体检：患者头颅大小正常，面部表情对称，双侧角膜反射正常，皱眉、鼓腮正常，伸舌居中，吞咽无呛咳，声音正常。左侧面颊部皮肤潮红，触觉敏感，左侧颧弓下、颞下颌关节处可触及扳机点，右侧面颊部感觉未见明显异常。疼痛 VAS 评分 6 分。

诊断：三叉神经痛。

鉴别诊断：与舌咽神经痛、牙痛、颞下颌关节痛、非典型面痛、鼻窦炎、偏头痛等相鉴别。

治疗：

1. 抗癫痫药物治疗 口服奥卡西平片 0.3 g 每天两次，酌情加量，维持每天剂量在 600~1 800 mg 之间。

2. 微创介入手术治疗 眶下神经及上颌神经行经皮穿刺脉冲射频调节术。

手术后患者疼痛立刻缓解，VAS 评分降为 0 分，行用奥卡西平，左侧面颊部皮肤颜色正常，略肿胀，无触觉敏感，略有麻木感，触摸左侧颧弓下、颞下颌关节处等扳机点未诱发疼痛。一个月后随访，疼痛无复发，麻木感消退，皮肤感觉正常。

（李亦梅）

第四节 卒中后中枢性疼痛

一、病因与发病机制

（一）病因

中枢性疼痛（central pain）是指由于中枢神经系统病变或功能失调所引起的疼痛，虽然脑和脊髓的各种病变发生在神经轴索的任何水平都能引起中枢性疼痛，但一般还是指脊髓和脑内的原发病变引发的疼痛。常见原因有出血、梗死、外伤、脊髓空洞症和多发性硬化等，其中卒中后中枢性疼痛是最典型和最常见的类型。中枢性疼痛除了突发而持久的剧烈疼痛外，多伴有一侧深浅感觉障碍、偏瘫、共济失调等神经系统阳性体征。中枢性疼痛的治疗比较困难，镇痛药物、抗癫痫药、抗抑郁药以及神经阻滞等常规治疗基本无效。

卒中后中枢性疼痛（central post-stroke pain，CPSP）是发生在脑卒中后与脑血管病变相关的神经病理性疼痛。有关 CPSP 的流行病学研究较少，其结果显示 CPSP 的患病率在 1%~12% 之间，产生 CPSP 的颅内病灶可发生在感觉传导通路的任何水平，包括延髓，丘脑及大脑皮质，其中丘脑居多。

（二）发病机制

1. 中枢易感性 中枢神经系统病变能够增加神经元的兴奋性，病变所致的脱抑制导致兴奋性增加，从而使中枢易感，因此产生慢性疼痛。这种机制的理论支持是目前多数治疗神经病理性疼痛的药物都是用来降低神经元兴奋性的。

2. 脊髓丘脑束功能异常 疼痛和温度觉异常是 CPSP 常见的症状，提示病灶与脊髓丘脑束相关，而这种异常可以通过电生理检查（laser 诱发电位）证实。

3. 丘脑病变 一直以来，丘脑被认为在中枢性疼痛的发病过程中扮演重要角色，流行病学研究证实丘脑卒中患者 CPSP 的发生率较其他部位脑卒中患者大大增加，尤其是当病变位于丘脑腹后外侧核和腹后内侧核时。有 PET 研究证实一些非丘脑卒中所致的 CPSP 患者的丘脑局部脑血流量减低，证实了其活性减低。总的来说，丘脑可能在 CPSP 或其他中枢性疼痛中起重要作用，可能是疼痛的起源部位，也可能是疼痛传导通路异常所致。

二、临床表现与诊断

CPSP 的临床表现：疼痛可为自发性或某种因素诱发。疼痛部位与卒中部位密切相关，可局限在手部或者偏侧肢体，也可累及面部或躯干。疼痛性质多为烧灼样、针刺感、挤压感或者冰冷感等。疼痛症状可有波动，一般寒冷或应激条件下可诱发或加重，休息或放松后可缓解。临床查体多有感觉减退或感觉过敏，而振动觉和精细触觉一般正常。CPSP 出现的时间有一定差异，可为卒中后即刻出现，也可以是数年后出现。

CPSP 的诊断包括卒中后对侧出现疼痛的病史，客观检查包括临床查体以及各种疼痛量表的评估，脑卒中病史需要影像学检查证实，包括病变类型、部位，更重要的是需要排除其他原因导致的中枢痛。

三、治疗

治疗 CPSP 时可供选择的药物有三环类抗抑郁药、抗惊厥药、阿片类药物等，即使是联合用药在临床上也是收效甚微。目前关于神经刺激治疗的研究越来越多，主要有经颅磁刺激（transcranial magnetic stimulation，TMS）、深部脑刺激（deep brain stimulation，DBS）、运动皮质刺激（motor cortex stimulation，MCS）。TMS 对 CPSP 作用有限且持续时间短暂，但其不良反应轻微，多数认为 TMS 治疗有效可以作为一个预示 MCS 治疗有效的指标。DBS 的靶点主要是丘脑和脑室旁灰质。相比 DBS，MCS 创伤小，并发症少，正在逐步被更多人认识和研究。

MCS 最早由 Tsubokawa 于 1991 年报道治疗中枢性疼痛，其较高的有效率引起了人们的广泛关注和研究，后其适应证被扩展到各种神经病理性疼痛，例如脑卒中后中枢性疼痛、脊髓损伤后疼痛、臂丛神经损伤后疼痛、幻肢痛、带状疱疹后神经痛、复杂性区域性疼痛综合征等，这些都是临床上较为棘手的药物难治性神经病理性疼痛，MCS 均表现出了一定的有效率。

普遍认为 MCS 的止痛机制应该是对整个大脑功能网络的神经调控而不是简单地刺激某一个单独的区域。

MCS 的手术过程为全身麻醉下仰卧头侧，疼痛对侧中央区钻孔或马蹄形切口，定位中央前回的方法有很多，常用的有立体定向技术，神经影像导航技术以及术中皮质刺激等。定位准确之后植入刺激电极，一期或体外测试之后植入脉冲式发生器。MCS 并发症主要有刺激过程中产生的癫痫发作、一过性神经功能障碍、感染、血肿（硬膜外/下）、刺激装置相关问题等，总体发生率不高，并且不会对患者造成严重影响。鉴于 MCS 易于操作，创伤小，并发症少及较高的有效率，对于药物难治性卒中后中枢性疼痛，MCS 应作为一种优于 DBS 的治疗措施。

典型病例

患者男性，62 岁，因"脑梗死后 5 年，左半身疼痛 3 年，加重 1 年"就诊。患者 5 年前无明显诱因出现左侧半身麻木，不伴有肢体活动不能及语音障碍。于当地诊断为"丘脑梗死"，予以药物治疗，症状逐渐缓解。3 年前出现左侧半身自发性疼痛，呈烧灼样疼痛，触摸疼痛区域皮肤可加重。于当地神经内科诊断为"脑梗死后遗症"，予以口服加巴喷丁，氨酚羟考酮等止痛药物，起初疼痛缓解满意。3 月后药效逐渐减退，近 1 年来疼痛加重明显，加服普瑞巴林，疼痛控制不满意。

入院查体患者左侧半身疼痛明显，以上

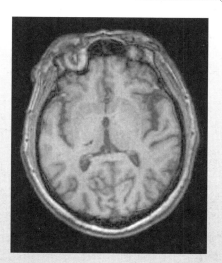

图 2-6　MRI 提示右侧丘脑陈旧性病灶

肢、下肢为著，同时伴有疼痛区域的痛觉过敏。VAS 评分为 9 分。既往影像学检查（CT/MRI）提示右侧丘脑陈旧病灶（图 2-6）。根据患者病例特点，老年男性，丘脑梗死后出现梗死对侧的半身疼痛，自发性剧烈疼痛，同时伴有痛觉过敏，口服加巴喷丁及普瑞巴林能部分缓解疼痛，故患者卒中后中枢性疼痛诊断明确。

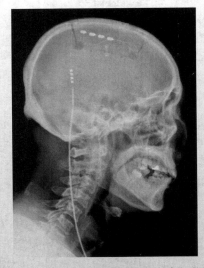

图 2-7 术后 X 片显示颅内刺激电极位置

明确诊断后第一步安排行经颅磁刺激（TMS），刺激靶点选择右侧运动皮质的手代表区域（图 2-7），连续治疗 5 天，患者觉疼痛整体缓解约 60%。第二步安排行运动皮质刺激，一期刺激电极植入手术，将 4 触点的刺激电极埋置于硬膜外，并覆盖右侧运动皮质的手代表区域。连接体外测试仪器进行测试，测试时间为一周，患者觉疼痛缓解约 50%。第三步安排行二期脉冲发生器植入手术，将脉冲发生器埋置于右侧胸口皮下。术后予以调整刺激参数，疼痛控制满意。术后 2 年随访，患者觉疼痛整体缓解约 70%，无手术并发症。

（陶 蔚）

第五节 枕神经痛

枕神经痛是指原因不明的发作性一侧或双侧后枕部牵扯样、针刺样疼痛，疼痛可以向耳后及头顶部放射，症状常反复发作。枕神经痛是枕大神经痛、枕小神经痛和耳大神经痛的总称，是较常见的神经痛，约占门诊头痛就诊人数的 5%。

一、病因

枕神经痛依病因分为原发性枕神经痛和继发性枕神经痛。绝大多数为继发性神经损害，原发性感染或中毒性神经炎少见。

（一）原发性枕神经痛

原发性枕神经痛指枕神经本身的炎症性病变引起的疼痛，常由某些感染如上呼吸道感染、鼻咽部感染灶或受凉受潮、劳累等引起。

（二）继发性枕神经痛

继发性枕神经痛由于局部或全身疾病继发枕神经水肿、变性、脱髓鞘病变而致的神经痛。

1. 颈椎疾病 是较常见的原因，尤其是颈 1～4 的疾病，如颈椎骨关节炎、颈椎肥大、颈椎或颈部软组织损伤、颈椎结核、颈椎肿瘤等，可能与上述因素直接压迫上颈段神经根有关。

2. 椎管疾病 颈髓肿瘤、脊髓空洞症、粘连性脊髓蛛网膜炎等可引起颈枕部疼痛。颅后窝病变、颅后窝肿瘤、颅后窝蛛网膜炎等亦可引起颈枕部疼痛。

3. 颅底部畸形 颅底凹陷症、寰枕融合、颈椎分隔不全、枕大孔狭窄等，导致对上颈段脊神经压迫牵扯所致。

4. 全身性疾病 如糖尿病、尿毒症、风湿病、有机磷中毒、动脉硬化、长期大量饮酒等引起枕神经退行性变。

二、临床表现

（一）原发性枕神经痛

原发性枕神经痛可发生于任何年龄，以 30～50 岁多见，无明显性别差异。发病多在秋末冬初，考虑与寒冷有关。

最突出的症状为疼痛，患者一侧（少数为两侧）后枕及颈部发作性剧痛。疼痛主要位于一侧枕下及乳突后，向枕上、头顶、耳前后放射，性质多为针刺样或刀割样。疼痛呈发作性，部分患者间歇期仍有钝痛。疼痛可自发或因头旋转尤其向对侧旋转而诱发，咳嗽、喷嚏或其他头颈部运动可诱发或加重疼痛，故患者常不敢过分活动头部，或使头略后仰并向患侧倾斜以缓解疼痛。查体常见颈肌紧张乃至强迫头位，头部活动受限。患侧枕大神经（乳突与第二颈椎连线中点，即风池穴，相当于枕大神经由深层组织穿至皮下处）、枕小神经（胸锁乳突肌后上缘）有压痛点，枕区皮肤常有感觉过敏或减退。

（二）继发性枕神经痛

1. 颈椎疾病引起的枕神经痛 一般发病年龄较大，多在 40 岁以上。为发作性或持续性后枕部及颈部疼痛，有时向同侧眼部、额颞部放射。多为一侧性，也有双侧疼痛者，活动头颈时疼痛加重并伴有声响。因臂丛神经根多受到增殖肥大椎体的影响，可有一侧或双侧上肢的放射痛、感觉障碍及肌肉萎缩。若椎动脉受压造成椎 – 基底动脉供血不足，可出现头昏、眩晕、恶心、耳鸣、听力减退、视力下降，甚至发作性意识障碍，症状在头部转动时诱发或加重。

2. 颅底部畸形所致枕神经痛 由颅底凹陷症、寰枢椎畸形等引起的枕神经痛，症状主要是枕骨大孔及寰枢椎对上颈段脊神经、高位颈髓、延髓、小脑、椎动脉压迫牵扯的结果，可引起枕神经痛及眩晕、肢体无力、感觉异常、平衡障碍甚至颅内压增高等一系列症状。查体可见患者颈项短粗，后发际低、面颊及耳郭不对称。神经系统检查有时可见后组脑神经、脊髓、小脑受损及颅内压增高体征。颅及颈椎 X 线片、颅脑 CT 或 MRI 可确诊。

3. 无枕部疼痛的枕大神经痛 有报道无枕区疼痛的枕神经痛，经枕神经阻滞好转。表现为单侧额、顶、眼眶及前颞部疼痛，枕神经分布区无疼痛，患者主观感觉为三叉神经分布区疼痛。原因如下：枕大神经与三叉神经周围支虽无侧支联系，但接受眼神经冲动的那部分三叉神经脊束核与接受枕大神经冲动的第 2 颈髓后柱邻接，两神经的二级神经元相互重叠，形成一个各自细胞相对集中又互相掺杂的核群。当枕大神经受累时，可通过颈髓的二级神经元影响到三叉神经，从而引起三叉神经牵涉痛。查体可见强迫头位，头颈部活动受限，转动头颈时疼痛加重。枕神经压痛点明显，枕部皮肤常有感觉过敏或减退。

三、诊断与鉴别诊断

（一）诊断标准

1. 发病年龄多在 30～50 岁。

2. 枕神经分布区疼痛，以单侧为主，可向头顶、眶部放射。

3. 枕神经压痛点有压痛。

4. 枕神经分布区皮肤感觉过敏或减退。

（二）鉴别诊断

由于引起枕神经痛的病因较多，因此诊断后应进一步寻找有无引起枕神经痛的局部或全身疾病，如检查颈椎有无畸形、棘突有无压痛、神经系统有无阳性体征等，必要时查血常规、血糖、拍颈椎 X 线片或头颈部 CT、MRI。

四、治疗

首先应针对病因治疗，对继发性枕神经痛，病因治疗很重要。其次为对症治疗，可采取以下综合疗法。

（一）一般治疗

急性期应休息，局部热敷，避免头部剧烈运动，减少枕区刺激。

（二）药物治疗

1. 镇痛药　包括抗癫痫药、三环类抗抑郁药和解热镇痛药等。①抗癫痫药：卡马西平主要通过抑制神经兴奋性冲动缓解疼痛，宜从小量开始，100 mg 每天 3 次。普瑞巴林、加巴喷丁为钙拮抗药，通过抑制介导外周伤害性信息的 P 物质和谷氨酸释放，从而抑制痛觉过敏和中枢敏化，加巴喷丁每天 300～2 400 mg、普瑞巴林每天 150～300 mg，均从小量开始，逐渐加量。②三环类抗抑郁药：主要有阿米替林，首剂 12.5 mg，睡前服用，根据患者反应逐渐增加剂量，每天最大剂量 100 mg，有缺血性心脏病或心源性猝死风险的患者应避免使用。③疼痛程度较重者，还可使用解热镇痛药和曲马多等弱阿片类药物。

2. 神经营养剂　大剂量 B 族维生素特别是维生素 B_{12} 有镇痛作用，可促进神经修复。可使用维生素 B_1 100 mg 与维生素 B_{12} 500～1 000 μg 共同肌内注射，每天 1 次。

（三）理疗

可予超短波、短波透热、离子透入等治疗。

（四）神经阻滞

1. 枕大、小神经阻滞术　有无菌性炎症的可在局麻药中加入糖皮质激素和 B 族维生素。近年用臭氧行神经阻滞，疗效明显且不良反应明显少于糖皮质激素。反复阻滞无效者，可考虑用神经破坏药如无水乙醇阻滞。

2. 颈 2～4 椎间孔阻滞术　药物同上，每个部位不超过 4 mL，多部位阻滞时药量酌减，避免同时双侧阻滞。

（五）脉冲射频

脉冲射频是一种经皮微创神经调节治疗，适应证为经保守治疗无效的难治性枕神经痛患者。具有对神经损伤小、疗效好、复发率低的优点。

典型病例

患者男性，70 岁。发作性左枕部及颈部疼痛 3 年，疼痛为针刺样、放电样，向头顶及耳后放射，程度较剧，活动颈部时疼痛加重。发作时不伴恶心、呕吐及双上肢疼痛、麻木，间歇期有时仍有钝痛。查体：颈肌紧张，左侧枕大神经、枕小神经有压痛点，左枕区皮肤痛觉过敏，余神经系统无明显阳性体征。头颅 MRI：未见异常。颈椎 X 线片提示颈椎骨质增生、C_2～C_3、C_3～C_4 椎间孔变窄。

诊断：枕神经痛、颈椎病。

鉴别诊断：应与颈椎肿瘤、颈椎结核、椎管内疾病及颅后窝病变等鉴别。

治疗：

1. 一般治疗　疼痛发作时休息，避免头部剧烈运动。

2. 药物治疗　予非甾体消炎药、肌松药口服，因患者为慢性疼痛，加用阿米替林 12.5 mg 睡前服，逐渐加量至 25 mg。

3. 理疗　予超短波、直线偏振光治疗。

4. 神经阻滞　2% 利多卡因 1 mL、复方倍他米松注射液 1 mL（含二丙酸倍他米松 5 mg、倍他米松磷酸钠 2 mg）、维生素 B_{12} 500 μg 混合后行枕大、小神经阻滞。

经上述治疗后患者疼痛消失。建议其平时适当进行颈部、上肢锻炼，纠正不良姿势。

（罗　盛　程　玮）

第六节　帕金森病

一、病因

帕金森病是一种多发于老年人的神经系统变性病，又称震颤麻痹。通常 50 岁后发病，患病率随年龄增高而增加，65 岁以上的老年人群患病率为 2%。迄今，其发病原因和病理机制仍未完全阐明。其主要病理特征是以黑质多巴胺能神经元变性脱失和脑干及大脑皮质神经元胞质内 Lewy 小体形成。其临床特点是运动减少以及静止性震颤、肌强直、姿势不稳等运动症状。除了运动症状，一些非运动症状如疼痛、焦虑抑郁、睡眠障碍、认知障碍等也是困扰帕金森病患者的常见原因，而且部分患者以非运动症状为早期首发症状。疼痛无论在疾病的早期或晚期，均可严重影响帕金森病患者的生活质量。

二、临床表现与诊断

帕金森病的疼痛机制可能涉及基底核，与疼痛的处理及调节相关联，而痛阈的降低被认为很可能是疼痛的直接原因。疼痛最常见的部位为下肢，其次为后背、上肢和颈肩部。帕金森病相关性疼痛分类主要分为骨骼肌疼痛、肌张力障碍性疼痛、神经根性痛、中枢性疼痛、静坐不能 5 类。

骨骼肌疼痛主要是肌强直、运动减少及姿势步态异常导致的肌肉和骨骼的继发性疼痛，以关节痛及肌肉的酸痛、紧缩感为主观感受。疼痛程度可随帕金森病症状的波动而加重或缓解。"冻结肩"是最典型的骨骼肌肉痛，表现为肩关节僵硬、自发性肩部钝痛及进行性活动受限，而肩关节本身无器质性病变，可以是帕金森病的首发症状或前驱症状。

肌张力障碍性疼痛是帕金森病患者主观感受最痛苦的疼痛类型，也是帕金森病患者特异的疼痛类型。肌张力障碍表现为痉挛或身体某部位如手指、脚趾、踝部或腕部姿势异常。肌张力性痉挛表现为阵发性或自发性，也可由活动触发，持续时间无明显规律，主要产生于下肢。肌张力障碍性疼痛的产生多由多巴胺能药物治疗导致的症状波动引起，可以发生于剂末、剂峰及双相，常在剂末即"关期"出现。剂末型肌张力障碍最常累及足部，剂峰型肌张力障碍多累及颈部及面部，双相型肌张力障碍可同时累及下肢近端和远端及同侧上肢。

神经根性疼痛通常是神经受压致受累神经分布区域麻木、刺痛、放射痛、冷热等感觉异常为主观感受。长期慌张步态、脊柱后凸、肌张力障碍均可使腹侧腰椎间盘受压脱出，使邻近神经根或神经受压产生疼痛，颈部过度舞动及肌张力障碍可导致颈神经根病变。

中枢性疼痛没有明确区域，通常突然发作，表现为一种难以定位的烧灼痛、刀割痛、瘙痒感、麻刺感或难以形容的紧张不适感，考虑是基底核区和丘脑皮质的感觉传导通路受累。

静坐不能是一种内心不安定的主观感受，难以忍受持续保持静止，主要累及下肢，需要经常活动或变换体位，活动后可缓解。常与不宁腿综合征混淆，不宁腿综合征患者能够控制随意运动，主要发生于夜间，存在昼夜节律，而静坐不能不存在昼夜节律。有研究报道静坐不能是中脑黑质多巴胺的缺失引起，多巴胺能药物对治疗静坐不能有效。伴有慢性疼痛的帕金森病患者中，骨骼肌疼痛最为常见，抑郁可能是影响疼痛的危险因素。1/3 以上的帕金森病患者有一种以上不同性质的慢性疼痛，严重影响患者的生活质量。

目前国内外尚无帕金森病相关性疼痛的统一诊断标准，临床诊断多属排除性诊断。首先应符合帕金森病的诊断标准和国际疼痛研究协会对于慢性疼痛的定义；其次，必须明确疼痛与帕金森病的相关性；再次，排除其他原因引起的疼痛，如颈椎病、腰椎间盘突出、神经炎性疾病等，才能诊断为帕金森病相关性疼痛；最后，还需对帕金森病相关性疼痛进行分类。

三、治疗

帕金森病相关性疼痛目前尚无统一的治疗方案，临床上更多是经验性治疗。治疗方法分药物治疗和非药物治疗两大类。

药物治疗主要是调整抗帕金森病药物治疗对大部分帕金森病相关性疼痛有效，特别是对于运动症状相关性疼痛，如腰背部肌肉痛。针对骨骼肌肉痛的治疗主要是对因治疗，尽可能恢复或保留活动能力，预防挛缩畸形。而对于"关期"肌张力障碍性疼痛，可通过改用长效多巴胺受体激动剂或控释左旋多巴缩短"关期"策略来减少疼痛持续时间。另外，对于刺激性疼痛如关节痛、清晨足部肌肉强直性疼痛，非甾体消炎药、肉毒毒素等镇痛手段可有效减轻该类疼痛。帕金森病患者的疼痛和抑郁呈正相关。5- 羟色胺再摄取抑制剂对合并抑郁患者的疼痛有明显疗效，该类型患者的疼痛多为中枢性疼痛或躯体化疼痛。度洛西汀是近年来研究较多的药物，镇痛作用明确。

非药物治疗措施主要是避免不良姿势和物理治疗，包括中医中药、按摩、针灸、经皮神经电刺激等物理疗法，积极做被动运动可预防挛缩畸形引起的疼痛，反复经颅磁刺激或经颅电刺激也可缓解一部分患者的疼痛。手术目前多用于药物控制不良的帕金森病患者，如难以定位的中枢性疼痛及难治性"关期"疼痛。治疗方式包括毁损性手术和大脑深部刺激术。

> **典型病例**
> 　　患者男性，63 岁，因后背部疼痛伴左侧肢体发僵半年就诊。患者近半年无诱因出现后背部疼痛，发紧感，逐渐出现左侧肢体发僵，周身乏力，行走变慢。近 1 年自觉口水增多，偶有流涎，便秘、尿频，夜尿 3~4 次。为明确诊治来院。
> 　　根据患者病例特点，慢性起病，后背部疼痛伴左侧肢体发僵半年，神经系统查体：面具脸，眼动正常，前屈姿势，左侧肢体肌张力齿轮样增高，运动迟缓，行走时上肢

连带动作消失，统一帕金森病评价量表（UPDRS）运动评分 21 分。头颅 MRI、脊柱 MRI、血生化和肿瘤标志物检查均未见异常。心肌核素显像 ^{131}I- 间碘苄胍（MIBG）心肌摄取率明显减少。临床诊断为帕金森病，帕金森病分级量表（Hoehne-Yahr 分级）Ⅰ 级。

　　治疗上给予多巴丝肼 62.5 mg 和普拉克索 0.25 mg，每天 3 次口服。2 周后患者再次门诊就诊，患者诉后背部疼痛消失，左侧肢体活动较前灵活。UPDRS 运动评分 10 分。

（王　丽）

第七节　肋间神经痛

　　肋间神经痛（peripheral intercostal neuralgias）又名肋间神经炎，是老年人常见的胸痛原因之一。系多种原因引起的胸脊神经前支或肋间神经受损，而产生的一根或多根肋间神经支配区的疼痛症状，表现为阵发性或持续性疼痛，多在腰腹部呈带状分布。

　　按病因可分为原发性和继发性两种，临床多为继发性肋间神经痛，分为根性、干性肋间神经痛两类，根性是指病变累及脊神经根处，而干性是指病变累及肋间神经所致。原发性肋间神经痛在临床上较为少见，且病因尚不明确。继发性肋间神经痛病因很多，其中胸部术后综合征是比较常见的原因之一，发生率为 5%～8%。带状疱疹后神经痛也是肋间神经痛的主要原因，发病率为 1.4‰～4.8‰。

一、病因与发病机制

（一）病因

　　肋间神经为胸神经前支，共 12 对，由脊柱至肋角间的一段走在两肋的中间，位于肋间动脉的上方，胸廓内筋膜与肋间内膜之间，至肋角以前，神经即转位于动脉的下方，平肋下缘，肋间内肌与最内肌之间。神经沿途分出肌支供应肋间肌，在腋中线前后分出外侧皮支，少数（10%）在肋角处分出侧支沿下位肋骨上缘进行。在肋间神经从脊髓发出、向前走行的过程中，附近组织或器官的损伤病变都可以引起继发性肋间神经病理性疼痛。常见原因如下：

　　1. 胸椎病变　老年性脊柱骨性关节炎、老年脊柱退行性病变、骨质疏松症、强直性脊柱炎、胸椎结核、胸椎段脊柱的畸形等，常导致脊柱周围组织改变而刺激肋间神经。

　　2. 肿瘤　椎管内原发肿瘤以胸椎段最常见，其首发症状多为沿肋间神经分布的根性神经痛。在肿瘤患者中，出现脊髓压迫的总体发生率为 3%～5%，其中胸段脊髓受压约占 70%，胸椎段脊髓肿瘤，特别是髓外瘤，常压迫神经根而有肋间神经痛的症状。其他还有肺部、乳腺及纵隔等部位原发性或转移性肿瘤也常表现出肋间神经病理性疼痛症状。

　　3. 胸腔器官病变　胸膜炎、肋间部软组织损伤、主动脉瘤、慢性肺部炎症以及胸腔内脓肿等。

　　4. 手术创伤　胸部手术，如肋骨骨折复位、乳腺肿瘤切除术、肺部肿瘤切除术等，均可损伤肋间神经而引起疼痛。

　　5. 感染或非感染炎症　感染性脊膜炎、胸神经根炎、带状疱疹病毒感染、病毒性上呼吸道感染后容易发生。

6. 物理或化学性损害 放射性损伤、触电、使用对神经有害的药物，如氯丙嗪、青霉素等直接注射至神经上等。

7. 代谢性疾病 代谢性神经炎，如维生素缺乏、贫血、肾炎、酒精中毒、铅中毒、糖尿病等全身性疾病。

（二）发病机制

1. 神经纤维病理变化 神经损伤后，损伤远端神经纤维会发生沃勒（Waler）变性，轴突和髓鞘崩解产生的碎屑被增生的施万细胞吞噬溶解，在 1～3 个月内形成神经内膜空管，引导轴突生长。如果再生的神经轴芽生长受阻，则会卷曲成团形成神经瘤。

2. 神经细胞病理变化 神经纤维遭到损伤后，位于脊神经节内的感觉细胞和位于脊髓前角的运动细胞都将发生一系列病理变化。一般在伤后数小时内开始发生。细胞体变大、变圆，尼氏体破裂，染色质溶解，核糖核酸合成蛋白增多为轴突再生创造条件，而神经递质功能所需的物质合成减少。神经胞膜的电生理特性发生改变，神经元兴奋性增高，异位自发性节律放电增加。这些异常电信号在神经系统内传导、放大，逐渐形成慢性疼痛。

二、临床表现

（一）症状

肋间神经痛多发于一侧的一支神经，也有多支肋间神经同时受损者。可间歇性或持续性发作，发作时疼痛可沿脊髓分节，自后背部胸椎开始沿被侵及的肋间神经行至前胸腹部，呈半环形局限性放射性疼痛。疼痛性质多呈刺痛或灼痛，咳嗽、深呼吸或打喷嚏时加重，可伴有感觉异常、感觉过敏。长期严重疼痛可引起食欲减退、活动受限和失眠抑郁等症状。

（二）体征

肋间神经痛患者可出现胸椎棘突旁和肋间隙压痛；有时出现肌肉挛缩、运动障碍；交感神经受侵时发生血管收缩或扩张。可见瓦雷压痛点，位于神经丛深部出于表层的点，好发在腋中线、胸骨旁。受累神经支配区域的皮肤常有束带状感觉过敏或减退。叩击棘突可引发胸腹部放射的电击样疼痛。

三、诊断与鉴别诊断

（一）诊断

依据患者典型的肋间神经痛症状，包括：①自胸背部沿肋间神经走形向胸腹部放射的刺痛、灼痛或跳痛；②神经分布区域皮肤感觉过敏或减退；③胸椎叩击痛，棘突、棘突旁、肋间有压痛。即可考虑为肋间神经痛诊断。对于继发性肋间神经痛的诊断，还应确定其原发病灶，才可明确治疗方案。X 线检查是必要的检查，具有较大的诊断价值，胸部及胸椎正侧位 X 线检查可显示肺部、胸腔内、胸椎及肋骨的改变，对于占位性病变、退行性病变、骨折等有确切的诊断价值。心电图检查也是必要的检查之一，可以排除心脏方面的疾病。CT、MRI 等检查适用于椎管内病变，根性疼痛症状明显的患者，可以确诊胸椎间盘突出、胸椎脊髓瘤等病变。排除胸腹部及脊柱其他器质性病变，且未发现任何阳性神经症状时，则可明确诊断为原发性肋间神经痛。

（二）鉴别诊断

肋间神经痛的致病原因较多，在临床上应与以下疾病相鉴别：

1. 心绞痛　老年人以胸前区疼痛为主诉的患者，应首先警惕心脏方面的问题，临床上心绞痛较为常见，通常心前区疼痛明显，疼痛呈突发性，伴心悸憋闷。心电图可见 S–T 段改变。

2. 胸膜炎　发热咳嗽，胸痛咳嗽加重。胸部 X 线检查有阴影，肋膈角变钝或消失。

3. 肺炎　主要症状为咳嗽、咳痰、胸痛，常伴有大量浓痰。行胸部 X 线检查示肺部片状阴影。

4. 胆囊炎　疼痛位于右肋下，可向后部放射至背部、肩胛，右肋下有叩痛，墨菲征（＋）；B 超检查可见胆囊增大，胆壁增厚。

5. 胸背肌筋膜疼痛综合征　主要为酸胀痛，伴疲劳感，静息痛、夜间痛，受凉后加重，活动或局部按摩后缓解，肌电图结果表现为肌源性损害。

6. 胸椎结核　早期胸椎结核患者有些以肋间神经痛为首发症状，结核中毒症状未出现，易误诊为肋间神经痛，但查体时可发现，大多数脊柱结核患者有明显的叩痛和颠簸痛，结合实验室检查及脊柱影像学检查可鉴别。

7. 脊髓肿瘤　老年患者还应注意与脊髓肿瘤相鉴别，脊髓肿瘤患者夜间痛明显，严重时可从睡梦中痛醒，如果神经阻滞疗法无效且病情逐渐恶化者，应首先考虑脊髓肿瘤。早期行 MRI 检查可发现病变。

此外还应与心肌炎、胸主动脉瘤、肝、胰腺疾病及带状疱疹发疹前期等疾病相鉴别。

四、治疗

原发性肋间神经痛主要是对症镇痛治疗，而继发性肋间神经痛首先应查明病因，进行病因治疗。

（一）一般治疗

在疼痛急性期，应嘱患者卧床休息，保持安静，同时服用镇痛、镇静药物。

（二）药物治疗

1. 维生素　B 族维生素可促进神经修复，如 B_1、B_6、B_{12}。大剂量的维生素 B_{12} 还具有一定的镇痛作用。

2. 抗癫痫药　卡马西平、加巴喷丁和普瑞巴林等对肋间神经痛都有止痛效果。卡马西平首次剂量 100 mg，每天 2～3 次，可隔日增加 100 mg，直至疼痛情况控制良好。一般维持量在每天 600～1 200 mg，每天最大剂量为 1 600 mg。长期使用卡马西平的老年患者应注意加强检测肝功能、血常规。加巴喷丁和普瑞巴林对由带状疱疹后神经痛及糖尿病性周围神经痛引起的病理性神经痛止痛效果较好。

3. 抗抑郁药　三环类抗抑郁药阿米替林较为常用，但由于其抗胆碱能作用强，易导致老年患者镇静及体位性低血压，故不推荐使用。文拉法辛是一种新型的具有类似三环类抗抑郁药止痛作用的抗抑郁药，因其没有抗胆碱能和抗组胺作用，故不良反应较少，可作为老年患者中肋间神经痛药物治疗的选择。老年人长期服用该类药物时应注意对肝、肾和血液系统的损伤。

4. 其他药物　非甾体消炎药也常用于肋间神经痛患者，但在年龄大于 75 岁的患者中，更易导致消化道出血或消化道溃疡，应避免长期使用，除非替代药物无效并且患者可以服用胃黏膜保护剂（质子泵抑制剂或米索前列醇）。利多卡因和美西律是作用于钠离子通道的药物，对病理性神经痛也有类似抗癫痫药样的止痛作用，但不宜用于二度和三度房室传导阻滞的老年患者。对于治疗效果不理想的患者还可以使用阿片类和非阿片类镇痛药。

（三）微创及介入治疗

1. 痛点阻滞疗法　许多肋间神经痛患者查体时有明确的压痛点，如陈旧性肋骨骨折、胸部术后患者等，由于局部神经受到损伤、牵拉、刺激或卡压，引起局部疼痛，可行痛点阻滞治疗，用 5 cm 长、7 号针头，在局部痛点注射 1% 利多卡因或 0.25% 丁哌卡因 3~5 mL，可快速减轻患者疼痛。

2. 神经阻滞疗法

（1）肋间神经阻滞：根据治疗部位不同，嘱患者健侧卧位或俯卧位，常见的阻滞部位是肋角和腋后线。肋角处做阻滞，除胸神经背支外全部肋间神经分布区均被阻滞。效果显著，同时可作为诊断性阻滞，以鉴别脊髓或内脏疾病引起的疼痛。肋间神经阻滞常用于带状疱疹或者胸部手术切口引起的肋间神经痛。

方法：确认骨性标志，用 3.5 cm 长，5 号针头，自肋骨下缘稍上方垂直进针，直达肋骨外侧面，然后将针头缓慢移至肋骨下缘，再进入约 0.3 cm，回抽无气无血，注入 1% 利多卡因或 0.25% 丁哌卡因 3~5 mL。若疼痛较重且顽固，需要长期阻滞止痛者，可用神经毁损药物，如无水乙醇、多柔比星等，达到长期止痛的目的。最常见的并发症是气胸、出血，操作缓慢轻柔、控制进针深度、注意回抽等，可避免针尖进入胸腔或血管内。

（2）胸椎旁神经阻滞：胸椎旁阻滞术也是十分有效的治疗措施，但由于胸椎的特殊部位，常发生气胸。一般在棘突旁 3~4 cm 处进针，垂直进针触及骨质，找到横突近端，确定进针深度，浮标向上移动 1 cm，然后退针至皮下，将针尖向上向内 25° 缓慢进针至浮标处，回抽无气无血后注入抗炎镇痛液。影像学指导可进一步提高成功率，减少并发症。

（3）硬膜外腔阻滞：是一种安全有效的阻滞治疗方法，对于慢性顽固性肋间神经痛患者，可保留硬膜外导管进行连续或定期注药。

3. 射频治疗　操作方法与神经阻滞相类似，进针点后用标记笔标记，常规皮肤消毒，铺无菌单，戴无菌手套。用 3.5 cm 7 号针头在标记部位做浸润麻醉。待麻醉药生效后，用射频针刺入，针尖首先触及骨质，再根据神经部位调整进针方向，根据阻抗值，再通过感觉和运动刺激，确定针尖位置，回抽无气无血，注入 1% 利多卡因 2 mL，观察患者疼痛是否消失，有效后进行射频调节或毁损治疗。治疗完毕后拔出射频针，用无菌辅料粘贴。

对于病情较轻、病程较短的患者，行脉冲射频调节治疗，可保留患者皮肤的感觉和运动功能，亦易与接受。疼痛顽固经前治疗无效者，可在相应神经根处行射频温控热凝毁损术治疗。

（四）物理治疗

物理治疗包括经皮电刺激疗法与局部理疗，均有一定的止痛效果，但对于慢性顽固性肋间神经痛患者疗效不稳定。顽固性疼痛也可选用冷冻治疗，毁损疼痛神经。

五、预防

对于有可能发生肋间神经痛的患者进行早期预防，如胸部术后患者、带状疱疹患者等，注意局部保暖，促进局部血液循环，如出现神经病理性疼痛，则应尽早就医，在专业医生指导下，进行镇痛治疗，防止疼痛演变为慢性或顽固性神经病理性疼痛，对预后和患者的生活质量都有较大影响。

典型病例

患者男性，74岁。右侧胸背部疼痛2年，加重4月。患者于2年前劳累后感右侧胸背部疼痛，偶尔放射至右侧胸前区，为间断性刺痛、跳痛，活动时明显加重，偶伴头晕、胸闷、恶心等不适。平均每日发作4~5次，持续数小时，休息后仅轻微缓解。既往无带状疱疹病史。4月前无明显诱因出现上诉症状加重，疼痛程度较前加重，疼痛时影响日常生活及睡眠。门诊以"右侧胸背部疼痛待查"收入院。

专科体检：脊柱无畸形，胸背部皮肤未见皮疹，胸椎棘突压痛阳性，无叩痛。右侧胸第7~11肋骨区感觉减退，无明显压痛点。四肢肌力正常，四肢肌张力正常。疼痛VAS评分：静息时2分，爆发时4分。

鉴别诊断：经血常规、肿瘤标志物、C反应蛋白、红细胞沉降率、胸椎MRI、肺部CT、心电图等检查排除胸椎肿瘤、胸膜炎、肋间部软组织损伤、主动脉瘤、慢性肺部炎症等。胸椎MRI提示：胸7~11椎骨质增生，胸9椎体轻度楔形变。

诊断：胸椎退行性病变　肋间神经痛。

治疗：

1. 患者肋间神经痛诊断明确，结合住院患者"肋间神经痛临床路径"完成相关检查　如血、尿、便三大常规、肝肾功能、电解质、血糖、血脂、免疫球蛋白、感染性疾病筛查（乙肝、丙肝、艾滋病、梅毒等）；胸片、心电图；肿瘤相关筛查等。

2. 一般治疗　在疼痛急性期，嘱患者卧床休息，保持安静。

3. 抗癫痫药物治疗　给予卡马西平首次剂量100 mg，每天2~3次，隔日增加100 mg，至疼痛情况控制良好，维持量在每天900 mg。

4. 肋间神经阻滞治疗　嘱患者左侧卧位，于腋后线7~11肋水平处做阻滞，效果显著，同时这种诊断性治疗可同时鉴别脊髓或内脏疾病引起的疼痛。

5. 物理治疗　给予患者经皮电刺激疗法与偏振光照射理疗，帮助神经恢复，同时改善循环、抗炎止痛。

患者住院7天，出院时疼痛明显减轻VAS评分降至0~1分，右侧胸第7~11肋骨区感觉减退较前好转。

（李亦梅）

第八节　坐骨神经痛

坐骨神经痛（sciatica）通常指以坐骨神经径路及分布区域疼痛为主的综合征。坐骨神经痛的绝大多数病例是继发于坐骨神经局部及周围结构的病变对坐骨神经的刺激压迫与损害，称为继发性坐骨神经痛；少数系原发性，即坐骨神经炎。

发生于青壮年的坐骨神经痛，多数是由于腰椎间盘突出所致，而老年人坐骨神经痛的发生原因除了腰椎间盘突出之外，还可由老年人腰椎骨质疏松、增生，腰椎活动范围减少，免疫力低下，以及腰部外伤、闪挫、劳损等所致。

一、病因与发病机制

坐骨神经由腰神经和骶神经组成。来自腰4~腰5神经和骶1~骶3神经根是坐骨神经的主要构成神经，它也是所有神经中最粗者。坐骨神经经梨状肌下孔出骨盆到臀部，在臀大肌深面向下行，依次横过闭孔内肌，上下孖肌及股方肌的后方，支配这些肌肉，并沿大收肌后面、半腱肌、半膜肌、股二头肌之间下降，途中发出肌支至大腿的屈肌，坐骨神经在到腘窝以前，分为胫神经和腓总神经，支配小腿及足的全部肌肉以及除隐神经支配区以外的小腿与足的皮肤感觉。引起老年人坐骨神经痛的原因主要包括腰椎退变增生、黄韧带肥厚对坐骨神经根产生的压迫，无菌性炎症及肿瘤组织对局部神经的压迫，腰椎间盘突出对坐骨神经根的压迫。

坐骨神经痛根据病因可分为原发性坐骨神经痛和继发性坐骨神经痛。原发性坐骨神经痛也称为坐骨神经炎，原因不明，可因牙齿、鼻窦和扁桃体感染，经血流侵犯周围神经引起间质性神经炎。继发性坐骨神经痛是指坐骨神经走行通路上病变或器官压迫所致的神经痛。

坐骨神经痛根据病变部位也可分为根性坐骨神经痛和干性坐骨神经痛。根性坐骨神经痛以腰椎间盘突出最多见。其他如腰椎骨折、腰骶硬脊膜神经根炎、脊柱结核、椎管狭窄、血管畸形、腰骶段椎管内肿瘤或蛛网膜炎等。干性坐骨神经痛多为腰骶丛和神经干邻近病变，如骶髂关节炎、结核或半脱位，以及腰大肌脓肿、盆腔肿瘤、子宫附件炎、妊娠子宫压迫、臀肌注射不当、臀部外伤和感染等。

二、临床表现

（一）一般症状

1. 疼痛主要限于坐骨神经分布区，大腿后部、小腿后外侧和足部，疼痛剧烈的患者可呈特有的姿势：腰部屈曲、屈膝、脚尖着地。如病变位于神经根时，椎管内压力增加（咳嗽、用力）时疼痛加重。

2. 肌力减退的程度可因病因、病变部位、损害的程度不同差异很大，可有坐骨神经支配肌肉全部或部分力弱或瘫痪。

3. 可有或无坐骨切迹处坐骨神经干的压痛。

4. 有坐骨神经牵拉征，Lasegue 征及其等体征阳性，此征的存在常与疼痛的严重程度相平行。局麻坐骨神经根或神经干此征可消失。

5. 跟腱反射减退或消失，膝反射可因刺激而增高。

6. 可有坐骨神经支配区域的各种感觉的减退或消失，包括外踝的振动觉减退，亦可有极轻的感觉障碍。

（二）坐骨神经炎

坐骨神经炎常伴随各种类型的感染及全身性疾病发生，如上呼吸道感染。因坐骨神经较为浅表，受潮、受寒时易发生坐骨神经炎，全身性疾病发生坐骨神经炎时应注意有无胶原病及糖尿病等并发。

坐骨神经痛大多数为单侧，不伴有腰、背痛；疼痛一般为持续性，亦可为发作性，椎管压力增加时症状加重，亦可沿坐骨神经径路放射。坐骨神经干压痛明显，腓肠肌压痛存在；疼痛与肌无力多不平行，一般疼痛较重，而肌无力多不明显，急性期由于疼痛判断运动功能较为困难，可检出足下垂，腓肠肌、胫前肌萎缩；跟腱反射减低或消失，但跟腱反射亦可正常，膝反射正常，浅感觉障碍明显。

（三）继发坐骨神经痛

1. 腰椎间盘突出症　是坐骨神经痛最常见的原因，多发于腰 4～5 及腰 5～骶 1，约 1/3 病例有急性腰部外伤史，多数患者发生于 20～40 岁之间，老年人由于腰椎间盘常处于萎缩状态，单纯椎间盘突出症反而少见。临床特点是有数周、数月腰背痛，而后出现患侧下肢的坐骨神经痛。体检除具有坐骨神经痛的一般体征外，尚有腰背肌紧张，腰部活动受限，脊柱侧弯，病变部位的棘突压痛等其他体征。

2. 腰椎骨性关节病　多见于 40 岁以上者，亚急性慢性起病，多有长期腰痛史，坐久站起困难，站久坐下困难，临床上可表现为一侧或两侧的坐骨神经痛及腰部的症状。

3. 腰骶椎先天畸形　脊柱裂除可表现有坐骨神经痛外，常有遗尿史，体检常有足畸形，腰骶部皮肤异常，如肛门后方的小凹、骶部中线上的小血管瘤，指示椎板未愈合的部位。

4. 骶髂关节炎　常见为类风湿、结核性病变，在关节囊有渗出破坏时刺激腰 4～5 神经干，部分患者可有坐骨神经痛症状。

三、诊断与鉴别诊断

（一）坐骨神经痛的诊断标准

根据疼痛部位、性质、压痛部位、直腿抬高试验、感觉和跟腱反射等症状的减弱、加剧和减轻因素等特点可初步诊断。在诊断坐骨神经痛后一定要明确其病因，详细了解病前有无腰扭伤或紧张体力劳动，有无受寒、局部或全身感染。辅助检查包括腰椎平片、脊髓造影、腰椎 CT、MRI 等。诊断要点：

1. 起病比较缓慢，可有腰背部受伤病史。

2. 腱反射　腰 4 根神经痛，常伴有膝腱反射减弱或消失，骶 1 神经痛则常伴有踝反射减低或消失。

3. 坐骨神经疼痛由臀部或髋部开始，向下则开始分化，腰 4 根引发的疼痛沿大腿前外侧至膝关节前方，再至小腿前内侧及足的内缘；腰 5 根引发的疼痛沿大腿后侧、腘窝，小腿外侧向足背放射扩散；骶 1 根引发的疼痛与腰 5 根的区别在于小腿部向后侧放射，最后至足外侧缘。

4. 神经干压痛　部分患者在坐骨神经走行区域，如梨状肌下孔位置可能存在压痛点；在股后、腘窝、腓骨小头、腓肠肌等神经走行部位也可能存在压痛。

5. 疼痛为钝痛，伴有针刺样加剧，常因咳嗽、喷嚏、弯腰，使疼痛加重。

6. 下肢无力　相应受损神经的支配肌可表现无力，症状轻重不一，可见肌肉萎缩，以继发性坐骨神经痛较为明显；腰 4 根主要影响股四头肌，腰 5 根主要影响胫前肌，骶 1 根则主要影响小腿三头肌。

7. 感觉障碍　按受累神经根分布，与疼痛位置基本吻合。腰 4 根主要表现为大腿前外侧、小腿内侧，腰 5 根主要表现为小腿前外侧与足背、拇指，骶 1 根主要表现为小腿后侧及足底外侧缘等等。

8. X 线片及其他影像学检查可发现脊柱、椎间盘、骶髂关节及髁关节的病变。

（二）鉴别诊断

1. 腰椎间盘突出症　患者常有较长期的反复腰痛史，或重体力劳动史，常在一次腰部损伤或弯腰劳动后急性发病。除典型的根性坐骨神经痛的症状和体征外，并有腰肌痉挛，腰椎活动受限，椎间盘突出部位的椎间隙可有明显压痛和放射痛。X 线摄片可有受累椎间隙变窄，CT 和 MRI 检查可确诊。

2. 腰椎肿瘤　起病缓慢，逐渐加重。病初常为单侧根性坐骨神经痛，逐渐发展为双侧。夜间疼痛明显加剧，病程进行性加重。并出现括约肌功能障碍及鞍区感觉减退，

MRI 可确诊。

3. 腰椎管狭窄症　多见于中老年人，早期常有间歇性跛行，行走后下肢痛加重，但弯腰行走或休息后症状减轻或消失。当神经根或马尾受压严重时，也可出现一侧或两侧坐骨神经痛症状及体征、病程呈进行性加重，卧床休息或牵引等治疗无效。腰骶椎 X 线摄片或 CT 可确诊。

4. 腰骶神经根炎　因感染、中毒、受寒、营养代谢障碍或劳损等因素发病。一般起病较急，且受损范围常常超出坐骨神经支配区域，表现为整个下肢无力、疼痛、轻度肌肉萎缩、除跟腱反射外，膝腱反射也常减弱或消失。

5. 腰肌纤维组织炎　可以是急性发病也可以是慢性发病，病情与天气变化关系密切，即受凉后加重，遇热后减轻。疼痛局限在腰臀部，压痛范围广泛。屈颈试验和直腿抬高试验阴性。无感觉、运动、反射等神经功能障碍。

6. 髋关节炎　疼痛在骶髂关节处最明显，关节活动受限，无神经损害体征。

7. 腰肌劳损　患者多有长期紧张体力劳动或腰部扭伤史，表现为腰酸或腰部钝痛，但不向下肢放射，清晨起床时较重，稍事活动后减轻，劳累和受凉后加重。检查时腰背部肌肉有压痛，但坐骨神经无压痛，无坐骨神经损害的体征。

另外，还需考虑腰椎结核、椎体转移癌等。原发性坐骨神经痛时，应注意有无受寒或感染史，以及骶髂关节、髋关节、盆腔和臀部的病变，必要时除行腰骶椎 X 线摄片外，还可行骶髂关节 X 线摄片、直肠指检、妇科检查以及盆腔脏器 B 超等检查以明确病因。

四、治疗

1. 一般治疗　坐骨神经痛患者应该多休息，特别是椎间盘突出早期卧硬床休息 3~4 周，有的患者症状自行缓解。症状比较轻的患者，建议进行"飞燕式"锻炼或倒走训练，每天坚持 30 min 锻炼。

2. 药物治疗　非甾体消炎药、维生素 B 族、短程皮质类固醇激素口服可在一定程度上缓解坐骨神经痛的症状，但是无法达到根治的目的。对于一些重症坐骨神经痛患者可采用此方法缓解。

3. 物理治疗　常用的物理治疗有电脑中频、中药硬膏、微波疗法、红外线、推拿和针灸治疗等，可以在一定程度上缓解坐骨神经痛。

4. 选择性坐骨神经阻滞　坐骨神经痛急性期可采用此方法，是直接把镇痛复合液（局部麻醉药＋激素类药物）注射到椎管内或神经根周围，通过局部麻醉以达到止痛效果，通过局部应用激素类药物达到消除炎症的目的。

五、预防

1. 防止细菌及病毒感染　原发性的坐骨神经痛是神经间质的一种炎症，大多是因为牙齿或是扁桃体等感染以后，毒素经过血液入侵坐骨神经引起的，所以防止细菌以及病毒的感染是能够预防坐骨神经痛的病发的。

2. 防止感受风寒　坐骨神经痛的患者遭受风寒的侵袭是导致坐骨神经痛病发的一个重要原因，也是加重坐骨神经痛患者病情的一个主要原因。

3. 注意起居调养　对于老年人而言，合理锻炼身体，增强体质非常重要。在运动的同时，要注意保护腰部的健康。饮食一定要有节制，不能吸烟喝酒。

4. 正确的姿势　坐骨神经痛与不正确的姿势，腰椎不正常压力长期累积有直接关系，对于老年人来讲，则需要注意减少弯腰劳动和腰部过多的负重。

典型病例

患者女性，68岁，因"左侧下肢疼痛伴间歇性跛行数年，加重2月"入院。患者5年前无明显诱因出现左下肢放射性疼痛，疼痛沿左大腿外侧放射至左小腿前外侧及足背，行走时加重，休息时减轻，疼痛呈间歇性发作。近年来发作逐渐频繁且疼痛程度不断加重，近2月来行走2～300 m即感疼痛，需要休息后才能继续行走，严重影响工作与生活。门诊以"坐骨神经痛"收入院，近日来精神饮食尚可，睡眠一般，体重体力无明显改变，二便无异常。

专科查体：腰椎生理弯曲存在，腰椎活动度受限；L_4-L_5棘间隙叩击引发左下肢放射痛；左梨状肌上孔压痛（-），屈颈试验（-），右下肢直腿抬高试验（-），屈膝曲髋试验（-），双侧"4"字征（-），梨状肌紧张试验（-），骨盆挤压试验（-），股神经牵拉试验（-）。下肢肌肉无萎缩，右下肢踇背伸肌力减弱，双侧下肢浅感觉正常，双侧膝反射、跟腱反射正常。病理反射未引出。疼痛VAS评6分。辅助检查：腰椎MRI及CT显示腰4/5椎管狭窄，左侧侧隐窝狭窄压迫腰5神经根（图2-8）。

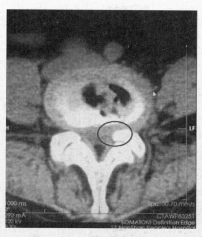

图2-8　术前腰椎CT
腰4-5椎椎管狭窄，左侧侧隐窝狭窄

诊断：坐骨神经痛，腰椎椎管狭窄症。

鉴别诊断：应与腰椎间盘突出症，腰椎肿瘤，腰椎结核相鉴别。

治疗：

1. 入院后完成相关检查　如血、尿、便三大常规、肝肾功能、电解质、血糖、感染性疾病筛查（乙肝、丙肝、艾滋病、梅毒等）；胸片、心电图、肿瘤相关筛查等。

2. 抗炎止痛药物　双氯芬酸钠缓释片1片，每天1次，口服。

3. 神经营养药物　予甲钴胺肌注及牛痘疫苗接种家兔炎症皮肤提取物注射液静脉注射。

4. 物理治疗　激光、中频及中药熏蒸治疗。

5. 手术治疗　经上述保守治疗疼痛缓解30%，遂行经皮脊柱内镜下L_4-L_5椎间孔成型加椎管扩大减压、髓核摘除术（图2-9，图2-10），术后疼痛明显减轻，术后第3天出院，出院时行走约500 m未出现下肢放射痛，一般状况佳，VAS评分1分。

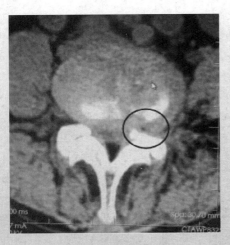

图 2-9　术后腰椎 CT
左侧椎间孔成形范围充分

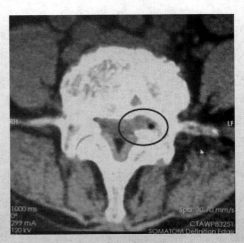

图 2-10　术后腰椎 CT
左侧侧隐窝打开

（廖　翔）

第九节　痛性糖尿病神经病变

糖尿病周围神经病变（diabetic peripheral neuropathy，DPN）是糖尿病最常见的慢性并发症之一，包括周围神经系统的感觉、运动和（或）自主神经受损。本病随年龄增长有上升趋势，高峰年龄为 50~60 岁，但无性别差异。其发生与糖尿病的病程、血糖控制不佳等因素相关。有报道病程 5 年、10 年和 20 年的糖尿病患者周围神经病变发病率分别为 30%、60% 和 90%。本病患病率报道差异较大。

痛性糖尿病神经病变（painful diabetic neuropathy，PDN）是糖尿病周围神经病变常见的临床表现。通常表现为下肢皮肤烧灼样疼痛、自发性疼痛及痛觉过敏，严重者可影响患者日常生活，降低生活质量。其患病率在糖尿病患者人群中是 10%~20%，老年糖尿病患者患病率高达 65%。

一、病因与发病机制

（一）异位的电脉冲

长期高血糖会损伤神经细胞，可以引发神经细胞再生。这种再生的神经向各个方向伸展，可累及未受损的神经，并扩张到敏感区域。其兴奋性增高产生异位冲动，影响周围完整的传入神经和背根神经节细胞胞体，进而导致自发的、恶化的、异常的过度活跃反应，伴随对外界刺激的敏感性升高，这种现象称为周围神经敏感化。产生于灰质后角小神经纤维轴突的电冲动，导致 P 物质和谷氨酸释放，引起冲动向上传导，产生疼痛感觉。

（二）中枢敏感化

外周神经损伤引起浅表的髓神经纤维触发疼痛。持续的传入神经冲动导致脊髓背角突触后膜的 N- 甲基 -D- 天冬氨酸受体激活，进而导致兴奋性神经递质谷氨酸的释放和结合，引起钠离子和钙离子大量进入和钾离子的外流。随后产生一个较大的突触后动作电位，对正常刺激的感知增强，引起异常性疼痛。由于 Aβ 纤维芽生的结构改变，在中枢神经系统引起灰质后角"重新布线"，P 物质释放，引发疼痛。

（三）交感神经调节

从一个轴突到另一个轴突肾上腺介导的异常传递引起神经超敏反应。这被称为神经元间接触的传输。外周受损的神经会引起背根神经节交感神经芽生，导致去甲肾上腺素的释放。交感神经芽生和神经元间接触释放肾上腺素，导致交感神经与感觉神经耦联。这导致了异位自发性刺激，引起持续疼痛。

（四）丙酮醛水平增高

丙酮醛是细胞内几种代谢通路反应的产物。丙酮醛最重要来源是糖酵解和高血糖。研究发现与健康对照者及不伴有疼痛的糖尿病患者相比，PDN 患者血浆丙酮醛水平明显增高。丙酮醛通过激活背根神经节内的辣椒素受体 1，使感觉神经元去极化，诱导电压依赖性钠离子通道 Nav1.8 翻译后修饰。这些变化与电兴奋性增高相关，也与痛觉神经元激活有关。

（五）血糖波动

胰岛素或口服降糖药起始治疗第一个月血糖快速下降可能引起急性神经病变，称为胰岛素神经炎。应用胰岛素后引起营养神经血流量减少，动静脉分流增加。当动静脉分流被输入的 5– 羟色胺阻断后，神经内膜的氧含量恢复正常。血糖的急剧变化可能会导致神经纤维相对缺氧，影响神经冲动的传导，导致周围神经结构和功能的变化引发疼痛。外膜血管结构异常与新生血管共同引起缺氧和神经病理性疼痛。

二、临床表现

痛性糖尿病神经病变分为痛性单神经局部神经病变和痛性弥漫性多神经病变。

（一）痛性单神经局部神经病变

痛性单神经局部神经病变多起病突然伴疼痛，在所受累神经支配局部有疼痛、感觉减退、麻木。好发部位有正中神经、尺神经、桡神经、股神经、大腿外侧皮神经、腓神经、足趾正中与外侧神经。

（二）痛性弥漫性多神经病变

痛性弥漫性多神经病变又分为近端运动神经病变和远端对称性多神经病变。

1. 近端运动神经病变　可以缓慢或突然起病，以大腿、髋部或骨盆疼痛为主诉，单侧起病逐渐发展为双侧，伴有下肢近端肌无力，不能从坐姿站立，常与远端对称性多神经病变并存。

2. 远端对称性多神经病变　是临床最常见的糖尿病神经病变，多隐匿起病，患者疼痛剧烈。感觉神经和运动神经均可受累，既可累及神经的小纤维也可累及大纤维，除电生理检查异常外，多无阳性体征发现。

（1）小纤维神经病变：急性痛性神经病变表现为剧烈的表浅型疼痛如刀割样、烧灼样剧痛伴痛觉过敏，任何轻微的触摸如穿衣、盖被等均可诱发剧痛，尤以足部疼痛为主。病程多短于半年，夜晚加重，严重影响患者食欲、睡眠及日常生活。患者可有消瘦、抑郁，男性多合并阳痿，对温觉、针刺感觉反应减退，但腱反射及肌肉运动正常。慢性痛性神经病变常发生在糖尿病病程数年后，疼痛可持续半年以上，对包括麻醉药或镇痛药的所有治疗均不敏感，甚至耐药成瘾。患者异常痛苦，治疗较为棘手。

（2）大纤维神经病变：可累及感觉神经，运动神经，产生本体感觉、振动觉受损，出现感觉性共济失调，走路步态不稳如鸭步行走，有如踏棉花样感觉。四肢远端感觉如手套袜套样感，然后逐渐向上进展，远端手足指（趾）间肌肉萎缩无力，腱反射减弱或消失。大纤维神经病变多数合并小纤维神经病变，也可出现疼痛，但大纤维病变的疼痛表现为深部钝痛，足部骨痛、痉挛样痛。

三、诊断与鉴别诊断

（一）诊断

本病主要依靠排除性诊断。所有其他原因引起的痛性感觉神经病变都需要被排除。一般在糖尿病诊断的基础上，出现麻木、疼痛或感觉异常等症状；温度觉、震动觉异常，踝反射消失等体征；神经传导异常或量化感觉测试至少两项异常才能确诊。

（二）鉴别诊断

1. 糖尿病血管病变　糖尿病患者出现典型间歇性跛行、疼痛表现，需排查糖尿病血管病变。其疼痛主要为夜间静息痛，抬高肢体加重，下垂肢体减轻，伴有肢端皮肤颜色改变。桡动脉或足背动脉搏动微弱，甚或无脉。血管彩色多普勒检查、下肢血流图等检查提示动脉粥样硬化斑块形成，血管狭窄，血流减少可以确诊。

2. 深静脉血栓形成　多见于长期卧床、肢体制动、大手术或创伤后患者，患肢突然疼痛伴有肿胀，软组织张力增高，活动后加重，抬高患肢可减轻，有压痛。发病 1~2 周后，可出现浅静脉显露或扩张。患肢伸直，足突然背屈时，引起小腿深部肌肉疼痛，为 Homans 征阳性。压迫小腿后方，引起局部疼痛，为 Neuhof 征阳性。严重时患者可出现股白肿，甚至股青肿。多普勒超声检查、螺旋 CT、MRI 静脉成像甚至造影等影像学检查可以协助诊断。

3. 营养缺乏性周围神经病变　多有慢性腹泻、长期透析、小肠切除等病史，以四肢远端肌无力或运动障碍为主，少数患者可出现足或下肢持续性钝痛，短暂撕裂样痛或刺痛，多伴有倦怠乏力、记忆力减退、体重下降或水肿。实验室检查可见低蛋白血症，贫血，维生素族缺乏。肌电图可见感觉传导速度减慢。通过补充相应的营养元素，病情明显改善，支持该病诊断。

4. 酒精中毒性周围神经病变　多有长期大量饮酒史。起病隐匿，进展缓慢，以足趾或足底疼痛，感觉减退或无力起病。疼痛多为钝痛、锐痛或刺痛，伴有肢体麻木、烧灼感和感觉异常，表现为肢体远端袜套样感觉减退。可出现肝损伤、肝硬化、黄疸、腹腔积液等。肌电图有神经源性损坏。周围神经活检示轴索损坏。

5. 肿瘤压迫或浸润引起的神经病变　有原发肿瘤病史，脊椎原发或转移癌压迫邻近神经可产生支配区域的锐疼或持续性灼痛，可伴有感觉过敏、迟钝或感觉减退。肿瘤压迫腹腔神经丛、肠系膜或腰椎神经丛时，疼痛的定位不准确，表现为反复发作的钝痛。

四、治疗

（一）对因治疗

1. 控制血糖　循证医学证据表明长期控制血糖可减少糖尿病神经病变的发生并延缓其进展，良好的血糖控制还能够改善疼痛症状。饮食、运动辅以口服降糖药物或胰岛素治疗使血糖达标。胰岛素能够通过其快速消除高糖毒性的作用，从而缓解疼痛发作。

2. 修复神经　通过增强神经细胞内核酸、蛋白质及磷脂的合成，刺激轴突再生，促进神经修复。常用药有甲钴胺、生长因子等。

3. 抗氧化应激　能抑制脂质过氧化，改善神经营养血管的血供，增加神经 Na^+–K^+–ATP 酶活性，保护血管内皮功能。常用药如硫辛酸等。

4. **改善微循环**　扩张血管，改善血液高凝状态和微循环，提高神经细胞的血氧供应，有效改善DPN的临床症状。常用药如前列地尔、贝前列素钠、西洛他唑、己酮可可碱、胰激肽原酶、钙拮抗药和活血化瘀类中药等。

5. **改善代谢紊乱**　通过抑制醛糖还原酶、糖基化产物、蛋白激酶C、氨基己糖通路、血管紧张素转化酶而发挥作用。常用药如醛糖还原酶抑制剂依帕司他等。

6. **营养神经**　具有营养神经，促进神经血流量的作用，包括神经营养因子、肌醇、神经节苷脂和亚麻酸等。

（二）对症治疗

1. **抗抑郁药**

（1）三环类抗抑郁药：抑制神经突触前膜对肾上腺素和5-羟色胺的再摄取，提高疼痛的阈值，缓解疼痛，具有镇静和睡眠诱导作用。最常用的药物有阿米替林、丙米嗪和多塞平，尤其适用于晚间疼痛、睡眠差的患者。不良反应主要是嗜睡、口干、视物模糊、直立性低血压、心律失常等。

（2）选择性5-羟色胺再摄取抑制剂：一种新型抗抑郁药，可选择性抑制突触前膜对5-羟色胺的再摄取，使神经细胞突触间隙中可供生物利用的5-羟色胺增多而缓解疼痛。主要有帕罗西汀、西酞普兰等。适用于不能耐受三环类抗抑郁药时可考虑此类药物，尤其是伴有焦虑症的慢性疼痛。需要注意上消化道出血，体重增加和血糖的波动等。

（3）5-羟色胺／去甲肾上腺素再摄取抑制剂：通过提高突触间隙的5-羟色胺和去甲肾上腺素的有效浓度而缓解神经痛。代表药物文拉法辛和度洛西汀，疗效更佳，无抗胆碱及抗组胺不良反应。镇静效果起效相对较慢。可作为糖尿病痛性神经病变的一线或二线药物治疗，尤其适用于并发严重抑郁症的患者。

2. **抗癫痫药**　苯妥英钠和卡马西平因其不良反应大，临床很少使用。目前广泛应用的药物是加巴喷丁，其通过抑制电压依赖性钙离子和钠离子通道有效缓解疼痛，改善患者睡眠质量。不良反应主要是剂量依赖性的头晕、嗜睡、头痛、腹泻、恶心等。新药普瑞巴林，通过抑制中枢神经系统电压依赖性钙通道的 $\alpha 2\delta$ 亚基，减少钙离子内流，随之减少谷氨酸盐、去甲肾上腺素、P物质等兴奋性神经递质的释放，从而有效缓解神经性疼痛。常见不良反应是头晕、嗜睡、共济失调、外周水肿和体重增加。另一新药拉莫三嗪是一种谷氨酸受体阻断剂，作用于电压敏感性钠通道，可抑制谷氨酸及天冬氨酸释放，稳定神经细胞膜而缓解疼痛。不良反应与普瑞巴林相似。

3. **麻醉性镇痛药物**　此类药物主要作用于中枢痛觉传导通路的阿片受体，提高疼痛阈值，从而对伤害刺激不再感到疼痛。在非阿片类药物治疗失败后，才考虑应用阿片类药物。可以临时用于间断性剧烈疼痛的PDN患者。常见的有可待因、羟考酮、美沙酮。不良反应主要包括镇静、便秘、恶心、呕吐及药物成瘾性。因其有成瘾性，故不能长期使用。作为中枢性镇痛的曲马多，为非选择性的 μ、δ 和 κ 阿片受体完全激动剂，与 μ 受体亲和力提高，同时可以阻断5-羟色胺和去甲肾上腺素的再摄取，可有效缓解中枢病理性疼痛，可用于PDN患者疼痛控制不佳时的临时治疗。不良反应为头晕、头痛、恶心、呕吐、嗜睡、心动过速、直立性低血压和肝酶升高等。

4. **局部止痛治疗**　主要用于疼痛部位相对比较局限的情况，尤其适用于那些对其他治疗无效或者不能耐受的患者。局部用药有全身不良反应少，与其他药物相互作用少的优点。常用药物有硝酸异山梨酯喷雾剂，利多卡因贴剂，吲哚美辛喷剂及辣椒碱等。

5. 神经调控技术　主要包括电（磁）刺激技术与鞘内药物输注技术。自 20 世纪 90 年代，神经调控技术开始用于治疗痛性糖尿病神经病变。

（1）神经电刺激技术：通过皮肤将特定的低频脉冲电流输入人体来治疗疼痛。其热效应还能降低感觉神经的兴奋性，达到协同镇痛的效果。选择不同电流强度，经皮电刺激产生多种变频的刺激，可使中枢神经系统充分释放镇痛物质，达到治疗效果。

（2）鞘内药物输注治疗：通过埋藏在患者体内的药物输注泵，将泵内的药物输注到患者的蛛网膜下隙，作用于脊髓或中枢相应的位点，阻断疼痛信号向中枢传递，使疼痛信号无法到达大脑皮质，从而达到控制疼痛的目的。国内常见的鞘内泵配制的药物包括阿片类药物、局部麻醉药、钙拮抗药、α_2 受体激动剂及 N- 甲基 -D- 天冬氨酸（NMDA）受体拮抗药等。

6. 微创治疗　能够去除感觉神经损伤的病因，增加神经血流，促进神经恢复。主要包括神经阻滞、射频治疗及神经毁损等技术。微创治疗会对患者产生新的创伤，因此需权衡利弊。

（1）神经阻滞：目前得到广泛认可的神经阻滞治疗用药主要包括局部麻醉药、糖皮质激素、阿片类药物、神经毁损药等。

（2）射频治疗：射频可通过刺激和阻抗监测，明确所需毁损的部位，还可以通过调节射频参数（温度与时间），调节毁损范围及程度，避免炭化及黏附等不良反应。

（3）神经毁损性治疗：包括化学性毁损、物理性（射频、冷冻、放射）毁损和手术性毁损等。该治疗不可逆，可能产生其所支配区域的感觉麻木甚至肌力下降等并发症，应严格掌握适应证。

7. 高压氧治疗　可有效提高血氧张力，增加血液溶解氧含量，改善机体各脏器、组织的供氧，纠正代谢异常，改善微循环，促进神经病变恢复。小样本资料表明高压氧对 PDN 疗效肯定，但仍需进一步研究证实。

8. 心理疗法　痛性神经病变的患者常因疼痛难以入睡。睡眠障碍程度与疼痛程度有着一定的关系。长期的睡眠障碍会致疲劳乏力，继而有精神恍惚、烦躁等精神障碍。不少患者对治疗效果不满意，产生抑郁情绪，甚至自杀。因此心理治疗对减轻患者疼痛症状，改变心态，使其乐观、积极地面对病痛是非常必要的。

五、预防

1. 一般治疗　改变患者吸烟、嗜酒等不良生活方式。将患者体重控制在理想范围内，纠正血脂异常，控制高血压和高血糖。

2. 早期进行筛查及病情评价　糖尿病患者应每年至少筛查一次 PDN。对于糖尿病病程较长，合并眼底病变，肾病微血管并发症的患者，每隔 3 ~ 6 个月复查一次。

3. 足部护理　周围神经病变的患者应接受足部护理教育，降低其足部溃疡的发生。

典型病例

患者男性，67 岁，主因多尿、多饮、多食 20 余年，双足疼痛 7 年，加重 3 天入院。患者 20 多年前无明显诱因出现多尿、多饮、多食，体重变化不大。当时空腹血糖 10 mmol/L，诊断为糖尿病，予二甲双胍 0.5 和消渴丸 5 粒每天 3 次口服，未规律监测血糖。12 年前因血糖高，改为优泌林 30R 18 IU-18 IU 两次皮下注射，空腹血糖

7～9 mmol/L，餐后 2 h 血糖 9～14 mmol/L，偶于中、晚餐前有低血糖症状。7 年前出现双下肢阵发性刺痛，夜晚明显，伴麻木，常影响睡眠。曾尝试中药、胰激肽原酶、甲钴胺、布洛芬缓释胶囊等药物，但效果不明显。3 天前门诊查随机血糖 19 mmol/L，糖化血红蛋白 9.7%，改为赖脯胰岛素 9-7-9 IU 三餐前半小时皮下注射，甘精胰岛素 14 IU 睡前皮下注射。今为进一步诊疗，门诊以"2 型糖尿病，血糖控制不佳伴痛性糖尿病神经病变"收住院。近 5 年有视物模糊，未诊治。患者否认胸闷及胸痛，无恶心、呕吐，无胸闷、胸痛，无夜尿增多或泡沫尿。自发病以来，饮食控制不严格，精神欠佳，睡眠差，每天睡眠 4 h，常常痛醒，大小便正常。患者近 1 年体重下降约 4 kg。既往有高血压 10 年，口服贝那普利治疗，平日血压 150/90 mmHg 左右。无烟酒嗜好。父亲有糖尿病。

专科体检：体温 36.5℃，脉搏每分钟 84 次，呼吸每分钟 18 次，血压 160/95 mmHg，身高 170 cm，体重 60 kg。神清语利，皮肤黏膜无苍白、黄染及发绀。颈部无抵抗，甲状腺不大，双肺呼吸音清，未闻罗音。心界不大，心率每分钟 84 次，律齐。腹软，无压痛，肝脾未及。脊柱四肢无畸形，活动自如，无压痛。足部皮肤干燥，无破溃。无畸形，双足背动脉搏动减弱。无肌肉萎缩，四肢肌力、肌张力正常。肱二头肌，膝腱反射存在，巴氏征、克氏征未引出。10 g 尼龙丝试验阴性，128 Hz 音叉震动觉减弱。

诊断：2 型糖尿病，痛性糖尿病神经病变，糖尿病视网膜病变 Ⅳ 期伴糖尿病肾病 Ⅲ 期。

鉴别诊断：应与糖尿病周围血管病、深静脉血栓形成疼痛、坐骨神经痛、神经根型颈椎病、营养缺乏性周围神经病变及肿瘤压迫或浸润等疾病引起的疼痛相鉴别。

治疗：

1. 患者糖尿病诊断明确，结合住院患者"糖尿病临床路径"完成相关检查，如血、尿、便三大常规，肝、肾功能，电解质，血糖，血脂，尿微量白蛋白等；馒头餐试验；心电图、胸片、腹部超声；超声心电图、血管超声、肌电图等糖尿病并发症检查。

2. 降糖治疗　赖脯胰岛素 9 IU、7 IU、9 IU 三餐前半小时，甘精胰岛素 14 IU 睡前皮下注射，根据血糖结果调整胰岛素剂量。

3. 神经病变治疗　硫辛酸 600 mg 与 0.9%NaCl 注射液 250 mL 静脉滴注每日一次连续 2 周抗氧化应激，甲钴胺注射液 0.5 mg 每日一次静脉注射，连续 2 周。随后每天 3 次口服甲钴胺 500 μg 营养神经，每天 3 次口服贝前列素钠 40 μg 改善微循环，每天 3 次口服依帕司他 50 mg 改善代谢紊乱。

4. 止痛治疗　连续 3 周每天两次口服盐酸曲马多缓释片 50 mg，后逐渐减量直至停用。局部外用辣椒碱。

5. 降压治疗　培哚普利吲达帕胺片 1 片每天一次口服。

出院 3 月后电话随访患者双下肢疼痛明显减轻，麻木缓解，睡眠好。体重上升 3 kg。赖脯胰岛素 10 IU、9 IU、10 IU 三餐前半小时，甘精胰岛素 16 IU 睡餐前皮下注射，空腹血糖 6～7 mmol/L，餐后 2 小时血糖 7～11 mmol/L，糖化血红蛋白 7.2%。平日血压 135/80 mmHg。

（洪　靖）

第十节 会 阴 痛

会阴痛（perineal pain）是多种原因引起阴道口、阴蒂根部、阴唇、阴茎、阴囊、尿道口、肛门及其周围组织疼痛，女性多发。由于发病部位特殊，就诊率较低，因此尚无准确发病率数据。会阴痛按病程长短分为急性和慢性。急性会阴痛是指疼痛症状持续存在或间断出现未超过 1 个月者；慢性会阴痛则是疼痛症状持续存在或间断出现超过 1 个月者。本节主要介绍慢性会阴痛。

一、病因和发病机制

（一）病因

1. 会阴部、盆腔的疾病

（1）良性疾病：盆腔炎、阴道炎、宫颈炎、子宫或阴道脱垂、前列腺炎、尿路感染、膀胱炎、直肠炎、肛周脓肿、肛瘘、直肠脱垂、尿失禁、慢性便秘、会阴部带状疱疹、骶管囊肿、神经鞘膜瘤、会阴下降综合征、盆底失迟缓综合征、肛提肌综合征、反射性交感神经营养不良等。

（2）恶性疾病：宫颈癌、卵巢癌、子宫内膜癌、前列腺癌、睾丸癌、膀胱癌、骶椎转移肿瘤或其他盆腔脏器的恶性肿瘤等。

2. 会阴部、盆腔手术史 下腹、会阴部手术患者术后可能出现会阴部疼痛。如妇产科手术：产科外伤、子宫或阴道脱垂重建术、子宫全切除术、妇科恶性肿瘤根治性手术等；泌尿科手术：前列腺增生气化电切术、膀胱镜检查术；肛肠外科手术：肛瘘切除术、痔疮结扎手术等。

3. 心理疾病 部分会阴痛伴发于心理疾病，特别是经历过精神和肉体虐待的人，更易患上会阴痛。

4. 其他 一些全身性疾病也可引起慢性会阴痛，如糖尿病周围神经病变；恶性肿瘤放疗引起放疗性神经炎；不明原因引起会阴部疼痛，即原发性会阴神经痛。

（二）发病机制

1. 炎症引起盆腔会阴部组织改变，对骶丛神经产生牵拉或压迫；炎症介质和致痛因子释放，刺激和损害神经末梢。主要涉及的神经有：骶丛神经发出的会阴神经（浅支、深支）、直肠下神经、阴茎或阴蒂背神经、臀下皮神经。

2. 手术、创伤引发盆腔会阴部解剖结构改变，恢复过程中组织重构瘢痕等结构压迫 / 牵拉盆腔神经丛，或手术、创伤直接损伤神经分支。

3. 椎管内病变压迫或损害相应节段脊髓或神经根，引起对应神经支配区疼痛。

4. 恶性肿瘤压迫侵犯骶丛神经或释放致痛因子、炎症细胞因子引起疼痛。

5. 心理疾病导致或加重会阴痛者，主要为精神心理异常反应，表现为躯体症状。

（三）分类

1. 根据发病特点 分为原发性会阴痛和继发性会阴痛。

2. 根据病因学 分为会阴神经痛、炎症性会阴痛、创伤性会阴痛、心因性会阴痛、功能性会阴痛、癌性会阴痛等。

二、临床表现

（一）疼痛

会阴部刺痛、灼烧感、瘙痒感、坠胀感、抽动感、异物感、麻木感或触痛等。疼痛和感觉异常可波及腹股沟区、大腿内侧、臀部和下腹部，单侧、双侧性均可见到，单侧较为多见，可有明确诱因。久坐、行走后会使疼痛加重。部分患者夜间疼痛加重。

（二）伴随症状

部分患者伴有会阴部的功能失常（便秘、排便痛、排尿迟缓、尿频、尿急、尿痛和性功能障碍），以及不同程度的心理疾病，抑郁或焦虑等。

（三）原发疾病症状

尿路感染（尿频、尿急、尿痛、血尿、发热），糖尿病（多饮、多食、多尿、消瘦）；妇科恶性肿瘤（消瘦、贫血、局部肿胀、包块、阴道流血），带状疱疹（与疼痛区域一致分布的簇状红色丘疹、水疱和感冒症状）等均会导致患者产生会阴痛。

三、诊断

（一）原发性会阴痛

原发性会阴痛即经过反复询问病史、体格检查和相关辅助检查未能发现原发疾病的会阴部疼痛，临床上此类患者的疼痛多具有神经病理性疼痛的性质，常诊断为原发性会阴神经痛。原发性会阴神经痛的诊断是排除性诊断，诊断要点：

1. 病史　无盆腔内或脊椎肿瘤、骶管囊肿、糖尿病、带状疱疹等病史。

2. 症状　疼痛多为阵发性，间隙期可完全不痛，发作时有刺痛、灼痛、牵扯样痛、感觉减退或痛觉敏感等症状，可伴大小便次数明显增加，但大小便的性状无异常；也可伴排尿困难或排便不爽、肛门坠胀的感觉等。坐在空圈枕或马桶上可不同程度缓解疼痛。

3. 体征　可发现会阴部皮肤感觉减退、痛觉敏感或轻度压痛区，肛门反射减弱或消失。妇科检查及直肠指检阴性。

4. 实验室检查　血、尿、便常规和血糖等检查多无异常发现。

5. 盆腔 CT、腰骶椎 MRI 及骶尾椎 X 线检查明确盆腔脏器和组织结构、腰骶椎情况。排除妇科肿瘤、腰骶椎肿瘤、骶管囊肿等疾病。

6. 电生理检查　包括感觉阈值、体感诱发电位、运动神经诱发电位，骶反射弧实验等，部分患者有会阴部神经功能异常表现。

原发性会阴神经痛目前采用临床诊断南斯标准（Nantes criteria）：①会阴神经分布区域的疼痛；②坐位时疼痛显著的加重；③夜间患者不会因为疼痛影响睡眠；④疼痛不伴客观的感觉障碍；⑤在进行诊断性会阴部神经阻滞后疼痛减轻。

（二）继发性会阴痛

1. 创伤后会阴痛　在老年患者的会阴痛中，创伤后会阴痛较为多见。主要诊断依据为：

（1）病史：手术或外伤史与疼痛的发生有密切时间关系。

（2）症状：疼痛性质和特点多样，可呈持续性或阵发性，严重者有局部麻木感或无力感。以晚上、晨起为重，或与久坐、变动姿势、受冷等有关。

（3）体征：疼痛区局部有或无压痛，可伴有局部皮肤感觉减退或痛觉敏感，伴随自主神经功能障碍者，还可伴有会阴部皮肤温度、色泽、角质、毛发的改变。

（4）特殊检查：①红外热像仪：见压痛区或创伤区温度异常，升高或降低均可见。②盆腔 CT、腰骶椎 MRI 等影像学检查：见手术创伤局部结构紊乱，神经周围有增生的结缔组织或粘连组织。脊髓损伤史者，MRI 检查可见创伤后征象（脊髓囊变、空洞、萎缩、软化、栓系及慢性受压）、神经根粘连等表现（图 2-11）。③电生理检查：可提示神经支或神经干损伤。

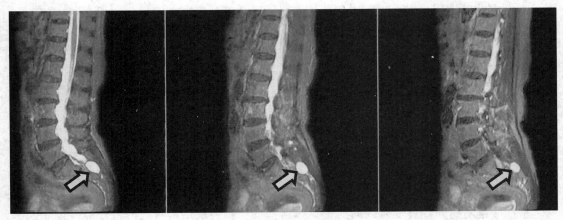

图 2-11 骶管囊肿（箭头所示）

2. 炎症性会阴痛

（1）病史：有尿道炎、盆腔炎、膀胱炎、前列腺炎等病史，且经过治疗，病情反复。

（2）症状：疼痛症状多为持续性，阵发性加重，刺痛、灼烧感、虫咬感、坠胀感、异物感较多见。可伴有会阴部皮肤感觉异常。此外，患者还有各原发疾病的症状。

（3）体征：会阴区可扪及压痛区。会阴区皮肤外观、感觉多无异常。可查及与原发疾病有关的体征。

（4）特殊检查：主要为针对原发疾病的检查，如：①慢性尿道炎：血常规检查正常，尿常规检查可见白细胞和红细胞增多，下腹部超声、CT、MRI 检查等排除其他泌尿生殖系统疾病。②慢性盆腔炎：血、尿常规多正常，白带检查可见白细胞增多，下腹部超声、CT、MRI、腹腔镜诊断性检查等可见子宫后位、输卵管增粗和扭曲、附件囊肿、子宫韧带增厚等。③慢性膀胱炎：腹部 B 超、腹部平片、泌尿系统上行或下行造影、CT、膀胱镜检查等。膀胱镜检查可发现膀胱容量减少、黏膜下出血、黏膜增生等。

3. 功能性会阴痛 功能性会阴痛主要见于会阴下降综合征，是指患者在安静状态下肛管位于较低水平，用力排便时会阴下降，低于坐骨结节水平。

（1）病史：慢性便秘或腹泻，直肠、肛门慢性疾病。

（2）症状：会阴部疼痛症状为持续性或阵发性，胀痛、绞痛、灼烧感、虫咬感、异物感较多见。可伴有会阴部皮肤感觉异常。此外，患者还有各原发疾病的症状。

（3）体征：肛管以及直肠下端的触诊检查可见静止期的肛管扩张力减退，当嘱患者做肛门随意收缩时，肛管收缩力明显减弱。一过性肛门直肠痛患者可见当沿着尾骨后方到耻骨前方进行检查时，患者会出现因肛提肌过度收缩而引起的明显的触痛。

（4）特殊检查：肛门镜检查（可见直肠前壁黏膜堆积，堵塞镜端）；肛管测压（可见肛管静息压、最大收缩压均可降低）；排大便造影术（可见静态相显示会阴轻度下降及少量直肠前壁膨出；力排相可见整个会阴下降 3.5 cm，尤以后部为甚）；电子结肠镜；神经电生理检查；行 X 线、CT、MRI 检查排除其他疾病。

4. 带状疱疹后遗会阴神经痛

（1）病史：局部带状疱疹病史，有极少数患者没有明确疱疹史。

（2）症状：疼痛为典型神经病理性疼痛特点，自发性或诱发性刺痛、牵扯样痛、电击样痛、灼痛，伴有局部异感（痒感、痛觉过敏、感觉减退等）。

（3）体征：疼痛区域皮肤可见色素沉着、脱失或瘢痕。局部感觉减退或痛觉敏感。

（4）特殊检查：血常规正常，T 细胞亚群分类计数常可见：CD4$^+$ 细胞下降。通过 B 超、CT、MRI 等影像学检查排除其他致病因素，如腰骶椎病变、生殖系统肿瘤等。

四、治疗

有明确病因的会阴痛应先治疗原发疾病，同时治疗疼痛症状。单纯的会阴神经痛患者以治疗疼痛症状为主。

（一）疼痛治疗

口服药物是治疗疼痛的首选方法。会阴痛的疼痛治疗常采用联合用药，常用药物：非甾体消炎药（塞来昔布胶囊、依托考昔、洛索洛芬钠）、阿片类镇痛药（盐酸曲马多缓释片、盐酸羟考酮缓释片）和抗癫痫类药（加巴喷丁、奥卡西平等）。会阴神经痛常联合抗癫痫类药和弱阿片类药物治疗，控制疼痛。

（二）抗菌药物治疗

会阴痛的部分原发疾病要用抗菌药物进行治疗，如细菌性盆腔炎、尿道炎等。慢性盆腔炎常为厌氧菌和需氧菌多种微生物的混合感染，或淋球菌、沙眼衣原体感染所致，多选用喹诺酮类、第二，第三代头孢类配合替硝唑、甲硝唑。抗菌药物可根据药敏实验结果选用。

（三）神经阻滞疗法

神经阻滞是最常见的疼痛治疗措施之一，是会阴神经痛的主要治疗方法。作用机制：阻滞感觉神经纤维，阻断痛觉传导；阻滞交感神经纤维，使局部血管扩张，促进血液循环、改善缺血性疼痛；阻滞运动神经纤维，缓解肌肉痉挛，改善肌紧张性疼痛，并可防止进一步运动损伤。针对无菌性炎性疼痛，还可在注射药液中加入糖皮质激素，起到抗炎、软化组织的作用。包括阴部神经阻滞、骶管阻滞、奇神经节阻滞、痛点阻滞等，根据会阴疼痛的部位与其支配神经选用。神经阻滞所用药物配方：利多卡因或丁哌卡因、维生素 B$_{12}$ 0.5～1 mg 为基本用药，部分病例加用糖皮质激素（曲安奈德）、牛痘疫苗接种家兔炎症皮肤提取物注射液。根据采用的阻滞方法采用不同浓度的局麻药（图 2-12，图 2-13）。

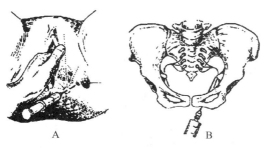

图 2-12 阴部神经阻滞示意图
A. 阴部神经阻滞麻醉 B. 注注麻醉药

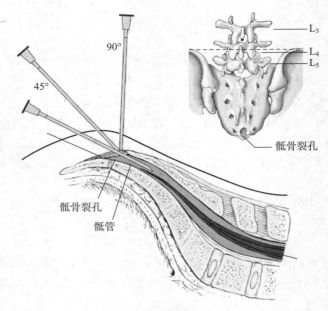

图 2-13 骶管阻滞示意图

（四）脉冲射频治疗

脉冲射频是一种非神经毁损的射频技术，作用机制及生物学效应尚不完全清楚，脉冲射频具有以下优点：①微创安全、操作便捷；②不毁损神经，没有皮肤麻木等，适应证更广；③在电刺激和电阻监测下进行精确神经定位；④可重复治疗。

引发会阴痛的多种疾病均可采用脉冲射频治疗。如：会阴部神经创伤后粘连卡压痛即可采用超声引导下会阴部神经周围卡压脉冲射频松解治疗。带状疱疹后会阴神经痛可采用超声引导下会阴部神经脉冲射频治疗术缓解疼痛（图 2-14）。

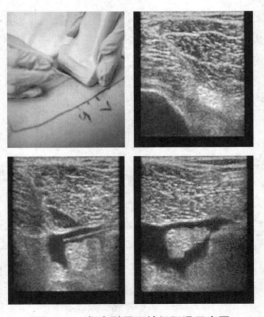

图 2-14 超声引导下神经阻滞示意图

（五）神经毁损

神经毁损适用于经保守治疗无效的顽固性剧烈神经痛、癌性疼痛的患者。现多在影像设备（CT）引导下精确定位，采用射频热凝、化学药物（无水乙醇、酚甘油等）毁损法。控制疼痛时间较长。神经毁损术在影像设备的引导下操作明显提高了治疗成功率和安全性。但神经毁损仍有影响神经功能、误损伤邻近组织器官和神经等不良反应和风险，需慎重选择。适合会阴痛的神经毁损术主要有周围神经（阴部神经）毁损和交感神经节（奇神经节）毁损。由于阴部神经是混合神经，毁损术主要适合于癌性疼痛患者（图2-15，图2-16）。

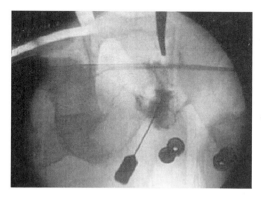

图2-15　X线下奇神经节阻滞

穿刺针及造影剂分布范围

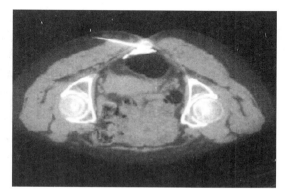

图2-16　CT引导下奇神经节毁损

穿刺针准确到达骶尾关节前方，骶尾关节前方造影剂
扩散充分良好

（六）其他治疗方法

1. 物理治疗　物理治疗疼痛安全、简便、费用较低，但疗效有限，可用于轻度疼痛患者和辅助治疗。可选用：超短波、短波、微波、超声波疗法、经皮神经电刺激疗法、蜡疗、手法治疗等。

2. 精神心理治疗　心理干预治疗不但可针对病因进行治疗，还可增强镇痛治疗效果，降低患者疼痛敏感性，预防复发。采用药物（阿米替林、阿普唑仑、度洛西汀等）或结合心理咨询治疗。

五、预防

1. 积极预防治疗盆腔会阴部的疾病。

2. 患者在日常生活中应避免可能诱发疼痛的体位、姿势，如骑自行车、久坐、长时间蹲位解便等。并应减少辛辣刺激性食物、含高糖的食物摄入等。应穿着透气舒适、松紧合宜的衣物，以减少对会阴部的刺激等。老年人特别要预防便秘。老年妇女盆底松弛，可进行膝胸位提肛运动增强盆底肌肉的力量和弹性。尾痛症患者应选择保护尾骨的保健坐垫（气圈形）。

典型病例

患者女性，65 岁，最近 3 个月逐渐出现左侧会阴部阵发性刺痛，晚上影响睡眠。穿内裤和坐位时疼痛加重，局部皮肤伴轻度麻木感。患者到多家医院妇科就诊，曾诊断"阴道炎""更年期综合征"。具体治疗药物不详，治疗后疼痛无明显缓解，疼痛和麻木感逐渐加重，VAS 评分 7 分，不伴下肢疼痛、麻木、乏力，不伴大小便异常。妇科检查排除阴道炎等疾病，进一步查盆腔 CT、腰椎 MRI 排除盆腔肿瘤、椎管内病变后，诊断为原发性会阴神经痛。

入院后给予盐酸曲马多缓释片 100 mg 每天两次，甲钴胺片 0.5 mg 每天三次，加巴喷丁 0.4 g 每天三次，阿普唑仑 0.4 mg 每天两次口服，注射用帕瑞昔布钠 40 mg 每天一次静脉滴注治疗。住院第一日夜间，患者疼痛减轻，间断入睡 5 h。第二天，予骶管神经阻滞治疗，药液配方为：2% 利多卡因 2 mL、0.75% 丁哌卡因 5 mL、地塞米松 5 mg 和 0.9% NS 2 mL。注射后 8 h 以内，患者诉会阴部及双臀下部皮肤轻度麻木，大小便及下肢运动正常，8 h 后麻木感逐渐恢复，患者阵发性刺痛发作次数逐渐减少，程度较前减轻，继续予 2 次骶管神经阻滞治疗，隔 2 天一次，VAS 评分 2 分。随访 1 年，疼痛无复发。

（石　英）

网上更多

　　教学 PPT　　　　自测题　　　微视频

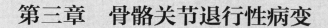

第三章　骨骼关节退行性病变

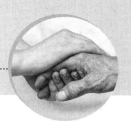

第一节　原发性骨质疏松症

　　骨质疏松症（osteoporosis，OP）是一种以骨量减低、骨微结构损坏、骨脆性增加、骨折风险增高为特征的全身性骨病。本病多见于绝经后妇女和老年男性。骨质疏松症分为原发性骨质疏松症和继发性骨质疏松症两大类。原发性骨质疏松症又分为绝经后骨质疏松症（Ⅰ型）、老年性骨质疏松症（Ⅱ型）和特发性骨质疏松症三类。绝经后骨质疏松症一般发生在绝经后 5～10 年内。老年性骨质疏松症一般指老年人 70 岁后发生的骨质疏松。而特发性骨质疏松症主要发生在青少年，病因不明。继发性骨质疏松症指由影响骨代谢的疾病和药物导致的骨质疏松。

　　骨质疏松症是影响老年人生活质量最常见的疾病之一。据 WHO 统计，50 岁以上的女性中约 30% 罹患此病。欧洲的数据表明 60～79 岁男性和 40～79 岁女性骨质疏松发病率分别为 10% 和 18.5%。在美国每年有 150 万人由于骨质疏松症导致骨折。中国的情况也不容乐观。国内基于影像学的报告，50 岁以上妇女脊柱骨折的患病率为 15%。骨质疏松的后果是骨折，轻者丧失自理能力，重者危及生命，给家庭、社会造成沉重的负担。据统计髋部骨折后 1 年内死亡率高达 20%，存活者中约有 50% 致残，生活不能自理。我国已经步入人口老龄化社会，骨质疏松的发病率将逐年增加，骨质疏松的诊断与防治刻不容缓。

一、病因与发病机制

　　1. 遗传因素　与骨质疏松症的发生有一定关系，家系调查显示骨量峰值明显受遗传影响。骨质疏松症家族史阳性的患者，骨质疏松骨折风险增加 2 倍。骨质疏松症是多基因性疾病，多种基因可能同时调控骨量和骨转换。研究发现多种与骨代谢密切相关的内分泌激素、骨基质蛋白、细胞因子等遗传学变异对骨质疏松症的发生产生影响。

　　2. 内分泌因素

　　（1）雌激素缺乏：引起 1,25(OH)$_2$D$_3$ 生成与活性降低，使肠道对食物中钙质吸收减少；增强骨骼对甲状旁腺激素的敏感性，使骨吸收增多；直接抑制成骨细胞的活性使骨形成不足。

　　（2）甲状旁腺激素水平增高：甲状旁腺激素有调节和维持血钙在正常水平的作用。血中甲状旁腺激素浓度随年龄增加而增高。老年人肾功能生理性减退，1,25(OH)$_2$D$_3$ 生成减少，血钙值降低，刺激甲状旁腺激素分泌，促进破骨细胞的骨吸收。

（3）降钙素水平降低：绝经后妇女的血降钙素水平比绝经前低。降钙素可使破骨细胞转入不活动状态，抑制骨的溶解破坏，并促进成骨细胞生成新的骨组织，将钙储存于骨中。降钙素缺乏，破骨细胞活性增加，会加速骨量的丢失。

（4）$1,25(OH)_2D_3$ 减少：由于老年人室外活动减少，光照少，肾功能减退，血中 $1,25(OH)_2D_3$ 浓度降低，小肠钙吸收降低，血钙水平下降，继发性甲状旁腺功能亢进，甲状旁腺激素分泌增加，骨吸收增加而骨量减少。

（5）性功能减退：睾酮缺乏可引起破骨细胞活性增强，减少降钙素的分泌，$1,25(OH)_2D_3$ 合成受损。

（6）肾上腺皮质醇增多：皮质醇直接抑制成骨细胞的功能，抑制肠钙吸收，促进肾排钙，造成持续性低钙血症和继发性 PTH 升高，促进骨吸收。

（7）甲状腺激素分泌增多：甲亢时成骨细胞和破骨细胞活性均增高，骨钙的转换率增加，血钙过高，尿钙排泄量增高，骨质丢失增加。

（8）胰岛素缺乏：糖尿病患者由于胰岛素缺乏，机体呈负氮平衡，蛋白质分解增加，骨吸收活跃，骨的有机质及无机盐丢失引起骨质疏松。另外，钙、磷、镁离子从肾排泄增多，继发性 PTH 分泌增多，可促进骨吸收。

3. 营养因素

（1）蛋白质缺乏：会造成骨基质蛋白合成不足，新骨生成落后。

（2）维生素 C：是骨基质羟脯氨酸合成不可缺少的要素，维生素 C 缺乏可使骨基质合成减少。

（3）钙摄入不足：饮食中长期缺钙可引起继发性甲状旁腺功能亢进，促进骨质吸收。

4. 失用因素　由于老年人的肌肉活动减少、负重降低，对骨骼的机械刺激减弱，造成肌肉萎缩，骨形成减少，骨质吸收增加，骨密度降低。

5. 其他　长期使用糖皮质激素、抗癫痫药、肝素等药物，酗酒、吸烟、咖啡摄入过多，均可引起本病。

二、临床表现

腰背疼痛、脊柱变形和发生脆性骨折是骨质疏松症最典型的临床表现。但许多骨质疏松症患者早期常无明显症状，往往在骨折发生后经 X 线或骨密度检查时才发现已有骨质疏松。

（一）疼痛

慢性疼痛的发生率随着年龄增长而增加，在 65～75 岁，75～84 岁和 85 岁以上的老年人中发生率分别是 41%，48% 和 55%。患者可有腰背疼痛或周身骨骼疼痛，严重时翻身、起坐及行走有困难。骨质疏松症疼痛多表现为腰背疼痛，占疼痛患者中的 70%～80%。起初腰背部疼痛只在活动时出现，稍微休息即可缓解。随着时间的推移，骨质疏松程度加重，出现持续的腰背部疼痛，有时还伴有多处骨关节痛，软组织抽搐痛或神经放射性痛。疼痛在仰卧或坐位时减轻，直立时后伸、久立或久坐时疼痛加剧。日间疼痛轻，夜间和清晨醒来时疼痛加重，负荷增加时疼痛加重或活动受限。严重时翻身、起坐及行走都有困难。急性疼痛常由于近期发生椎体压缩性骨折而引起，可伴有姿势异常。骨折部位常有压痛和叩击痛，运动时疼痛加重，安静时疼痛减轻，通常的镇痛药疗效不佳，卧床休息1～2 周后疼痛可得到缓解。慢性疼痛可由骨质疏松所致的骨骼畸形、关节失衡以及肌肉的拉伸所引起。肌肉无力和疼痛在骨折愈合后仍可存在。

（二）脊柱畸形

骨质疏松严重患者可有身高缩短和脊柱后凸，脊柱畸形和伸展受限。胸椎压缩性骨折会导致胸廓畸形，常伴胸闷、气短、呼吸困难，影响心、肺功能，且极易并发呼吸道感染。腰椎骨折可能会改变腹部解剖结构，导致便秘、腹胀、食欲减退和腹痛等。

（三）骨折

脆性骨折是非暴力骨折，如从高处跌倒而发生的骨折。发生脆性骨折的常见部位为胸、腰椎、髋部、桡尺骨远端和肱骨近端。发生过一次脆性骨折后，再发生骨折的风险明显增加。骨折患者长期卧床将加重骨质丢失，造成骨折难以愈合。

三、辅助检查

（一）骨密度

骨质疏松性骨折的发生与骨强度下降有关。骨强度是由骨密度和骨质量所决定的。骨密度测定可以反映骨量的多少，可以反映骨强度的 70%，因此骨密度是检测骨强度的重要定量指标。双能 X 线吸收测定法是诊断骨质疏松症的金标准，具有快速准确，结果可量化，射线量低等优点。骨密度通常用 T-score（T 值）表示。T 值可以用于表示绝经后妇女和大于 50 岁男性的骨密度水平。对于儿童、绝经前妇女以及小于 50 岁的男性，其骨密度水平建议用 z 值表示。随着年龄的增长，在椎体易出现骨关节退行性病变，邻近的血管钙化，造成骨密度值假性升高，因此主张检测股骨颈或髋部的骨密度。

（二）骨骼 X 线片

骨量下降 30% 才能在 X 线片中显示，可见 X 线片对早期诊断骨质疏松症的意义不大，但对骨折的定性和定位诊断不失为一种有用的检查方法。

（三）常规检查

常规检查包括血、尿常规，肝、肾功能，血糖、钙、磷、碱性磷酸酶、血清蛋白电泳检查等。鉴别诊断时还可酌情选择尿钙和磷、25 羟维生素 D、1,25- 二羟维生素 D、甲状旁腺激素、甲状腺功能、皮质醇、性腺激素、血气分析、血尿轻链、红细胞沉降率（血沉）、肿瘤标志物、骨髓穿刺骨活检等检查。

（四）骨转换生物标志物（bone turnover markers，BTMs）

1. 骨形成标志物　骨源性碱性磷酸酶（BALP）、骨钙素（OC）、Ⅰ型前胶原 C 端肽（PⅠCP）和Ⅰ型前胶原 N 端肽（PⅠNP）。

2. 骨吸收标志物　空腹 2 小时的尿钙/肌酐比值、血清抗酒石酸酸性磷酸酶（TPACP）、Ⅰ型胶原 C 端肽（S-CTX）、尿吡啶啉（Pyr）、脱氧吡啶啉（d-Pyr）、尿Ⅰ型胶原 C 端肽（U-CTX）和 N 端肽（U-NTX）。

四、诊断与鉴别诊断

骨质疏松症的诊断第一步是确定有无骨质疏松，第二步是排除继发性骨质疏松。

（一）诊断

骨质疏松症的诊断需要详细的病史采集、全面的体格检查，结合骨密度评估和（或）影像学检查确定。临床上诊断骨质疏松症的通用指标是，发生了脆性骨折和（或）骨密度低下。

1. 脆性骨折　是指非外伤或轻微外伤发生的骨折。这是骨强度下降的明显体现。如发生脆性骨折，临床上即可诊断骨质疏松症。

2. 诊断标准（基于骨密度测定）　参照世界卫生组织推荐的诊断标准。基于 DXA 测定：骨密度值低于同性别、同种族正常成人的骨密度峰值不足 1 个标准差属正常；降低 1~2.5 个标准差之间为骨量低下（骨量减少）；降低程度等于和大于 2.5 个标准差为骨质疏松。骨质疏松伴有一处或多处骨折时为严重骨质疏松。

（二）鉴别诊断

骨质疏松症可由多种病因所致。在诊断原发性骨质疏松症之前，一定要重视排除继发性骨质疏松症。常见的继发性骨质疏松症的病因，包括内分泌代谢疾病、结缔组织病、胃肠营养性疾病、血液系统疾病、神经肌肉系统疾病、肿瘤和药物等。需要鉴别的疾病如下：

1. 内分泌代谢疾病　常见的有甲状旁腺功能亢进症、库欣综合征、甲状腺功能亢进症、性腺功能减退症、泌乳素瘤、控制不良的糖尿病以及垂体功能减退症等。

2. 结缔组织病　几乎各种弥漫性的结缔组织病都可能引起骨质疏松。一方面由疾病本身引起，另一方面是由结缔组织病使用糖皮质激素或者免疫抑制治疗引起。

3. 消化系统疾病　各种胃肠道疾病引起钙、磷、镁离子及脂溶性纤维素吸收不良，慢性肝肾疾病使活性维生素 D 生成减少，这些原因可能导致骨质疏松。

4. 血液系统疾病　血液系统的恶性肿瘤如白血病、多发性骨髓瘤、淋巴瘤等，可以引起骨质破坏，骨质疏松和骨骼疼痛。

5. 神经系统疾病　各种原因所致的偏瘫、截瘫、运动功能障碍、肌营养不良症和肌强直综合征等，由于肌肉能力的降低和失用性的原因，可能导致严重的骨质疏松。

6. 肿瘤相关骨病　肿瘤细胞分泌的某些细胞因子增加破骨细胞活性，促进骨吸收。肿瘤细胞可直接破坏骨骼。肿瘤患者接受内分泌治疗，影响体内雄激素和雌激素的作用，造成骨质疏松。

7. 药物　包括糖皮质激素、免疫抑制药、甲状腺激素、促性腺激素释放激素的类似物、肝素、抗惊厥药、抗癌药、铝制剂和芳香化酶抑制剂等，都可能导致骨质疏松。

五、治疗

（一）基础措施

1. 提倡健康的生活方式　戒烟，戒酒，减少咖啡因的摄入，不滥用药物。选择低盐、高钙的饮食，适量摄入蛋白质，不偏食；含钙丰富的食品包括奶制品、豆制品、虾皮、芝麻酱和深绿色蔬菜等。

2. 规则的运动　适量运动在儿童和青少年期可明显增加峰值骨量，在成年和老年阶段有助于减少及延缓骨量丢失。运动还可以提高老年人身体的协调性和平衡能力，减少跌倒的风险。户外运动能够增加阳光照射，促进皮肤合成维生素 D。对于老年人，尤其合并慢性心脑血管疾病的患者，避免过度超负荷运动，适量活动，循序渐进，持之以恒。

3. 防止跌倒，注意纠正诱发跌倒的危险因素　常见跌倒的危险因素有年龄增加、高度近视、眩晕、直立性低血压、反应缓慢、肢体活动障碍和感觉减退等。

（二）药物治疗

1. 钙剂　可以减缓骨丢失，改善骨矿化。我国营养学会推荐成人每日 800 mg（元素钙）的摄入量是获得理想骨峰值、维护骨骼健康的适宜剂量。如果饮食中钙供给不足可选用钙剂补充。绝经后妇女和老年人每日钙摄入推荐量 1 000 mg。我国膳食营养调查显示老年人平均每日从饮食中钙约 400 mg，因此平均每日应补充的元素钙量为 500~600 mg。骨质疏松患者仅仅补钙是不够的。钙剂分次进餐后服用吸收较好。需要警惕过量补充钙剂增加肾结石和心血管疾病的风险。

2. **活性维生素 D 及其类似物**　活性维生素 D 包括 $1,25(OH)_2D_3$（骨化三醇）和 $1\alpha(OH)D_3$（α- 骨化醇）。可促进肠道和肾小管对钙、磷的重吸收，增强成骨细胞活性，促进骨骼矿化，有助于增加肌肉力量，改善神经 - 肌肉反射的协调性，降低跌倒和骨折发生。活性维生素 D 兼有抑制骨吸收和刺激骨形成的双重作用，但这些作用相对较弱。治疗骨质疏松症时，每天推荐剂量：维生素 D 为 800～1 200 IU，骨化三醇 0.25～0.5 μg，α- 骨化醇 0.25～1.0 μg。活性维生素 D 及其类似物更适合老年人和肝、肾功能不全的患者。应用维生素 D 制剂时，应注意个体差异和安全性，定期监测血钙和尿钙，酌情调整剂量。建议有条件的医院检测患者血清 25-（OH）D 浓度，了解患者维生素 D 的营养状态。国际骨质疏松基金会建议老年人血清 25-（OH）D 水平 ≥ 30 ng/mL（75 nmol/L）以降低跌倒和骨折发生风险。极少数患者有轻度头晕、口干、反酸、烧灼感、上腹不适和高钙血症等不良反应。

3. **骨吸收抑制药**

（1）**双膦酸盐类（bisphosphonates）**：是治疗骨质疏松症最常用的药物。双膦酸盐可以选择性地吸附在骨矿物质表面，被破骨细胞摄取，抑制破骨细胞功能，促进破骨细胞凋亡，降低骨转换率，抑制骨吸收，减少骨量丢失，增加骨量。常用的药物如下：

阿仑膦酸钠：在骨骼中的半衰期长达 10 年。目前在国内应用的阿仑膦酸钠剂型主要有每天 10 mg 阿仑膦酸钠，每周 70 mg 阿仑膦酸钠的片剂。疗程不宜超过 5 年。应空腹服药，至少用 200 mL 清水送服，服药后 30 min 内不要进食、吃药和平卧。当天早上避免进食牛奶、豆浆和果汁。少数患者可能发生轻微胃肠道反应，包括轻微上腹疼痛、反酸等症状。有活动性溃疡病和反流性食管炎者应慎用。有食管憩室和食管裂孔疝的患者忌用。

利塞膦酸钠：目前在国内应用的利塞膦酸钠剂型主要有片剂 5 mg（每天 1 次）和片剂 35 mg（每周 1 次）两种。使用注意事项同阿仑膦酸钠。

唑来膦酸注射液：防治骨质疏松症的唑来膦酸剂型为静脉注射剂 5 mg，每年注射 1 次。缓慢静脉滴注，给药时间应不短于 15 min，给药前后需充分水化。该药疗程一般 3～5 年。常见的不良反应有流感样症状、发热、肌痛、头痛、关节痛、血肌酐升高和心房颤动。禁用于肌酐清除率小于 35 mL/min 的患者。双膦酸盐相关的下颌骨坏死罕见，发生率 1/100 000～1/10 000。用药前应对患者口腔状态进行评估。患有严重口腔疾病或需要接受牙科手术者不建议使用。

（2）**降钙素（calcitonin）**：能够抑制破骨细胞的生物活性，减少破骨细胞的数量，从而减少骨量丢失并增加骨量。降钙素还能明显缓解骨痛。对骨质疏松性骨折或骨骼变形所致的慢性疼痛疗效肯定，因而更适合有疼痛症状的骨质疏松症患者。在美国获批的适应证为绝经 5 年以上，其他抗骨质疏松症药物不适用的妇女。临床上有鲑降钙素和依降钙素两种降钙素。鲑降钙素有鼻喷和注射两种剂型，鼻喷剂型为每天 200 IU，注射剂型为每次 50 IU，皮下或肌内注射，根据病情，每周 2～7 次。依降钙素为注射剂型，每周 20 IU，肌内注射。建议短期（不超过 3 个月）应用，必要时可采用间歇性重复给药。鼻喷剂主要不良反应是鼻塞、流涕、鼻黏膜刺激。注射剂主要不良反应有食欲减退、恶心、呕吐、面部潮红、发热、眩晕等。

（3）**雌激素类（estrogens）**：雌激素类药物能抑制骨转换、减少骨丢失。推荐用于 60 岁以下，或绝经后 10 年内的女性患者。国内适应证为小于 60 岁的围绝经和绝经后妇女。

特别是有潮热、出汗等绝经期症状，泌尿生殖道萎缩症状的妇女。雌激素或雌孕激素补充疗法（estrogen/progestin hormone therapy，ET/HT）有多种口服制剂，包括单独的雌激素、单独的孕激素以及雌孕激素复合制剂。ET/HT 的使用有周期性、序贯性和连续性三种方法。具体方案应根据患者情况个体化订制，并应用最低有效剂量，用药时间不宜超过 4 年。雌激素的使用与子宫内膜癌、乳腺癌及心血管风险的相关性存在争议。

（4）选择性雌激素受体调节剂类（SERMs）：该类药物能选择性地与靶器官上的雌激素受体结合，在不同的靶组织分别产生类雌激素或抗雌激素的作用，代表药物是雷洛昔芬。雷洛昔芬推荐用于较年轻绝经后骨质疏松症女性患者的治疗。随着患者年龄的增加，当患者髋部骨折风险增高时，应该换用其他更有效的药物。雷洛昔芬每日推荐剂量为 60 mg。不良反应有增加血栓栓塞性疾病发生的危险性，少数患者有潮热、腿肌肉痉挛等不良反应，有静脉血栓形成史者忌用。

（5）新型骨吸收抑制药：包括核因子 –κB 受体活化因子配体（RANKL）的单克隆抗体、组织蛋白酶 K 抑制剂、新型选择性雌激素受体调节剂、口服降钙素等。

4. 骨形成刺激剂

甲状旁腺激素类似物 rhPTH（1～34）：PTH 增加血液中的钙浓度，动员骨钙入血。因此，长期 PTH 升高，将消耗骨储存。间断 PTH 刺激将激活成骨细胞，促进骨形成，增加骨量。适用于有骨折风险的绝经后妇女及男性骨质疏松症患者，以及有高骨折风险的糖皮质激素相关的骨质疏松症患者。代表药物特立帕肽使用方法为每天 20 μg，皮下注射。目前推荐疗程不超过 2 年。常见不良反应包括肌肉痛性痉挛、恶心、眩晕等。禁用于严重肾功能不全，畸形性骨炎，有骨骼放疗史，肿瘤骨转移合并高钙血症的患者。新型骨形成促进剂有骨硬化素单克隆抗体、Dickkopf–1 单克隆抗体、甲状旁腺激素（PTH）制剂及钙拮抗药等。

5. 非甾体消炎药和阿片类　非甾体消炎药广泛用于与脆性骨折相关的慢性疼痛。不过，在治疗过程中，这类患者很少优先考虑疼痛的治疗。对于骨质疏松症慢性疼痛的患者，这些药物对于骨代谢有负面影响，因此不应作为长期使用的一线药物。据估计，约 70% 的老年患者和 20% 的住院患者使用非甾体消炎药。

世界卫生组织建议弱阿片类药物，主要是使用可待因和曲马多治疗中度疼痛。对于不能口服给药的长期疼痛患者，推荐使用阿片类药物贴。使用阿片类药物，应该从小剂量起始，逐步加量，以尽量减少不良反应。使用长效类阿片，如丁丙诺啡，减轻疼痛更有效，成瘾或者滥用的风险更低，患者用药依从性更好。强调个体化用药。

（三）手术治疗

经皮椎体形成术通常用于治疗骨质疏松症所致的椎体骨折，尽管对保守治疗的优势存在争议，但在治疗 60 岁的女性骨质疏松症患者的疼痛和功能恢复方面，手术治疗比保守治疗的效果更佳。

六、预防

①从小注意足量钙的摄入，营养均衡，并养成规律运动的好习惯，这有利于获得满意的骨量峰值。②戒除吸烟、酗酒等不良的生活习惯，不滥用药物。③防止跌倒，加强自身和环境的保护措施。④老年人，特别是绝经后妇女应定期进行骨密度检查。⑤在骨量减低阶段，及时给予有效的防治药物。⑥骨质疏松症患者要接受正规的治疗，降低骨折的风险。⑦一旦发生了骨折，尽可能防止再次发生骨折。

典型病例

患者女性，68岁。主因腰背部疼痛5年。患者于5年前无明显诱因出现腰背隐痛，体位改变时疼痛加重，平卧休息时疼痛可减轻或消失，疼痛明显时局部贴敷氟比洛芬巴布膏或伤湿止痛膏有效。偶尔夜间有小腿抽搐，未在意。近3年开始出现脊柱后凸，自诉身高比年轻时下降5 cm，腰痛持续性存在，伴有双膝关节阵发性钝痛，多于背重物或上楼梯时疼痛加重，休息时不缓解，未诊治。1年前洗澡时跌倒，出现后腰部持续性疼痛，伴有下肢活动受限，当地医院住院查腰椎X线，诊断为"腰椎压缩性骨折"，予经皮椎体成形术，术后卧床2个多月，经过物理康复科的功能锻炼，身体活动情况恢复从前，但腰部疼痛缓解不明显。今为进一步诊疗，以"重度骨质疏松症"就诊。既往体健，否认长期服药史。职业为服装厂的工人，年轻时不爱运动，户外活动少。近10余年喜素食。吸烟病史30年，平均每天10支，骨折后戒烟。不饮酒。45岁绝经。母亲70岁时下台阶时不慎骨折。

专科体检：体温36.7 ℃，脉搏每分钟65次，呼吸每分钟18次，血压130/80 mmHg，身高157 cm，体重50 kg。神清语利，无贫血貌。甲状腺不大，双肺呼吸音清，未闻罗音。心界不大，心率每分钟65次，律齐。腹软，无压痛，肝脾未及。脊柱后凸，脊柱生理弯曲消失，脊柱前倾，活动受限，腰椎有轻压痛。无肌肉萎缩，四肢肌力正常。双膝关节无畸形、肿胀及压痛。膝腱反射存在，巴氏征、克氏征未引出。

诊断：重度骨质疏松症。

鉴别诊断：应与甲状旁腺功能亢进症、甲状腺功能亢进症、强直性脊椎炎、多发性骨髓瘤等继发性骨质疏松相鉴别。

治疗：

1. 患者重度骨质疏松症诊断明确，结合患者"重度骨质疏松症"完成相关检查，如血、尿、便常规，肝、肾功能，血、尿钙磷，血脂，血清蛋白电泳，血沉，肿瘤标志物，甲状旁腺激素，甲状腺功能，25-羟维生素 D（25-OHD），骨源性碱性磷酸酶（BALP），骨钙素（OC），Ⅰ型前胶原 N 端肽（PINP），血清抗酒石酸酸性磷酸酶（TPACP），和Ⅰ型胶原 C 端肽（S-CTX），胸部 X 线片，椎体 X 线等。

2. 基础治疗

（1）碳酸钙500 mg，每天三次口服，补钙治疗。

（2）骨化三醇胶丸，每次0.25 μg，每天两次口服，补充维生素D。

3. 抑制骨吸收药

（1）第1周，鲑降钙素每次50 IU，皮下注射，每天一次。

（2）第2~5周，阿仑膦酸钠，70 mg，口服，每周一次。

（3）第6周，唑来膦酸注射液，5 mg，静脉滴注，1次。

4. 骨质疏松疼痛治疗　盐酸曲马多50 mg口服，每天两次，连续2周，后逐渐减量并停用。

治疗第15周电话随访患者腰背部疼痛明显减轻。

（洪　靖）

第二节 颈 椎 病

颈椎病是老年人的常见病，根据影像学统计50岁以上人群中其发病率50%~75%，65岁以上老年人群中则高达90%，但影像学显示的颈椎退变、骨质增生等与临床症状并不完全一致。颈椎病的好发人群包括：长期伏案工作者（打字员、计算机工作者、教师）、司机、经常头顶重物劳动者、跳水运动员以及有头颈部外伤史。95%的颈椎病发生在低位的3个颈椎节段（颈4~5、颈5~6和颈6~7），与该节段承受应力大有关，关节突关节受累的颈椎病好发节段为颈2~3和颈3~4。根据临床表现分类，颈椎病主要以神经根症状（95%）和脊髓症状（5%）两种为主。中青年患者主要为神经根性颈椎病，55岁以上的老年患者中脊髓型颈椎病高发，男女发病比例为4:1。

一、病因与发病机制

颈椎病的基本病理改变是环绕颈椎管的诸多结构的"环状"退化（图3-1），包括椎间盘（髓核和纤维环）、椎体的软骨终板、前纵韧带和后纵韧带、钩椎关节、关节突关节、椎板和黄韧带。

颈椎退变过程启动及进展的危险因素包括年龄的增长、吸烟、肥胖、运动少的生活方式、既往有感染史、严重或反复创伤、过度或不断累积的磨损及撕裂、炎性关节疾病、先天性畸形（运动节段异常）、阳性家族史以及动脉粥样硬化。

脊椎周围支持结构发生上述退变性改变可逐渐导致椎管和（或）椎间孔狭窄。因此，尽管颈椎病的改变最初只影响脊柱运动节段及其韧带支持组织，但因椎管狭窄、椎间孔变小而引起神经、血管组织继发受累，有时还会影响横突孔的完整性。容纳空间的缩窄引起脊髓、脊神经根、椎动脉和（或）椎动脉神经根分支血管受压，从而产生各种神经症状。

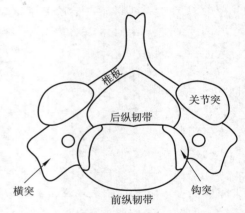

图3-1 颈椎退变直接累及环绕椎管的组织结构

颈椎退变本身可能没有任何症状（除了极轻微的轴性疼痛症状），但上述结构继发性受压常会引起明显神经症状。

（一）神经根型颈椎病

引起椎间孔受压的骨赘可来源于钩突关节，也可来源于关节突关节（图3-2）。引起椎间孔受压的软性椎间盘组织，可以是外侧型椎间盘游离脱出，也可以是椎管外侧游离脱出的椎间盘碎片游走而来。对穿出神经根的压迫首先为粗大的A型纤维，引起典型的神经根性症状，如无力、麻木、腱反射消失。除了对椎间孔内神经根直接压迫外，钩椎关节及关节突关节的退变、硬化还会引起硬膜外组织粘连及神经周围的炎症反应。在神经根动态受压及炎症反应的综合作用下，骨赘

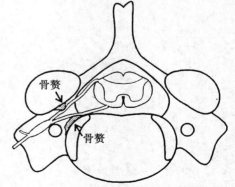

图3-2 钩椎关节、关节突关节增生的骨赘引起椎间孔狭窄

或软性椎间盘突出所致神经根型颈椎病，其神经根性疼痛症状非常典型。另外，颈椎反复过伸以及朝向受压的椎间孔侧屈，其生物力学效应会进一步减小椎间孔孔径，也会引起神经根反复受压，损伤累积。

（二）脊髓型颈椎病

颈椎退变进程中，有四个因素对颈椎病脊髓病变的发生发展显得尤其重要：①先天性椎管狭窄，正常人群中位颈椎椎管矢状径大小为 15～25 mm（图3-3）。椎管矢状径小于 14 mm 的患者往往更容易发生脊髓型颈椎病。②增生硬化的骨赘骨刺或者软性椎间盘突出急性压迫引起的继发脊髓受压，硬化增生形成的骨赘骨刺不断发展，突入椎管腹侧，最终导致脊髓前部白质和（或）灰质直接受压（图3-4）。③脊神经根和脊髓内血液循环改变，颈椎病造成的压迫会引起脊髓内、外缺血（图3-5）。④活动对颈脊髓、神经根和其血供的反复生物力学动态效应（动态致压）。已狭窄的颈椎椎管，颈椎的动态活动对椎管内的脊髓既有直接压迫作用，也有因继

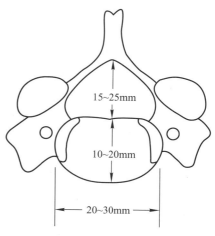

图3-3 正常颈椎椎管大小

发缺血造成的损伤，颈部完全屈曲以及过度后伸时椎管的有效直径显著减少。屈曲时，脊髓前索的直接受压、脊髓侧索通过脊髓内力量传导间接受压，颈髓的前后径减小。

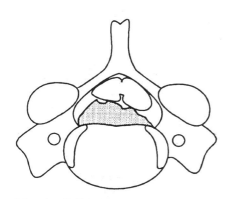

图3-4 椎管矢状径狭窄造成脊髓受压

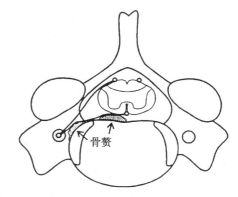

图3-5 中间和外侧骨赘对髓动脉和根动脉的影响

二、临床表现与诊断

（一）症状

1. 神经根型颈椎病 通常表现比较隐匿，少数患者可能以急性创伤为发病诱因。神经根型颈椎病患者极少发展为脊髓型颈椎病，而 2/3 的神经根型颈椎病患者在远期其症状会持续存在而不消失，至少残留有轻度临床症状，只有 1/3 的患者远期能自动完全缓解。软性椎间盘突出所致的神经根型颈椎病一般急性起病，多有颈部外伤诱因。约 95% 的颈椎病患者仅有非脊髓症状。神经根症状的典型发病过程如下：始发症状（小于 30 岁）：急性、分次出现，单侧颈部疼痛伴肌肉痉挛，运动后加重，症状持续 4～7 天后消退；进展期症状（30～40 岁）：症状不集中，神经根性疼痛分布区域较为广泛，难以进行神经根节

段定位，疼痛为酸胀痛位置较深，主要分布在肢体近端如肩胛骨，并伴有肢体远端麻刺感，每次发作疼痛持续数周；后期症状（40~50岁）：慢性酸胀痛伴有椎旁肌肉痉挛（肢体近端重于远端），疼痛位置深在部位不集中，有神经根性麻木及麻刺感（远端大于近端），可通过运动反射丧失来精确地定位受累神经根；慢性症状（60~70岁）：枕骨下、肩胛间或肩部较为严重的疼痛，常伴有严重的神经根症状，但由于神经根丧失其功能，引发的根性疼痛可自行缓解。

2. 脊髓型颈椎病　症状可以单独起病，也可以开始时脊髓症状较轻同时合并严重的神经根症状，但大多数患者表现为轻到中度脊髓－神经根联合症状。脊髓型颈椎病临床上典型表现：诸多症状相继出现（75%）；持续缓慢进展从无缓解（20%）；有一个快速进展期，随即出现一个较长时间的缓解期（5%）。大多数脊髓型颈椎病患者会经历一个较长时间的"平静期"，病情不会进展；但有少数患者其功能障碍会持续进展、恶化。有明显的脊髓症状、多个节段椎管容积明显缩小的患者，此类患者病情将会持续进展及加重。

（二）体征

1. 视诊　暴露颈部及肩部，注意颈部有无不对称或固定的偏斜姿势。

2. 触诊　颈背部及肩部可触及疼痛点。

3. 动诊　颈椎活动度（主动、被动及抗阻力），注意患者颈部活动情况及前屈、后伸、旋转时有无疼痛发生。

4. 特殊试验　①压颈试验：患者颈部侧屈，轻度旋转并向下压患者头部可引起神经根症状；②Spurling征：颈部侧屈，后伸，向下推压颈部可引发神经根症状（图3-6）。③桡骨倒错反射（inverted radial reflex）：肱桡肌反射减弱（C_6下运动神经元损伤）同时手指屈曲（上运动神经元损伤）。

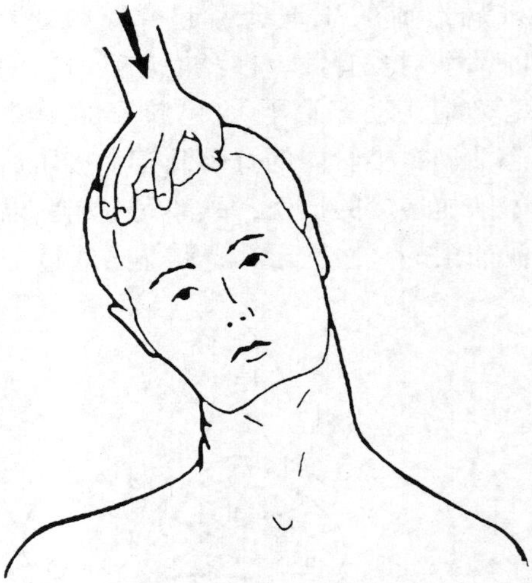

5. 神经系统检查　触、痛觉（正常、减弱、缺失、增强或过敏），温度觉，位置觉和振动觉。

6. 肌力与肌张力　肌肉萎缩情况，肌张力情况（张力减退或张力亢进）以及有无痉挛、齿轮样强直或挛缩，参照表3-1进行肌力分级。此外，震颤（静息震颤、意向性震颤）、抽搐、肌阵挛、肌束震颤也应记录。

图3-6　Spurling征
椎间孔受累患者，颈部侧屈、后伸并向下推压颈部会引起神经根性疼痛

表3-1　肌力分级

分级	标准
0级	（0%）肌肉无收缩
Ⅰ级	（10%）轻微收缩，但无关节运动
Ⅱ级	（25%）关节可完全运动但不能克服重力
Ⅲ级	（50%）可对抗重力近完全运动
Ⅳ级	（75%）可对抗重力及部分阻力完全运动
Ⅴ级	（100%）可对抗重力及完全阻力正常运动

神经根型颈椎病感觉异常表现为神经根性感觉障碍［脊髓背侧柱和（或）脊髓丘脑束］。运动异常包括肌力降低、活动灵活性下降：肩部（无法抬手臂）、上臂（剃须或梳头困难）、手（写字或扣纽扣困难），还有神经根所支配的肌肉萎缩、无力、反射减弱。神经根型颈椎病其检查结果遵循解剖节段分布（表3-2）。

表 3-2　神经根型颈椎病的神经病学检查

神经根	运动	感觉障碍	反射
C_5	外展 – 肩	上臂及前臂近端（桡侧）	三角肌
	外旋 – 肩		
	屈曲 – 肘	肱二头肌	
C_6	屈曲 – 肘	拇指及示指	肱二头肌
	伸展 – 腕		肱桡肌
C_7	伸展 – 肘	中指	肱三头肌
	屈曲 – 腕		
	旋后 – 前臂		
C_8-T_1	手内肌	前臂远端（尺侧）及环/小指	手指屈曲

脊髓型颈椎病感觉异常可以是同侧脊髓背侧柱和（或）脊髓丘脑束功能障碍，或分离性感觉障碍（一侧脊髓背侧柱、另一侧脊髓丘脑束）。运动异常有行走困难、平衡能力减退；不稳定步态和宽基步态、阵挛、下颌反射正常而腹壁反射减弱。脊髓型颈椎病步态异常分类见表3-3。

表 3-3　脊髓型颈椎病步态异常分类

分级	标　准
0级	只有神经根受累的症状和体征，没有脊髓受累证据
Ⅰ级	有脊髓受累体征，但步态正常
Ⅱ级	步态轻度异常，但仍能就业
Ⅲ级	步态异常妨碍就业
Ⅳ级	只有在辅助的情况下才能行走
Ⅴ级	只能坐在椅子上或卧床不起

三、辅助检查与诊断

（一）X线检查

X线检查包括前后位、侧位、张口位、斜位片，以及后伸、前屈位片，评估判断颈椎的生理弧度改变、骨质增生情况，并可测量椎管的大小。中 – 下颈椎椎管（C_3-C_7）正常矢状径是 17 mm，小于 13 mm 易导致颈脊髓压迫症。测量 Pavlov 比值评估颈椎椎管矢状径：椎管前后径应等于椎体前后径，如果比值小于0.8或者更小，则提示先天性椎管狭窄。

（二）CT检查

CT 检查可清晰地判断颈部正常骨性结构和骨的异常改变，精确测量椎管和椎间孔的大小、形态，尤其对创伤引起的椎板或颈椎后方结构骨折的诊断非常有价值。通常包括轴位、矢状位、冠状位、斜位和三维成像。

（三）磁共振成像

磁共振成像（MRI）对诊断神经根型、脊髓型颈椎病有很大临床价值。其 T1W1 可显示正常的解剖结构、T2W1 可显示脊髓病变及脊髓髓内病理改变，如脊髓空洞症及髓内血肿、水肿、梗死或肿瘤。但 MRI 不能提供椎间孔良好矢状位图像。如有明显的骨质退行性改变，对严重颈椎椎间盘退行性疾病，CT/ 脊髓造影术对手术计划的制订更有优势。对脊髓型颈椎病患者，MRI 可以显示脊髓软化或脊髓囊性坏死。MRI 对鉴别骨髓炎和椎间盘炎有很好的价值。

（四）神经电生理学检查

肌电图（electromyogram，EMG）等电生理学检查能判断有无神经轴突功能受损，从而能提示神经根压迫性病变引起的神经损伤。EMG 检查结果出现纤颤提示有关损伤已导致神经轴突坏死；出现 H 反射则表示脊髓运动神经元的中间神经元损害，提示颈椎退变、脊柱骨关节炎已引起脊髓灰质受压。

体感诱发电位（somatosensory evoked potential，SSEP）可用于神经根型、脊髓型颈椎病的鉴别，也可用于受累平面的判定。运动诱发电位（motor evoked potential，MEP）临床也已使用，两者联合运用可以区分神经根与神经丛、外周神经和肌肉疾病，上述疾病其表现有时类似于神经根型颈椎病。这些检查也有助于发现患者可能并存的一些疾病，如运动神经元病变、原发性肌病和外周神经卡压性疾病。

根据上述病史、体检，特别是神经系统和影像学检查，能做出定位诊断。

四、治疗

目前，颈椎病的治疗可分为非手术治疗和手术治疗两大类。

（一）非手术治疗

许多伴或者不伴有颈神经病变的颈椎间盘突出的患者均可以采用非手术治疗的方式（尤其是老年患者）。牵引和颈托可以限制颈部的过度活动，从而减轻神经根的受压；非甾体消炎药物以及偶尔口服皮质激素有助于缓解症状；物理治疗可以缓解患者的不适感。

（二）手术治疗

手术适应证：①颈椎间盘突出经非手术治疗后根性疼痛未得缓解或继续加重，严重影响生活及工作者；②颈椎病有脊髓受累症状者；③颈椎病引起多次颈性眩晕、晕厥或猝倒，经非手术治疗无效者；④颈椎病椎体前方骨赘引起食管或喉返神经受压症状者。禁忌证：①有严重的心血管疾患或肝肾功能不全者；②年迈体衰者；③有严重的神经症者。手术的方式选择见表 3-4。

表 3-4 颈椎病手术方式

入路	技术方法	适应证	优点	缺点
前路	前路颈椎间盘切除 前路颈椎间盘切除及融合	1~3 个节段的颈椎间盘突出，伴有脊髓病或神经根病的表现	避免后方显露的并发症 直接对神经根的减压 对椎管的干扰最小	损伤气管、食管、喉返神经、喉上神经的风险 一过性咽痛 椎动脉损伤

续表

入路	技术方法	适应证	优点	缺点
后路	后路椎间孔切开椎板成形	后外侧椎间盘突出前路手术失败，伴有神经根症状多节段颈椎关节强直伴矢状面后凸畸形	术后颈椎的不稳定少于前路的手术可对多节段减压避免对前方结构的损伤	仅对神经根间接减压椎旁肌疼痛多节段减压后必须保持颈椎前凸以使脊髓向后漂浮

典型病例

患者男性，65 岁。因颈肩痛 5 年余，加重伴右上肢麻木 3 个月入院。5 年前无明显诱因出现枕颈部酸痛，但未影响生活和工作，未予处理。近 3 个月出现右上肢麻木，持物不稳，写字易扭曲，但解、系扣子尚可，无头晕、视物模糊、恶心、呕吐等症状，无行走时踩棉花感等，此次为求进一步诊治来我院就诊，门诊以"颈椎病"收入院。既往有高血压病史 4 年。

查体：步入病房，步态正常，颈椎生理曲度变直，颈 5-6、颈 6-7 处棘突压痛（++），颈椎活动度（前屈 60°，后伸 20°，左、右旋转各 30°）。压颈试验（-），右侧臂丛神经牵拉试验（++），右侧拇指、中指感觉减退，双侧 Hoffmann 征（++）JOA 评分 12 分。

辅助检查：颈椎 X 线片：颈椎生理曲度变直，椎间隙变窄；颈椎 CT、MRI：颈椎间盘突出，以颈 3-4、颈 4-5、颈 5-6 为重，相应硬膜囊受压（图 3-7，图 3-8）。

诊断：颈椎间盘突出症，颈椎管狭窄症，高血压。

治疗：患者行颈 3-7 椎板单开门式椎管成形术、椎板成形术（图 3-9），术后疼痛麻木症状缓解。

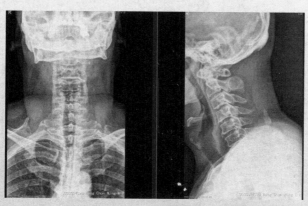

图 3-7 术前颈椎正侧位 X 线片
颈椎生理曲度变直，椎间隙变窄

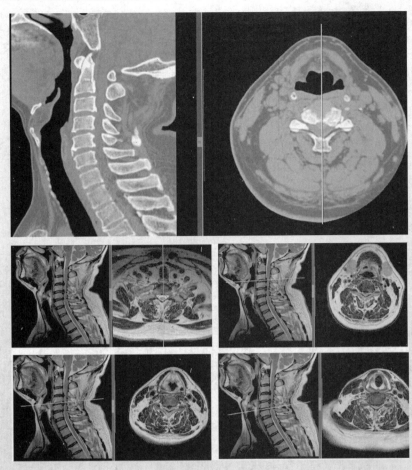

图 3-8　术前颈椎 CT 三维重建和 MRI

颈椎间盘突出，以颈3-4、颈4-5、颈5-6为重，相应硬膜囊受压

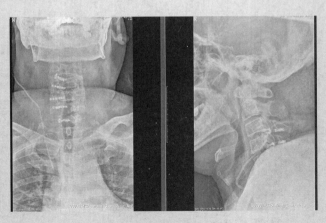

图 3-9　颈椎术后 X 线片

颈3-7椎板单开门式椎管成形术、椎板成形术

（邹海波）

第三节 肩 周 炎

肩周炎又称"冻结肩"，是一类引起盂肱关节僵硬的粘连性关节囊炎（adhesive capsulitis），表现为肩关节周围疼痛，各个方向主动和被动活动度降低。以往不明原因的肩痛和活动障碍常被归结为"肩周炎"，导致很多肩痛的患者被误诊，易混淆的常见疾病有"肩袖损伤"、"肩关节周围撞击症"等。实际上，导致肩关节疼痛、活动受限的疾病至少有 6 种，每种疾病的治疗方法和预后都有差异，不能一概以肩周炎论之。

肩周炎好发于 40～70 岁的中老年人，发病率为 2%～5%，女性较男性多见，左、右手无明显差异。约 10% 的肩周炎患者在单侧肩关节发病 5 年内对侧肩关节也可发病。

一、病因

根据发病特点可分为原发性肩周炎和继发性肩周炎。原发性肩周炎又称为特发性肩周炎，即尚未发现明确病因的疾病。继发性肩周炎往往继发于患侧上肢创伤和手术后的肩痛和关节僵硬等。肩部软组织退变是基本病因，各种慢性致伤力是激发因素。肩周炎发病的高危人群还包括较长时间肩部固定（外伤或手术后）或患有系统性疾病（糖尿病、甲亢、甲减、心血管疾病或帕金森病等）的患者。曾进行肩关节外固定者，肩周炎的发生率为普通人群 5～9 倍，而糖尿病患者该病发生率高达 20%。

肩周炎是肩袖间隙疾病的一种。肩袖前上部有喙突穿出，使冈上肌腱前缘和肩胛下肌腱上缘分开，形成的解剖间隙称为肩袖间隙。肩袖间隙内容物包括：喙肱韧带、盂肱上韧带、肱二头肌长头腱和肩关节肩袖间隙前方关节囊。由于肩周炎以肩外旋受限最为典型，而喙肱韧带是限制肩外旋的主要因素，因此肩周炎发病的原发灶是肩袖间隙处喙肱韧带。MRI 检查亦证实肩周炎病例中有喙肱韧带和肩袖间隙处关节囊明显增厚，喙肱韧带与喙突之间的脂肪三角消失。肩周炎的另一重要特征是关节腔容量减小。正常肩关节可容纳 15～18 mL 液体，而肩周炎患者的关节腔容量 <10 mL，且大多数低于 5 mL。随着对肩周炎认识的深入，关节囊增厚、关节腔容量减少、喙肱韧带增厚被认为是肩周炎 MRI 的主要表现。

二、临床分期

肩周炎一般起病较为缓慢，病程较长。根据症状演变，将原发性肩周炎分为 3 个时期：

（一）疼痛期

疼痛期又称急性期或冻结进行期，持续 2.5～9 个月。患者主要表现为逐渐加重的肩关节周围疼痛，疼痛剧烈，夜间加重，甚至影响睡眠。压痛较广泛，伴有肌肉痉挛和肩关节活动受限。肩关节本身还有一定范围的活动度。

（二）冻结期

冻结期又称慢性期或僵硬期，持续 4～12 个月。此期肩关节疼痛缓解，但压痛范围仍较广泛。疼痛期肌肉保护性痉挛造成的关节功能受限已发展到关节挛缩性功能障碍，肩关节活动功能严重受限，肩关节周围软组织广泛粘连、挛缩，呈"冻结"状态。肩关节各方向活动范围明显缩小，以外展、外旋、上举、后伸最为显著，甚至影响日常生活。

（三）恢复期

恢复期又称解冻期或功能恢复期，持续 5～26 个月。此期疼痛逐渐减轻，肩关节活动范围逐渐增加，肩周关节囊等软组织的挛缩、粘连逐渐消除，多数患者肩关节功能恢复到正常或接近正常。

三、诊断与鉴别诊断

肩周炎患者肩关节主动和被动活动均受限，受限程度主要是外旋＞外展＞内旋。严重疼痛致患侧卧位难以入睡（晚间尤甚）、肩部进行性僵硬、主动外旋受限为其三大症状。

目前为止肩周炎仍是排除性诊断，即需要排除其他可导致肩关节粘连的已知因素。常用的诊断标准如下：①肩关节疼痛伴活动受限超过 4 周；②严重疼痛，影响日常生活或工作；③夜间痛；④肩关节活动受限，主、被动上举或外旋受限；⑤影像学检查无异常；⑥无继发因素。详细的病史采集及体格检查有助于肩周炎的诊断与鉴别诊断。病史采集要点包括：症状的发生和持续时间、部位，有无外伤史和手术史，既往用药史，有无甲状腺疾患、糖尿病、心脏病等内科疾病。体检包括：视诊三角肌和冈上肌有无失用性萎缩，触诊盂肱关节是否存在压痛，肩关节的外展、外旋和内旋等活动度有无受限，特别是外展和外旋。

需要与肩周炎鉴别诊断的疾病有：

1. 肩袖损伤 肩袖功能是在任何运动或静止状态使肱骨头与肩盂保持稳定，使盂肱关节成为运动的轴心和支点，维持上臂各种姿势和完成各种运动功能。肩袖部分断裂和完全断裂不同，部分冈上肌腱断裂者有 60°～120° 的外展疼痛弧，但仍可自动抬起上臂；而肩袖完全断裂者，严重影响肩的外展功能，不能抬起上臂。肩袖损伤的症状和体征可与肩周炎重叠，但其活动受限为主动活动受限，被动活动通常不受限。

2. 颈椎病 肩部皮肤的感觉神经来自 C_3、C_4 神经根，上臂外侧皮神经来自 C_5、C_6 神经根，而深部感觉，包括关节囊、韧带的感觉神经来源于 $C_5 \sim C_8$ 神经根。因此，颈椎退变或颈椎间盘突出引起的神经根损害，症状可累及肩部。主要表现为颈痛、颈部僵硬，伴一侧肩、上肢痛或上臂和前臂的放射痛。

3. 胸廓出口综合征 指臂丛神经和锁骨下动、静脉在胸腔出口部和胸小肌喙突附着部受压所引起的综合征。可由颈肋、前斜角肌附着部先天性肥大、前、中斜角肌先天性分离不全，将出口减少，挤压锁骨下动脉和臂丛神经引起。一般主诉单侧肩臂痛，手臂发麻、乏力感，患臂持重物或上举时症状加重。Adson 试验阳性（头旋向后方或同时上肢上举，桡动脉搏动由减弱到消失，为阳性），特殊体征可与肩周炎鉴别。

4. 肺上沟瘤（Pancoast 瘤）：肺癌发生于肺尖部，可能浸润颈部神经血管，引起肩部疼痛、上肢感觉异常及血管受压症状，有时易误诊为肩周炎，有时在锁骨上窝查体可摸到发硬的肿物，胸部 X 线片可鉴别。

5. 肩部肿瘤 在骨及软组织肿瘤患者中，近 26% 最初被误诊为肩周炎。因此在保守治疗无效时应当与肩部肿瘤鉴别，MRI 检查可鉴别。

6. 内分泌疾病 糖尿病患者常并发肩周炎，可能与糖代谢紊乱有关，在此基础上加上劳累、受寒等因素易引起本病。甲亢系自身免疫性疾病，由于甲状腺激素分泌过多，蛋白质分解代谢加速，呈负氮平衡而致肩周疼痛、肌无力，出现肌萎缩。因此，少数久治不愈的肩周炎，可能由内分泌疾病引起，要仔细寻找病因。在治疗肩周炎的同时，给予原发病治疗，使肩周炎得以根治。

四、治疗

肩周炎治疗主要目的是缓解疼痛、恢复关节活动度。主要治疗方法包括保守治疗和手术治疗。对疼痛期及冻结期的患者，首选保守治疗，但是对于经过规范的保守治疗仍未能获得缓解的难治性肩周炎患者，应当积极行外科干预。有原发疾病的患者，要积极控制原发病，如糖尿病患者的血糖控制。

（一）保守治疗

保守治疗包括运动疗法、物理治疗和药物治疗等。

1. 运动疗法　传统的运动疗法有负重钟摆运动、被动拉伸训练等，目的是拉长盂肱关节的韧带。在加强盂肱关节运动的同时进行胸廓关节的运动也有助于降低疼痛，并增加患者的活动范围。治疗中切忌粗暴的被动牵拉，避免剧烈的疼痛反应，以能胜任及不引起过分的疼痛和劳累为原则。

2. 物理治疗　超短波、蜡疗等理疗能够起到缓解炎症反应、减缓症状的作用。

3. 药物治疗　①肩周炎的病理特征是炎症反应，因此对急性疼痛期患者，可给予口服非甾体消炎药、肌松药等。口服非甾体消炎药配合规范的运动疗法，可提高大多数患者的被动活动范围。②盂肱关节内或肩峰下滑囊注射糖皮质激素或透明质酸，可缓解疼痛，但是缓解常常不超过 6 个月。需注意如果需要重复使用糖皮质激素，其间隔期至少在 2 周以上，总注射次数控制在 3 次，透明质酸注射原则是每周一次，5 次为一个疗程。③肩胛上神经封闭或臂丛神经肌间沟注射局麻药物，可以缓解肩周炎的疼痛症状，在关节内注射效果不明显的情况下应用，但是疗效维持时间短暂，没有证据表明能够改变自然病程。

（二）手术治疗

虽然大多数患者经过规范的保守治疗可缓解症状，但是对于难治性肩周炎特别是冻结期患者，经过系统保守治疗 6 个月仍无明显改善者，应当积极行外科干预以提高生活质量。手术干预包括手法松解、关节扩张、镜下松解及切开手术松解。

1. 手法松解　存在严重持续僵硬的患者，可在麻醉下行手法松解肩关节周围的粘连组织，以恢复关节活动，提高肩部的运动和功能。手法松解还可能引起医源性损伤包括出血、关节囊断裂、臂丛神经损伤、关节周围软组织损伤、二头肌腱损伤等并发症，甚至骨折。因此手法松解一定要轻柔，循序渐进，持续施压，同时注意固定肩胛骨，以减少不必要的损伤。

2. 关节扩张法　主要针对关节腔容量减小的患者，关节内注射 40～50 mL 含有局部麻醉药和皮质类固醇激素的液体，对于缓解疼痛和恢复关节活动度具有良好效果。

3. 关节镜下松解　近年来，随着关节镜微创技术和设备的进步，镜下松解逐渐成为治疗肩周炎关节僵硬的重要手段，此术对于缓解疼痛和恢复关节活动度具有明显疗效。关节镜下松解术对于提高生活质量、希望缩短自然愈合病程或保守治疗无效的肩周炎病例，是一种良好的治疗手段，特别适用于合并糖尿病的顽固性患者。有研究表明影响松解术疗效的主要因素是僵硬的严重程度，而不是导致僵硬的病因。

4. 切开手术松解　适用于关节镜下无法处理的患者，或不能耐受大量输液的心脏病、肾功能不全患者，不宜行关节镜术，亦可以考虑开放性手术。但是开放性手术有明显的缺陷和不足，技术上难以达到完全的后关节囊松解。此外，还会增加术后疼痛、活动受限程度和住院时间。

典型病例

患者女性，68岁。右肩部疼痛逐渐加重2月，行走时疼痛加重，夜间疼痛比白天明显，影响睡眠。不伴有颈部及双上肢疼痛、麻木，无发热、咳嗽，否认外伤史。曾服用止痛药（具体不详），效果不明显。体格检查：颈部活动度尚可，无明显压痛点；右肩部冈上肌、斜方肌处较对侧萎缩，肱二头肌长头腱、冈上肌和肩胛下肌附着点有压痛；关节活动度检查前屈约65°、后伸约10°、内收约15°、外展约35°、内外旋各约10°；肌力检查施加抗阻时疼痛明显，力量较对侧略下降；双上肢感觉和腱反射无异常，无病理反射。胸片未见异常，肩关节X线片：右肩关节可见骨质疏松，余未见异常，肌电图双上肢无异常发现。

诊断：右侧肩周炎。

鉴别诊断：需与颈椎病、肩袖损伤、肩部肿瘤、肺部肿瘤等鉴别。

治疗：

1. 缓解疼痛

（1）每天三次给予非甾体消炎药洛索洛芬钠60 mg和肌松药盐酸乙哌立松片50 mg口服。

（2）超声波或高频电治疗，可使神经兴奋性下降，消除炎症，减轻水肿。

（3）患者在肱二头肌长头腱、冈上肌和肩胛下肌附着点处有明显压痛，因此给予局部封闭治疗，复方倍他米松1 mL，加2%利多卡因1 mL作痛点注射。盂肱关节内注射玻璃酸钠25 mg，每周1次，共5次。

2. 改善关节活动度

（1）运动疗法：包括体操训练、被动拉伸训练等，以能胜任及不引起过分疼痛和劳累为原则。

（2）肌力训练：患者2月未进行正常活动，肩部肌肉已有萎缩，因此建议在疼痛期症状减轻后进行肩部力量练习。

患者经上述治疗后疼痛明显缓解，右肩关节活动度增加，门诊继续进行肌力训练。

（罗　盛　程　玮）

第四节　腰椎间盘突出症

腰椎间盘突出症是由于腰椎间盘各部分（髓核、纤维环及软骨终板）在退行性改变或外力作用下，腰椎间盘纤维环破裂、髓核从破裂之处突出，压迫相邻神经根、血管、脊髓、马尾神经等产生的以腰痛、单侧或者双侧下肢放射痛及麻木为主要表现的疾病。由于20～40岁的青壮年日常运动量大，生活节奏快，腰椎间盘出现损伤的可能性大，故为腰椎间盘突出症的主要发病人群，其中男性发病多于女性，又以腰4～5、腰5～骶1发病率最高，约占所有发病腰椎节段的95%。在老年阶段，腰椎间盘通常处于萎缩、碎片状态，突出并不常见。但老年人也可由于椎间盘累积损伤，盘内压力增高，纤维环破裂导致椎间盘突出，这类情况常合并关节增生、黄韧带肥厚等老年性腰椎病理生理改变，导致病情较青壮年更为复杂。

一、病因与发病机制

椎间盘退行性变是造成纤维环破裂、髓核突出的基本原因，急性或慢性损伤是发生椎间盘突出的主要外因；另外，长期处于坐位及颠簸状态椎间盘承受压力增大、腰椎穿刺、遗传、年龄等亦与本病的发生有关。纤维环破裂时，突出的髓核挤压神经根，是造成腰腿痛的根本原因。出现腰腿痛的机制，有以下三种学说：①神经根机械受压学说：机械压迫神经根是引起腿背痛、坐骨神经痛的主要原因。②化学性神经根炎学说：椎间盘变性、纤维环破裂后，液态的髓核从破口溢出，沿椎间盘和神经根之间的通道扩散。髓核液里的糖蛋白和β蛋白质对神经根有强烈的化学性刺激，同时大量组胺等物质释放，神经根又无神经束膜化学屏障，因而产生化学性神经根炎。③自身免疫学说：椎间盘髓核组织是体内最大的无血管封闭结构组织，与周围循环毫无接触，故被排除在机体免疫机制之外。一旦髓核脱出纤维环，与机体免疫机制发生密切接触，髓核基质里的糖蛋白和β蛋白质便成为抗原，刺激机体产生抗体，免疫反应因此而产生。一个节段的椎间盘突出还可引起其他节段的椎间盘的变性和疼痛。另外，静脉阻塞所致的缺氧也是神经根损害的重要机制。

二、临床表现

腰椎间盘突出症的临床表现比较复杂，其症状和体征受椎间盘突出的大小、范围、部位、病程以及个体差异等因素影响，归纳起来主要有以下几个方面。

（一）腰痛

腰痛一般为腰椎间盘突出症的首发症状，可出现在劳动、激烈运动、扭挫伤等明显的外伤之后，也可以无明显诱因而出现。腰椎间盘突出症患者常有较长时间的慢性腰痛病史，并在此基础上疼痛突然加重或逐渐加重。疼痛性质多为持续性钝痛，也可出现痉挛性剧痛。绝大部分的腰椎间盘突出症患者疼痛初起时范围较为弥散，腰部有局限性压痛、叩击痛或放射痛，但很快集中在下腰部或腰骶部，并向下肢放散；部分患者同时出现腰腿痛，个别患者表现为单纯腰痛或单纯下肢痛。咳嗽、喷嚏、排便等腹压增加时，疼痛加重，平卧休息时疼痛减轻。下肢放射痛多为单侧，仅极少数中央型腰椎间盘突出症患者表现为双下肢症状，行走、久坐可导致疼痛加重，卧床休息时疼痛减轻或消失。

（二）下肢放射痛

下肢放射痛一般出现在腰痛一段时间之后，部分患者与腰痛同时出现。疼痛表现为自腰骶部起，沿坐骨神经走行向下肢放射性疼痛，为突出物刺激或挤压相应的神经根所致，又称根性痛。疼痛性质剧烈，部分患者呈刀割样痛、烧灼样痛或电击样痛，严重者不能平卧及直腰。咳嗽、打喷嚏、用力排便可使疼痛加剧，疼痛可放射至臀部、小腿外后侧、足背及足趾。按压、叩击腰部时，疼痛沿上述路线放射。下肢放射痛多为一侧性，部分患者一侧轻一侧重，左右交替，少数中央型腰椎间盘突出症患者则为双下肢放射痛。

1. 感觉障碍　多与下肢放射痛伴发，主要由脊神经根内的本体感觉和触觉纤维受刺激导致，感觉障碍范围与受累神经根支配范围相一致。早期表现为皮肤过敏，渐而出现麻木、感觉减退，双下肢触觉对比检查时，患侧感觉迟钝。部分患者除麻木感外，还有发凉怕冷，尤其是足趾末梢皮温降低，有时可出现蚁行感、烧灼感等。这与交感神经受刺激有关。

2. 运动障碍　主要表现为肌力减弱，神经根挤压严重的腰椎间盘突出症患者可出现患侧肌张力减弱，表现为肌肉松弛，如臀部肌肉、小腿三头肌、胫前肌、腓骨长短肌、踇长伸肌、趾长伸肌等。腰4神经根受累时，患者股四头肌肌力减退，伸膝关节能力减弱，髋关节内旋受限；腰 5 神经受累时，患者胫前肌、拇长伸肌无力，患者表现为垂足，拇趾背伸无力，走路时呈现跨域步态，否则将因鞋尖划地而跌倒；骶 1 神经受累时，患者小腿三头肌肌力减弱，患足独立不稳，不能将足跟提起。同时，肌力改变与神经受损麻痹如跟腱反射、膝腱反射减弱等是一致的。病程较长的患者可出现不同程度的患肢肌肉萎缩。腰椎间盘突出造成下肢完全瘫痪十分罕见。

3. 马尾神经症状　少数腰椎间盘突出症患者可出现鞍区会阴部麻木、刺痛、排便排尿无力、小便频繁，女性可出现尿失禁，男性可出现阳痿，严重者可出现二便失禁及双下肢瘫痪。此类患者由于椎间盘突出巨大，马尾神经严重受压而应尽快进行手术治疗，否则预后较差。马尾神经症状主要见于中央型腰椎间盘突出症患者，其突出椎间盘呈中央型后突而挤压或刺激马尾神经。

三、诊断与鉴别诊断

（一）诊断

根据腰腿痛病史、腹压增高时疼痛加剧、平卧时缓解、腰部压痛点、下肢麻木区、腱反射改变、直腿高抬试验阳性、坐骨神经干压痛等临床表现，以及影像学检查，不难做出腰椎间盘突出症的诊断。仅有 CT、MRI 表现而无临床症状，不应诊断本病。

（二）鉴别诊断

腰椎间盘突出症的诊断还需与常见的腰背痛疾病相鉴别。

1. 腰椎管狭窄症　老年腰椎间盘突出症患者常伴有发腰椎管狭窄症，两者往往同时存在。临床需要判断的是，患者的症状是以腰椎间盘突出症为主要来源，还是以腰椎管狭窄症为主要来源。腰椎间盘突出症的主要症状是压迫和刺激神经。而腰椎管狭窄症主要是椎管狭窄，椎管容积减少，神经根受到挤压；静脉回流障碍、淤血，最后出现神经根的动脉供血发生改变，出现神经根缺血。腰椎管狭窄症的特点有：①间歇性跛行：由于走路挺腰时使椎管直径变小，马尾受压缺血，下肢疼痛与麻木加重，蹲下稍事休息后症状缓解，但此类患者骑自行车很远也不会有症状加重的情况。②主客观矛盾：症状重而体征缺乏，患者有比较严重的根性痛症状，但直腿抬高试验常表现为阴性。诊断困难时可通过椎管造影、CT 或 MRI 检查明确诊断。

2. 马尾肿瘤　以腰腿痛为主诉的老年患者尤其要注意肿瘤性疾病的可能。①患者的腰腿痛较为剧烈，体位改变时症状加剧，深夜痛症状明显；②疼痛呈进行性加重；③可通过 MRI 明确诊断。

3. 腰椎肿瘤　腰椎肿瘤也产生腰痛，它刺激神经根以后也产生放射痛。但是腰椎肿瘤疼痛的特点是夜间痛，肿瘤的患者往往是活动轻、休息重、夜间疼痛加重，这与腰椎间盘突出症的白天重、夜间轻正好相反。腰椎肿瘤的病人平片或者 CT，会发现有椎体的破坏。椎间盘突出症合并血液性疾病也会出现腰疼，并产生放射痛；同时有贫血、无力等其他表现。

4. 梨状肌综合征　①一般不伴有腰痛，屈颈试验阴性，腰部无压痛点；②梨状肌处压痛，部分患者可触及梨状肌索状改变，进行梨状肌紧张试验时症状加重；③感觉障碍范围较广。

四、治疗

（一）非手术治疗

大多数腰椎间盘突出症患者可以经非手术治疗缓解或治愈。其治疗原理并非将退变突出的椎间盘组织回复原位，而是改变椎间盘组织与受压神经根的相对位置或部分回纳，减轻对神经根的压迫，松解神经根的粘连，消除神经根的炎症，从而缓解症状。非手术治疗主要适用于：①初次发作或病程较短者；②症状较轻，休息后症状可自行缓解者；③影像学检查无明显腰椎间盘突出、侧隐窝狭窄者。主要包括：

1. 绝对卧床休息 严格的卧床可去除体重对腰椎间盘的压力，减轻肌肉收缩力与椎间盘韧带紧张力对椎间盘所造成的挤压，使椎间盘处于休息状态，有利于椎间盘的弹性回缩；还有利于椎间盘周围静脉回流，消除水肿，加速炎症消退；另外，避免了走路或运动时腰骶神经根在椎管内反复移动受到的刺激。严格卧床休息要求强调大、小便均不应下床或坐起。卧床休息 3 周后可以在佩戴腰围保护的情况下起床活动，3 个月内不做弯腰持物动作。此方法简单有效，但较难坚持。缓解后，应避免腰部剧烈运动与承重，以减少复发的概率。

2. 牵引治疗 牵引的主要作用机制为：①缓解腰背部肌肉痉挛，纠正脊柱侧弯；②使椎间隙增宽，有利于突出物部分回纳，减轻对神经根的机械刺激；③椎间孔增大，上下关节突关节间隙增宽，对关节滑膜的挤压减轻，使疼痛缓解或消失；④松解神经根粘连，改善神经的感觉和运动功能；⑤快速牵引使突出物在三维空间内发生不同程度的变位变形，增加了神经根、硬膜囊的相对空间。必须指出的是，牵引治疗也可能由于神经根与突出物之间的相对变形而引起症状加重，故必须实施个性化方案，一旦患者感觉不适，应该立即放弃该方案。

3. 推拿、按摩 推拿、按摩对症状较轻的腰椎间盘突出症有一定效果，患者易于接受，是非手术治疗腰椎间盘突出症的一种常见方法。其作用有以下几方面：①调整脊柱顺应性，松解肌痉挛；②改变突出髓核与神经根的位置，减轻或解除压迫；③纠正小关节错位及滑膜嵌顿；④松解神经根粘连，促进炎症、水肿吸收；⑤改善血液循环，促进损伤修复；⑥镇痛及提高组织痛阈；⑦促进椎间盘的自然吸收。但同样应该注意的是，暴力推拿按摩可以导致病情加重，应慎重实施。

4. 针灸和理疗 针灸多与物理疗法相配而用治疗腰椎间盘突出症。针灸治疗方法有单纯针刺、针灸并用、粗银针、电针、热针、水针、穴位埋线、穴位埋药、刺络拔罐、耳针、眼针、手针、腕踝针及小针刀等。常用的物理疗法有超短波、微波、低频脉冲电疗、电脑中频电疗等。短波、超短波、微波等高频电疗。其机制在于改善深部组织血液循环，减轻水肿，促进炎症代谢产物消除。缓解血管痉挛，常用于腰椎间盘突出症的急性炎症期。

5. 药物治疗 腰椎间盘突出症的药物治疗机制包括镇痛、抗炎、改善微循环、营养神经等作用。常用非甾体消炎药，如对乙酰氨基酚、塞来昔布等；神经营养药如甲钴胺、维生素 B_{12} 等。

6. 选择性神经根阻滞技术 根据患者症状体征及影像学检查，确定相应受损的神经根，在影像引导下，采用穿刺针直接经椎间孔至神经根周围，确定位置满意后，将长效皮质激素如复方倍他米松注射液与 2% 利多卡因混合液注射至神经根周围，可以减轻神经根周围炎症和粘连，改善患者症状。一般 1~2 周 1 次，2 次为一个疗程。

7. 脉冲射频技术 是一种神经调节治疗，脉冲射频可以影响感觉神经 ATP 代谢以及离子通道的功能，持续、可逆地抑制 C 纤维兴奋性传入，从而对相关神经的痛觉传导起到阻断作用。脉冲射频技术的穿刺方法与选择性神经根阻滞技术类似，在处理上则需要通过脉冲射频程序来发挥作用，通常会结合使用脉冲射频技术与选择性神经根阻滞，以增加治疗效果（图 3-10）。

（二）手术治疗

手术适应证包括：①病史超过三个月，严格保守治疗无效或保守治疗有效，但经常复发且疼痛较重者；②首次发作，但疼痛剧烈，尤以下肢症状明显，患者难以行动和入眠，处于强迫体位者；③合并马尾神经受压表现者；④患者出现单根神经根麻痹，伴有肌肉萎缩、肌力下降；⑤合并椎管狭窄者。

手术方法：①微创手术：近年来，微创手术对腰椎间盘突出症的治疗取得了长足的发展，从显微内镜下椎间盘摘除术、椎间盘镜下椎间盘摘除术一直到经皮脊柱内镜下椎间盘摘除术，都具有手术创伤小，恢复快的优点。②开放手术：目前而言，尽管开放手术创伤大，恢复慢，但由于微创内镜手术

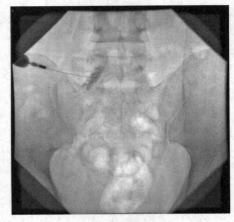

图3-10 腰椎X线片
腰5神经根脉冲射频加选择性神经根阻滞

尚未普及，它仍然是腰椎间盘突出症的主流手术方式。包括腰椎后路开窗髓核摘除手术、腰椎管减压手术等等。对于合并腰椎不稳、腰椎管狭窄者，则需要同时行脊柱融合术。

五、预防

腰椎间盘突出症是在退行性变基础上积累伤所致，积累伤又会加重椎间盘的退变，因此预防的重点在于减少积累伤。良好的工作和生活习惯有助于减少腰椎间盘突出症的发生。对于老年患者而言，保持良好的身体姿势，选择合适硬度的床垫，减少过度弯腰、负重劳累，都是非常重要的生活细节。另外，加强腰背肌和腹肌训练，增加脊柱的内在稳定性和力学平衡，比如游泳、慢跑等有氧运动。

典型病例

患者男性，65岁，因"反复腰部伴右侧下肢疼痛16年，加重2月"入院。患者16年前无明显诱因出现腰部疼痛，呈间断性酸胀痛，久行久坐及负重活动、劳累后疼痛加重，休息后减轻，伴有右侧下肢放射性疼痛，下肢放射至小腿、足背外侧，不伴有晨僵。疼痛与天气变化无关，不伴有间歇性跛行，不伴有大小便失禁，曾行理疗等治疗，症状当时缓解。近2月来患者症状再次发作并加重，腰部活动受限，右下肢疼痛难以行走，门诊以"腰椎间盘突出症"收入院，近日来精神饮食可，睡眠一般，体重体力无明显改变，二便无异常。

专科查体：腰椎生理弯曲存在，向右侧弯，腰椎活动度受限；$L_4 \sim L_5$棘间隙压痛（＋），右侧明显；深压时无下肢放射痛，右梨状肌上孔压痛（＋），屈颈试验（＋），咳嗽征（＋），右下肢直腿抬高试验约30°，屈膝屈髋试验（－），双侧"4"字征（－），梨状肌紧张试验（－），骨盆挤压试验（－），股神经牵拉试验（＋）。下肢肌肉无萎缩，右下肢踇背伸肌力减弱，双侧下肢浅感觉正常，双侧膝反射正常，右侧跟腱反射稍减弱。病理反射未引出。疼痛VAS评分6分。

辅助检查：腰椎MRI及CT显示腰4-5椎间盘突出，压迫右侧神经根。

诊断：腰椎间盘突出症（腰4-5）。

鉴别诊断：腰椎管狭窄症，腰椎小关节源性腰痛，腰椎滑脱。

治疗：

1. 患者腰椎间盘突出症诊断明确，结合住院患者"腰椎间盘突出症临床路径"完成相关检查，如血、尿、便三大常规，肝、肾功能，电解质，血糖，感染性疾病筛查（乙肝、丙肝、艾滋病、梅毒等）；胸片、心电图；肿瘤相关筛查等。

2. 对症止痛药物　双氯芬酸钠缓释片 25 mg 每天一次口服。

3. 神经营养药物　予甲钴胺肌内注射及牛痘疫苗接种家兔炎症皮肤提取物注射液静脉注射。

4. 物理治疗　激光、中频及中药熏蒸治疗。

患者保守治疗一周，疼痛较入院缓解，但疼痛 VAS 评分仍 4 分，要求手术治疗。给予经皮脊柱内镜下腰 4-5 髓核摘除（图 3-11），术后疼痛立即消失。术后第 2 天出院，出院时一般状况可，直腿抬高试验（-），VAS 评分 0 分。手术前后腰椎 MRI 对比见图 3-12。

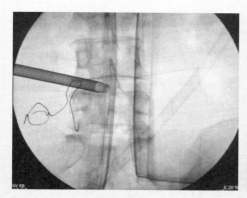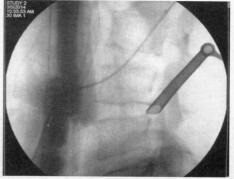

图 3-11　腰椎 X 线

经皮脊柱内镜下腰4～5髓核摘除

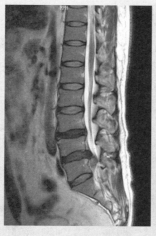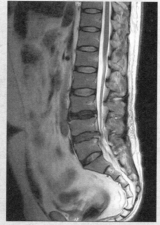

图 3-12　术前、术后 MRI

腰4～5脱垂，脱垂取出完整

（廖　翔）

第五节　腰椎椎管狭窄症

腰椎椎管狭窄症是指各种原因引起椎管各径线缩短，压迫硬膜囊、脊髓或神经根，从而导致相应神经功能障碍的一类疾病。它是导致腰痛及腰腿痛等常见腰椎病的病因之一，又称腰椎椎管狭窄综合征，多发于40岁以上的中年人。年龄60岁以上的老年人，椎管狭窄的发生率为76%。椎管狭窄患者往往休息时常无症状，行走一段距离后出现下肢痛、麻木、无力等症状，需蹲下或坐下休息数分钟后缓解，方能继续行走，称为神经性跛行。

一、病因与发病机制

椎管狭窄症分为先天性椎管狭窄、继发性椎管狭窄和退变性椎管狭窄。最常见的椎管狭窄是继发性椎管狭窄：由于脊柱的退行性变所引起的椎管狭窄，可伴或不伴有退行性脊柱滑脱。继发性椎管狭窄偶尔可伴有发育性椎管狭窄，如先天性椎管狭窄或形态异常。

（一）病理解剖

继发性椎管狭窄最严重的神经压迫在椎间盘的水平，发生退变引起椎管狭窄的三个解剖结构是黄韧带、关节突关节及椎间盘。脊柱的退变、狭窄并非累及贯穿椎管全长，而是呈"餐巾环"样的分布（图3-13）。

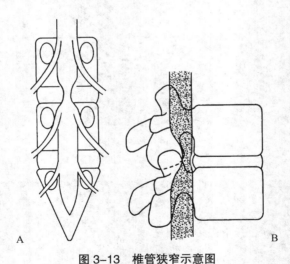

图3-13　椎管狭窄示意图
冠状面（A）和矢状位（B）显示马尾容纳空间"餐巾环"样狭窄

椎管狭窄形成有四个因素：①椎管形态，最常见的是圆形、椭圆形，约15%人群是三叶草形，这些人群最容易因退行性变而缩窄神经结构所占的空间（图3-14）；②黄韧带、关节突关节、椎间盘的退变减小椎管容积，退变可涉及椎间隙、周围起支持作用的软组织以及关节突关节。椎间盘膨出、黄韧带皱褶或肥厚、关节突关节增生骨赘会侵占椎管，减小马尾神经的容纳空间；③一个脊柱解剖节段在下一节段上的移位（向前或侧方移位），最常见的移位是退行性脊柱滑脱，

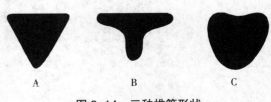

图3-14　三种椎管形状
A. 三角形　B. 三叶草形　C. 椭圆形

上位节段相对下位脊柱节段向侧方或前方滑移，其神经根结构完整；④已存在的先天性或发育性腰椎管狭窄。

（二）神经病理

多种结构的退变会引起马尾神经容纳空间（space available for the cauda equina，SACE）的狭窄，包括椎管前方的纤维环膨隆或椎间盘突出、侧方的关节突关节肥大或半脱位、后外侧的黄韧带退变。黄韧带的退变主要有弹力纤维丢失、胶原纤维增生、黄韧带的破碎及皱褶、水肿以及钙质沉积。椎间隙变窄及椎板间隙狭窄，进一步加重黄韧带皱缩侵犯马尾神经容纳空间。

椎管狭窄会束紧硬膜囊及马尾神经，导致神经根受压并和蛛网膜粘连。在对神经根尤其在直径粗大的神经纤维的组织学检查中发现神经元数量减少，神经组织不同程度的退变、脱髓鞘变与神经组织的再生共存。血管的形态学检查发现在受压部位缺乏小动脉，而在受压部位两侧小动脉盘绕迂曲增多，受压部位小静脉塌陷，而其近端充盈，狭窄部位的近端动静脉分流增多。

滑膜囊肿在椎管狭窄中普遍存在，表现为自退变的关节突关节（滑膜关节）发出的突出小囊。如果滑膜囊肿突入椎管将会进一步压迫神经根。这些囊肿常与硬脊膜紧密黏附，难以切除。

（三）病理生理

椎管的缩窄或侵犯对马尾神经束及神经束周围脑脊液的自由流动构成机械压迫，神经纤维受压后软脊膜 - 蛛网膜发生病理改变。在对马尾神经的功能需求增多时（例如患者走路时），由于机械性的缩窄及有关缺血改变，机体不能满足神经根的营养需要。同样，因为静脉怒张，代谢产生的有害物质不能及时清除而在受压迫区域堆积。机械性的压迫切断了受压马尾神经的动脉血流，神经根受压部位两侧的动静脉分流开放，扰乱正常的神经生理功能，产生异常神经冲动，引起椎管狭窄的下肢疼痛、感觉异常及肌肉痉挛疼痛等症状。从临床表现来看，感觉功能障碍明显重于下肢运动功能，这表明粗大的感觉神经纤维比细小的运动神经纤维对压迫更为敏感。马尾受压持续存在会出现神经内水肿及纤维化。

二、临床表现与诊断

（一）症状

根据症状表现，腰椎管狭窄症患者可以分为两类：仅有中央椎管狭窄的患者和中央椎管、椎管外侧区都狭窄的患者。本章节主要讨论中央椎管狭窄的临床表现。

中央椎管狭窄患者往往腰背痛可能已存在多年，下肢症状逐渐加重。双下肢疼痛为沉重感、广泛酸胀、无力，行走后加重。患者无明确的神经根性疼痛其原因在于受压的是多个神经根而非单根，神经根病变主要源于缺血性改变而非急性炎症反应。由于椎管狭窄多位于 L_4-L_5 节段，疼痛通常分布在臀部、大腿和小腿，有时伴麻刺感等轻度感觉异常。如果是较高节段的椎管狭窄，其症状将出现在大腿前方。日间最典型表现是屈曲依靠支持物的购物推车姿势（图 3-15），夜间下肢症状或肌肉痉挛疼痛而

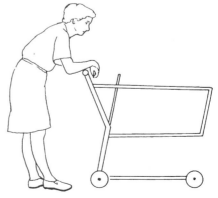

图 3-15 典型的购物推车姿势

坐立不安。起床后数分钟内必须弯腰行走。

患者大多隐匿起病，在 55 岁之前很少出现症状。如果腰椎椎管狭窄症状突然加重，应高度怀疑患者的椎体滑脱突然加大或狭窄节段发生腰椎间盘突出。如果突发腰椎间盘突出，一般位于滑脱节段，往往伴有神经根性症状的突然加重。患者弥散的马尾受累症状中，有较为明确的神经根性症状成分。如果是外侧区单根神经根受累，下肢疼痛受累的一侧肢体症状明显较对侧严重。中央椎管狭窄表现为弥散的双下肢症状。年老患者往往同时患有血管源性跛行，甚至周围神经病变。与血管源性跛行的区别在于神经性跛行休息数分钟后才有缓解，而血管源性跛行在停止活动后即刻能缓解（表 3-5）。患者一般不出现膀胱及直肠功能障碍的临床表现。

表 3-5　下肢疼痛跛行的鉴别诊断[*]

	血管源性跛行	神经源性跛行
腰背痛	极少	既往史或现病史都存在
腿痛		
特征	剧烈，痉挛性绞痛	含糊、多样，神经根性疼痛，沉重感，肌痉挛痛
定位	参与活动的肌肉（常为小腿，也可为大腿及臀部）；常仅限于单腿	或为典型的神经根性症状，或为下肢弥散性症状，往往位于臀部、大腿和小腿；常累及双下肢
放射	少见，但可能从远向近放射	常见，一般是从近向远放射
加重	行走加重，单纯站立不加重	往往行走时加重，单纯站立也能加重
上坡	加重（运动量加大）	好转（因腰背部屈曲）
下坡	好转（肌肉能量需要减少）	加重（因腰背部后伸）
缓解	停止肌肉活动即能缓解，甚至是在站立姿势下	向前弯腰、屈曲的姿态下行走能感觉舒服。疼痛一旦出现，只有躺下或坐下才能缓解
缓解时间	很快（数分钟）	较慢（数十分钟）
神经症状	不存在	通常存在
直腿抬高试验	阴性	弱阳性或阴性
神经检查	阴性	弱阳性或阴性
血管检查	脉搏消失	脉搏存在
皮肤外观	萎缩	没有变化

[*] 血管源性、神经源性跛行可共存

（二）体征

此病诊断主要依靠病史及辅助检查，患者的腰背部体检表现：腰椎前凸消失，伴或不伴退变性脊柱侧弯；腰背部僵硬、活动丧失；如有腰椎滑脱，可触摸到脊柱滑脱的台阶感。下肢神经学检查一般无阳性体征。

三、辅助检查

腰椎椎管狭窄症诊断往往比较困难。由于发病年龄多为老年，主要需要排除其他一些疾病，如感染、肿瘤和其他非机械原因引起的腰背痛。老年人容易合并有血管疾病，需排除有症状的髂总动脉或股动脉供血不足。

（一）X 线及相关检查

X 线检查可鉴别明确脊柱滑脱的程度（图 3-16）、椎间隙和关节突关节的退变及骨赘增生，也可排除其他疾病如肿瘤或感染。

脊髓造影检查能通过阻塞部位，显示堵塞下方节段的情况（图 3-17）。

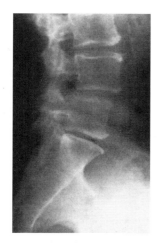

图 3-16　腰椎 X 线片

腰椎椎管狭窄伴L_4-L_5退变性脊柱滑脱

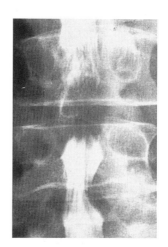

图 3-17　脊髓造影图

造影剂在狭窄部位的上方注射进入蛛网膜下隙，显示$L_3 \sim L_4$椎管狭窄，阻塞部位上下两侧均有造影剂，阻塞部位上方的神经根显影

（二）MRI

MRI 对于诊断腰椎椎管狭窄症有明显优势。矢状位影像可以显示从圆锥到 S_1 的整个腰椎，患者临床症状的严重程度一般与影像学椎管狭窄程度一致，如不一致需警惕如周围神经疾病或血管性疾病。

四、治疗

（一）保守治疗

1. 药物治疗　减轻疼痛，缓解神经根的刺激及炎症。应用的药物有非甾体消炎药、肌肉松弛药等。

2. 物理治疗　主要用于腹肌及腿部肌肉的屈伸、力量及柔韧性的练习；热疗、冷敷、按摩、经皮神经电刺激等方法具有短期的疗效。

（二）手术治疗

1. 手术目的　缓解疼痛，预防神经功能进一步损害，改善生活质量。

2. 手术指征　有症状的腰椎管狭窄症患者，标准保守治疗无效；患者疼痛明显、行走距离或站立时间明显受限；临床上有明确肌力减退；手术方法：稳定的脊柱仅需手术减压；不稳定的脊柱需要同时融合。

典型病例

患者女性，68 岁。因反复腰痛伴左下肢间歇性跛行 7 年，加重 6 个月入院。患者 7 年前无明显诱因出现腰骶部酸痛，活动后加重，休息可缓解，偶伴左小腿外侧胀痛，行走时间约 20 min 就要休息；2 年前上述症状加重，行走时间缩短为 5 min，到当地医院就诊，经保守治疗效果不佳；6 个月前再次出现上述症状，行走距离约 200 m 即感左下肢疼痛难忍，为求进一步诊治，经门诊以"腰椎椎管狭窄症"收入院。

查体：步入病房，痛性跛行步态；腰椎向左侧弯曲，生理前屈消失；腰 4-5、腰 5-骶 1 棘间叩痛（++）；腰椎前屈受限，左右旋转约 20°；四肢肌张力正常，左侧小腿外侧感觉减退，左侧股四头肌及胫骨前肌肌力 4 级，左侧膝腱反射、跟腱反射消失；无病理征。

辅助检查：腰椎 X 线片，腰椎向左侧弯曲，椎间隙变窄，增生明显；腰椎 MRI，腰 2-3、腰 3-4、腰 4-5 椎间盘退变明显，椎间盘突出，相应的侧隐窝狭窄（图 3-18）。

诊断：腰椎椎管狭窄症，腰椎退变性侧弯。

治疗：行椎板减压、椎体间融合、经椎弓根脊柱内固定手术（腰 2-骶 1），术后疼痛症状缓解（图 3-19）。

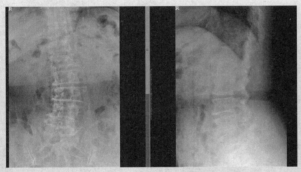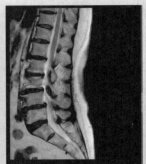

图 3-18　术前腰椎 X 线正侧位和 MRI
腰椎椎管狭窄症，腰椎退变性侧弯

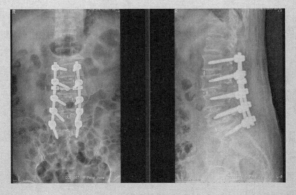

图 3-19　术后腰椎 X 线正侧位
椎板减压、椎体间融合、经椎弓根脊柱内固定手术（腰2-骶1）

（邹海波）

第六节　压缩性骨折

压缩性骨折（compression fracture）是骨折的一种，好发于松质骨丰富的部位，其中以脊椎压缩性骨折多见。椎体骨以外如跟骨，桡骨也可以发生压缩性骨折。老年患者良性骨质疏松压缩性骨折发生的概率为 20% 左右。椎体压缩性骨折是常见的骨质疏松性骨折类型，其中胸腰段椎体的发病率相对较高。与四肢骨折相比，此类骨折病程相对较长，常缺乏相应的影像学改变或临床症状，容易延误治疗。

一、病因与发病机制

压缩性骨折形成原因主要分为外伤性和病理性两类。外伤性是指椎体本身无病变，因遭受纵向压缩力，如坠落或重物砸伤，或脊柱极度屈、伸等暴力作用所致的压缩性骨折。病理性是指因患者本身存在一定的病理基础，如骨质疏松、肿瘤转移等原因。在轻微的暴力，比如咳嗽，提重物，弯腰等动作下引起椎体压缩性骨折。

压缩性骨折又可分为良性和恶性两大类。椎体良性压缩性骨折最常见的原因是骨质疏松症，也可见于外伤、结核、血管瘤等。恶性压缩性骨折的原因多见于椎体转移瘤，也可是椎体原发性恶性肿瘤、多发性骨髓瘤、恶性淋巴瘤、白血病等。

二、临床表现

1. 疼痛　最典型的临床特征是腰背痛，慢性腰背痛为其常见主诉，少数患者表现为腰背部的沉重感或疲倦感。疼痛多呈持续性隐痛、阵发性加重。疼痛程度较轻，但当跌倒后椎体新近发生骨折时，疼痛程度可能加重。压缩性骨折引发的疼痛主要源于局部躯体性疼痛，疼痛部位广泛而不固定，常表现为起床、翻身困难，咳嗽等动作加重疼痛，多数不伴下肢放射痛，脊柱相应部分有明显叩压痛。临床上也常发现一些骨质疏松症所致脊柱椎体骨折患者没有典型的临床症状，仅 X 线片检查时发现脊椎椎体压缩性骨折。

2. 体征　脊柱后凸畸形，前倾体位，骨折部位棘突压痛和叩击痛。一般椎体畸形越大疼痛越重。椎体骨折引起的脊柱后凸畸形使脊柱的生物力学环境发生改变，患者的重力轴线前移，从而加重后凸畸形，并使其他椎体发生骨折的危险性增加。

3. 功能障碍　椎体骨折引起脊柱活动范围减少，负重能力下降，躯干活动受限；脊柱后凸畸形引起胸腔变小、肺功能下降。

三、诊断与鉴别诊断

（一）诊断

1. 轻微活动或轻微创伤诱发，老年女性绝经患者多见；脊柱活动受限；局部疼痛，劳累或活动后加重；负重能力下降或不能负重。

2. 影像检查　① X 线片显示椎体外形改变及病变节段；② MRI 对鉴别新鲜和陈旧性椎体骨折有较大意义，并鉴别良恶性骨折病因；③拟诊骨质疏松性骨折者行骨密度检查。

（二）鉴别诊断

多种病变可引起椎体压缩性骨折，最常见的原因是外伤、感染性病变和肿瘤。在老年人中，排除了外伤和感染因素所致的椎体压缩性骨折后，应首先鉴别是否为肿瘤所致的椎体压缩性骨折。

转移瘤所致的压缩性骨折：可见肿瘤性骨质破坏改变，呈溶骨性、成骨性或混合性。进行 CT 或 MRI 增强扫描时，可见异常的软组织强化现象。脊柱转移瘤在 X 线片上多表现为溶骨性破坏，前列腺癌转移等少数情况也可表现为成骨性病变。CT 及 MRI 除显示骨质破坏的不同特点外，还可清晰显示软组织受累及脊髓受压的程度。放射性核素骨扫描对脊柱转移瘤的阳性显像率较高，除发现脊柱病变的部位和数量外，还可显示全身骨转移的情况。

四、治疗

一般建议先行保守治疗，包括卧床休息、止痛药物、腰背肌功能锻炼、支具固定、理疗等，同时应用抗骨质疏松治疗。保守治疗不能缓解疼痛则行手术治疗。

（一）药物治疗见骨质疏松性压缩性骨折的相关章节。

（二）手术治疗

1. 椎管减压植骨内固定术 适应证为骨质疏松性爆裂性骨折伴有椎管内神经组织受压、神经功能障碍如偏瘫等；爆裂性椎体骨折、椎管内神经组织受压神经损伤，其至脊髓损伤、截瘫；骨质疏松性椎体压缩性骨折继发椎管狭窄；骨质疏松性骨折继发脊椎滑脱，神经组织受压，神经损伤。

2. 单纯内固定治疗 适应证为骨质疏松性椎体压缩性骨折引起继发性脊柱后凸畸形；或脊柱后凸并进行性加重；或多椎体压缩性骨折、脊柱后凸畸形；骨质疏松性椎体压缩性骨折引起继发性脊柱侧弯者。

3. 经皮椎体成形术（percutaneous vertebroplasty，PVP） 治疗目的是强化椎体、恢复其脊柱力线、重建脊柱稳定、防止畸形的发生、减轻和消除椎体病变引起的疼痛。使用骨水泥注入骨质疏松椎体后，不仅保留了椎体原有强度，使椎体耐压力及强度明显增强，而且还可作为金属内固定物的强化固定。

4. 经皮椎体后凸成形术（percutaneous kyphoplasty，PKP） 是在 PVP 的基础上发展而来的新的脊柱微创技术。与 PVP 相比，PKP 除了迅速止痛和稳定脊柱的作用外，还有以下优点：①使骨折塌陷的椎体复位、恢复椎体高度，矫正脊柱后凸畸形、恢复脊柱生物力线；②低压下注射骨水泥；③骨水泥的黏滞度可以较高，减少骨水泥的泄漏，外渗率小于 6%。

五、预防

防治主要包括两方面：对于未发生骨质疏松性骨折的患者主要是控制病情、治疗骨质疏松、防止骨折发生；对于已发生骨质疏松性骨折的患者主要是在控制病情、治疗骨质疏松的基础上，预防跌倒、防止再骨折。防止跌倒可以有效降低骨折发生。同时，进行骨折危险预测，可以及时发现骨折危险人群，提早治疗，避免骨折发生和再次骨折。

典型病例

患者女性，86 岁；主诉"摔伤后腰背部疼痛伴活动障碍 2 周"就诊，患者 2 周前家中不慎摔伤致腰背部疼痛伴活动障碍，行走困难，翻身及咳嗽时加重，无双下肢放射及大小便失禁，门诊以"胸、腰椎压缩性骨折"收入院。

查体：轮椅推入病房；胸腰段轻度后凸畸形。胸椎棘突叩压痛明显，脊椎活动度可。辅助检查：脊椎 X 线：胸腰椎体楔形变，T_5 椎体明显压缩、L_2 椎体压缩变形（图 3-20）。

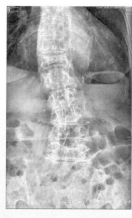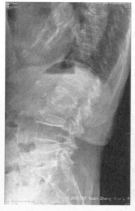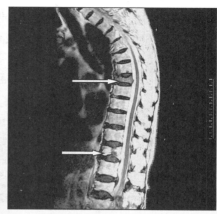

图 3-20　脊椎 X 线正侧位与 MRI

胸腰椎体楔形变，T_5椎体明显压缩（新鲜骨折），L_2椎体压缩变形

治疗：行 T_5 椎体成形术（图 3-21），术后患者症状明显改变。并应用抗骨质疏松药物治疗，降低再次骨折风险。

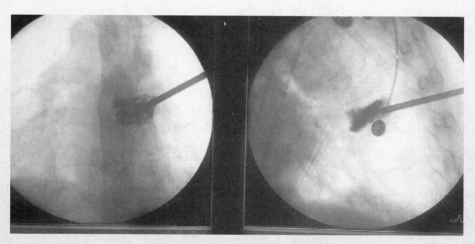

图 3-21　X 线引导下行经皮 T_5 椎体成形术

（王佰亮）

第七节　股骨头坏死

股骨头坏死（osteonecrosis of the femoral head，ONFH）又称股骨头缺血性坏死（avascular necrosis，AVN）、无菌性坏死（aseptic necrosis），系指股骨头血供受损或中断，导致骨髓成分及骨细胞死亡、股骨头结构改变直至塌陷的一系列病理改变与临床表现。股骨头是骨坏死最多发生部位，其他如股骨髁、肱骨头、手和足部的骨也可被累及。老年患者的股骨头坏死多由股骨颈骨折后引起，其发生率在 20%～30%。

一、病因与发病机制

股骨头坏死的病因包括创伤性、非创伤性和特发性。创伤性股骨头坏死的发病原因较明确，主要与骨血供直接破坏有关，骨折或脱位可直接导致机械性血运中断，导致骨细胞发生缺血缺氧，最后发生骨细胞的死亡。非创伤性股骨头坏死的原因尚未搞清，大剂量皮质类固醇、酒精、减压环境等为常见诱因。还有一些股骨头坏死患者无明显诱因，称为特发性骨坏死。

股骨头坏死的发病机制目前主要是进行性缺血学说，即股骨头血流量逐渐下降引起骨髓组织缺氧，继而组织水肿，进一步使骨髓内压升高，导致骨缺血性坏死的发生。缺血原因有：

（1）骨细胞因素：积累性细胞功能紊乱学说认为股骨头缺血性坏死的病理包括解剖部位、全身代谢紊乱和糖皮质激素应用三方面因素。局部解剖因素决定骨缺血性坏死好发在股骨头和肱骨头；全身代谢紊乱如慢性肾衰竭、系统性红斑狼疮、血红蛋白病等，可使骨细胞功能紊乱并逐渐加重，表现为钙磷代谢的变化和骨组织学变化（骨软化和骨质疏松）；而激素的应用使原来处于病态的骨细胞发生不可逆的改变，最后骨细胞坏死。此外酒精对骨细胞亦有细胞毒性作用。

（2）动脉因素：脂肪栓子栓塞骨内小血管后，在脂酶的作用下释放游离脂肪酸，后者直接引起前列腺素增多，而中性脂肪中的主要成分油酸可引起毛细血管内膜剥脱、水肿和充血，局部血小板聚集、纤维素沉着、血栓形成，导致骨缺血性坏死。另外，关节内压力增高亦引起股骨头血流量减少；先天性髋关节脱位患者的蛙式位固定也会使股骨头血流量降低。

（3）静脉因素：激素和酒精首先使髓内静脉血流淤滞，引起髓内高压，导致髓内微循环减少，组织缺氧、水肿、血液渗出，加重微循环障碍，最终骨细胞缺血坏死。激素使血小板增多，导致血液呈高凝状态，引起静脉血栓形成。减压性骨缺血性坏死是由于氮气析出，阻塞血管和压迫血管所致，另外，氮气对脂肪细胞膜有毒性作用，可引起脂肪细胞肿胀和静脉窦的血液量骤减。戈谢病中出现直径为 $20\sim200\ \mu m$ 的戈谢细胞直接使微血管栓塞。血红蛋白病中镰状细胞在血窦和小静脉堆积，局部形成血栓使微血管栓塞导致股骨头缺血性坏死。

二、临床表现

1. 髋部疼痛　疼痛是早期患者的常见症状，疼痛的部位最常发生在腹股沟部并向大腿内侧和膝关节放射，部分患者出现臀部疼痛。疼痛的发生可以是突然也可是隐匿渐进性，不同患者的疼痛严重程度差异也较大。这种疼痛的特点初期表现为负重时疼痛加重，继续发展为持续性的静息痛。也有无症状性的股骨头坏死存在。若疼痛休息时未消失，关节活动时加重甚至跛行，体格检查时髋关节的活动受限，尤其是内旋受限，则应高度怀疑有股骨头坏死。

股骨头坏死的疼痛与疾病的自然病程和分期有关：股骨头坏死早期可以无症状或表现出轻微症状或由于骨髓水肿造成的严重疼痛；塌陷前期会出现钝痛，范围广泛、定位模糊，与活动无关，晚期疼痛更为严重，休息和运动后都会出现疼痛。

2. 髋关节功能受限　股骨头坏死的不同时期都可造成髋关节的功能损害，早期由于疼痛造成跛行；髋关节的旋转功能受限，尤其是内旋功能；晚期髋关节的旋转以及屈伸功能都会受到影响，造成一定程度的日常生活受限比如穿脱鞋袜、如厕等。病史较长者患肢可缩短，肌肉萎缩，甚至有半脱位体征。

三、诊断与鉴别诊断

1. 诊断标准

（1）临床症状、体征和病史：以腹股沟、臀部和大腿部位为主的关节痛，偶尔伴有膝关节疼痛，髋关节屈曲、内旋、外旋活动受限，常有髋部外伤史、皮质类固醇应用史、酗酒史以及潜水等职业史。

（2）X线片改变：股骨头坏死早期股骨头出现密度增高（硬化）和透光区（囊变）；病情进一步发展，会出现典型的新月征；晚期可出现股骨头塌陷，关节间隙变窄和严重的骨关节改变，常见髋臼硬化和囊变。

（3）CT扫描改变：股骨头内可见硬化带包绕坏死骨、修复骨或软骨下骨断裂。

（4）MRI征象：坏死区T1W1显示带状低信号或T2W1显示双线征。

（5）核素骨扫描：坏死早期呈灌注缺损（冷区）；病情进一步发展，热区中有冷区样改变。

（6）骨活检：显示骨小梁的骨细胞空陷窝多于50%，且累及邻近多根骨小梁，骨髓坏死。

符合两条或两条以上标准即可确诊，或（2）（3）（4）（6）中符合一条也可诊断。

2. 鉴别诊断

（1）髋关节骨关节炎：常见于中老年人，由于透明软骨的退行性变、软骨软化、糜烂等引起，多累及双侧髋关节，常引起髋关节刺痛。当关节间隙变窄，出现软骨下囊性变时可能会混淆，但其CT表现为硬化并有囊性变。MRI改变以低信号为主，可据此鉴别。

（2）髋臼发育不良继发骨关节炎：该病好发于儿童及青年，女性常见，多累及双侧；X线示股骨头包裹不全；关节间隙变窄、消失；骨硬化、囊变。髋臼对应区出现类似改变，容易鉴别。

（3）强直性脊柱炎累及髋关节：常见于青少年男性，多为双侧骶髂关节受累，其特点多为HLA-B27阳性，股骨头保持圆形，但关节间隙变窄、消失甚至融合，易鉴别。部分患者长期应用皮质类固醇可合并ONFH，股骨头可出现塌陷，但往往不严重。

（4）类风湿关节炎：多见于中老年女性。多累及双侧，X线示股骨头保持圆形，但关节间隙变窄、消失。常见股骨头关节面及髋臼骨侵蚀，易鉴别。

（5）股骨头内软骨母细胞瘤：通常于儿童晚期或青少年期发病，好发于男性，男女之比率为2~3∶1。好发于长骨的骨骺和骨突，单侧发病。MRI表象T2W1呈片状高信号，CT扫描呈不规则的溶骨破坏。

四、治疗

股骨头坏死的治疗方法较多，制订合理的治疗方案应综合考虑：分期、坏死体积、关节功能以及患者年龄、职业及对保存关节治疗的依从性等因素。

（一）非手术治疗

非手术治疗主要应用于股骨头坏死早期患者。

1. 保护性负重　使用双拐能有效减少疼痛，但不提倡使用轮椅。

2. 药物治疗　非甾体消炎药、低分子量肝素、氨基二膦酸盐等有一定疗效，扩血管药物也有一定疗效。

3. 物理治疗　包括体外震波、高频电场、高压氧、磁疗等，对缓解疼痛和促进骨修复有益。

4. 制动与适当牵引 适用于股骨头坏死早、中期的病例。

（二）股骨头坏死的手术治疗

由于股骨头坏死进展较快、非手术治疗效果欠佳，多数患者需要手术治疗。手术方式包括保留患者自身股骨头为主的修复、重建手术和人工髋关节置换手术两大类。保留股骨头手术包括髓芯减压术、骨移植术、截骨术、带或不带血运的骨移植术等，适用于股骨头坏死早（ARCO0期－Ⅰ期）、中期（ARCO Ⅱ期－Ⅲb期）患者，坏死体积在15%以上的股骨头坏死患者。如果方法适当，可避免或推迟行人工关节置换术。

1. 股骨头髓芯减压术 髓芯减压术历史久，疗效肯定。目前可分为细针钻孔减压术和粗通道髓芯减压术。其区别主要在于减压通道的直径不同。细针钻孔减压术的孔道直径为3、3.5或4 mm；粗通道髓芯减压术的孔道直径为6 mm以上。

2. 不带血运骨移植术 应用较多的有经股骨转子减压植骨术、经股骨头颈灯泡状减压植骨术等。植骨方法包括压紧植骨、支撑植骨等。应用的植骨材料包括自体皮松质骨、异体骨、骨替代材料。

3. 截骨术 将坏死区移出股骨头负重区。应用于临床的截骨术包括内翻或外翻截骨、经股骨转子旋转截骨术等。截骨术以不改建股骨髓腔为原则选择。

4. 带血运自体骨移植 自体骨移植可分为髋周骨瓣移植及腓骨移植。髋关节周围带血管蒂骨瓣的选择有多种：①带旋股外侧血管升支髂骨瓣转移术；②旋股外侧血管升支臀中肌支大转子骨瓣转移术；③带旋股外侧血管横支的大转子骨瓣转移术；④带旋髂深血管蒂的髂骨瓣转移术；⑤整个股骨头共至部分股骨颈都受到累及，可以横支大转子骨瓣联合升支髂骨瓣再造股骨头；⑥髋关节后方入路的旋股内侧血管深支大转子骨瓣、臀上血管深上支髂骨瓣等；⑦带股方肌蒂骨瓣（柱）。

5. 人工关节置换术 股骨头一旦塌陷较重（ARCOⅢc期、Ⅳ期），出现关节功能严重丧失或疼痛较重，应选择人工关节置换术。一般认为，非骨水泥型或混合型假体的中、长期疗效优于骨水泥型假体。股骨头坏死的人工关节置换术要注意一些相关问题：①患者长期应用皮质类固醇，或有基础病需继续治疗，故感染率升高；②长期不负重、骨质疏松等原因导致假体易穿入髋臼；③曾行保留股骨头手术，会带来各种技术困难；④激素性ONFH、酒精性ONFH不仅仅是股骨头的病变，其周围即全身骨质也已受损。所以，激素性ONFH、酒精性ONFH行人工关节置换术的长期效果，效果不如骨关节炎或创伤性ONFH。

五、预防

鉴于股骨头坏死的发生有应用激素、酗酒、吸烟及在气压变化环境中的工作史等许多危险因素，因此针对这些高危因素采取有效的干预措施，将从源头上减少骨坏死的发生率或减少发病部位或缩小坏死面积等。

典型病例

患者男性，68岁，主诉"长期饮酒后双髋部疼痛20年，加重伴活动受限3年"；患者长期饮酒史（每天白酒1斤×10年）；患者20年前无明显诱因出现双髋疼痛不适，右侧为重，行走后加重易劳累，休息可缓解，当地医院就诊检查，发现"双侧股骨头坏死"，患者此后服用中成药物治疗，效果不明显，双髋症状逐渐加重。3年前自感双髋疼痛明显加重，行走距离小于1 000 m，上下楼梯费力，无法下蹲，无法穿鞋袜，严重影响日常生活工作，门诊以"双侧股骨头坏死"收入院。

专科体检：跛行步态，双腹股沟区压痛，双髋活动度明显受限，内外旋均为0°，双髋屈曲40°，双髋4字试验（＋），Thomas征（＋），Harris评分左侧64分，右侧8分。

影像学检查（X线）：双侧股骨头坏死改变，股骨头塌陷，股骨头严重变形，股骨头内部坏死面积明显。

诊断：双侧股骨头坏死（酒精性，ARCO分期Ⅳ期）

治疗：一期行双侧人工全髋关节置换术（图3-22），术后患者康复良好，术后第二天下地拄双拐行走，术后6周疼痛完全消失并正常行走。

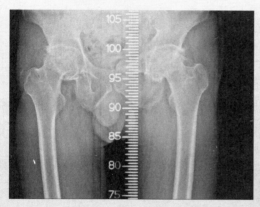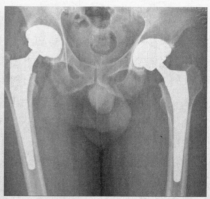

图3-22 股骨头坏死术前和全髋关节置换后X线影像图

（王佰亮）

第八节　膝关节骨关节炎

骨性关节炎（osteoarthritis，OA）是一种以关节软骨退行性变和继发性骨质增生为特征的慢性关节疾病，又称为骨关节病、退行性关节炎、增生性关节炎、老年性关节炎或肥大性关节炎等。膝关节骨关节炎是骨关节炎中最为常见的一种，也是关节炎最为常见的形式，约有1/3的老年人会罹患此病，是一种关节软骨的退行性变。65岁以上老年人的发病率约在60%。

一、病因与发病机制

膝关节骨关节炎分为原发性和继发性两种。

（一）原发性骨关节炎

原发性骨关节炎的发生发展是一种长期、渐进的病理过程，多种因素相互作用导致发病，代表性学说包括：

1. 软骨营养代谢异常学说　在关节软骨中软骨细胞包埋在胶原和蛋白多糖组成的基质中，胶原提供了软骨的结构稳定性。胶原的合成与分解受到内分泌系统的影响，老年人内分泌系统功能减弱，造成软骨代谢异常。关节软骨的蛋白多糖合成受到抑制及胶原纤维受到破坏，影响软骨损伤的修复能力，导致退行性骨关节炎的发生。

2. 累积性微损伤学说　损伤是骨关节炎的重要发病原因之一，除了较大暴力直接损伤关节软骨外，日常生活中反复低能量外力作用也会使负重软骨软化、碎裂，而使软骨成分的"隐蔽抗原"暴露，引起自身免疫反应，继而导致更大面积的软骨损害，发生骨关节炎。

3. 软骨基质酶降解学说　关节软骨中存在多种由软骨细胞合成的基质金属蛋白酶，包括胶原酶、明胶酶和基质溶解酶。病理情况下，IL-1 等炎性介质刺激软骨细胞过量分泌上述金属蛋白酶，导致胶原和蛋白聚糖分解加速，诱发骨关节炎。

4. 生物化学改变学说　关节软骨中水分含量随着年龄增长而逐渐减少，使软骨弹性下降，软骨细胞承受的压应力增高，减低了关节软骨在冲击负荷时产生形变的能力，软骨易发生损伤。

（二）继发性骨关节炎

在发病前关节本身有其他病变存在，从而导致关节软骨的破坏。常见的发病因素有：

1. 先天性或发育性关节结构异常，如膝内翻畸形、膝外翻畸形。

2. 创伤，关节内骨折复位后对位不良，引起关节面不平整；关节邻近骨干骨折复位后对线不良，引起关节面倾斜；关节韧带损伤引起关节不稳而致关节损伤。

3. 某些关节疾病破坏关节软骨，如化脓性关节炎，类风湿关节炎。

4. 医源性因素，如创伤后长期不恰当的固定关节，引起关节软骨退变。继发性骨关节炎常局限在单个关节，病程发展较快，预后较差。

尽管原发性骨关节炎和继发性骨关节炎存在上述区别，但发展到晚期，两者的临床表现、病理改变均相同。

二、临床表现

1. 疼痛　膝关节痛是本病患者就医常见的主诉，多见于中老年肥胖女性，往往有劳累史。早期的膝关节骨性关节炎常呈间断性疼痛，膝关节活动时疼痛加重，其特点是初起疼痛为阵发性，后为持续性，劳累及夜间更甚，上下楼梯疼痛明显。一般疼痛位置局限于受累的关节间隙，只有伴有滑膜炎时才表现为全膝关节疼痛。急性期疼痛可伴有膝关节局部皮肤温度的升高。疼痛的性质可以表现为锐痛、胀痛、酸痛、困痛。疼痛的部位以膝关节内侧最常见，髌骨内侧缘、腘窝、髌上囊部位以及大小腿后侧的肌肉均可出现困痛等。有时仅感觉膝关节疼痛，但无具体压痛点。

2. 肿胀　是骨性关节炎的重要体征之一。肿胀可由骨性因素、软组织因素、滑膜或关节积液引起。早期为局限性的肿胀，随着病情的发展，有弥漫性肿胀、滑囊增厚或伴有关节积液。关节反复肿胀，积液多于受伤初期引起关节肿胀积液，关节周围压痛，膝关节肌肉痉挛，活动后加剧，休息后好转，可以长时间没有症状，但可因再次轻微外伤而反复发作。由于股四头肌无力或疼痛，膝关节可出现"闪失"现象。

3. 活动受限　早期的关节活动受限为晨僵现象，但骨性关节炎的晨僵持续时间较风湿性关节炎患者的时间短，一般不超过半小时。同时伴有因疼痛肿胀等因素引起的暂时性关节活动受限。中期时多数患者诉说上下楼梯困难，下蹲障碍，并伴有部分患者行走困难。晚期可以出膝关节固定屈曲挛缩，膝关节屈曲障碍等情况，并严重影响生活。

4. 畸形　关节畸形主要由于骨赘和骨重塑引起。病情逐步发展，膝关节出现内翻或外翻畸形，关节骨缘增大，关节主动及被动活动范围逐步减少，关节疼痛加重，在走平路及站立时也引起疼痛感，关节韧带松弛出现关节不稳感，有些患者不能完全伸直膝关节，严重者膝关节呈屈曲挛缩畸形。活动时疼痛加重，休息后缓解，以后可转变为持续性疼痛。

5. 关节摩擦音　由于软骨破坏，关节表面变得粗糙，因此在膝关节活动时会出现关节摩擦音，同时伴或不伴关节疼痛的症状。以手触摸膝关节可以感觉到膝关节活动时出现关节摩擦感。

6. 疲劳和无力　由于关节面的磨损，关节变形等引起膝关节相对稳定性降低，为维持膝关节的稳定性，膝关节周围的韧带肌肉就发挥其代偿作用，紧张性收缩，久而久之，出现了膝关节周围肌肉的困痛，无力，甚至该症状会向上波及髋部、腰背肌肉。早期患者诉说的肌肉无力主要表现为"打软腿"现象，到了后期，甚至可以出现肌肉萎缩、肌力下降的情况。

三、诊断与鉴别诊断

（一）诊断

膝骨关节炎的诊断标准：①1个月里大多数时间有膝痛。②X线关节边缘有骨赘形成。③OA性滑液（透明、黏性、WBC < 2 000/mL）。④年龄≥40岁。⑤晨僵持续时间不超过30 min。⑥关节活动时弹响声。

最少存在①、②或①、③、⑤、⑥或①、④、⑤、⑥即可诊断。

（二）鉴别诊断

（1）类风湿关节炎　本病好发于腕、肘、髋、膝、踝等大中关节和手指的掌指关节和近侧指间关节，红细胞沉降率多增快，类风湿因子常为阳性。受累关节的肿胀多为软组织肿胀所引起。常有全身症状和贫血及皮下结节等表现。

（2）银屑病关节炎　本病有时只侵犯手指的远侧指间关节，但患者多同时发现皮肤和指甲病损。

（3）痛风性关节炎　患者血尿酸增高，关节症状最初为发作性，关节液中常可查到尿酸盐的针状结晶。耳郭等处痛风石。

（4）大骨节病　为地方性疾病，发病于幼年，严重者可见身材矮小。关节病变以手指各关节和踝关节最明显。踝关节病变主要为距骨关节面凹凸不平和跟骨结节发育不良。

四、治疗

治疗目标：延缓疾病发展，减轻疼痛，保护和改善关节活动度，预防和减少关节功能障碍。

（一）非手术治疗

1. 一般治疗　症状较轻的患者，非药物治疗可作为首选治疗方法。进行非药物治疗的目的在于减轻疼痛、改善功能、使患者及家属对于骨性关节炎的性质和预后具有更好的认知。

（1）生活指导：尽量避免不合理的运动，适量锻炼，避免生活及工作中的不良姿势，避免长时间或过度的跑、跳、蹲，减少或避免爬楼梯。可以进行适量的自行车、游泳等有氧运动，适度在非负重位下进行关节屈伸锻炼，同时进行适当的肌力锻炼，对于超重或肥胖患者应告知减轻体重。

（2）物理疗法：主要包括热疗、水疗、超声波治疗、经皮神经电刺激等，目的在于增加局部血液循环、减轻炎症反应。

（3）行动支持：对于需要的患者可以采用手杖、拐杖、助行器等来减少受累关节负重。

（4）改变负重力学：根据骨性关节炎所伴发的内翻或外翻畸形情况，采用相应的矫形支具或矫形鞋以平衡各关节面的负荷。

2. 药物治疗　治疗骨性关节炎的药物可分为控制症状、改善病情药物和软骨保护剂，可根据关节疼痛情况选择药物治疗。药物治疗骨性关节炎强调用药个体化，应根据病情、部位、患者的反应进行选择。

（1）局部药物治疗：首先可采用非甾体消炎药的乳胶剂、膏剂、贴剂和搽剂等局部外用药，有效缓解关节中度疼痛，且不良反应轻微。

（2）全身镇痛药物：根据给药途径不同可分为：口服药、针剂、栓剂。非甾体消炎药可以有效缓解疼痛，软骨保护剂可以在一定程度上延缓病程，改善患者症状。

（3）关节腔药物注射：注射透明质酸钠可以起到润滑关节，保护关节软骨和缓解疼痛的作用。对于非甾体消炎药治疗 4~6 周无效的严重骨性关节炎患者或不能耐受非甾体消炎药、持续疼痛、炎症明显者可以进行关节腔内注射糖皮质激素。但是长期使用糖皮质激素可加剧关节软骨的损伤，加重症状。因此，不主张随意选用糖皮质激素进行关节腔内注射，更反对多次反复使用，一般每年不超过 3~4 次。

（二）手术治疗

膝骨性关节炎持续疼痛伴明显关节破坏、关节间隙狭窄及明显功能障碍者可考虑手术治疗。手术方式主要包括关节镜术、截骨术、关节融合术、关节成形术。

（1）关节镜术：关节镜下灌洗关节腔或兼做清理术，适用于骨性关节炎合并关节内紊乱，清理术包括增生滑膜刨削、去除剥离的关节软骨、修平关节面、切除骨赘、摘除关节内游离体、软骨缺损部钻孔、破裂半月板修复等。

（2）截骨术：适应于膝骨性关节炎的矫形，通过截骨矫正关节力线和受力分布，达到缓解疼痛增进功能的目的。胫骨高位截骨术：适用于胫股关节内侧骨性关节炎伴膝内翻畸形。

（3）关节融合术：适用于关节破坏严重而患者又比较年轻，需要多走路或站立工作的患者。在切除鼓鼓髁、胫骨软骨面后，将骨粗面对合，在切除残存软骨面后可用加压融合。

（4）关节成形术：适用于疼痛严重，关节破坏较多的老年人。关节成形术可以是关节切除、部分或全部的置换术，对严重的骨性关节炎治疗以人工关节置换术为主，膝关节置换术已经成为常规手术。

五、预防

虽然目前尚不能完全预防骨性关节炎的发生，但是通过一些措施，可以减少或延缓骨性关节炎的发生，预防膝关节骨性关节炎必须从年轻时做起：减少关节的负荷，例如应避免过度负重，尤其是用力过骤。保护关节的功能位置，关节伸屈时勿使肌腱、韧带和关节本身受到过度牵扯、摩擦和挤压。避免做节奏过快的动作，当出现疼痛时应立即停止关节动作，必要时借助器具保护关节。行动时应小心谨慎防止滑倒、跌伤或扭伤。天气寒冷时注意关节保暖。减轻体重，避免关节的过度负荷。

典型病例

患者女性，66 岁，主诉"双膝关节肿痛 10 年余，加重伴畸形 5 年"就诊。患者10 年前无明显诱因出现双膝关节疼痛，性质为间断钝性疼痛，长时间行走，站立后加重，休息后和夜间疼痛不明显，患者发病时无发热，腰痛及双下肢放射痛，无下肢肿胀症状，患者一直未予诊治。患者 5 年前双膝关节症状明显加重，双侧无差异，休息轻度缓解，夜间感觉不明显，上下楼梯困难，久站后疼痛加重，有打软腿，蹲起困难，无痛行走距离小于 20 米，门诊以"双膝骨性关节病"收入院。

查体：轮椅推入病房；双膝关节严重屈曲、内翻畸形，伴有肿胀；右膝 30°，左膝 25° 内翻畸形，双膝关节髌骨前压痛，关节内外侧间隙压痛；双膝关节活动度明显受限；范围如下：右膝：屈曲 45°～50°；左膝：屈曲 0°～45°；前后轴移，内外翻无异常；双下肢足背动脉搏动良好，双股四头肌肌力 Ⅴ 级；膝关节功能评分（HSS）评分如下：功能分：左膝 35 分，右膝 31 分。

辅助检查：双膝 X 线：双膝关节间隙明显狭窄，关节软骨下明显硬化，以内侧和髌股间隙为主；关节后方骨赘增生明显，双膝关节明显屈曲，内翻畸形，为关节软骨退行性改变（图 3-23）。

诊断：双膝骨性关节病（原发），伴屈曲内翻畸形。

治疗：一期行双侧人工全膝关节置换术（图 3-24），术后患者康复良好，术后第 2 天下地扶助行器行走，术后 2 周关节活动度：右膝：伸直 0°～屈曲 90°；左膝：伸直 0°～屈曲 90°；术后 12 周完全正常行走，关节活动度：右膝：伸直 0°～屈曲 110°；左膝：伸直 0°～屈曲 110°。

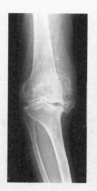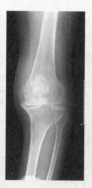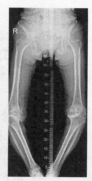

图 3-23　膝关节 X 线
术前严重膝关节内翻畸形

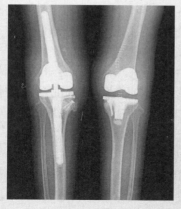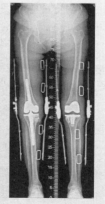

图 3-24　膝关节 X 线
膝关节置换术后畸形完全矫正

（王佰亮）

第九节 跟 痛 症

跟痛症是由多种疾病导致的足跟部疼痛症候群，包括跟骨结节及其周围软组织慢性劳损所致的疼痛。跟痛症好发于 40～60 岁的中老年人，按部位分为跟跖侧疼痛和跟后部疼痛。前者常由于跖腱膜炎、跟脂肪垫炎、跟骨骨刺、足底外侧神经支卡压症、跟骨骨膜炎等引起，后者则常由跟腱炎、跟腱滑囊炎等引起。一些全身性疾病，如类风湿关节炎、痛风性关节炎、Reiter 综合征等，也可引起足跟部疼痛。

一、病因

1. 跖腱膜炎　跖腱膜是足底筋膜的浅层部分，由纵行的白纤维组成，较坚韧而发达。跖腱膜起自跟骨结节内侧突前方，呈三角形，后端狭窄，向前逐渐增宽、变薄，止于跖骨，起维持足弓的作用。如患者长期站立、行走或从事奔跑、跳跃等运动，或扁平足，导致足底腱膜长期处于紧张状态，使跖腱膜附着处反复损伤，引起出血粘连及无菌性炎症，导致疼痛。

2. 跟骨下脂肪垫炎　跟下脂肪垫是由充满脂肪组织的多纤维结构组成，具有缓冲、承重及减少摩擦的作用。中、老年后，垫内脂肪发生变性，脂肪垫变软、变薄，弹性减退，或外伤造成脂肪组织损伤，局部充血、水肿、增厚，引起疼痛。

3. 跟骨骨刺　多认为是由于跖腱膜伸缩牵拉，造成跟骨附着点处损伤，韧带和腱膜的纤维在跟骨附着点不断钙化和骨化而形成。跟骨骨刺生长的方向与跖腱膜近似平行向前而不是向下，有骨刺不一定发生疼痛。

4. 非止点性跟腱炎　跟腱距跟骨止点 2～6 cm 是相对缺血区，容易发生损伤。过度应力和反复微小损伤引起腱周组织炎症及跟腱本身的退变和部分断裂，导致非止点性跟腱炎。

5. 止点性跟腱炎与跟腱滑囊炎　跟腱与跟骨后上结节、跟腱与足部皮肤间各有一滑囊，分别称为跟腱囊和皮下囊，起润滑、减少摩擦的作用。过度异常的反复应力使跟腱发生微小撕裂或跟腱退行性变等引起止点性跟腱炎，常合并周围结构的改变，如跟骨后上结节可增生肥大，刺激跟腱囊发炎引起疼痛。穿鞋不合适，突出部位的皮肤和鞋帮摩擦可产生皮下囊的炎症，引起疼痛。

二、临床表现

1. 跖腱膜炎　跟骨跖侧疼痛，早晨行走头几步时感疼痛较重，进一步活动后疼痛可部分缓解，但长时间活动后症状又加重。查体可见足跟部前内侧肿胀，跟骨内侧结节及跖腱膜起点 2～3 cm 处有明显压痛。X 线检查：约 50% 患者跟骨结节跖侧可见骨刺。B 超及 MRI 可见跖腱膜增厚、水肿。

2. 跟骨下脂肪垫炎　患者有足跟部外伤史或长途行走史，跟跖侧疼痛，不能穿硬底鞋。行走于无弹性的路面引起疼痛。查体局部无肿胀，跟下脂肪失去弹性且变薄，脂肪垫中央有明显压痛。

3. 跟骨骨刺　足侧位 X 片上常见跟骨结节跖腱膜附着部有大小不等的骨刺，骨刺仅是 X 线片所见，并非跟痛症的常见原因。疼痛程度与骨刺大小不成正比，绝大多数骨刺并无疼痛，少数骨刺可引起疼痛。

4. 非止点性跟腱炎　主要在跟后部，距跟腱止点 2～6 cm 处有疼痛，早期为活动痛，随病情加重，出现静息痛，跟腱僵硬、跛行。查体跟腱处肿胀、增粗，有压痛，踝关节背伸受限，被动伸踝时疼痛加重。X线片显示软组织肿胀，MRI可显示跟腱退变及范围。

5. 止点性跟腱炎与跟腱滑囊炎　止点性跟腱炎表现为跟腱止点处疼痛，局部肿大、压痛，踝关节主动跖屈可诱发疼痛。跟腱滑囊炎多见于女性，因穿鞋不合适或其他急、慢性损伤如活动过多引起。典型发病过程为突然出现跟后部疼痛，局部肿胀。查体可见跟腱两侧膨出，局部皮温升高，跟腱内外侧均可有压痛，被动背伸踝关节时疼痛加重。慢性期表面皮肤增厚、变粗糙，皮色略红、肿胀，触之有囊性感。在很多患者中，止点性跟腱炎、跟腱滑囊炎与Haglund畸形共同存在。

三、诊断与鉴别诊断

根据病史、临床表现及相关检查较易作出诊断。应注意与跟骨骨髓炎、跟骨结核、跟骨骨骺炎及一些全身性疾病引起的足跟部疼痛鉴别。跟骨骨髓炎局部可有明显红、肿、热、痛等急性感染症状，严重者伴高热，实验室和X线检查可确诊。跟骨结核多见于青少年，病程长，常伴有低热、乏力、盗汗、食欲不振等全身症状，局部肿痛范围较大，实验室检查有助鉴别。跟骨骨骺炎多见于8~13岁跟骨骨骺尚未闭合的儿童，为少年生长发育期慢性损伤，男孩多见。表现为跟骨结节后下部疼痛，局部可有轻微肿胀，运动后疼痛加重，跛行习惯、足尖走路。X线片显示跟骨骨骺小而扁平，斑点状密度增高，外形不规则，骨化不全或有硬化、碎裂现象。

四、治疗

（一）跖腱膜炎

1. 非手术治疗　90%以上患者非手术治疗有效，常需几种方法结合综合治疗。①穿舒适的鞋，适当休息，避免剧烈运动。②纠正足部力线不良：如使用足弓垫、跟骨垫，减轻跖腱膜牵拉和足跟部冲击力，从而减轻疼痛。③跟腱、跖腱膜牵拉锻炼：有助于炎症消退，是减轻跖腱膜炎患者疼痛最有效的方法之一。④理疗：超短波、红外线、磁疗等，有一定抗炎止痛作用。⑤局部注射：消炎止痛药物局部封闭，每周1次，3次为一疗程。⑥药物治疗：口服非甾体消炎药，活血化瘀中药内服或外用。⑦体外震波疗法：通过促进肌腱和骨交界部新生血管增生，局部血运增加，加快炎症消退。

2. 手术治疗　极少数患者经过6个月以上非手术治疗无效，可采用手术治疗如跖腱膜部分切断术。

（二）跟骨下脂肪垫炎

跟骨垫保护有较好疗效。疼痛较重时，可使用消炎止痛药，也可应用活血化瘀中药或理疗。应注意跟脂肪垫炎不宜封闭治疗，以免加重脂肪垫萎缩。极少需手术治疗。

（三）跟骨骨刺

跟骨骨刺有疼痛症状可用理疗、局部封闭治疗，无效者可考虑关节镜下切除跟骨骨刺。

（四）非止点性跟腱炎

非止点性跟腱炎包括非手术治疗和手术治疗。非手术治疗包括：减少活动、穿矫形鞋或足跟部垫高纠正足的不良力线、跟腱牵拉锻炼、理疗、非甾体消炎药等。跟腱内不应注射激素，以免影响跟腱内胶原合成，发生断裂。非手术治疗6个月以上如症状仍不减轻，可采取手术治疗，包括切除炎性腱周组织和退变的跟腱，缝合或修复跟腱缺损。

（五）止点性跟腱炎与跟腱滑囊炎

95%的患者使用非手术治疗可取得较好效果，方法见非止点性跟腱炎。可穿软帮鞋或带有硅胶护垫的跟腱袜。跟腱滑囊炎可注射激素，但不可注射进入跟腱。手术治疗包括切除止点部退变跟腱和炎性组织、滑囊及增生的跟骨后上结节。

典型病例

患者女性，66岁。渐进性左足跟部疼痛3个月，疼痛位于足跟内侧，晨起刚下地时和晚睡前疼痛最重，休息后减轻。既往无糖尿病史。查体：扁平足，步态正常，左足跟前内侧肿胀，跟骨内侧结节有压痛，被动背屈足趾时疼痛加重。X线检查：左跟骨结节跖侧可见骨刺。

诊断：左足跖腱膜炎。

鉴别诊断：应与跟骨应力骨折、跟骨骨髓炎、肿瘤、足底神经卡压及一些全身性疾病引起的足跟部疼痛鉴别。

治疗：休息、予足弓垫纠正足部力线不良、跖腱膜拉伸锻炼；并给予超短波、红外线理疗，2%利多卡因1 mL、复方倍他米松注射液1 mL行局部封闭治疗。经上述治疗后患者疼痛消失，建议患者继续行跖腱膜拉伸锻炼。

（罗　盛　程　玮）

第十节　脊柱韧带骨化

脊柱韧带骨化是一类临床常见的多因素迟发性疾病，起病隐匿，常引起脊髓和神经根病变，以多种脊柱韧带骨化为特征，包括后纵韧带骨化、黄韧带骨化和弥漫性特发性骨肥大症。脊柱韧带骨化症在亚洲老年男性中发病较高，是日本和其他东亚国家颈胸脊髓病和神经根病的常见原因之一。日本人该病发生率为1.9%～4.3%，而亚洲其他人群的发病率在3.0%。韧带骨化可发生于脊柱各部位，但颈椎和下腰椎少见，而胸椎和胸腰椎多见。

黄韧带骨化多发生于中老年人，以下胸椎最为常见，男女的发病率之比约为3:2，男女平均发病年龄为61岁和68岁，后纵韧带骨化和黄韧带骨化的发病率、发病部位、发病年龄、病理变化等相似，具有较高的合并发生率。

后纵韧带骨化是指椎管内的后纵韧带被钙化组织替代，从而诱发椎管内脊髓压迫和神经功能恶化的一种疾病。该疾病首先由日本学者报道，是目前东亚人种中导致脊髓病的较为常见的一种病因。近年研究发现，后纵韧带骨化并不是亚洲人种特异性的疾病，其在全世界范围人种均有发生，其发生率为0.1%～1.7%。

脊柱韧带骨化确切的病因尚不明了，既有基因学基础。又有环境因素影响。是多种病因相互作用导致的疾病经研究，其发病机制与遗传、激素、环境、生活方式等因素有关，大部分有症状的患者都表现出脊髓神经损害，包括肢体活动、感觉障碍、括约肌功能损害等。对韧带骨化的患者进行治疗时需要临床医生充分了解其病理生理学，疾病的临床症状和影像学特征，并且熟悉韧带骨化手术治疗的基本原则和策略。

一、病因和发病机制

韧带骨化好发于下胸椎及胸腰椎，该部位是脊柱屈伸负荷与扭转负荷最大的受累部位，因此韧带骨化与反复应力损伤有关。由于骨折脱位、骨病、积累劳损引起的脊柱长期退变，使附着于椎体的纤维环和椎体的纵韧带受到病理性牵拉和刺激形成新骨增生，脊柱活动度减小，而病变节段的活动度代偿性的增加，这种超过生理范围的过度活动势必使椎间关节和黄韧带遭受巨大集中应力，反复损伤，修复代替，最后软骨内化骨而形成骨化块。

氟骨症与韧带骨化有内在联系。病变韧带组织中铜含量显著升高，锌、钼、锰显著下降，锌/铜比值显著下降，血清中除镁含量显著升高外，其他元素含量变化不显著，其中，钙、铜含量显著下降，以及钙/镁比值升高、锌/铜比值的下降同韧带的退变呈一致的变化趋势。内科疾病也可对韧带骨化的发展产生影响。高雌激素水平、肥胖、高胰岛素血症、甲状旁腺功能减退、低血磷性佝偻病、钙代谢异常以及伴性遗传的家族性低磷酸盐血症与韧带骨化相关。韧带骨化在亚洲人群中多发，并且有家族聚集倾向，提示其可能有遗传倾向性。

二、病理及病理生理

后纵韧带起于颈 1 椎体前弓，向尾侧延伸至骶骨，其临床功能是对抗脊柱的过屈。韧带骨化发生的病理学过程是，韧带上的成软骨样或者成纤维样梭形细胞增生，伴韧带内局部的血管组织浸润，从而导致后纵韧带退变和韧带肥大。退变的后纵韧带出现软骨内骨化，韧带被成熟的板状骨替代。人体的部分基因，局部组织的特征性改变，合并的内科疾病等因素均会对脊柱韧带骨化的发生产生一定的影响。

黄韧带位于相邻的椎弓之间，向上附着于上一脊椎椎板前面的中部，向下附着于下一脊柱椎板的上缘，向两侧止于椎间关节内侧并有纤维与关节囊韧带相融合，形成椎间孔的前上界。主要作用是限制脊柱过度前屈和维持人体直立姿势。正常的黄韧带内弹力纤维和网状纤维比较丰富，分布均匀，胶原纤维也分布均匀，呈纵向平行排列，这样的结构有利于其功能的发挥，病变的黄韧带内胶原纤维肿胀融合，黏液变性，网状纤维和弹力纤维减少、不规则，多少不等的软骨化可呈片状或以单个软骨细胞的形式存在于韧带组织当中，软骨附近可见程度不同的钙盐沉积和骨小梁形成。

韧带钙化形式可分为周围型：发生于韧带周边部分；弥漫型：周围和中心区域均出现明显钙化和骨化；增生型：在椎管内面形成结节状突起。黄韧带骨化可发生在一个或多个节段，连续或不连续，骨化的形态可以为板块型、结节状型、游离型、崤状型（钩状型、鸟嘴状型）等。

三、临床表现及体征

脊柱韧带骨化疾病的患者，通常在 50～60 岁年龄段发病，男性患者是女性患者的两倍。大部分患者在诊断时即出现神经症状，28%～39% 的患者完全符合脊髓病的诊断标准。这类疾病通常呈进行性、隐匿性进展，但也有约 15% 的患者是因急性创伤后检查发现。临床症状是否进展取决于诊断时患者的神经功能状态。

胸椎韧带骨化症的临床表现复杂多样，大多起病隐匿，进展缓慢。常见的临床表现为腰背痛，束带感和间歇性跛行，多见双下肢麻木，感觉异常，无力，"走路踩棉花感"，肋间痛表现。其他的功能感觉障碍包括括约肌功能障碍，上下肢感觉异常（火烧感，痛温觉减退）等。重者有截瘫表现。神经学体检则可因发生部位的不同而呈不同的脊髓压迫体征。该病在临床上应与颈椎病、胸椎间盘突出症、椎管内肿瘤相鉴别，MRI 检查有决定性意义。

因其病程、疾病严重程度、狭窄节段的平面，并存的颈椎、腰椎疾病而表现出多样性。可表现为：①最常见的是以胸背部疼痛症状为主诉，但因其没有特异性，常常被忽视。②脊髓受压的上运动神经元损害，往往是下肢远端麻木，逐渐向上发展，伴有下肢无力、僵硬或脊髓源性间歇性跛行。严重者发生上运动神经元性瘫痪。③以肋间神经刺激性疼痛为主诉，并伴有胸腹部感觉异常，如束带感等。可能因为病变累及肋间神经根导致。④胸腰段椎管狭窄，则可能同时存在上、下运动神经元性或神经根性损害；甚至只表现为下运动神经元损害。⑤可有括约肌功能的改变，大小便功能障碍。但是并不是每一个患者都会出现上述所有症状，而且常合并椎管狭窄，所以需要结合相关检查才能做出准确的诊断。

对这类患者早期的临床评估包括详细的病史，全面的神经功能检查。步态或平衡状态改变，失去对精细运动功能的控制，上肢肌力减弱，麻木或者瘫痪等均提示脊髓病可能。颈椎极度运动是否会加剧症状也需要评估。韧带骨化的患者创伤后出现急性脊髓损伤的风险增高。体格检查对脊髓病患者的诊断非常重要。可进行针对性的检查以明确颈椎后纵韧带骨化累及的神经节段。上、下肢肌力均需进行检测，因严重的颈椎脊髓病可以同时出现上下肢的肢端无力或者反射亢进。同时需对步态、平衡、深感觉等进行针对性的检测。

四、影像学检查与诊断

1. X线平片 X线正位影像可见椎板轮廓无法分辨，侧位可见椎间孔处骨化影，典型骨化可表现为三角形骨块从椎管后壁突入椎管，尖端指向椎间隙，基底位于椎板和关节突，以关节突外多见，连续几个节段骨化时椎管后壁呈锯齿状引起节段性椎管狭窄，病变部位以外的胸椎及腰椎均有退行性改变，主要表现为椎间隙狭窄、增生、楔变、双凹改变、椎体上下边缘硬化、骨桥形成等。

2. 造影检查 碘剂上行脊髓造影可观察韧带骨化所致椎管狭窄征象，可为不完全性至完全性梗阻，梗阻的形态在侧位表现为上梗阻端"V"形边缘及从椎管的后下方向前上方斜坡样改变，正位可见稀疏样（刷状）、蜂腰状、"V"形、"U"形改变。

3. CT 可观察到相应平面骨化的黄韧带突入椎管，可表现为棘状、结节状、板块状、隆凸状骨化。同一横截面上骨化密度不同，靠近椎管侧呈现皮质骨征象。严重者椎管呈三叶草或窄菱形，脊髓变细，密度增加，亦可显示椎间关节、肋结节关节、前纵韧带、后纵韧带的退变、增生、融合、骨化。

4. MRI 矢状面图像上可见相应节段水平骨化的黄韧带呈低信号，突向前压迫蛛网膜下隙脊髓，脊髓受压变细，呈"蜂腰状"，严重者多呈节段狭窄，脊髓受压呈典型"串珠样"或"鸟嘴样"改变。硬膜外脂肪移位连续性中段，肥厚尚未完全骨化的黄韧带对脊髓造成的压迫亦可在 MRI 上显示。T1 加权图像有利于发现和判断病变脊髓受压情况，T2 加权图像有利于观察脊髓的信号改变。

影像学检查对诊断有重要作用：X线平片显示脊髓退行性改变，并可观察黄韧带骨化的形态变化，对筛选定位诊断十分重要。脊髓造影的特征表现为与骨化水平相一致的完全性梗阻或不完全性梗阻，但无法鉴定是黄韧带肥厚还是其他占位性病变，又为创伤性检查，现多为 CT 和 MRI 所代替。CT 扫描可清楚地显示黄韧带骨化的部位、形态、大小、椎管狭窄程度和脊髓受压情况，并能对合并的椎板增厚、椎弓根短缩、小关节病及侧隐高狭窄进行观察，但只能轴位成像，检出前难以准确判断扫描范围，若患者发生多处椎管狭窄，易漏诊。MRI 有较高的软组织分辨率。尤其是可以行三维成像，可以清晰地显示病变的范围、大小形态。硬膜囊和脊髓的受压程度，可以显示长节段或跳跃性病变的范围以及脊髓病理改变信号，但对骨化块形态的显示很差。影像学检查应首选的程序是 X 线平片特别是侧位片，MRI 再加上病变节段的 CT 平扫。

脊柱韧带骨化需要 X 线片及 CT 或 MRI 来确诊。韧带骨化的 X 线片主要特征是椎体后缘异常的高密度条状阴影。CT 扫描是诊断韧带骨化症的重要方法，可以在横断面上观察和测量骨化物的形态分布及其与脊髓的关系。在 CT 扫描图像上，可见椎体后缘有高密度骨化块突向椎管，椎管狭窄，容量变小，脊髓和神经根受压移位变形。MRI 可根据脊柱韧带的形态和信号变化判断韧带的正常或异常情况，在 MRI 的 T1 加权图像、T2 加权图像上，骨化的后纵韧带常呈低信号凸入椎管，并可见硬膜囊外脂肪减少及硬膜囊受压。

随着 CT、MRI 及介入造影的临床应用，对疾病的诊断做出了极大贡献。X 线平片不能诊断和定位，但是有一定参考价值，如椎间隙窄，生理曲度的变化以及是否有强直性脊柱炎等，还可以排除结核、肿瘤等疾病。CT 和 MRI 基本可以确诊韧带骨化，但必须排除是否同时有颈椎管狭窄及腰椎椎管狭窄等疾病，还可以排除胸椎硬膜囊钙化等比较罕见的疾病，防止漏诊、误诊，提高诊断率。

五、治疗

（一）非手术治疗

对影像学诊断为韧带骨化而无严重脊髓压迫的患者，若无明显的临床症状，则行定期的观察即可。无需对这类患者进行预防性手术。对于单纯表现为胸壁或腹壁疼痛（肋间神经刺激症状）或胸脊髓损害症状较轻者（目前尚无量化标准），建议短期试行保守治疗，但保守治疗期间必须保持密切随访。保守治疗措施包括：暂时性的颈椎颈托腰围制动，非甾体消炎药，活动方式的改变，物理治疗，微创介入疼痛治疗（神经阻滞或射频治疗）等。但需要特别注意的是，因韧带骨化的患者发生急性脊髓损伤的概率要高于普通人群，此类患者应当避免可以导致脊椎运动幅度突然改变的活动。

（二）手术治疗

绝大多数临床研究显示保守治疗对脊柱韧带骨化导致的椎管狭窄症无效，手术是唯一有效治疗椎管狭窄症的手段。但胸椎管减压术的技术难度较高、脊髓损伤的风险较大、术后可能发生脊髓损害症状加重甚至完全性截瘫。目前认为非手术治疗不能阻止疾病的发展。在治疗上由于后纵韧带固定的发病原因的多元性上，尚无特效治疗预防韧带骨化的发生，在临床出现脊髓病后考虑要外科手术，是否需要手术取决于患者的病情发展。一旦黄韧带骨化导致脊髓受压时，手术减压是治疗韧带骨化症唯一且有效的治疗手段，术前根据神经定位体征及影像学检查确定手术切除减压部位，并明确是否合并椎间盘突出症及韧带骨化，拍摄 X 线定位片。

脊柱韧带骨化导致椎管狭窄的手术指征：①胸脊髓损害症状明显，一旦确诊应手术治疗。②脊髓损害症状较轻，可暂不手术，予以密切随访，如果发现症状呈渐进性加重趋势，即应手术治疗。建议依据患者的 CT 和 MRI 显示的脊髓受压情况（包括脊髓受压节段、脊髓受压程度、MRI T1W1 和 T2W1 髓内信号改变等）结合临床症状和体征综合分析后确定减压节段。

（贾东林）

网上更多 ————————————————————

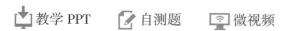
📥教学 PPT　　　📝自测题　　　📶微视频

第四章 恶性肿瘤

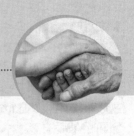

第一节 头颈部肿瘤

甲 状 腺 癌

甲状腺癌（thyroid carcinoma）是内分泌系统最常见的恶性肿瘤，临床甲状腺癌发病率为 6.6/10 万，但实际患病率远远高于此数值，尸检中甲状腺癌的发现率为 11.5%。美国流行病学调查报告甲状腺癌占女性恶性肿瘤的 5%，是美国最常见恶性肿瘤的第八位；中国流行病学调查报告女性甲状腺癌的患病率是 10.16/10 万，2012 年中国甲状腺癌上升为女性恶性肿瘤的第三位，而部分省市已上升为女性恶性肿瘤的第一位；北京市男性甲状腺癌发病率由 2005 年的 2.35/10 万上升至 2014 年的 15.07/10 万；女性甲状腺癌发病率由 2005 年的 7.04/10 万上升至 2014 年的 41.11/10 万，由 2005 年的第九位升至 2014 年的第三位。各个年龄段都可发生甲状腺癌，但高发年龄在女性为 45～49 岁，男性为 65～69 岁。

一、病因

甲状腺癌的发病原因可能与以下因素有关。

1. 放射线 暴露于离子放射是目前唯一肯定的引起甲状腺癌的环境因素，通常与乳头状癌有关。青少年的甲状腺腺体比任何器官都更容易在放射介导下发生癌变，甲状腺是唯一暴露于低于 0.01Gy 放射剂量就可引起癌变风险的器官。在女性，尤其是有家族史的人群当中，放射更易导致甲状腺癌的发生。长期或大剂量的放射线接触史是明确的甲状腺癌诱发因素，特别是有童年射线暴露史的人群，甲状腺癌及甲状腺异常的风险明显增加。

2. 碘 地方性甲状腺肿大流行区的甲状腺肿瘤发病率较高，一般认为，碘缺乏是地方性甲状腺肿、结节性甲状腺肿的发病原因，碘缺乏导致甲状腺激素合成减少，促甲状腺激素（TSH）水平增高，刺激甲状腺滤泡增生肥大，发生甲状腺肿大；碘缺乏也会引起甲状腺激素不足，出现甲状腺激素、催乳素、性激素等不平衡和紊乱，使甲状腺癌发病率增加。但碘缺乏是否为甲状腺癌的发病原因，目前意见尚不一致。虽然甲状腺癌发病率在地方性甲状腺肿流行区较非缺碘地区为高，但多为滤泡状甲状腺癌，不是甲状腺癌最多见的病理类型——乳头状甲状腺癌；而在非地方性甲状腺肿流行区，甲状腺乳头状癌占分化型甲状腺癌的 85%。在甲状腺癌的高发国家和地区如冰岛、挪威和夏威夷，含碘很高的食物摄取较多，高碘饮食可能增加甲状腺乳头状癌的发生率。

3. **促甲状腺激素（TSH）慢性刺激** 甲状腺滤泡有聚碘和合成甲状腺球蛋白的功能，滤泡细胞的功能主要由 TSH 调节。TSH 通过 cAMP 介导的信号转导途径调节甲状腺滤泡细胞的生长。长期、慢性的 TSH 刺激引起滤泡细胞增生，可能诱发甲状腺癌。

4. **性激素的作用** 在分化型甲状腺癌患者中，女性明显多于男性，约为其 3 倍，因而性激素与甲状腺癌的关系受到重视。10 岁之前甲状腺癌的发生率没有明显的性别差异，但 10 岁之后女性的发生率明显增加，女性在 10 岁左右内源性雌激素的分泌开始增加。

5. **遗传因素** 甲状腺癌较少作为独立的家族性综合征，但可作为家族性综合征或遗传性疾病的一部分，如多发性错构瘤综合征（Cowden 病），为常染色体显性遗传，表现为胃肠道多发性息肉伴有面部小丘疹、肢端角化病和口腔黏膜乳突样病变，合并恶性肿瘤的发生率高达 40%，主要为乳腺癌、甲状腺癌等。而甲状腺髓样癌分为散发性和家族性，家族性多为遗传肿瘤综合征，如多发性内分泌腺瘤综合征 2A 型（MEN 2A）、2B 型（MEN 2B）或家族性髓样癌。此外，亚洲人甲状腺癌发病率高于欧美，具有明显的人种发病差异。

二、临床表现

分化型甲状腺癌一般表现为单个孤立的无痛性、无功能甲状腺结节，一般没有明显临床症状，通常在常规颈部检查或查体时意外发现，患者自己发现的比例比较少，而且通常是在肿瘤侵犯周围组织或器官引起疼痛、声嘶、咳嗽等相关症状时才会发现；甲状腺髓样癌可能会合并神经内分泌症状，如手足抽搐、面部潮红、心悸、腹泻、消瘦；甲状腺未分化癌表现为下颈部迅速生长的肿块，可能会伴有局部疼痛。

在下颈部出现如下征象需警惕为恶性结节：孤立结节，质硬且固定，增长迅速，通常无痛（突然发作的疼痛通常为良性疾病，如良性囊肿出血、亚急性病毒性甲状腺炎；甲状腺癌引起的疼痛一般是到了肿瘤和（或）转移淋巴结侵犯周围组织或器官时才会产生），持续性声音嘶哑或声音改变，持续的咳嗽、吞咽困难等。

三、诊断与鉴别诊断

（一）诊断

1. **触诊** 对于发现的甲状腺结节，常规的触诊检查是不可替代的，可以判断结节的大小、部位、质地、活动、侵犯范围，以及有无肿大的淋巴结。对于疑似恶性病变或拟行手术治疗的患者，应常规行电子喉镜检查，以判断有无喉返神经的功能障碍。

2. **血清学** 甲状腺激素（T_3、T_4）、促甲状腺激素（TSH）、甲状腺球蛋白抗体（anti-TG）、甲状腺过氧化酶抗体（anti-TPO），可以了解甲状腺的功能及有无炎症反应；血清降钙素（CT）是髓样癌的特异性指标。

3. **B 超** B 超检查便捷，无创，无辐射，准确率高，是判断甲状腺结节性质的首要选择。完整的超声报告内容应包括：结节的大小（3 个径线）、位置（如右叶上极）、内部结构（实性、囊性比例或海绵状）、回声、边缘、钙化类型、形态（是否纵横比大于 1）以及血流情况。根据结节的特殊超声特征，推断结节的恶性风险；结合结节大小，帮助临床医师做出是否行细针抽吸活检（fine-needle aspiration，FNA）的决策。甲状腺影像报告和数据系统分级（TI-RADS），可以给临床医生以直观的诊断倾向（表 4-1）。

表 4-1　甲状腺影像报告和数据系统分级（TI-RADS）

分级		解释
0 级		影像学评估不完全，需要进一步评估
1 级		阴性发现
2 级		良性发现
3 级		可能良性发现（小于 5% 恶性可能）
4 级		
	4a 级	低度可疑恶性（5%~45% 恶性可能）
	4b 级	中度可疑恶性（45%~75% 恶性可能）
	4c 级	高度可疑恶性（75%~95% 恶性可能）
5 级		典型恶性征象（恶性可能≥95%）
6 级		已行活检证实的恶性肿瘤

4. 细针抽吸活检（fine-needle aspiration，FNA）　直径≥5 mm 的结节可进行 FNA，建议在超声引导下行细针穿刺活检。FNA 的细胞学诊断报告多采用 Bethesda 诊断系统，该系统共分为 6 类：①不能诊断或标本不满意；②良性；③意义不明确的细胞非典型病变或意义不明确的滤泡性病变；④滤泡性肿瘤或怀疑滤泡性肿瘤；⑤可疑恶性；⑥恶性。一次穿刺活检未能明确诊断的 Bethesda Ⅰ 类及 Ⅲ、Ⅳ 类患者必要时可于 3 个月后重复穿刺活检。对于细胞学不能给出诊断的病例，可以行粗针活检（core-needle biopsy，CNB）进行组织学病理检测。

5. 分子病理诊断　辅助分子标志物的检测可使甲状腺癌术前诊断准确率得到进一步的提高。FNA 细胞学结果不确定的患者可以联合检测分子标志物，在甲状腺癌的检出率方面，*BRAF* V600E 突变在乳头状癌中最常见，从 29%~83% 不等，*BRAF* V600E 基因突变主要发生于散发型乳头状癌中，而在甲状腺癌的其他类型以及甲状腺良性肿瘤中很少见。*BRAF* V600E 联合 FNA 检测能使乳头状癌的诊断敏感度从 77.3% 提高至 86.7%。手术前 *BRAF* 检测对手术方案具有指导意义，并对复发、随访有一定的临床价值。

6. 影像学检查　颈部增强 CT 或 MRI 对于甲状腺结节的性质判断敏感度不及超声，其优势在于了解肿瘤有无侵犯甲状腺外组织及对周围器官的侵犯情况，判断颈部淋巴结尤其是纵隔淋巴结的转移情况。

7. PET-CT　可以辅助判断肿瘤的良恶性，了解全身有无肿瘤转移。但是分化型甲状腺癌属于惰性癌，常规不推荐进行 PET-CT 检查。

（二）鉴别诊断

甲状腺癌包括乳头状甲状腺癌（papillary thyroid carcinoma，PTC，约占 80%），滤泡状甲状腺癌（follicular thyroid carcinoma，FTC，约占 10%），Hürthle 细胞癌（Hürthle cell carcinoma，HCC，约<5%），甲状腺髓样癌（medullary thyroid carcinoma，MTC，占 4%~5%），未分化型甲状腺癌（anaplastic thyroid carcinoma，ATC，占 1%~2%）。前三者又被合称分化型甲状腺癌（differentiated thyroid carcinoma，DTC）。

1. PTC　乳头状癌是甲状腺癌最常见的类型，生长缓慢、恶性度较低。乳头状癌由分泌甲状腺素、甲状腺球蛋白的甲状腺滤泡细胞引起。PTC 淋巴扩散比血行扩散更常见，肿瘤常常是多灶性。光镜下，PTC 具有特征性的 "Orphan Annie eye"（核毛玻璃样、核染色均匀，核内假包涵体），40% 的病例可见同心圆的钙盐沉积即砂粒体。这些可作为此癌的诊断特征。

2. FTC　滤泡状癌占到常见甲状腺恶性肿瘤的第二位，起源于甲状腺滤泡细胞。肿瘤细胞对促甲状腺激素同样敏感并且影响碘的摄取及甲状腺球蛋白的生产，这一特点有助于疾病的诊断和治疗干预。组织学上，肿瘤性滤泡细胞可有硬性小梁或呈滤泡型的增长，FTC 与甲状腺滤泡性腺瘤相似，两种疾病通常根据癌侵犯包膜或血管来区分。

3. HCC　Hürthle 细胞癌是一种罕见的甲状腺恶性肿瘤，约占 5% 以下，其发病机制目前仍不清楚。该型细胞癌为 FTC 的一个变种，侵袭性较其他 DTC 强、转移率高、预后差，特别是肿瘤较大或有血管病变的老年人。组织学上，Hürthle 为细胞较大、边界清楚的多边形滤泡细胞，胞内含有丰富的嗜酸性颗粒。

4. MTC　甲状腺髓样肿瘤起源于甲状腺滤泡旁 C 细胞，这些神经内分泌细胞可分泌降钙素（CT）、促肾上腺皮质激素（ACTH）、组胺、癌胚抗原和血管活性肽等，可能会出现手足抽搐、面部潮红、心悸、腹泻、消瘦等症状。甲状腺髓样癌多通过血行转移和淋巴系统侵入其他组织。组织学表现多样，通常有小叶、小梁、岛叶或由纤维血管间质分隔呈片状生长，肿瘤细胞也可能为圆形、多边形或梭形，可有淀粉样蛋白沉积。

75% ～ 80% 的甲状腺髓样癌为散发病例，患者发病年龄 50 ～ 60 岁较多，通常在甲状腺叶的单侧，因为 C 细胞主要位于腺叶上极，因此散发性癌典型表现为上极结节，50% 以颈部淋巴结转移为首发症状，15% 散发患者表现为上消化道或呼吸道受压或受侵，5% ～ 10% 的患者表现为肺或骨转移症状；其他为家族性或遗传性肿瘤综合征，如多发性内分泌腺瘤综合征 2A 型（MEN 2A），2B 型（MEN 2B），或家族性髓样癌，家族性 MTC 患者发病年龄 30 多岁较多，没有性别差异。所有家族性 MTC 和 MEN2 均为常染色体显性遗传，95% 家族性 MEN 2A 和 88% 家族性 MTC 的患者，可发现 RET 癌基因突变。

5. ATC　未分化癌是一种罕见的甲状腺恶性肿瘤，在所有甲状腺癌中此型肿瘤侵袭性最强并且在所有恶性肿瘤中生存率最低（死亡率接近 100%，平均生存期为 5 个月，1 年生存率仅为 20%）。组织学上，肿瘤细胞有不同的外观或为混合细胞形态，可分为小细胞型、梭形细胞型、巨细胞型和混合细胞型。50%ATC 患者先前有 DTC，15% ～ 50% 的患者初诊为 ATC 就有局部广泛浸润或远处转移。所有 ATC 均定为 Ⅳ 期。

四、分期

1. TNM 分期

原发肿瘤（T）	区域淋巴结（N）
TX 原发肿瘤无法评估	区域淋巴结为颈部正中部、颈侧和上纵隔淋巴结
T0 无原发肿瘤证据	NX 区域淋巴结无法评估
T1 肿瘤最大径≤2 cm，局限于甲状腺内	N0 无区域淋巴结转移
T1a 肿瘤最大径≤1 cm，局限于甲状腺内	N1 区域淋巴结转移
T1b 肿瘤最大径 >1 cm，但≤2 cm，局限于甲状腺内	N1a Ⅵ 区转移（气管前、气管旁和喉前 / Delphian 淋巴结）

续表

原发肿瘤（T）	区域淋巴结（N）
T2 肿瘤最大径 >2 cm, 但 ≤4 cm，局限于甲状腺内	N1b 转移至单侧、双侧或对侧颈部或上纵隔淋巴结

远处转移（M）

T3 肿瘤最大径 >4 cm，局限于甲状腺内或任何肿瘤伴有最低程度的甲状腺外侵犯（如：胸骨甲状肌或甲状腺周围软组织）

M0 无远处转移

M1 有远处转移

    T4a 肿瘤无论大小，超出甲状腺包膜，侵及皮下软组织、喉、气管、食管或喉返神经

    T4b 肿瘤侵犯椎前筋膜或包绕颈动脉或纵隔血管

    所有的未分化癌属 T4 肿瘤

    T4a 局限于甲状腺腺体内的未分化癌

    T4b 甲状腺外侵犯的未分化癌

2. 临床分期

甲状腺乳头状癌或滤泡癌

分期	T	N	M
45 岁以下：			
Ⅰ期	任何 T	任何 N	M0
Ⅱ期	任何 T	任何 N	M1
45 岁或 45 岁以上：			
Ⅰ期	T1	N0	M0
Ⅱ期	T2	N0	M0
Ⅲ期	T3	N0	M0
	T1	N1a	M0
	T2	N1a	M0
	T3	N1a	M0
ⅣA 期	T4a	N0	M0
	T4a	N1a	M0
	T1	N1b	M0
	T2	N1b	M0
	T3	N1b	M0
	T4a	N1b	M0
ⅣB 期	T4b	任何 N	M0
ⅣC 期	任何 T	任何 N	M1

续表

分期	T	N	M
甲状腺髓样癌			
Ⅰ期	T1	N0	M0
Ⅱ期	T2	N0	M0
	T3	N0	M0
Ⅲ期	T1	N1a	M0
	T2	N1a	M0
	T3	N1a	M0
ⅣA期	T4a	N0	M0
	T4a	N1a	M0
	T1	N1b	M0
	T2	N1b	M0
	T3	N1b	M0
	T4a	N1b	M0
ⅣB期	T4b	任何N	M1
ⅣC期	任何T	任何N	M0
未分化（间变）癌所有间变癌都属Ⅳ期			
ⅣA期	T4a	任何N	M0
ⅣB期	T4b	任何N	M0
ⅣC期	任何T	任何N	M1

五、治疗

1. 甲状腺手术原则　甲状腺手术治疗目标是改善生存，减少疾病持续存在、复发的风险以及并发症，准确分期和疾病危险分层，减小治疗相关的并发症和过度治疗。

（1）癌灶大于4cm，明显的腺体外侵犯（cT4），临床上有明确的淋巴结转移（cN1）或远处转移（cM1）者应行腺体全切或近全切。

（2）癌灶大于1cm并且小于4cm、无腺体外侵犯、cN0者可以采取腺体全切、近全切或单侧腺叶切除；对于低危乳头状和滤泡状癌而言，单侧腺叶切除可能已经足够；根据疾病的特征及患者的选择，可以采取全切，以利于放射性碘治疗和随诊。

（3）对于癌灶小于1cm、没有腺体外侵犯、cN0的患者，若行手术治疗应采取腺叶切除，除非有明确的对侧切除指征；这类小的、单发、腺体内癌灶，且患者无头颈部放射史、家族性甲状腺癌史，以及临床发现的颈部淋巴结转移，只需进行单侧腺叶切除。

2. 淋巴结清扫

（1）伴有临床发现的中央区淋巴结转移的患者应接受甲状腺全切术并进行治疗性的中央区淋巴结清扫（Ⅵ区），这样才可以清除颈部中央区病变。

（2）对于 cN0 的进展期（T3、T4）、cN1b 的 PTC 患者应考虑行预防性单侧或双侧的中央区淋巴结清扫。

（3）对于较小（T1、T2）、非侵袭性、cN0 的 PTC 患者或大部分 FTC 患者可只行甲状腺切除术而不行预防性淋巴结清扫。

（4）经活检证实颈侧淋巴结转移的患者应行治疗性颈侧区淋巴结清扫术。

3. 术后 131 碘治疗　作为分化型甲状腺癌术后重要的治疗手段之一，在降低患者复发率，改善生存方面起到了显著的作用。放射性碘（RAI）可在任何剩余的甲状腺组织中积累，包括疾病转移性细胞。因为只有甲状腺组织需要碘，放射性碘治疗破坏甲状腺组织和甲状腺癌细胞而不伤害其他组织。

4. TSH 抑制治疗　DTC 术后 TSH 抑制治疗是指手术后应用甲状腺激素将 TSH 抑制在正常低限或低限以下、甚至检测不到的程度，一方面补充 DTC 患者所缺乏的甲状腺激素，另一方面抑制 DTC 细胞生长。TSH 抑制治疗用药首选左甲状腺素钠（L–T4）口服制剂。TSH 抑制水平与 DTC 的复发、转移和癌症相关死亡的关系密切，特别对高危 DTC 患者，这种关联性更加明确。TSH 超过 2 mIU/L 时癌症相关死亡和复发增加，高危 DTC 患者术后 TSH 抑制至小于 0.1 mIU/L 时，肿瘤复发、转移显著降低；低危 DTC 患者术后 TSH 抑制于 0.1 ~ 0.5 mIU/L 即可使总体预后显著改善，而将 TSH 进一步抑制到小于 0.1 mIU/L 时，并无额外收益。

长期使用超生理剂量甲状腺激素，会造成亚临床甲亢。特别是 TSH 需长期维持在很低水平（小于 0.1 mIU/L）时，可能影响 DTC 患者的生活质量，加重心脏负荷和心肌缺血（老年者尤甚），引发或加重心律失常（特别是心房颤动），引起静息心动过速、心肌重量增加、平均动脉压增大、舒张和（或）收缩功能失调等，甚至导致患者心血管病相关事件（住院和死亡）风险增高。减少甲状腺素剂量后则上述诸多受损情况可逆转。TSH 长期抑制带来的另一不良反应是增加绝经后妇女骨质疏松症的发生率，并可能导致其骨折风险增加。因此 TSH 抑制治疗建议进行双风险评估，即按照甲状腺癌复发的风险和甲状腺素治疗的不良反应风险进行综合评估，决定 TSH 的预期抑制值，从而调整甲状腺素的使用剂量。

5. 外放射治疗　很少用于甲状腺疾病的局部控制，但它可以用于局部肿瘤复发症状的治疗。外放射治疗不是 DTC 的一线治疗手段，但可用于甲状腺髓样癌和甲状腺未分化癌的治疗。

6. 化疗和生物治疗　化疗在甲状腺癌的治疗作用有限，用于对放射性碘治疗效果不佳的重症疾病或肿瘤的治疗。美国食品和药品管理局已经批准了以下药物用于治疗甲状腺癌：苹果酸卡博替尼（cabozantinib S–malate），凡德他尼（vandetanib），盐酸多柔比星（doxorubicin hydrochloride），甲磺酸乐伐替尼（lenvatinib mesylate），甲苯磺酸索拉非尼（sorafenib tosylate）。如下 DTC 患者可考虑激酶抑制剂治疗：放射性碘治疗失败或伴有转移性、进展迅速、有症状或极危险的疾病。

五、预防

目前对甲状腺癌病因及发病机制仍不十分清楚，所以尚不能完全预防其发病，预防措施可以降低甲状腺癌发病的风险。

1. 避免或少接触放射线损伤，尤其是青少年时期的头颈部放射性检查，尽可能地避免或减少，可以最大可能的降低甲状腺癌的发病风险。对于甲状腺邻近部位的放射线检查，在不影响检查成像的前提下，尽量佩戴铅围脖。

2. 缺碘或碘摄入过高均会诱发甲状腺疾病，继而增加甲状腺癌的发病风险，所以合理的补碘也是预防甲状腺癌发生的措施。

3. 有家族遗传倾向者可以进行基因检测，评估发病风险，高发病风险者应密切监测或预防性切除甲状腺。

典型病例

女性患者，66 岁，因"左侧颈部疼痛半年"就诊。患者半年前无明显诱因出现左侧颈部疼痛，疼痛为间断性隐痛，伴左肩部疼痛。无发热、声嘶、心慌、易出汗等症状。于当地医院就诊，以"肩周炎、颈筋膜炎"行康复理疗治疗，肩部疼痛缓解，而颈部疼痛无缓解。

专科检查：双侧甲状腺可及多发结节，质地偏硬，最大者位于左叶中下部，约 2 cm 大小，活动可。双颈可及多发淋巴结肿大，质地韧，活动可，左侧颈后淋巴结有触痛，活动欠佳。双侧声带活动正常。

辅助检查：甲状腺功能、anti-TG、anti-TPO、血清降钙素正常，甲状腺 B 超提示：甲状腺多发结节，右叶最大 0.8 cm×0.9 cm，位于右叶中部，左叶最大 1.7 cm×2.1 cm，位于左叶下极近后背膜，边界欠规则，其内点状强回声，血流信号紊乱；双侧颈部多发淋巴结，右颈最大位于 Ⅳ 区，0.6 cm×0.6 cm，左颈最大位于 Ⅴ 区，0.9 cm×0.9 cm，内部回声不均，皮髓质分界不清，淋巴门结构消失。TI-RADS 分级 5 级。胸片及腹部 B 超未见明显异常。

FNA：患者行细针穿刺，双侧甲状腺结节均回报为甲状腺乳头状癌，*BRAF* V600E 突变阳性。

诊断：甲状腺乳头状癌伴双颈淋巴结转移。

治疗：患者在全麻下行"甲状腺全切术联合中央区、右颈 Ⅱ Ⅲ Ⅳ 区、左颈 Ⅱ Ⅲ Ⅳ Ⅴ 区淋巴结清扫术"，术后病理：甲状腺乳头状癌，右颈淋巴结转移性乳头状癌 2/31，左颈淋巴结转移性乳头状癌 11/49，最大者位于 Ⅴ 区，伴被膜外受侵。患者术后行碘 -131（^{131}I）治疗，现口服左甲状腺素钠片，每天一次 125 mg，TSH 抑制在 0.1 mIU/L 左右，TG 监测为 0。随访 7 年，无复发征象，患者无心慌、抽搐、疼痛等不适主诉。

喉　癌

喉癌（carcinoma of the larynx）是头颈部常见的恶性肿瘤，2010 年全球喉癌的发病率为 4.1/10 万，死亡率为 2.2/10 万；国内喉癌的发病率 2004 年为 2.34/10 万，2011 年为 2.36/10 万，国内喉癌的死亡率 2004 年和 2011 年均为 1.17/10 万。喉癌的发生有种族和地区的差异，全世界喉癌发病率最高的国家为西班牙、法国、意大利和波兰，而我国华北和东北地区的发病率远高于南方。近年来喉癌的发病率有明显增加的趋势，且有明显的性别发病差异，男性较女性多见，为 7～10∶1，中老年高发，以 40～60 岁最多。喉部恶性肿瘤中 96%～98% 为鳞状细胞癌，其他如腺癌、未分化癌、神经内分泌癌和淋巴瘤等较少见。

一、病因

喉癌的病因至今仍不十分清楚，与以下因素有关，常为多种致癌因素协同作用的结果。

1. 吸烟　据统计约95％的喉癌患者有长期吸烟史，吸烟年龄早、持续时间长、数量大、吸非卷烟、吸入程度深和不戒烟者的发病率更高。烟草燃烧后产生的苯并芘使呼吸道黏膜充血、水肿，上皮增生和鳞状上皮化生，纤毛运动停止或迟缓，有致癌性。

2. 饮酒　临床观察和流行病学调查结果均显示慢性酒精摄入与喉癌发生有一定相关性。饮酒患喉癌的危险度是非饮酒者的1.5～4.4倍，且吸烟和饮酒在致癌的协同作用已被证实。

3. 病毒感染　高危型人乳头瘤病毒（HPV）感染与肿瘤发生密切相关，其中HPV16型和18型最常见，在头颈肿瘤中90％～95％的HPV阳性者为高危HPV16型感染。当机体免疫功能低下，病毒持续性感染和（或）周围环境中物理、化学性致癌因素的长期协同作用时，导致DNA以游离或整合形式进入宿主细胞核内，导致细胞的增殖和转化，原癌基因的活化和（或）抗癌基因的失活，使细胞分化的正常调节失控，从而发展为癌。喉鳞状细胞癌中约有25％存在HPV感染，主要为高危型HPV16/18。

4. 环境因素　多种环境因素可能与喉癌发生有关，其中包括各种有机化合物（多环芳香烃，亚硝胺），化学烟雾（氯乙烯，甲醛），生产性粉尘和废气（二氧化硫，石棉，重金属粉尘）和烷基化物（芥子气）等。

5. 放射线　长期接触镭、铀、氡等放射性核素可引起恶性肿瘤。头颈部放疗可诱导喉癌、纤维肉瘤和腺癌等恶性肿瘤。

6. 性激素　喉癌的发病率男性明显高于女性，喉癌患者体内雄激素水平相对较高，而雌激素则降低。

7. 喉咽反流和幽门螺杆菌感染　有研究认为喉咽反流和幽门螺杆菌感染也是喉癌的发生诱因，但还有待进一步的证据来证实。

二、临床表现

AJCC/UICC的肿瘤TNM分期按照胚胎来源和解剖部位将喉癌分为声门上型、声门型和声门下型，我国有学者增加了贯声门型。不同亚型的喉癌临床表现不一样。

1. 声门上型　早期常常没有症状或者有轻微的、非特异性的症状，如痒感、异物感、吞咽不适感等，但不引起患者的注意。声门上型喉癌分化差、发展快，故肿瘤常在出现颈淋巴结转移时才引起警觉。咽喉痛常于肿瘤向深层浸润或出现较深溃疡时才出现；声嘶为肿瘤侵犯杓状软骨、声门旁间隙或累及喉返神经所致；呼吸困难、咽下困难、咳嗽、痰中带血或咯血等常为声门上型喉癌的晚期症状。

2. 声门型　早期症状即有声音改变，声门型喉癌是最容易早期发现的喉癌类型。但初起为发音易倦或声嘶，无其他不适，也容易被忽视，多误以为"感冒"、"喉炎"，特别是以往常有慢性喉炎者。因此，凡40岁以上，尤其是男性，声嘶超过2周，经休息和一般治疗不改善者，必须仔细做喉镜检查。随着肿瘤增大，声嘶逐渐加重，可出现发声粗哑，甚至失声；声带运动受限或固定，加上肿瘤组织堵塞声门，可引起呼吸困难；肿瘤组织表面糜烂可出现痰中带血；晚期，肿瘤向声门上区或声门下区发展，还可出现放射性耳痛、呼吸困难、咽下困难、频繁咳嗽、咳痰困难及口臭等症状；最后，可因大出血、吸入性肺炎或恶病质而死亡。

3. 声门下型　即位于声带平面以下，环状软骨下缘以上部位的喉癌。声门下型喉癌少见，因位置隐蔽，早期症状不明显，不易在常规喉镜检查中发现。当肿瘤发展到相当程度时，可出现刺激性咳嗽、声嘶、咯血和呼吸困难等。

4. 贯声门型　是指原发于喉室的癌肿，跨越两个解剖区域即声门上区及声门区，癌组织在黏膜下浸润扩展，以广泛浸润声门旁间隙为特征。该分型还存在争议，AJCC/UICC 尚未承认。由于肿瘤深在而隐蔽，早期症状不明显，当出现声嘶时，常已有声带固定，而喉镜检查仍未能窥见肿瘤。其后随癌肿向声门旁间隙扩展，浸润和破坏甲状软骨时，可引起咽喉痛，并可于患侧摸到甲状软骨隆起。

三、诊断与鉴别诊断

（一）诊断

1. 凡年龄超过 40 岁，有声嘶、咽喉部不适、咽异物感、咽部持续疼痛、痰中带血者均应用喉镜仔细检查以免漏诊。以外生性生长为主的肿瘤易早期发现，而黏膜下生长为主的肿瘤相对容易漏诊，需辅助影像学进一步检查。对于检查阴性的患者一定要加强嘱咐，如果症状持续不缓解应及时复诊。

2. 对可疑病变，应在间接喉镜、直接喉镜或电子喉镜下进行活检，病理结果是确诊喉癌的金标准。对于位置深在、体积较小或肿瘤表面有坏死的患者，活检病理报告为阴性而临床又高度怀疑为恶性，需重复甚至多次进行活检。部分临床高度怀疑恶性肿瘤，而多次活检阴性或活检存在困难的患者，可以按恶性肿瘤准备手术，在全麻下行支撑喉镜下活检送冰冻，若病理能证实为恶性，则继续进行开放手术。

3. 喉部 X 线侧位片、颈部薄层 CT 及 MRI 等检查，可以了解肿瘤的浸润范围、颈部淋巴结有无转移及转移情况，以及早期发现黏膜下生长为主的肿瘤。

4. PET-CT 可以辅助判断局部肿物的良恶性，以及发现或排除局部和远处的转移。

（二）鉴别诊断

1. 喉结核　主要症状为喉痛和声嘶。喉镜检查见喉黏膜苍白水肿，伴多个浅表溃疡，病变多位于喉的后部；也可表现为会厌、杓会厌襞广泛性水肿和浅表溃疡；胸部 X 线检查，部分有进行性肺结核；痰的结核分枝杆菌检查有助于鉴别诊断；结核感染 T 细胞斑点试验（T-spot.TB）比结核抗体试验具有更高的特异性和敏感性。但不少喉结核者肺部检查为阴性，因此确诊仍依赖于病理报告。

2. 喉乳头状瘤　主要表现为声嘶，肿瘤可单发或多发，乳头状，淡红色或灰白色，肉眼较难与喉癌鉴别，须依靠活检确诊。

3. 喉淀粉样变　系由于慢性炎症、血液和淋巴循环障碍、新陈代谢紊乱而引起的喉组织的淀粉样变。主要表现为声嘶。检查可见声带、喉室或声门下区有暗红色肿块，表面光滑。鉴别诊断依赖于病理结果。

4. 喉梅毒　主要临床症状有声嘶、喉痛。喉镜检查病变多见于喉前部，黏膜红肿，常有隆起之梅毒结节和深溃疡，愈合后瘢痕收缩粘连，致喉畸形。血清学检查及喉部活检可确诊。

四、分期（AJCC/UICC 2010 7th Edition）

1. TNM 分期

原发肿瘤（T）	区域淋巴结（N）*
Tx 原发肿瘤不能评估	Nx 区域淋巴结不能评估
T0 无原发肿瘤证据	N0 无区域淋巴结转移
Tis 原位癌	N1 同侧单个淋巴结转移，最大径≤3 cm
声门上：	N2 同侧单个淋巴结转移，3 cm＜最大径≤6 cm；
T1 肿瘤局限在声门上的 1 个亚区，声带活动正常	或同侧多个淋巴结转移，最大径≤6 cm；或双侧
T2 肿瘤侵犯声门上 1 个以上相邻亚区，侵犯声门区或声门上区以外（如舌根、会厌谷、梨状窝内侧壁的黏膜），无喉固定	或对侧淋巴结转移，无最大径＞6 cm
	N2a 同侧单个淋巴结转移，3 cm＜最大径≤6 cm
	N2b 同侧多个淋巴结转移，最大径≤6 cm
T3 肿瘤局限在喉内，有声带固定和（或）侵犯任何下述部位：环后区、会厌前间隙、声门旁间隙和（或）甲状软骨内板	N2c 双侧或对侧淋巴结转移，最大径≤6 cm
	N3 转移淋巴结最大径＞6 cm

远处转移（M）
M0 无远处转移
M1 有远处转移

原发肿瘤（T）（续）

　T4a 中等晚期局部疾病。肿瘤侵犯穿过甲状软骨和（或）侵犯喉外组织（如气管、包括深部舌外肌在内的颈部软组织、带状肌、甲状腺或食管）

　T4b 非常晚期局部疾病。肿瘤侵犯椎前筋膜，包绕颈动脉或侵犯纵隔结构

声门：

T1 肿瘤局限于声带（可侵犯前联合或后联合），声带活动正常

　T1a 肿瘤局限在一侧声带

　T1b 肿瘤侵犯双侧声带

T2 肿瘤侵犯至声门上和（或）声门下区，和（或）声带活动受限

T3 肿瘤局限在喉内，伴有声带固定和（或）侵犯声门旁间隙，和（或）甲状软骨内板

　T4a 中等晚期局部疾病。肿瘤侵犯穿过甲状软骨和（或）侵犯喉外组织（如气管、包括深部舌外肌在内的颈部软组织、带状肌、甲状腺或食管）

　T4b 非常晚期局部疾病。肿瘤侵犯椎前筋膜，包绕颈动脉或侵犯纵隔结构

声门下：

T1 肿瘤局限在声门下区

T2 肿瘤侵犯至声带，声带活动正常或活动受限

T3 肿瘤局限在喉内，伴有声带固定

　T4a 中等晚期局部疾病。肿瘤侵犯环状软骨或甲状软骨和（或）侵犯喉外组织（如气管、包括深部舌外肌在内的颈部软组织、带状肌、甲状腺或食管）

　T4b 非常晚期局部疾病。肿瘤侵犯椎前间隙，包绕颈动脉或侵犯纵隔结构

*注释：Ⅶ区转移也被认为是区域淋巴结转移。

2. 临床分期

分期	T	N	M
0 期	Tis	N0	M0
Ⅰ 期	T1	N0	M0
Ⅱ 期	T2	N0	M0
Ⅲ 期	T3	N0	M0
	T1	N1	M0
	T2	N1	M0
	T3	N1	M0
ⅣA 期	T4a	N0	M0
	T4a	N1	M0
	T1	N2	M0
	T2	N2	M0
	T3	N2	M0
	T4a	N2	M0
ⅣB 期	T4b	任何 N	M0
	任何 T	N3	M0
ⅣC 期	任何 T	任何 N	M1

3. 组织学分级（G）

Gx 级别无法评估；

分期	分化程度
G1	高分化
G2	中分化
G3	低分化
G4	未分化

五、治疗

（一）治疗原则

喉癌的治疗手段包括手术、放疗、化疗、生物治疗等，早期喉癌多以手术为主，或行单纯的放射治疗，晚期喉癌多主张以手术为主的综合治疗。

1. 手术治疗　为治疗喉癌的主要手段。其原则是在彻底切除肿瘤的前提下，尽可能保留或重建喉的功能，以提高患者的生存质量。喉癌的手术包括喉全切除术和各种喉部分切除术。随着喉外科的发展和临床经验的积累，喉部分切除术逐渐广泛地被采用。喉部分切除术的术式很多，不同术式的选择主要根据肿瘤的部位、范围以及患者的全身状况等因素而定。

喉癌常有颈淋巴结转移，为此颈淋巴结清扫是喉癌手术的重要组成部分。特别是声门上型喉癌，颈淋巴结转移率高达 55％，cN0 病例的隐匿性转移率为 38％，故除了对临床上触及颈淋巴结肿大的病例应行颈淋巴结清扫术外，对 cN0 的声门上型喉癌，也应行选择性颈清扫术（selective neck dissection）。

2. 放射治疗

（1）单纯放疗：主要适用于：①早期声带癌，向前未侵及前连合，向后未侵及声带突，声带活动良好；②位于会厌游离缘，比较局限的声门上型癌；③全身差，不宜手术；④晚期肿瘤，不宜手术治疗的各期病例，可采用姑息性放疗。

（2）术前放疗：对病变范围较广，波及喉咽且分化程度较差的肿瘤，常采用放疗加手术的方式。术前放疗或同步放化的目的是使肿瘤缩小，癌细胞活力受到抑制，更有利于彻底手术切除；部分放疗或同步放化前可能需要喉全切除的患者，放疗后可以保留部分喉功能。

（3）术后放疗：①原发肿瘤已侵至喉外或颈部软组织；②多个颈淋巴结转移或肿瘤已侵透淋巴结包膜；③手术切缘十分接近瘤缘（小于 5 mm）或病理证实切缘有肿瘤残留者可采用术后放疗。

3. 化学治疗　喉癌中 98％ 左右为鳞状细胞癌，通常对化疗不太敏感。但近年来化疗在头颈肿瘤的应用进展较大，从同步放化到结合生物治疗，对于肿瘤的控制率和患者的生存率都有显著的提高。

4. 生物治疗　近年来，随着分子生物学、细胞生物学、肿瘤免疫学及遗传工程的发展，肿瘤生物治疗越来越受到重视，肿瘤的靶向治疗和免疫治疗，如表皮生长因子受体（EGFR）阻断剂、PD1/PDL1 通路抑制剂等的应用越来越广泛。随着精准医疗概念的普及，二代基因测序技术对基因突变检测的深度和广度的扩展，可以更精准地匹配药物靶点，避免生物治疗脱靶的无效治疗现象。

（二）手术方式

手术治疗是喉癌的主要治疗手段。原则是根据肿瘤的部位、范围、患者的年龄以及全身情况选择适当的术式。最早多行喉全切除术，随着喉外科的发展，各种喉部分切除术逐渐广泛地被应用于喉癌的治疗。目前主张彻底切除癌肿的前提下，尽可能保留或重建喉的功能，以提高患者的生存质量。

1. 喉部分切除术　喉部分切除术是一类在彻底切除喉癌的基础上，将喉的正常部分安全地保留下来，经过整形恢复喉的全部或部分功能的手术。根据切除的部位、范围，喉部分切除术包括以下术式：

（1）喉显微 CO_2 激光手术：适用于早期（T1、T2）声门型和声门上型喉癌，以及部分 T3 声门型喉癌。

（2）喉垂直部分切除术（vertical partial laryngectomy）：适用于一侧声带癌向前接近、累及前连合而声带活动正常者，或向上侵及喉室、室带，或向下累及声门下区，声带活动正常或受限者。手术切除包括患侧甲状软骨板前 1/3 或 1/2，对侧甲状软骨前 0.5 cm，患侧声带、喉室、室带、声门下区、前连合及（或）对侧声带前 0.5 cm。

（3）喉额侧部分切除术（frontolateral partial laryngectomy）：适用于声门型喉癌累及前连合、以及对侧声带前 1/3，向声门下侵犯前部不超过 1 cm，未侵及声带突，声带运动正常者。手术切除包括患侧甲状软骨板前 1/3 或 1/2，对侧甲状软骨前 0.5～1 cm，患侧声带、喉室、室带、声门下区、前连合及对侧声带前 1/3 或 1/2。

（4）喉扩大垂直部分切除术（extended vertical partial laryngectomy）：适用于声门型喉癌累及一侧声带全长，向后累及声带突。手术切除包括患侧甲状软骨板前 1/3 或 1/2，对侧甲状软骨前 0.5 cm，患侧声带、喉室、室带、声门下区、前连合及（或）对侧声带前 0.5 cm，同时切除患侧的杓状软骨。

（5）喉声门上水平部分切除术（horizontal supraglottic partial laryngectomy）：适用于会厌、室带或杓会厌襞的声门上癌，未累及前连合、喉室或杓状软骨者。手术切除会厌、室带、喉室、杓会厌襞、会厌前间隙或部分舌根部及甲状软骨上半部。

（6）喉水平垂直部分切除术（horizontal vertical partial laryngectomy）：亦称 3/4 喉切除术，适用于声门上癌侵及声门区，而一侧喉室、声带及杓状软骨正常者。

（7）环状软骨上喉部分切除术（supracricoid partial laryngectomy，SPL）：主要包括环状软骨舌骨会厌固定术（CHEP）和环状软骨舌骨固定术（CHP）等术式。前者主要适用于 T1b、T2 和部分经选择的 T3 声门型喉癌，后者主要适用于声门上癌侵及声门区，至少有一侧声带后 1/3 及杓状软骨正常者。SPL 是目前应用的比较广泛的一类术式。

（8）喉近全切除术（near-total laryngectomy）：又称 Pearson 术式，主要适用于 T3、T4 喉癌，已不适合做上述各种喉部分切除术，而有一侧杓状软骨及残留的声带、室带、喉室、杓会厌襞和杓间区黏膜正常者。手术切除喉的大部后，利用保留的杓状软骨及一条与气管相连的喉黏膜瓣，缝合成管状，来保留患者的发音功能。

2. 喉全切除术　切除范围包括舌骨和全部喉结构，其主要适应证为：①由于肿瘤的范围或患者的全身情况等原因不适合行喉部分切除术者；②放射治疗失败或喉部分切除术后肿瘤复发者；③T4 喉癌已累及并穿通软骨者；④原发声门下癌；⑤喉癌放疗后有放射性骨髓炎或喉部分切除术后喉功能不良难以纠正者；⑥喉癌不能保留喉功能者。

3. 淋巴结清扫术　是治疗头颈部肿瘤伴颈淋巴结转移的较有效的方法，能提高头颈部肿瘤患者的生存率和临床治愈率。根据癌肿原发部位和颈淋巴结转移的情况可行根治性颈清扫术（radical neck dissection）、功能性颈清扫术（functional neck dissection）、选择性颈清扫术（selective neck dissection）和扩大根治性颈清扫术（extended radical neck dissection）。

喉癌的淋巴结转移为 25% ~ 65%，其中声门上型喉癌患者淋巴结转移高。有研究者报道喉癌患者 Ⅱ、Ⅲ 区淋巴结转移发生率分别为 50%，30%，Ⅴ 区转移是最差的预后指标，Ⅱ、Ⅲ、Ⅳ 区淋巴结转移与预后负相关，2 个淋巴结转移，3 个淋巴结转移 5 年生存率分别为 40.2% 和 30.4%。

（三）喉切除后的功能重建及语言康复

喉全切除术后，患者失去了发音能力，无论从功能上和心理上对患者影响都是巨大的。目前，常用的发音重建方法主要有以下几种：

1. 食管发音法　其基本原理是：经过训练后，患者把吞咽进入食管的空气从食管冲出，产生声音，再经咽腔和口腔动作调节，构成语言。其缺点是发音断续，不能讲较长的句子。

2. 人工喉和电子喉　人工喉是将呼气时的气流从气管引至口腔同时冲击橡皮膜而发音，再经口腔调节，构成语言。其缺点是佩带和携带不便；电子喉是利用音频振荡器发出持续音，将其置于病人颏部或颈部作说话动作，即可发出声音，但所发出的声音为机械声欠自然。

3. 食管气管造瘘术　在气管后壁与食管前壁间造瘘，插入发音钮或以肌黏膜瓣缝合成管道。分为 Blom-Singer 发音钮法和 Provox 发音钮法等。

五、预防

喉癌的发生是多种致病因素长期共同作用的结果，所以养成良好的生活习惯，不吸烟饮酒，避免或少接触放射线、芳香族化合物、烷基化物、亚硝胺、化学烟雾，因工作原因不能避免接触生产性粉尘和废气的话须加强生产防护，这些都是预防喉癌的有效措施。喉咽反流和幽门螺杆菌感染可能是喉癌的潜在诱因，也应积极治疗。

声门型喉癌易于早期发现，且预后良好，T1 的声门型喉癌 5 年存活率在 90% 以上，所以早期发现、早期治疗也是预防喉癌带来进一步伤害的关键所在。

典型病例

患者男性，68 岁，因"咽部疼痛，痰中带血 3 月"就诊。患者 3 月前无明显诱因出现咽部疼痛，未予诊治，咽痛渐加重，并出现痰中带血、吞咽痛、无声音嘶哑、吞咽障碍、发热、咳嗽等症状。既往有吸烟史，每天 40 支持续 40 年；饮酒史，白酒每天 5 两持续 40 年。

专科检查：电子喉镜下见患者会厌喉面根部外生性肿物（图 4-1），表面有部分坏死及伪膜，质地脆，触之易出血。取活检 2 块。双侧声带光滑，活动正常。双侧颈部可触及多个淋巴结，质地硬，活动可。

辅助检查：颈部增强 CT 见会厌根占位，有不均匀强化，侵犯会厌前间隙，未

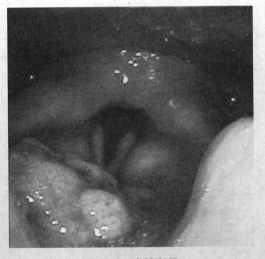

图 4-1　喉镜所见
会厌喉面根部可见外生性肿物

侵及声门区及舌根，双侧颈部多发淋巴结肿大伴边缘强化，最大淋巴结直径 2 cm。胸片、腹部 B 超、骨扫描未见明显异常。活检病理回报为"鳞状细胞癌"。

诊断：喉癌（声门上型，T3N2cM0）。

治疗：患者在全麻下行"水平半喉切除术联合双侧Ⅱ、Ⅲ、Ⅳ区淋巴结清扫术联合气管切开术"。术后病理：中分化鳞状细胞癌，颈部淋巴结转移，左侧 9/35，右侧 11/44。术后 4 周开始行颈部放射治疗，总剂量 70Gy。术后患者恢复良好，疼痛及出血症状缓解，进食水初期呛咳明显，经过 1 个月的进食锻炼后明显缓解。现放疗后 1 年，密切随访中，未见肿瘤复发迹象。

（程靖宁）

第二节 胸部肿瘤

肺 癌

最新统计显示，中国发病率较高的恶性肿瘤依次包括肺癌、食管癌、胃癌、结直肠癌、前列腺癌等。肺癌发病率 35.23/10 万、死亡率 27.93/10 万。肺癌起源于支气管黏膜上皮，但其病因至今仍不完全明确，多在 40 岁以上发病，发病年龄高峰在 60～79 岁之间，65 岁以上肺癌发病率高达 356.2/10 万，男性多于女性。

一、病因和早期筛查

肺癌的危险因子包含吸烟（包括二手烟）、石棉、氡、电离辐射、卤素烯类、多环性芳香化合物、职业暴露等。在上述外因的诱导下，可引起内环境的改变，癌基因的活化、抑癌基因的失活以及细胞凋亡的抑制，从而引起细胞多阶段损伤和修复错误，导致细胞生长的失控，最终引起癌变。目前研究，与肺癌相关的癌基因主要有 *MYC* 家族、*RAS* 家族（主要是 KRAS）及 *Her2/neu* 基因，而抑癌基因包括有 *RB1*、*P53* 基因。

根据 NCCN 指南推荐，在高危人群（年龄 55～74 岁，具有三十年以上吸烟史，戒烟史不到 15 年，或年龄超过 50 岁，吸烟史在二十年以上，具有被动吸烟的危险因素，如职业史、呼吸道疾病史、家族史等）中开展肺癌筛查有利于早期诊断肺癌，从而提高治愈率、降低死亡率。目前最有效的筛查工具是低剂量 CT（low-dose computed tomography，LDCT）。根据国际早期肺癌行动计划数据显示，LDCT 能检出 85% 的 I 期周围型肺癌，较胸部 X 线更容易发现微小的肺内病灶，灵敏度是胸片的 4～10 倍，可降低 20% 的肺癌死亡率。

二、临床表现

肺癌的临床表现无特异性，早期患者通常没有明显症状，这些肺部占位常在其他疾病检查或体检时被偶然发现。当病情进展时，可逐渐出现刺激性干咳、咯血、胸痛甚至是头痛、骨痛等症状。绝大部分有症状的肺癌患者已经进入晚期，症状通常与病灶位置相关，或非特异性症状如食欲下降、体重减轻、乏力等。晚期肺癌患者的临床表现包括：

1. 肺癌导致相关呼吸道症状　如刺激性干咳、痰中带血或血痰、发热以及气促等，当肿物位于外周、接近胸膜时，还会产生间歇性胸痛，深呼吸和咳嗽时可使之加剧，肋骨、脊柱受肿瘤侵犯时也可有持续性胸痛及定点压痛。当呼吸道症状超过 2 周，经对症治疗不能缓解，尤其是痰中带血、刺激性干咳，或原有的呼吸道症状加重，要高度警惕肺癌存在的可能性。

2. 肺癌侵及其他组织导致相关症状　当肿瘤侵及胸腔内其他组织结构时，可导致相关症状，如侵犯喉返神经导致声音嘶哑、侵犯上腔静脉导致颜面部水肿等上腔静脉阻塞综合征、侵入和压迫位于胸廓入口的器官组织时可导致眼睑下垂、瞳孔缩小、眼球内陷、面部无汗等症状（霍纳综合征）、侵犯胸膜、心包导致胸腔积液及心包积液等。转移至脑、骨、肝、肾上腺等远处器官时，可引起相应器官转移导致的临床表现，如头痛、头晕、骨痛等。

3. 副癌综合征　包括库欣综合征（Cushing syndrome）、抗利尿激素分泌异常综合征（syndrome of inappropriate antidiuretic hormone，SIADH）、高钙血症、类癌综合征

（carcinoid syndrome）及继发肥大性骨关节病等。副癌综合征的病因和发病机制目前并不完全清楚，一定程度下与肿瘤释放的内分泌介质或者免疫反应有关，而与原发肿瘤的范围无关，更多见于肺小细胞神经内分泌癌。

三、影像学表现

目前肺癌的影像学检查方法包括：X线胸片、CT、磁共振成像、超声、正电子发射计算机断层扫描（positron emission computed tomography，PET-CT）等，主要用于晚期肺癌诊断、分期及疗效评估等，其中应用最广泛的是胸部CT。

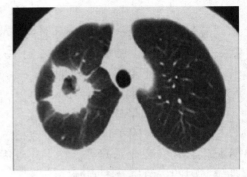

图 4-2　胸部 CT

右上肺占位，分叶状，可见毛刺、胸膜牵拉、中央坏死和空洞

不同亚型的肺癌在CT上的表现略有差别。腺癌多发生于外周，表现为圆形或分叶状的孤立结节，其边缘常不规则呈毛刺边缘，可伴有中央坏死，发生在胸膜下时可伴有胸膜牵拉（图4-2）。

鳞癌多位于中央位置，可因阻塞支气管引起肺不张、实变、黏液嵌塞等，中央坏死和空洞较其他类型肺癌更常见（图4-3）。

小细胞肺癌常发生在主支气管或叶支气管，形成肺门增大或肺门旁肿块，常伴有显著的纵隔淋巴结增大、肺不张，是引起上腔静脉阻塞综合征的常见原因（图4-4）。

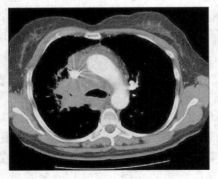

图 4-3　胸部 CT

肺占位位于右肺门处

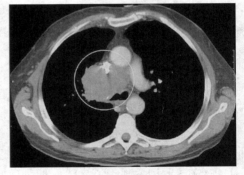

图 4-4　胸部 CT

右肺门肿物，伴纵隔淋巴结增大、融合，阻塞上腔静脉

四、诊断和鉴别诊断

（一）诊断

1. 临床依据

（1）症状：干咳、痰中带血或血痰、发热、喘憋、胸痛等，局部侵犯时可出现声嘶、水肿等表现，远处转移时可出现转移部位相关症状。

（2）体格检查：部分患者可出现杵状指（趾）、皮肤黝黑或皮肌炎和共济失调等征象，体检发现声带麻痹、上腔静脉阻塞综合征、霍纳综合征等表现时，可能与肿瘤局部侵犯及转移有关。侵犯胸膜、心包时可出现浆膜腔积液，出现远处转移时可出现皮下结节、锁骨上淋巴结肿大、局部压痛等。

2. 实验室检查　主要是外周血肿瘤标志物，肺癌相关的肿瘤标志物包括癌胚抗原（CEA）、糖类抗原125（CA125）、糖类抗原153（CA153）、细胞角蛋白片段19（CYFRA21-1）、鳞状上皮细胞癌抗原（SCCA），小细胞肺癌具有神经内分泌特性，相关肿瘤标志物包括神经元特异性烯醇化酶（NSE）、嗜铬蛋白A（CgA）等。

3. 病理诊断　目前应用比较普遍的内镜检查可获取细胞学和组织学诊断，主要技术包括支气管镜检查、经支气管针吸活检术（transbronchial needle aspiration，TBNA）、超声支气管镜引导的TBNA（endobronchial ultrasound-guided TBNA，EBUS-TBNA）、纵隔镜及胸腔镜检查，其他检查技术如CT或B超引导下经胸壁肺内肿物穿刺活检术（transthoracic needle aspiration，TTNA）、胸腔穿刺术、浅表淋巴结及皮下转移结节穿刺或切除活检术都是晚期肺癌诊断的重要方法。

（1）细胞学：包括支气管镜下刷片、肺泡灌洗液、胸腔积液、心包积液中找肿瘤细胞。

（2）组织学病理：肺癌的病理诊断目前大多依靠活检组织标本，主要解决有无肿瘤及肿瘤亚型的分型问题，对于形态学不典型的病理诊断需结合免疫组化（immunohistochemistry，IHC）染色进行亚型分类。腺癌与鳞癌鉴别的IHC标记物包括选用TTF-1、Napsin-A、P63、P40和CK5/6，神经内分泌肿瘤标记物包括CD56、Syn、CgA、MAP-2和TTF-1。

4. 分子病理依据　对于腺癌或含腺癌成分的肺癌，较高比例患者存在 *EGFR* 基因突变和间变性淋巴瘤激酶（anaplastic lymphoma kinase，ALK）融合基因，必要可对组织或外周血进行上述基因检测以协助诊断，检测方法包括测序法、RT-PCR、扩增阻遏突变系统（amplification refractory mutation system，ARMS）及免疫组化、荧光原位杂交（fluorescence in situ hybridization，FISH）（ALK融合基因）。

（二）鉴别诊断

1. 肺结核　肺结核多发于青年，好发于两上叶尖、后段及下叶上段，一般伴有结核中毒症状。影像学检查结核通常有卫星灶，肺结核的空洞多为薄壁、向心型，而癌性空洞大多厚壁，呈不规则锯齿状，偏心型多见。诊断时需结合影像学、痰细胞学及支气管镜下活检的证据，但需要注意的是，肺癌可以与肺结核合并存在。

2. 肺炎　支气管肺炎起病较急，伴有明显的全身感染表现，感染相关标志如血象、CRP、PCT均可能升高。影像学上常不局限于一个肺段或肺叶，经抗感染治疗后，症状、体征及影像学上改善明显。

3. 肺脓肿　急性期多有明显感染表现，发热、脓性黄痰，CT上呈薄壁空洞，内壁光滑，因存在坏死常有液平面，周围肺组织常有炎症。而慢性肺脓肿可无急性发病史，病灶可发生局部机化，仅中间留有小脓腔。

4. 纵隔淋巴瘤　易与中心型肺癌混淆。淋巴瘤发病年纪较小，常伴有肺门及其他多发淋巴结肿大，病理诊断可明确。

五、分期

1. 非小细胞肺癌（NSCLC）　目前晚期NSCLC的分期多采用国际肺癌研究协会（International Association for the Study of Lung Cancer，IASLC）2009年第7版TNM分期。

原发肿瘤（T）	区域淋巴结转移（N）
Tx 肿瘤无法评估，或在痰液或支气管灌洗液中发现肿瘤细胞，无气管镜或影像学可见的病灶	Nx 区域淋巴结转移无法评估
T0 无原发肿瘤证据	N0 无区域淋巴结转移
Tis 原位癌	N1 同侧支气管旁和（或）同侧肺门淋巴结转移
T1 肿瘤最大径≤3 cm，被肺组织或脏层胸膜包绕，并且未侵犯主支气管	N2 同侧纵隔和（或）隆突下淋巴结转移
T1a 肿瘤最大径≤2 cm	N3 对侧纵隔淋巴结/对侧肺门淋巴结，同侧或对侧斜角肌淋巴结或锁骨上淋巴结转移（颈部淋巴结属远处转移）
T1b 肿瘤最大径>2 cm，但≤3 cm	远处转移（M）
T2 肿瘤>3 cm 但≤7 cm 或肿瘤具有以下特征（如肿瘤最大径≤5 cm，具有以下特征时被分为 T2a）：1）侵及主支气管，但距隆突≥2 cm；2）侵及脏层胸膜；3）合并肺不张或阻塞性肺炎，达肺门区，但未及全肺	Mx 远处转移无法评估
	M0 无远处转移
T2a 肿瘤最大径>3 cm 但≤5 cm	M1a 对侧肺内的孤立结节；肿瘤所致胸膜结节，或恶性胸腔（或心包）积液
T2b 肿瘤最大径>5 cm 但≤7 cm	M1b 远处转移
T3 肿瘤>7 cm 或侵犯以下结构：胸壁（包括肺上沟瘤），膈肌，纵隔胸膜，壁层心包；或肿瘤距隆突<2 cm，但不累及隆突；合并一侧全肺不张或阻塞性肺炎	
T4 任何大小肿瘤侵犯以下结构：纵隔，心脏，大血管，气管，喉返神经，食管，椎体，隆突，同侧肺不同肺叶的多个孤立结节	

分期	T	N	M
Ⅰ A 期	T1	N0	M0
Ⅰ B 期	T2a	N0	M0
	T1	N0	M0
Ⅱ A 期	T1、2a	N1	M0
	T2b	N0	M0
Ⅱ B 期	T2b	N1	M0
	T3	N0	M0
Ⅲ A 期	T1、2	N2	M0
	T3	N1、2	M0
	T4	N0、1	M0
Ⅲ B 期	T4	N2	M0
	任意	N3	M0
Ⅳ 期	任意	任意	M1

2. 小细胞肺癌（SCLC） SCLC 的分期更多采用美国退伍军人肺癌协会提出的局限期（limited disease，LD）和广泛期（extensive disease，ED）分期法，局限期定义为病变局限于同侧半胸腔，能安全被单个照射野所涵盖，广泛期定义为病变超出同一侧胸腔，包括恶性胸腔积液、心包积液及远处转移。

六、治疗

1. NSCLC

（1）手术治疗：根治性手术切除是治愈早期肺癌的主要手段。术前需要完善分期检查，在保证肺功能的前提下，对可切除病灶应当力争根治性切除，以减少肿瘤复发及转移。手术适应证包括：根据 TNM 分期，Ⅰ期、Ⅱ期和部分Ⅲa期（T3N1-2M0；T1-2N2M0；T4N0-1M0 可完全性切除）；部分Ⅳ期患者存在单发对侧肺转移、单发脑或肾上腺转移者。

（2）放射治疗：可用于早期 NSCLC 患者的根治性治疗（老年患者如因身体条件无法耐受手术或拒绝手术时，立体定向放疗 SBRT 是有效的根治性治疗手段）、术前新辅助（可手术患者术前放疗以达到根治性手术的目的）、术后辅助治疗（切缘阳性者应尽早进行放疗；切缘阴性而纵隔淋巴结阳性 pN2 期患者）、局部晚期患者的根治性治疗以及晚期患者的姑息治疗（以缓解症状为主要目的肺癌原发灶和转移灶的放疗，如骨转移导致的疼痛、脑转移导致的神经症状等）。但是制订放疗计划时，应充分考虑老年患者的并发症，谨慎评估相关危及器官组织如食管、肺、心脏等的放疗耐受剂量。

（3）全身化疗：化疗分为姑息化疗、辅助化疗和新辅助化疗。

其中新辅助化疗针对可切除的早中期 NSCLC 患者，可先进行 2 个周期的含铂双药方案治疗再进行手术治疗；而术后病理分期为含有高危因素的ⅠB、Ⅱ－Ⅲ期 NSCLC 患者，推荐于术后 3～4 周开始接受含铂双药方案进行 4 周期术后辅助化疗。

姑息化疗主要应用于Ⅳ期患者，对 EGFR 基因敏感突变阴性或无 ALK 融合基因的 NSCLC 患者，含铂双药方案（长春瑞滨、吉西他滨、多西他赛、紫杉醇联合铂类，非鳞癌可应用培美曲塞联合铂类）是标准的一线化疗，在化疗基础上可联合贝伐珠单抗等抗血管治疗，对一线治疗后疾病稳定或缓解的患者可随后进行原药或换药维持治疗。二线化疗可选择的化疗药物包括多西他赛和用于非鳞癌 NSCLC 的培美曲塞，而三线治疗可参加临床试验。

由于老年患者体力评分偏低，同时存在合并疾病，对化疗药物的耐受程度差，综合性老年评估（comprehensive geriatric assessment，CGA）对身体功能及活动、认知、营养状况、社会支持、多疾病状态、心理健康及药物治疗等方面进行评估，可以预测老年患者接受一线化疗后的死亡率；癌症及衰老研究组（Cancer and Aging Research Group，CARG）化疗风险评估量表通过对高龄患者评分来预测化疗毒性，可以相对准确指导决定患者是化疗（双药或单药）或姑息治疗（http://www.mycarg.org）。

（4）靶向治疗：在 EGFR 基因突变的 NSCLC 患者中，与一线化疗相比，EGFR-TKIs（厄洛替尼、吉非替尼、埃克替尼或阿法替尼）在无进展生存期、生活质量以及耐受性等方面都更具优势，在二线、三线的治疗中其地位同样卓越。EGFR-TKIs 治疗耐药后，由于其中约 50% 的患者是 EGFR T790M 突变引起的，这部分患者可以接受三代 EGFR-TKI Osimertinib（AZD9291）的治疗，同样可以带来良好的疗效及安全性。

ALK 融合基因是肺癌领域的另一个重要的治疗靶点。ALK-TKIs 克唑替尼由于其在年龄 65 岁及以上的患者中有效率高达 65%，目前 NCCN 指南推荐其作为 ALK 阳性晚期

NSCLC 一线治疗。

（5）免疫治疗：目前，免疫治疗也是肺癌研究的一个大热点。程序性死亡受体 –1（programmed cell death protein–1，PD–1）单抗 nivolumab/pembrolizumab 因通过阻断 PD–1/PD–L1 信号通路，显示出卓越的抗肿瘤疗效。与化疗相比，在二线治疗中，PD–1 单抗的疗效优于标准多西他赛方案化疗。PD–1 人源化单抗 pembrolizumab 已被批准用于 PD–L1 强阳性（TPS > 50%）NSCLC 患者的一线治疗。

2. SCLC

（1）手术治疗：部分 I 期小细胞肺癌（T1 ~ 2N0M0）可进行手术治疗，术后病理仍为淋巴结阴性则进行术后辅助化疗，如术后病理为淋巴结阳性同步化疗与纵隔放疗联合使用。

（2）同步或序贯放化疗：根据指南推荐，局限期 SCLC 患者推荐进行同步放化疗，建议初始治疗就进行同步化放疗，或先行 2 个周期诱导化疗后行同步化放疗。如患者高龄、脏器功能欠佳，可进行序贯化、放疗以减轻化放疗相关不良反应。同步放化疗后疾病缓解明显的患者可进行预防性脑照射。而对于广泛期 SCLC 患者，如远处转移灶经化疗得到控制也可进行局部放疗以提高局部控制率。

（3）化疗：对于广泛期 SCLC 患者来说，全身化疗是主要的治疗策略，一线推荐 EP/EC 方案、IP 方案治疗 6 周期。

典型病例

患者女性，70 岁。2015 年 1 月因多发骨痛、右下肢肿胀行骨扫描提示多发骨转移，超声提示右侧腹股沟多发淋巴结肿大。2015 年 2 月 2 日行右侧腹股沟淋巴结穿刺活检，病理提示：转移性中分化腺癌，免疫组化提示肺腺癌转移。完善分期检查提示肺占位，多发脑转移、骨转移。EGFR 突变检测 19 外显子缺失突变，ALK 融合基因检查阴性。

专科体检：浅表淋巴结触诊提示右侧腹股沟淋巴结肿大，质韧，活动度差，无明显触痛。双肺呼吸音清，未闻及明显干湿性啰音。左侧肩胛骨、T_5 压痛明显。

诊断：左上肺中央型中分化腺癌 cT2N3M1 IV 期，纵隔、左锁骨上、右腹股沟淋巴结转移，多发骨转移，多发脑转移。

治疗：

1. 患者病理诊断明确为转移性肺腺癌，结合住院患者"晚期肺癌姑息性治疗临床路径"完成相关检查，如血、尿、便三大常规，生化、凝血、肿瘤标志物、感染性疾病筛查（乙肝、丙肝、艾滋病、梅毒等）检查，心电图。

2. 靶向治疗　患者基因检测提示 EGFR19 外显子缺失突变，根据 NCCN 指南推荐，一线应用靶向治疗。2015 年 3 月开始应用阿法替尼治疗，根据 RECIST 标准评效 PR（图 4-5、图 4-6）。随访至 2016 年 11 月，患者仍口服阿法替尼治疗，疾病稳定。

3. 对症治疗　患者由于骨痛，应用阿法替尼治疗的同时，予盐酸羟考酮缓释片对症止痛治疗 20 mg 每 12 h 一次口服、唑来膦酸抗骨转移治疗（唑来膦酸注射液 4 mg 每 3 ~ 4 周一次静脉滴注），1 个月后疼痛明显缓解。

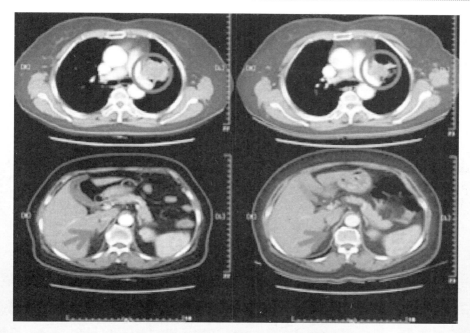

图 4-5 患者口服阿法替尼 3 个月后复查胸部 CT

左图为2015年2月25日，左上肺占位50 mm × 46 mm，右肾上腺结节26 mm × 14 mm；

右图为2015年5月27日，左肺病灶35 mm × 30 mm，右肾上腺结节消失

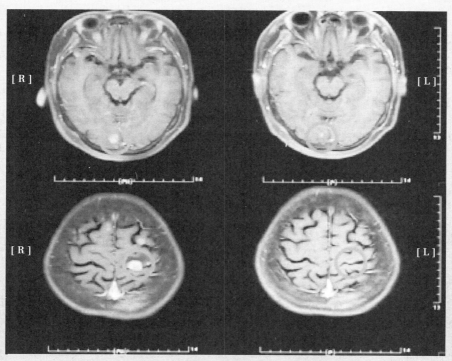

图 4-6 患者口服阿法替尼 3 个月后复查头颅 MRI

左图为2015年2月25日，右图为2015年5月27日

乳 腺 癌

乳腺癌（breast cancer，BC）是女性最为常见的恶性肿瘤之一，近年来发病率已跃居女性恶性肿瘤的首位，严重威胁着女性的健康和生命。乳腺癌发病的第一个高峰年龄是45～54岁，第二个高峰年龄是70～74岁，死亡年龄高峰是60～64岁。老年乳腺癌患者绝大多数为女性，男性仅占1%，且发病率有逐年上升的趋势。

一、病因

（一）家族遗传史与乳腺癌的相关致病基因

家族遗传因素在乳腺癌致病因素中的作用已达到共识。据研究统计，一级亲属里患有乳腺癌的妇女，其患乳腺癌的概率是一级亲属没有患乳腺癌妇女的5～8倍。已经有研究证实，携带 *BRCA-1* 与 *BRCA-2* 突变者发生乳腺癌的概率可高达80%。另外，不同遗传基因影响下的雌激素暴露水平同样影响乳腺疾病的发病率。

（二）年龄

雌激素的过多暴露与激素水平紊乱均是乳腺癌的高危致病因素，女性各项生理功能受诸多激素尤其是雌激素的调节，35岁以后，女性雌激素水平开始缓慢下降，至更年期时大幅度下降。因此，随着年龄的增长，雌激素水平的波动趋势与我国乳腺癌发病年龄的分布相符合。

（三）月经

月经初潮年龄越小，绝经时间越晚以及月经周期的时间越短，患乳腺疾病的危险就越高，非自然手段导致的停经也是乳腺癌患病率增加的重要因素。

（四）妊娠与哺乳

反复人工流产，18岁以前多次做人工流产的女性更易得乳腺癌；哺乳能使女性患乳腺癌的概率下降20%～30%，母乳喂养是最佳的预防乳腺癌的手段之一。不婚不育者、初育年龄大于30岁、以及某些晚育且未行母乳喂养的女性群体，乳腺癌的患病风险较高。

（五）乳腺疾病与既往用药史

乳腺重度不典型增生和乳头状瘤变都被视为癌前病变，其患乳腺癌的风险较大；既往长期使用利血平、甲基多巴、三环类抗抑郁药等会使催乳素水平上升而增加患乳腺癌的风险。

（六）环境因素

乳腺组织是对电离辐射高度敏感的器官之一，过多地暴露于电磁辐射环境中会使患癌风险增大；部分药物制剂如甲醛、避孕药等都增加了乳腺癌的发病率和死亡率。

（七）生活方式

乳腺癌发病率与每天啤酒饮用量、吸烟量关系密切；长期高脂高能量饮食与乳腺癌的发生呈正相关。

（八）肥胖

绝经前后体重指数（body mass index，BMI）高是乳腺癌的高危因素，并且年龄越大发病风险越高。肥胖与乳腺癌的发病正相关，绝经后肥胖的妇女更明显。肥胖者发生乳腺癌的概率是正常人的3～5倍。

二、临床表现

（一）无痛性肿块

乳腺癌最常见的症状是无痛性肿块，肿块大多数位于乳房的外上象限，且病灶一般为单发，质硬，边界不清，无按压痛，活动度差或固定，增大较快。定期自我检查可早期发现。

（二）皮肤改变

1. 酒窝征　肿瘤侵犯 Cooper 韧带时，韧带缩短导致皮肤内陷而呈现"酒窝征"。

2. 橘皮样改变　癌细胞阻塞皮下淋巴管，淋巴回流障碍导致乳腺皮肤水肿，出现毛囊内陷而呈现"橘皮征"。

3. 皮肤卫星结节　乳腺癌晚期，癌细胞进入皮下淋巴管，在原发灶周围形成独立的散在质硬结节，呈现"卫星征"。

（三）乳头改变

当肿瘤侵及乳头深部组织时，导致乳头回缩内陷。肿瘤侵及大导管时，可致乳头溢液，多为溢血。乳头湿疹样癌，即 Paget 病，临床表现为乳头乳晕糜烂、破溃、结痂、渗液等，伴乳头回缩，酷似湿疹。

（四）淋巴结肿大

乳腺癌最常见的是同侧腋窝淋巴结转移，转移肿大的淋巴结可为单个或多发，质硬，散在，初期可推动，随着病情进展，淋巴结相互融合或与周围组织粘连，同侧锁骨上和对侧腋窝淋巴结也可继发肿大。

（五）炎性乳腺癌

癌细胞扩散至淋巴管网，导致癌性淋巴管炎，出现乳房皮肤红肿，局部皮肤温度升高，称为"炎性乳腺癌"，病变进展快，预后差。

三、诊断与鉴别诊断

（一）诊断

1. 病史　患者的月经婚育史、哺乳情况、既往用药史、家族史以及妇科疾病史，注意患者肿块发生时间、部位、生长速度、变化情况以及与月经周期的关系等。

2. 体格检查　包括全身体检（常规体检）和乳腺以及淋巴结的检查。乳腺及淋巴结的检查包括视诊和触诊。①视诊：观察双侧乳腺大小、形状，是否对称，皮肤表面有无红肿、溃烂、肿物隆起、卫星结节等改变。观察双侧乳头是否对称，是否有回缩、糜烂、破溃等。②触诊：若发现乳房肿块，注意记录肿块的位置、大小、硬度、边界情况、表面情况、活动度、压痛等。检查乳头是否有溢液。检查腋窝淋巴结是否有肿大。

3. 辅助检查

（1）实验室检查：癌胚抗原（CEA）和糖链蛋白 15-3（CA15-3）可供临床诊断和随诊，但特异性不高。

（2）乳腺钼靶摄片：是女性乳腺癌最主要的诊断手段之一，对于绝经后的女性，乳腺钼靶摄片能发现不能触及的小肿块，且乳腺钼靶摄片能发现无乳房肿块而有钙化灶的乳腺病变，诊断符合率达 80%。

（3）超声检查：对乳腺钼靶摄片不能清晰显影的肿块，以及区分囊实性肿块，分辨力较强，诊断正确率高达 90%，临床诊断中通常将乳腺超声与乳腺钼靶摄片相结合。

（4）乳腺磁共振成像（MRI）检查：有较高的敏感性和特异性，易于发现早期查体不能发现的小肿块或原发灶不明的腋窝淋巴结转移。

（5）PET-CT：有助于对患者作全身的评价以及分期，根据患者的病情需要决定是否进一步检查。

（6）细针穿刺活检细针穿刺：阳性率达 80%~90%，体检阴性而影像学检查阳性时可行细针穿刺活检。

（7）活体组织活检：有可疑病灶但针吸活检是阴性结果时，可取组织活检。活检后若明确诊断则应尽早行手术治疗，超过一个月后可能会影响预后。

（二）鉴别诊断

（1）乳腺纤维腺瘤　好发于青年女性，尤其是 18~25 岁最为常见。该病病史较长，发展较缓慢。乳房肿块多为圆形或椭圆形，质中，表面光滑，活动良好。

（2）乳腺囊性增生病　多见于中年妇女且与月经周期有关。月经前数天有乳房胀痛感，月经来潮后乳房胀痛感消失，且自觉乳房包块缩小。触诊时可触及腺体粗厚，偶尔能触及囊性感的包块。

（3）大导管内乳头状肿瘤　中年妇女多见。主要临床表现为乳头溢液，肿瘤常合并炎症感染渗血。可触及肿物但并不明显，按压病变部位可有相应的导管开口溢液。

（4）浆细胞性乳腺炎　临床上多数呈急性炎症表现，表现为乳晕旁肿块边界不清，可有皮肤粘连和乳头凹陷，肿块较大时，皮肤可呈"橘皮征"。

（5）乳腺结核病　中年妇女多见。肿块缓慢增大，似慢性炎症表现，确诊有赖于病理检查。

四、分期

目前临床上普遍应用 AICC 的 TNM 分期

原发肿瘤（T）	区域淋巴结（N）
Tx 无法评估	Nx 不能评估
T0 无原发肿瘤的证据	N0 无转移
Tis 原位癌	N1 同侧腋窝可活动的第 I / II 组淋巴结转移
T1 肿瘤的最大直径≤2 cm	N2 同侧腋窝的第 I / II 组淋巴结转移相互融合，与其他组织固定，或有内乳淋巴结转移但无腋窝淋巴结转移
T2 肿瘤的最大直径 >2 cm，但≤5 cm	N3 同侧锁骨下淋巴结转移，或内乳淋巴结合并腋窝淋巴结转移，或同侧锁骨上淋巴结转移
T3 肿瘤的最大直径 >5 cm	**远处转移（M）**
T4 任何大小的肿瘤，扩散至胸壁，皮肤	M0 无远处转移
	M1 有≥0.2 mm 的远处转移灶

分期	T	N	M
0 期	Tis	N0	M0
I A 期	T1	N0	M0
I B 期	T0~1	N1 mic	M0
II A 期	T0	N1	M0
	T1	N1	M0

分期	T	N	M
	T2	N0	M0
ⅡB 期	T2	N1	M0
	T3	N0	M0
ⅢA 期	T0	N2	M0
	T1	N2	M0
	T2	N2	M0
	T3	N1，N2	M0
ⅢB 期	T4	任何 N	M0
ⅢC 期	任何 T	N3	M0
Ⅳ期	任何 T	任何 N	M1

五、治疗

手术治疗是乳腺癌的主要治疗方式，放疗、化疗、内分泌治疗、靶向治疗以及中医治疗等多学科治疗均有重要的地位，应根据患者肿瘤的分期以及患者的体力状态来制订治疗方案。

（一）手术治疗

外科手术治疗仍然是老年乳腺癌治疗最重要的治疗方案，手术治疗的适应证包括Ⅰ期、Ⅱ期和部分Ⅲ期（一般为ⅢA 期），手术的禁忌证：有远处转移者；主要脏器有严重疾病者；患者体力状况差不能耐受手术者。SIOG/EUSOMA 明确推荐，只要身体状况可以耐受手术并且完全知情同意，年龄 70 岁以上者可以接受标准的外科治疗，并且对于年轻乳腺癌患者保留乳房的适应证同样适用于老年乳腺癌患者。

1. 乳腺癌根治术　是由 Halsted 于 1890 年提出，其切除范围包括整个患病的乳腺、离肿瘤周围至少 3 cm 的皮肤、乳腺周围脂肪组织、胸大小肌及其筋膜、腋窝和锁骨下所有的脂肪组织、淋巴结。由于乳腺癌根治术创伤大，术后并发症多，目前在临床上已很少采用。

2. 乳腺癌改良根治术　切除范围同乳腺癌根治术类似，但保留胸大小肌（Auchincloss 改良根治术）或保留胸大肌、切除胸小肌（Patey 改良根治术），其治疗效果与根治术无太大差异，但对患者创伤更小，且可以增进患者术后功能的恢复。20 世纪 70 年代以来，乳腺癌改良根治术逐渐成为乳腺癌外科治疗的标准术式。

3. 全乳腺切除术　主要用于导管内原位癌及部分老年乳腺癌患者。

4. 乳腺癌保乳手术　适应证：肿瘤生物学行为低度恶性；肿瘤最大直径≤3 cm；钼靶 X 线提示乳房无广泛沙粒样钙化；单发肿瘤，无皮肤和胸壁受累征象；肿瘤距乳晕≥2 cm；肿瘤/乳房比例适当，估计保留乳房术后能保持较好外形；局部晚期癌治疗后降至Ⅰ、Ⅱ期者。手术范围视患者具体情况的不同分为：肿瘤与周围少许乳腺组织切除术；楔形切除术；象限切除术。

5. 前哨淋巴结活检术　前哨淋巴结是乳腺癌淋巴结转移的第一站。若术中前哨淋巴结病理阴性，则不作腋窝淋巴结清扫，若为阳性，则清扫腋窝淋巴结。

（二）放射治疗

老年乳腺癌患者肿瘤相对进展较为缓慢，病程较长，局部复发率风险显著低于年轻乳腺癌患者，另外一方面，老年乳腺癌患者往往身体状况较差，并且合并其他的基础疾病常常会难以耐受放疗，因此，对于老年性乳腺癌患者应作个体化治疗。

1. 全乳腺切除术后的放射治疗　可以降低局部复发率，提高患者的生存率，尤其是对于 N2（淋巴结≥4 个）或 T3/T4 期的患者，所以目前对于年龄≥70 岁的老年乳腺癌患者，大多数学者主张只对其有高危因素者行术后放射治疗。

2. 保乳术后的放射治疗　已成为早期乳腺癌的主要治疗方法，而全乳腺放疗且瘤床追量照射是进一步减少局部肿瘤复发的主要治疗手段。对于年龄≥70 岁且复发低危的老年乳腺癌患者，行保乳术后放疗的作用甚微，可不行放疗；而临床上对年龄＜70 岁且身体状况尚可者，如有适应证应常规作术后放射治疗。

3. 姑息性放疗　用于晚期复发、转移病灶的姑息放疗，也用于乳腺癌骨转移时的止疼治疗，以达到减轻痛苦、改善症状，延长生命的目的。

（三）化学治疗

1. 新辅助化疗　又称"术前化疗"或"诱导化疗"，主要目的是使肿瘤缩小降期达到可以手术切除的目的，目前，新辅助化疗已成为局部晚期乳腺癌治疗的标准方案之一，且越来越广泛应用于临床。新辅助化疗首选含蒽环及紫杉类的化疗方案，包括 TAC（紫杉类、多柔比星、环磷酰胺），AC（多柔比星、环磷酰胺）序贯 T（紫杉类），FEC（氟尿嘧啶、表柔比星、环磷酰胺）序贯 T（紫杉类）。3～4 周期的疗程新辅助化疗是适宜的，在不增加不良反应的前提下，可视患者情况延长化疗周期至 6～8 个疗程，可明显延长患者的生存率。老年人的心脏功能较差，本身发生充血性心力衰竭的概率较高，接受蒽环类辅助治疗时应注意评估老年患者身体耐受状况。

2. 辅助化疗　大量临床研究表明术后辅助化疗可降低患者复发率和死亡率，提高患者总生存率。化疗方案的选择根据患者的年龄、肿瘤的大小、淋巴结转移状况、组织学分级、脉管侵犯情况和激素受体以及 HER-2 状态来制定，可供选择的化疗方案有以下几类：①含蒽环类的联合化疗方案：蒽环类是化疗的常见药物，常用的方案有 AC/EC（多柔比星、环磷酰胺 / 表柔比星、环磷酰胺）、FAC/FEC（氟尿嘧啶、多柔比星或表柔比星、环磷酰胺）；②蒽环联合紫杉类药物方案：与新辅助化疗方案一样。年龄＜70 岁有多种高危因素且身体状况较好者考虑用 3 个疗程 FEC 后加 3 个疗程 T 的方案或用 4 个疗程 AC/EC 后加 T 方案；TAC 方案对＜70 岁者慎重采用，年龄≥70 岁者一般不考虑采用。

3. 晚期或复发转移性乳腺癌的化疗　姑息化疗的目的是减轻痛苦、延长患者的生命，除了病情较急且患者身体状况允许的情况下考虑用联合化疗，老年患者应考虑选用单药进行序贯治疗。

（四）内分泌治疗

内分泌治疗主要通过降低患者体内雌激素的水平而抑制肿瘤细胞生长，老年乳腺癌患者已经绝经，标准的辅助内分泌治疗药物是芳香化酶抑制剂，常用药物包括：阿那曲唑、来曲唑、依西美坦等第三代芳香化酶抑制剂。对于既往内分泌治疗失败的激素受体阳性的绝经后晚期乳腺癌患者可使用氟维司群。

（五）靶向治疗

HER2 阳性的乳腺癌患者可使用靶向治疗药物提高生存，靶向药物主要有以下几类：

1. 曲妥珠单抗　是一种人源化单克隆抗体，对 *HER2* 阳性的乳腺癌患者有明显的治疗作用，*HER2* 阳性的患者应用曲妥珠单抗是标准治疗，其可使早期乳腺癌患者的复发风险以及死亡风险降低。大量研究显示年龄 > 60 岁的患者与年轻患者一样，都能从术后辅助化疗加曲妥珠单抗治疗中获益，曲妥珠单抗治疗的标准时间为 1 年。

2. 拉帕替尼　是一种口服的小分子表皮生长因子酪氨酸激酶抑制剂，能够通过血脑屏障，对曲妥珠单抗耐药及脑转移的患者可以选择使用。

3. 培妥珠单抗　培妥珠单抗与曲妥珠单抗联合紫杉类化疗药物是目前 *HER2* 阳性乳腺癌患者复发或转移的首选用药方案。

4. T-DM1　是曲妥珠单抗与美坦新结合的一种复方制剂，是既往接受过曲妥珠单抗治疗的复发或转移的乳腺癌患者的首选用药方案。

这些靶向药物在临床试验中均取得不错的效果和安全性，可考虑在老年乳腺癌患者中使用。

六、预后

影响乳腺癌预后的因素很多，其中 TNM 分期就是判断预后的重要依据，有资料显示，淋巴结阳性患者的术后 5 年生存率是 59%，淋巴结阴性患者则为 80%，Ⅰ、Ⅱ、Ⅲ期患者的 5 年生存率分别是 92%、73% 和 47%。此外，组织学类型、激素受体状况、*HER-2* 状态的不同均呈现不一样的预后特性。

典型病例

女性患者，67 岁，因"右乳癌根治术后 10 余天"入院。患者半年前洗澡时无意中发现右乳约核桃大小肿块，伴皮肤瘙痒，无乳头溢液，凹陷，无皮肤红肿，发热等不适，患者未行任何治疗，自觉肿块渐渐增大，行钼靶检查提示："右乳占位性病变，性质待查考虑恶性（多考虑乳腺癌），周侧淋巴结受累可能，BI-RADS：5 类。"。遂行右乳肿块切除术，术中见右乳腺包块约 3 cm，术中冷冻切片提示考虑浸润性导管癌可能，续行左乳切除根治术，术后病检提示：浸润性导管癌，右腋窝淋巴结（4/16）转移，免疫组化：ER（+，约 70%），PR（+，约 60%），HER2（+），Ki-67（+，约 10%）。门诊以"右乳癌"收入院。

专科体检：右乳缺如，右胸壁可见一长约 16 cm 手术瘢痕，愈合良好，左胸壁未触及皮下结节，腋窝与锁骨上淋巴结未及肿大。左乳房外观正常，无红肿，无皮肤凹陷，无皮下结节，乳头无溢液，无皮下硬结。

诊断：右乳浸润性导管癌 pT2N2M0 ⅢA 期。

治疗：

1. 患者左乳腺浸润性导管癌诊断明确，入院后完善相关辅助检查，如血、尿、便三大常规，肝、肾功能，肿瘤标志物、电解质、血糖、血脂等检查；胸片、心电图。

2. 辅助化疗　4 周期 AC 方案（多柔比星联合环磷酰胺）序贯 4 周期 T（紫杉类）。

3. 放疗治疗　右锁上联合右胸壁区照射野，50GY/25F/5W。

4. 内分泌治疗　芳香化酶抑制剂来曲唑。

食　管　癌

我国是世界上食管癌高发地区之一，每年新发病例数超过 22 万，死亡病例约 15 万，其中男性多于女性，发病率随年龄增加而增长，65 岁以上食管癌发病率明显高于 65 岁以下（22.6/10 万 VS. 1.8/10 万）。食管癌有两种主要类型：鳞癌和腺癌，在我国 90% 以上为鳞癌。

食管癌典型的症状为吞咽困难，进行性加重。但由于早期食管癌症状不明显，超过 90% 的食管癌患者确诊时已进入进展期乃至于晚期，5 年生存率不足 20%，而按照伤残寿命年估计我国食管癌负担是世界平均水平的 2 倍，因此，早期诊断及治疗食管癌是改善食管癌患者生存状态、减轻社会负担的重要途径。

一、病因与早期筛查

食管癌的具体病因目前尚不明确，但相关研究显示食管癌的发生发展与生活方式、环境与遗传因素、感染因素等多种因素相关。吸烟者发生食管腺癌风险是不吸烟者 2 倍，导致食管鳞癌发生风险高于腺癌，是食管鳞癌高风险因素；饮酒者食管鳞癌发生率增加 3 ~ 5 倍；食物加工过程中真菌感染、腌制食物、高温食物等不良饮食习惯同样会增加食管癌风险。我国食管癌高发地区还存在明显的家族聚集现象，可能与患者具有共同的遗传背景有关，研究发现中国食管鳞癌患者存在一系列易感位点基因变异，认为食管鳞癌是复杂的基因和环境相互作用的结果。

根据 2014 年中国早期食管癌筛查专家共识，符合下列第 1 项和 2 ~ 6 项中任一项情况者应列为食管癌高危人群：①年龄超过 40 岁；②来自食管癌高发区；③有上消化道症状；④有食管癌家族史；⑤患有食管癌前疾病或癌前病变者；⑥具有食管癌的其他高危因素吸烟、重度饮酒、头颈部或呼吸道鳞癌等），建议其接受内镜及内镜下活检作为早期筛查。

二、临床表现

早期食管癌患者可能没有任何症状，部分患者吞咽食物时有哽噎感、异物感、胸骨后疼痛，而出现明显的吞咽困难一般提示食管病变进入进展期，最终甚至连液体也不能咽下。较少出现的症状包括声音嘶哑、咳嗽、喉返神经受损相关肺炎或侵犯气管支气管。如食管癌转移到其他部位如脑、肝、骨，可产生相应部位的症状如头痛、恶心等中枢神经系统症状、骨痛、肝区胀痛等。另外，上腹部隐痛不适、消瘦、消化道出血（呕血、黑便等）等非特异性症状时也对食管癌有警示作用，需注意警惕。

三、辅助检查

1. X 线检查（钡餐）　吞咽困难的患者可接受食管 X 线（钡餐）检查，以观察食管的蠕动、黏膜改变、充盈缺损和梗阻程度。食管癌病变在钡餐上可表现为不规则肿块病灶、不规则狭窄、黏膜皱襞明显破坏与充盈缺损、食管外形突然成角、其近端有扩张和钡剂潴留，而早期食管癌可能仅表现为局部黏膜增粗、中断，管壁僵硬、蠕动消失，有时可见充盈缺损、龛影。

2. 胸部 CT/MRI　胸部 CT 可直接测量食管壁的厚度，并充分显示食管癌病灶大小、侵犯范围，与周围组织的关系，可辅助超声内镜评估淋巴结转移状态，是术前评估最常用的影像学手段。MRI 对食管癌 TNM 分期的判断与 CT 相当。

3. 胃镜　可在直视下清晰地观察食管病变，判断病变的位置、黏膜损伤状况、局部侵犯的范围和程度。另外，胃镜因其可以在镜下进行活检，是诊断食管癌不可或缺的手段。

4. 超声内镜（endoscopic ultrasonography，EUS）　将超声与内镜检查结合，借助超声在食管腔内对病灶进行检查，可对病变的浸润深度、侵犯范围、肿大的淋巴结等进行相对准确的判断，以协助评估手术可能，其对肿瘤 T、N 的分期判断敏感性达 81%～92%，特异性 94%～97%。另外，与胃镜类似，可在 EUS 引导下对可疑的组织或淋巴结进行穿刺活检，进行病理学检查。

四、诊断与鉴别诊断

（一）诊断

1. 临床依据

（1）症状：进行性加重的进食哽噎、异物感、胸骨后疼痛，或出现明显的吞咽困难。

（2）体格检查：多数食管癌患者无明显相关阳性体征，如出现其他部位转移可出现转移部位相应体征如神经病理征、肝大、颈部淋巴结肿大等。

2. 影像学检查　食管造影发现食管黏膜局限性增粗、局部管壁僵硬、充盈缺损或龛影等表现，或是胸部 CT 发现管壁环形增厚。

3. 病理诊断

（1）细胞学：纤维食管镜检查刷片可见肿瘤细胞（鳞癌细胞）。

（2）组织学病理：胃镜下活检或食管外病变（锁骨上淋巴结、皮肤结节）经穿刺或切除活检发现肿瘤细胞。食管鳞癌根据鳞状细胞分化程度可分为高、中、低分化，其中中分化鳞癌占食管鳞癌的大多数（2/3）。低分化鳞癌和低分化腺癌有时需要靠免疫组化来鉴别，细胞角蛋白（CK）5/6 和 P63 作为鳞癌的特征性标志物，阳性率可达 75%～93%。

4. 分子病理　食管鳞癌的基因变异类型主要是拷贝数变异（CNV），其中研究发现在 11q13 区域鳞癌基因变异率较高，包括致癌基因 *CCND1* 基因扩增及蛋白高表达（可能与淋巴结转移相关）。

（二）鉴别诊断

老年患者由于消化道基础疾病多，导致无法早发现、早诊断，所以当患者出现进食不适时，需尽快就诊，与下列疾病进行鉴别：

1. 食管良性狭窄　由瘢痕狭窄所致咽下困难，多有明确的诱因（吞服强碱、强酸、某些药物），常于吞服后立即发生不同程度的胸痛、吞咽困难。X 线检查可见食管狭窄、黏膜消失、管壁僵硬等。

2. 食管平滑肌瘤　该疾病病程较长，X 线检查显示突向管腔内的光滑圆形的附壁性充盈缺损，内镜下可见隆起型肿物，表面光滑、完整，触及有滑动感，一般很少侵犯到周围组织。确诊需获得组织病理学证据。

3. 食管结核　多为继发性，临床可有不同程度的吞咽困难或疼痛、阻塞感等，可伴有结核中毒症状。病程进展慢，多见于青壮年，常有结核病史。

4. 贲门失弛缓症　病程较长，表现为吞咽困难，常伴胸骨后疼痛、反流症状，多在进食后发作，而使用钙拮抗药或是对症解痉可缓解症状。食管腔内压力测定发现患者下食管括约肌（LES）压力升高，X 线检查表现为食管下段呈光滑鸟嘴状，体部有不同程度的扩张。

5. Barrett 食管　最常见的症状为吞咽不适、胸骨后疼痛、胃灼烧、反胃等，与反流性食管炎及其伴随病变有关。内镜下可见齿状线上移，黏膜充血水肿、糜烂或溃疡。确诊靠病理检查。

五、分段与分期

食管癌的分段采用美国癌症联合会（AJCC）2009 分段标准。颈段食管：上接下咽，向下至胸骨切迹平面的胸廓入口，内镜检查距门齿 15～20 cm；胸上段食管：上自胸廓入口，下至奇静脉弓下缘水平，内镜检查距门齿 20～25 cm；胸中段食管：上自奇静脉弓下缘，下至下肺静脉水平，内镜检查距门齿 25～30 cm；胸下段食管：上自下肺静脉水平，向下终于胃，内镜检查距门齿 30～40 cm；食管胃交界：凡肿瘤中心位于食管下段、食管胃交界及胃近端 5 cm，并已侵犯食管下段或食管胃交界者，均按食管腺癌 TNM 分期标准进行分期。

目前食管癌的分期仍采用美国癌症联合会（AJCC）2009 年第七版 TNM 定义与分期标准。

原发肿瘤（T）	区域淋巴结转移（N）
Tx 原发肿瘤不能确定	Nx 区域淋巴结转移无法评估
T0 无原发肿瘤证据	N0 无区域淋巴结转移
Tis 重度不典型增生	N1 1–2 枚区域淋巴结转移
T1 肿瘤侵犯黏膜固有层、黏膜肌层或黏膜下层	N2 3–6 枚区域淋巴结转移
T1a 肿瘤侵犯黏膜固有层或黏膜肌层	N3 ≥7 枚区域淋巴结转移
T1b 肿瘤侵犯黏膜下层	
T2 肿瘤侵犯食管肌层	**组织学分期（G）**
T3 肿瘤侵犯食管纤维膜	Gx 分化程度不能确定
T4 肿瘤侵犯食管周围结构	G1 高分化
T4a 肿瘤侵犯胸膜、心包或膈肌，可手术切除	G2 中分化
T4b 肿瘤侵犯其他邻近结构，如主动脉、椎体、气管等，不能手术切除	G3 低分化
	G4 未分化

远处转移（M）

Mx 远处转移无法评估

M0 无远处转移

M1 有远处转移

分期	T	N	M	G 分级	部位
0 期	Tis	N0	M0	1, X	任意
ⅠA 期	T1	N0	M0	1, X	任意
ⅠB 期	T2–3	N0	M0	1, X	下段, X
	T1	N0	M0	2–3	任意
ⅡA 期	T2–3	N0	M0	2–3	下段
	T2–3	N0	M0	1, X	中、上段

续表

分期	T	N	M	G 分级	部位
ⅡB 期	T1–2	N1	M0	任意	任意
	T2–3	N0	M0	2–3	中、上段
ⅢA 期	T4a	N0	M0	任意	任意
	T3	N1	M0	任意	任意
	T1–2	N2	M0	任意	任意
ⅢB 期	T3	N2	M0	任意	任意
ⅢC 期	T4a	N1–2	M0	任意	任意
	T4b	任意	M0	任意	任意
	任意	N3	M0	任意	任意
IV 期	任意	任意	M1	任意	任意

六、治疗

食管癌的治疗在临床上应借助于多学科协作，而对于老年患者来说，由于其体能状态差、基础疾病多、脏器功能欠佳等多种因素，更应该根据患者肿瘤分期以及身体状态，采取最合适的治疗方式（手术、放疗、化疗或靶向治疗），以达到改善患者生存质量、延长生存时间的目的。

1. 手术治疗

（1）黏膜肿瘤：当食管癌只局限于黏膜上皮层内（pTis、T1a）/Barrett 食管，可进行内镜下黏膜切除术及内镜黏膜下剥离术，随后进行或不进行消融。对肿瘤已经侵犯到黏膜肌层并进入黏膜下层的 T1b 肿瘤，淋巴结转移风险增高，根治性食管切除是优先选择方法。

（2）对于超出黏膜以及局部进展期的食管癌，最佳治疗手段是食管切除，常采用经胸食管癌切除术配合至少 11 个区域淋巴结切除。但单纯食管切除术往往与高复发率有关，5 年生存率很低（5%~34%），所以，除了完全切除的 I 期及 T2N0 食管癌，仍然需要进行辅助放疗或化疗。

2. 放疗　包括根治性放疗、姑息性放疗、术前和术后放疗。对于不能或拒绝手术的早期或局部进展期患者，建议以根治性放化疗作为首选。部分暂时无法行根治术的食管癌可先进行新辅助放化疗，从而达到降期、提高 R0 切除率的目的。另有对于术后复发高危患者（如病理切缘阳性、淋巴结转移等）术后需要进行辅助放疗。

3. 全身化疗　对于晚期老年食管癌患者，最常采用姑息性药物治疗，根据其体力状态、药物不良反应及重要脏器功能来选择适宜的化疗方案，目前一线治疗方案主要是氟尿嘧啶类或紫杉醇联合铂类的双药联合化疗。

4. 靶向治疗　随着新的治疗策略的出现，分子靶向治疗在食管癌的临床研究中也取得了一定的进展，随着研究的深入，目前食管癌的靶向治疗已经开始由单一靶点转向多靶点治疗。西妥昔单抗、尼妥珠单抗是抗表皮生长因子受体（epidermal growth factor receptor，EGFR）的单克隆抗体，在食管鳞癌治疗中联合化疗或同步放化疗可提高疾病缓解率及生存率。而在 EGFR 高表达患者中，EGFR 酪氨酸酶抑制剂（TKIs）联合化疗同样可以改善晚期食管鳞癌患者的生存。在食管腺癌中，曲妥珠单抗（*HER-2* 单克隆抗体）可应用于 *HER-2* 扩增的患者，而针对 *VEGFR-2* 的单克隆抗体雷莫芦单抗已被 FDA 批准联合化疗作为二线治疗。

5. 免疫治疗　随着对肿瘤免疫逃逸及免疫治疗靶点的研究深入，目前免疫治疗已逐渐成为实体肿瘤治疗中的重要手段，其中主要包括针对 CTLA-4 的抗体伊匹木单抗（ipilimumab）、针对程序性死亡因子 PD-1/PD-L1 通路中 PD-1 以及 PD-L1 的抗体。但目前免疫治疗在食管癌晚期治疗中的作用尚不明确。

6. 最佳支持治疗（best supportive care，BSC）　老年患者由于体能状态、心肺功能差，经常无法接受手术或放化疗，对于这一类患者建议进行最佳支持治疗，尤其是多学科联合的姑息支持治疗，以改善身体状况、减轻患者的痛苦为首要目标，从而提高生活质量、延长生存。

（1）吞咽困难：因食管癌而引起的吞咽困难通常是由于梗阻引起的，可进行镜下空肠营养管或胃管置入，或者进行放疗以缓解症状。如出现严重的食管梗阻，可进行支架植入或者球囊扩张，并予足够的营养支持。

（2）疼痛：患者可出现肿瘤导致的胸骨后疼痛或转移部位引起的疼痛，按照三阶梯原则进行对症止痛治疗。如在置入支架后出现无法控制的重度疼痛，可必要时在内镜下去除支架。

（3）出血：肿瘤本身或是内镜操作干预均可能引起出血，如出血发生在肿瘤表面，可在内镜下进行止血治疗或是放疗。

典型病例

患者男性，70 岁。患者于 2014 年 5 月开始出现进食哽噎感，进固体食物时症状明显，伴明显胸骨后疼痛，无胃灼热、反酸、呕血、黑便等不适。行上消化道造影示：食管胸中段可见一充盈缺损，病变约长 5.5 cm，钡剂通过受阻（图 4-7）。2014 年 8 月 7 日行胃镜示：食管距门齿 26～31 cm 可见隆起型肿物，占据管腔 1/2 周。活检病理示：中分化鳞癌。胸部 CT 示：食管胸上段管壁不均匀异常增厚，较厚部位约 26 mm，管腔狭窄，外膜模糊（图 4-8）。

专科体检：KPS 评分 90 分，浅表淋巴结未及肿大。心律不齐，第一心音强弱不等。叩诊呈清音，呼吸音清，未闻及干湿啰音。

诊断：食管胸中上段中分化鳞癌（cT3N1M0）进展期双锁骨上、纵隔、贲门旁淋巴结转移，腹腔、腹膜后小淋巴结性质待定，阵发性心房颤动。

治疗

1. 患者病理诊断明确为局部进展期食管胸中上段鳞癌，结合住院患者"食管癌治疗临床路径"完成相关检查，如血、尿、便三大常规、生化、凝血、肿瘤标志物、感染性疾病筛查（乙肝、丙肝、艾滋病、梅毒等）、心电图。

2. 化疗　2014 年 8 月 14 日开始行 2 周期紫杉醇联合奈达铂方案化疗，每三周为一个周期。化疗后无明显不适。2 个周期后患者进食哽噎、胸骨后疼痛症状明显缓解，复查胸部 CT 示：食管胸上段管壁不均匀异常增厚较前减轻，原约 26 mm，现约

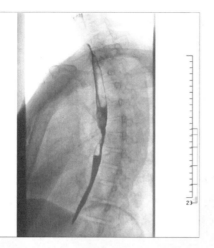

图 4-7　上消化道造影

食管胸中段可见一充盈缺损，病变约长 5.5 cm，
钡剂通过受阻（2014 年 8 月 12 日）

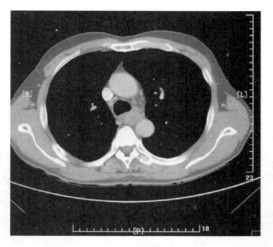

图 4-8　胸部 CT

食管胸上段管壁不均匀异常增厚，较厚部位约
26 mm，管腔狭窄，外膜模糊（2014 年 8 月 8 日）

8 mm（图 4-9）。双侧锁骨上、纵隔多发淋巴结较治疗前缩小。

3. 放疗　于 2014 年 10 月 22 日至 2014 年 12 月 3 日行纵隔及双锁骨上区域放疗，具体放射剂量：6+10MV-X DT60Gy（GTV）/54Gy（CTV）/30F/6W。放疗期间同步原方案行 2 个周期化疗，骨髓抑制 1 度，食管炎 1 度，胃肠道反应 0 度。

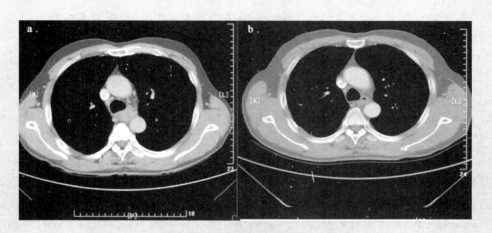

图 4-9　2 个周期后患者症状明显缓解，复查胸部 CT

食管胸上段管壁不均匀异常增厚较前减轻，较厚原约 26 mm（a），现约 8 mm（b）

（褚　倩　赵　军）

第三节　消化系统肿瘤

胃　癌

胃癌（gastric cancer）是最常见的消化道恶性肿瘤之一，其发病率和死亡率均高居全球恶性肿瘤的第 4 位，仅次于肺癌、乳腺癌和大肠癌。超过一半胃癌发生在东亚地区，我国是胃癌高发区。虽然近 30 年来，胃癌发病率和死亡率有所下降，但据全国肿瘤登记中心数据显示，我国 2012 年胃癌发病率为 31.28/10 万，仍居恶性肿瘤第 2 位，死亡率为 22.04/10 万人口，居恶性肿瘤死因第 3 位。胃癌发病在人群中的分布以中老年男性发病率最高，高发年龄为 50 ~ 70 岁。近年来，在部分胃癌高发区县开展了胃癌高危人群的普查，使早期胃癌发现比例升高，但总体而言，全国范围内，胃癌诊断时仍以进展期胃癌为主。

一、病因

胃癌的病因和发病机制迄今仍未阐明，多种因素会影响胃癌的发生。发生胃癌的危险因素如下：

1. 年龄　胃癌的发病率随着年龄的增加而显著升高。

2. 饮食　摄入高盐、熏制、亚硝酸盐食物过多，蔬菜、抗氧化物等摄入不足。

3. 吸烟和饮酒　吸烟患者发病危险增加 1.5 倍。轻度饮酒和胃癌无关，但重度嗜酒和胃癌，尤其是非贲门部位的胃癌有关联。

4. 幽门螺杆菌感染　WHO 将之列为 I 类致癌物。

5. 癌前病变　慢性萎缩性胃炎、胃溃疡、胃息肉等。

6. 既往胃手术史　术后第 15 ~ 20 年发病风险最高，Billroth II 术式较 Billroth I 术式发病风险更高。

7. 遗传因素　A 型血人群中胃癌发病率比其他人群高 15% ~ 20%。一些家族性综合征易患胃癌：包括 Lynch 综合征、E- 钙黏蛋白突变（弥漫型）、家族腺瘤性息肉病、Peutz-Jeghers 综合征等。

8. EB 病毒　相关性胃癌与多种肿瘤相关基因启动子区 DNA 甲基化有关，预后较好。

二、临床表现

1. 症状　半数以上早期胃癌可无症状或者仅出现类似胃炎、消化不良、胃溃疡等非特异性症状，给予常规治疗后能够缓解。所以，早期胃癌常常容易漏诊或者误诊。随着病情发展，症状加重并可能出现食欲下降、消瘦等表现，才会引起患者及家属重视。

上腹痛是进展期胃癌最常见症状，初始仅有进食后饱胀不适或隐痛，伴有体重减轻。不同部位胃癌临床表现不同，贲门部位的胃癌有进食哽咽感，远端胃癌易出现恶心、呕吐，皮革样胃癌容易出现早饱。还有少部分晚期患者因呕血、黑便及贫血而就诊。

2. 体征　多数胃癌患者无明显体征，部分患者可有上腹部深压痛。有时可在上腹部扪及质硬肿块，伴或者不伴有压痛。当肿瘤浸润至周围脏器或组织时，肿块可固定而不能推动，多提示肿瘤已无法手术切除。转移性胃癌可出现相应体征。如转移至左侧锁骨上窝淋巴结（Virchow 淋巴结），可触及质硬固定的淋巴结。转移至肝时，部分患者可触及肿大的肝以及肝下缘结节状肿块。晚期胃癌腹膜转移可出现腹腔积液，移动性浊音阳性。胰头后淋巴结转移或者原发灶直接浸润压迫胆总管时，可发生梗阻性黄疸。肠管或肠系膜转移可导致部分或完全性肠梗阻。

三、诊断与鉴别诊断

（一）诊断

1. **临床依据** 关键在于早期诊断，关注是否有患胃癌危险因素，若有食欲下降、体重下降、黑便、进食哽咽等胃癌报警症状时，应及时进一步检查。

2. **实验室检查** 血常规、便潜血、肿瘤标志物检查是常用化验。部分患者可出现贫血、便潜血阳性。常用的肿瘤标志物有 CEA，CA19-9，但敏感性及特异性均不满意，不能用于诊断，但可辅助判断复发及疗效。目前国内外指南均未将肿瘤标志物作为胃癌常规检查。

3. **X 线钡餐** 主要表现为充盈缺损、边缘欠规则的腔内龛影和胃壁僵直失去蠕动。但钡餐检查的准确性依赖设备、经验、技术，并且容易漏诊早期胃癌；即使发现异常，确诊胃癌也需要内镜下获取病理。因此，随着内镜检查的普及，X 线钡餐检查在胃癌的诊断中运用也越来越少。

4. **胃镜检查** 已成为确诊胃癌最常用、最关键手段。胃镜联合活检诊断胃癌的敏感性和特异性分别为 93.8% 和 99.6%，诊断准确率可达 97.4%。但仍有少部分早期胃癌，特别是小胃癌或微小胃癌可能被漏诊，提高早期胃癌内镜诊断准确率的措施包括：充分暴露胃黏膜、仔细观察、避免盲区、对可疑病灶进行染色观察、放大观察或共聚焦内镜观察。

5. **胃癌的 TNM 分期检查** 胃镜及活检确诊胃癌后，需要进一步对胃癌进行分期检查。常用的检查手段包括 CT、MRI、EUS、PET-CT、腹腔镜等。

胸、腹或盆腔 CT 增强扫描：是胃癌分期的常规检查，可了解胃癌浸润深度及转移情况，有助于 TNM 分期、制订治疗方案及术后随访，对胃癌 TNM 分期的准确性在 50%～60%。

MRI：判断胃癌分期的准确性与 CT 类似，主要用于对 CT 造影剂过敏以及肾功能不全无法进行 CT 增强扫描的胃癌患者；此外，对于怀疑有肝转移的患者，MRI 检查准确性高于 CT。

超声内镜（EUS）：早期胃癌欲行内镜下切除前必须行超声内镜检查。对胃癌 T 分期准确性在 57%～88%，N 分期准确性为 30%～90%，操作者的经验对诊断准确性影响较大。

PET-CT：对胃癌分期诊断准确性可高达 68%，高于单独 PET 或者 CT 检查。对于计划行根治性切除的胃癌患者，PET-CT 有助于排除远处转移，避免不必要的手术。

腹腔镜：对于未发现远处转移且计划行根治性手术的 T3/N+ 患者，术前腹腔镜探查及腹腔灌洗液细胞学检查有助于发现一些 CT 无法提示小的、隐匿性的腹膜或肝转移病灶。当影像学怀疑有腹膜转移或肿大淋巴结时行腹腔镜检查也可避免不必要的手术。

（二）鉴别诊断

1. **胃溃疡** 良性溃疡边界多清晰、规整，溃疡底部苔较为洁净，黏膜皱襞较为柔顺。癌性溃疡常较大，不规则，伴有黏膜增粗，底部苔污秽，局部胃壁僵硬。但以上描述均为经验性，且良恶性溃疡常有重叠表现。因此，鉴别的关键还需要靠病理活检。多点取材有利于提高诊断的准确性，对于胃镜大体观察疑似恶性溃疡者单次活检阴性并不能排除胃癌的诊断，应重复胃镜检查并再次活检以防漏诊。

2. **胃息肉** 分为炎性息肉、增生性息肉和腺瘤性息肉。腺瘤性息肉容易癌变，较大的息肉表面黏膜糜烂或者形成溃疡可引起出血，表现为黑便和贫血，需要与胃癌鉴别。内镜下对息肉常规活检，对较大息肉给予完整切除行病理检查可以明确诊断。

3. **胃原发恶性淋巴瘤** 多为黏膜相关淋巴瘤，病变起源于胃黏膜下层的淋巴组织。占胃部恶性肿瘤 0.5% ~ 8%，仅次于胃癌。该病临床表现、X 线及内镜下均难与胃癌鉴别，且胃镜活检只有小部分患者获得阳性结果，故术前确诊率不到 10%。该病患者年龄较轻，病灶常为多发，胃镜多处活检及深部活检，根据镜下组织学改变及辅助免疫组化指标有助于诊断。

4. **胃间质瘤** 是胃肠道常见的间叶源性肿瘤，起源于 Cajal 间质细胞，良性或者交界性多见，恶性少见，组织学上多由梭形细胞、上皮样细胞偶或多形性细胞组成，免疫组化检测通常为 CD117 或 DOG-1 表达阳性。直径 2 cm 以下的胃间质瘤常无症状，随肿瘤长大可出现与胃癌类似表现。该肿瘤 CT 扫描相对特征是血供丰富、密度多不均匀，通常无淋巴结转移；EUS 对腔外型及哑铃型胃间质瘤有较大诊断价值；确定诊断依靠胃镜活检或影像引导下穿刺活检，以及活检组织的免疫组化。

5. **胃肉瘤** 占胃恶性肿瘤 0.25% ~ 3%，多见于老年。多起源于胃壁的淋巴组织及肌肉组织，好发于胃底、胃体，瘤体一般较大，常在 10 cm 以上，瘤体中央部位常因供血不足而形成溃疡，临床表现无特异性，与胃癌不易区分。CT、MRI 增强扫描有助于诊断，确诊依靠胃镜下活检或影像引导下穿刺活检。

三、分期

大多数国家对肿瘤的分期采用美国癌症联合委员会（American Joint Committee on Cancer，AJCC）的分期系统。

原发肿瘤（T）	区域淋巴结（N）
TX 原发肿瘤无法评估	N0 无淋巴结转移
T0 无原发肿瘤的证据	N1 1 ~ 2 个区域淋巴结转移
Tis 原位癌，上皮内癌未侵及固有层	N2 3 ~ 6 个区域淋巴结转移
T1 肿瘤侵及黏膜固有层、黏膜肌层或黏膜下层	N3 7 个以上区域淋巴结转移
T1a 肿瘤侵及黏膜固有层、黏膜肌层	N3a 7 ~ 15 个区域淋巴结转移
T1b 肿瘤侵及黏膜下层	N3b 15 个以上区域淋巴结转移
T2 肿瘤侵及固有肌层	**远处转移（M）**
T3 肿瘤侵及浆膜下结缔组织但未侵及脏腹膜和邻近器官	M0 无远处转移
T4 肿瘤侵及浆膜（脏腹膜）或邻近器官	M1 有远处转移
T4a 肿瘤浸透浆膜	
T4b 肿瘤侵及邻近器官	

分期	T	N	M
0	Tis	N0	M0
I A	T1	N0	M0
I B	T2	N0	M0
	T1	N1	M0

续表

分期	T	N	M
ⅡA	T3	N0	M0
	T2	N1	M0
	T1	N2	M0
ⅡB	T4a	N0	M0
	T3	N1	M0
	T2	N2	M0
	T1	N3	M0
	T4a	N1	M0
	T3	N2	M0
	T2	N3	M0
ⅢB	T4b	N0–N1	M0
	T4a	N2	M0
	T3	N3	M0
ⅢC	T4b	N2–3	M0
	T4a	N3	M0
Ⅳ	任何 T	任何 N	M1

四、治疗

不同分期的胃癌治疗策略不同。从治疗的角度可以将胃癌分成三组：早期胃癌（cTis 或 cT1a），以内镜下治疗为主；局部进展期胃癌（Ⅰ–Ⅲ期），以手术为主，多数患者还应给予术前、术后的辅助化疗，有助于减少复发、改善预后；局部晚期不可手术患者和转移性胃癌（即Ⅳ期胃癌），以化疗及靶向治疗为主；不能耐受抗肿瘤治疗的患者应给予积极对症支持治疗。

（一）内镜下治疗

Ⅰ期患者中 cTis 或 cT1a 患者，可以采取内镜下切除。术后 5 年生存率 90% 以上，基本达到胃切除手术相同效果，但避免了胃切除手术创伤及术后并发症。内镜治疗前应行 EUS 检查明肿瘤侵犯深度，行 CT 增强扫描排除淋巴结转移。内镜切除术后标本应行细致的病理检查，如果存在黏膜下层深度侵犯、切缘阳性、脉管癌栓等高危因素，要追加手术并行淋巴结清扫。

（二）手术治疗

手术是 Ⅰ–Ⅲ期胃癌的主要治疗，也是唯一有可能根除胃癌的手段。手术效果取决于胃癌的浸润深度和扩散范围。总体而言，我国进展期胃癌术后 5 年生存率为 20%～30%。胃癌根治性手术淋巴结清扫范围此前一直存在争论，随着证据积累，目前较为明确的是 D2 淋巴结清扫比 D1 淋巴结清扫能够减少局部复发率及胃癌相关死亡率，D2 手术已成为广泛认可的标准胃癌淋巴结清扫术式，理想情况下手术清扫的淋巴结至少保证 15 枚以上。

值得关注的是，部分初始诊断为局部不可切除的胃癌患者，经过放化疗后仍有转化为手术切除的可能，此种情况下经过审慎的重新评估后倾向于选择根治性手术治疗。

（三）化疗及放疗

胃癌的化疗主要用于局部进展期胃癌手术前后辅助化疗和复发或转移性胃癌或局部晚期手术无法切除患者的姑息化疗。

1. 手术前后辅助化疗 胃癌单纯行手术治疗仍有较高的复发转移概率。因此，对于多数手术患者而言，需要行术前或术后辅助化疗来减少复发和转移概率，改善生存。辅助治疗的主要适应证包括：T3，T4 或者 N+ 患者。辅助治疗的策略主要有：围术期化疗、术后辅助放化疗、术后辅助化疗。不同辅助化疗方案能提高 3 年生存率 10%～14%。

辅助化疗可选方案包括：表柔比星联合顺铂和氟尿嘧啶（ECF）及其改良方案，氟尿嘧啶联合顺铂（FP）、氟尿嘧啶/亚叶酸钙联合奥沙利铂和伊立替康（FOLFOX）、卡培他滨联合奥沙利铂（XELOX）、替吉奥联合奥沙利铂（SOX）、单药替吉奥（S1）方案等，联合化疗疗程多为 6 个月，单药 S1 辅助化疗 1 年。放化疗主要用于 R1/R2 切除或者淋巴结清扫未达到 D2 标准的患者，目前推荐的方案是基于氟嘧啶药物的放化疗。

2. 晚期胃癌姑息化疗及靶向治疗 晚期胃癌包括复发或转移性胃癌及局部胃癌手术无法切除的患者以化疗及靶向治疗为主，接受抗肿瘤治疗的患者中位生存时间为 10～13.8 个月。

化疗及靶向治疗适于一般状况良好，KPS 评分≥60 或者 ECOG 评分 0～2 分的患者；常用化疗方案包括氟嘧啶类（氟尿嘧啶、卡培他滨、替吉奥）联合铂类（顺铂、奥沙利铂）、紫杉类（紫杉醇、多西他赛）联合铂类、氟嘧啶类联合伊立替康，或者上述药物的单药化疗。单药化疗有效率在 20% 左右，联合化疗有效率为 40%～50%。单纯化疗患者中位生存多为 10～12 个月，*HER-2* 变异检测阳性患者（免疫组化 3+，或者免疫组化 2+合并 *HER-2* FISH 检测阳性）。二线治疗包括伊立替康、紫衫类药物单药或者联合化疗、小分子抗血管靶向药物雷莫芦单抗单药或联合紫杉醇，我国自主研发的阿帕替尼适用于晚期胃癌三线治疗。

对于无法耐受抗肿瘤治疗的患者，应以支持治疗为主，中位生存时间为 3～6 个月。

（四）对症治疗

晚期胃癌患者随病情进展可出现出血、梗阻、疼痛、恶心、呕吐等不适症状，应在多学科协作的基础上给予积极的对症支持治疗。出血患者可采取内镜下止血（注射、钳夹、烧灼）、经血管介入栓塞、放疗等手段；贲门或幽门梗阻的患者可采取胃切除、胃十二指肠吻合、胃肠造瘘、支架置入、管饲营养等多种方式缓解症状，具体采取何种治疗方案需要考虑患者的生存预期及一般状况。对于预期生存时间长的患者，手术是可选方案之一；对于生存时间短的患者宜采取非手术治疗的方式。

（五）疼痛治疗

胃癌患者的疼痛常与肿瘤进展密切相关。肿瘤压迫腹腔脏器、侵犯腹腔神经丛、骨转移、腹腔转移导致肠梗阻均可导致疼痛。镇痛方案应基于疼痛的综合评估，遵循以下原则：对非肿瘤急症疼痛，根据疼痛的程度按三阶梯原则选择药物。肿瘤急症疼痛，如骨折、内脏梗阻或者穿孔、感染、神经受损等。单纯阿片类药物难以达到满意镇痛，常需加用辅助镇痛药，常用辅助镇痛药包括抗抑郁药（如阿米替林、丙米嗪、度洛西汀、文拉法辛、安非他酮）、抗惊厥药（加巴喷丁、普瑞巴林）、局部麻醉药（如利多卡因贴片）以及糖皮质激素。在药物镇痛同时应根据病因采取其他应急治疗手段，如放疗、手术、激素、抗感染等。

经过规范的镇痛治疗多数癌痛患者（80%～90%）能够获得有效的疼痛控制，但仍有10%～20%患者疼痛难以缓解或者出现无法耐受的阿片不良反应。可以根据疼痛的部位和性质，采取局部输注（如硬膜外镇痛、鞘内镇痛）以及神经阻滞或神经毁损疗法，比如针对上腹痛（内脏痛）给予腹腔神经丛阻滞，对于盆腔中线疼痛给予上腹下神经丛阻滞等。

五、预防

胃癌的预防主要针对有高危因素的患者。

1. 应避免摄入高盐、熏制、亚硝酸盐食物；避免吸烟和酗酒；多进食新鲜蔬菜、水果。

2. 幽门螺杆菌感染在大多数胃癌的发病中起重要作用，对于幽门螺杆菌感染的患者，如果有胃癌家族史、早期胃癌术后、消化不良症状、萎缩性胃炎、胃溃疡等任一病史，应给予抗幽门螺杆菌治疗。

3. 在胃癌高发地区应放宽内镜检查指征，开展高危人群的筛查，有利于发现早期胃癌，达到根治目的。

典型病例

患者女性，69岁。主因胃癌术后2年复发1年入院。患者2014年1月因上腹持续隐痛就诊，胃镜检查诊断：胃角中分化腺癌。2014年2月行腹腔镜辅助胃癌根治术。术后病理：胃中高分化腺癌，$1.5\ cm \times 1.0\ cm \times 0.5\ cm$，侵及黏膜下层，切缘（－），淋巴结未见转移（0/15），HER-2（＋），术后分期pT1N0M0，术后未行辅助治疗。2015年7月出现上腹痛，NRS 7～8分，剑突下包块，诊断：胃癌根治术后（pT1N0M0）。

入院后PET-CT检查提示：胃癌术后，腹腔及肝门区多发淋巴结转移瘤。2015年8月至10月行一线共4周期SOX（替吉奥联合奥沙利铂）方案化疗，评效SD。2016年2月出现吻合口不全性梗阻，腹痛加重，NRS 7～8分。给予留置空肠营养管，肠内外混合营养，吗啡皮下注射镇痛。2016年3月复查胃镜并活检提示：复发病灶HER-2（+++），于2016年4月至5月行4个周期曲妥珠单抗靶向联合氟尿嘧啶（FU）/亚叶酸钙（LV）方案化疗，评效SD。2016年6月出现黄疸，右上腹痛加重，行超声引导下经皮经肝胆管引流术，术后黄疸及疼痛减轻。

结 直 肠 癌

据WHO 2012年统计，全球结直肠癌（colorectal cancer，CRC）发病率居男性恶性肿瘤的第3位，居女性恶性肿瘤的第2位。不同国家和地区发病率有很大不同，发达国家及地区的大肠癌发病率为50～60/10万人口，而在亚、非、南美等发展中国家发病率则低至10/10万人口以下。美国是结直肠癌高发国家，发病率居恶性肿瘤第4位，癌性致死原因第2位。我国结直肠癌亦属高发肿瘤，据全国肿瘤登记中心数据显示，我国结直肠癌发病率及死亡率无论在男性还是女性都是呈逐年上升趋势。2012年我国结直肠癌发病率为24.47/10万，死亡率为11.77/10万，分别居恶性肿瘤第4、5位。我国大肠癌以直肠癌为主，占比60%～75%，中位年龄为45岁左右，60～75岁达峰。老年人是结直肠癌的高发人群，65～70岁年发病率为111.2/10万，75～80岁为160.8/10万。

一、病因

研究表明CRC是环境因素与遗传因素综合作用的结果，约10%结直肠癌具有遗传性。

具有以下特点的患者，CRC 发病风险增加：

1. 环境因素 城市化生活方式，如久坐、活动少、高脂肪饮食与低纤维素饮食等。高脂饮食刺激胆汁分泌，增加大肠中胆汁酸与中性固醇的浓度，在肠道菌群作用下产生各种致癌物质，而食用纤维素减少可发生便秘及肠道菌群失调，导致肠腔内致癌物质增多。

2. 遗传因素 有 CRC 家族史，比如一级亲属罹患 CRC，则本人发病风险升高 1.7倍。此外，不到 10% 的结肠癌具有遗传性。最常见的遗传综合征有家族腺瘤性息肉病（familial adnomatous polyposis，FAP）和遗传性非息肉病性结直肠癌（hereditary non-polyposis colorectal cancer，HNPCC）。家族腺瘤性息肉病是源于染色体 5q21 区域的 APC基因突变，如果 FAP 不治疗，将 100% 发生癌变。遗传性非息肉病性结肠癌（hereditary nonpolyposis colon cancer，HNPCC）源于错配修复基因（如 MLH1，MSH2）突变，这些基因的突变能够以常染色体显性方式遗传。FAP 与约 1% 结肠癌相关，而 HNPCC 与 2%~4%的结肠癌有关。

3. 炎性肠病 患有急性肠病的患者发生大肠癌的风险较正常人高 4~20 倍，并且与疾病严重程度、范围、持续时间有关。患有 10 年病程的溃疡性结肠炎的患者发生结肠癌的风险为 10%，20 年病程为 20%，30 年病程则发生结肠癌的风险超过 35%。

4. 腺瘤性息肉 大肠腺瘤性息肉发病率约占自然人群 10%。85% 的 CRC 源于腺瘤性息肉，故腺瘤性息肉被认为是癌前病变。腺瘤发展为浸润性癌约需要 10 年。当结肠息肉具有以下特征时癌变概率较高：直径≥2 cm、绒毛状腺瘤、锯齿状息肉、多发。

5. 其他 糖尿病/胰岛素抵抗患者患结肠癌的风险较非糖尿病患者高 30%；肥胖、吸烟、饮酒、盆腔放疗术后、胆囊切除术后、输尿管乙状结肠吻合术后等均增加了罹患结直肠癌风险。

二、临床表现

1. 症状 结直肠癌的临床表现取决于肿瘤部位及分期。早期结直肠癌多无明显症状；后期排便习惯与粪便性状会发生改变：表现为便秘、便次增多、腹泻等，左半结肠癌或者直肠癌可出现大便变细，此外还伴有血便或者脓血便；腹痛：右半结肠癌腹痛较为常见，为肿瘤浸润肠壁或者并发肠梗阻所致；全身症状：晚期肿瘤可出现贫血、乏力、体重减轻、出血、穿孔、梗阻、腹腔积液等表现。

老年人近端结肠癌发病率高于中青年人，由于老年人对疼痛感知能力下降，以腹痛为主诉者较少，最常见症状为便血及大便习惯改变。由于老年人本身也容易出现便秘，因此，容易导致误诊和漏诊。鉴于老年人是结直肠癌高发人群，因此，对于出现结直肠癌报警症状的老年患者应更积极行肠镜检查。

2. 体征 早期多无异常体征。晚期患者可触及腹部肿块。部分肝转移患者可于肝下缘触及肿物。直肠癌患者行直肠指诊可触及质地偏硬肿物，指套血染。

三、诊断与鉴别诊断

（一）诊断

1. 临床依据 结直肠癌的诊断关键在于早期发现，需要提高对结直肠癌的警惕性。对于有结直肠癌高危因素，新近出现排便习惯和性状改变、便潜血阳性或者血便、CEA 升高、体重下降等报警症状的患者，应及时安排肠镜检查。

2. 实验室检查 血常规、血生化、便潜血、CEA、CA19-9 是常用化验。部分患者可出现贫血、便潜血阳性。CEA 测定特异性欠佳，对大肠癌的阳性率为 70%，常用于监测术后复发、疗效预测及预后监测。

3. X 线钡剂灌肠　采用气钡双重对比造影可显示大肠癌病变，但无法取活检，且容易遗漏 0.5 cm 以下小病灶，随着肠镜普及，目前已逐步被肠镜所替代。

4. 结肠镜检查　是确诊结直肠癌最常用、最关键手段。能够确定肿瘤的部位、大小及浸润范围，活检可获得病理诊断。超声结肠镜还可以了解肿瘤浸润深度，判断能否内镜下切除。利用染色加放大内镜可提高癌前病灶及早癌的检出率。如果患者无法耐受或肿瘤造成肠腔狭窄无法完成肠镜检查的患者，应补充钡剂灌肠检查。

5. 结直肠癌 TNM 分期检查　结肠镜确诊肠癌后，需要进一步进行分期检查。常用的检查手段包括 CT、MRI、PET-CT 等。胸 / 腹 / 盆腔 CT 或 MRI 检查：结肠癌分期检查常规包括胸部 CT 平扫及腹 / 盆腔 CT 增强扫描。可了解结肠癌浸润深度及转移情况，判断 TNM 分期、制订治疗方案及术后随访。直肠癌建议行盆腔 MRI 扫描，对直肠癌 T 分期准确性优于盆腔 CT；怀疑有肝转移的患者还可行肝 MRI，敏感性及特异性均优于肝 CT。若患者有碘过敏病史无法行 CT 检查，可以用 MRI 增期扫描代替 CT 扫描。超声内镜：适用于直肠癌，能够区分直肠壁 5 层结构，并且有很好的空间分辨率，对直肠癌 T 分期的准确率为 67% ~ 97%，高于盆腔 CT，后者仅为 33% ~ 77%。PET-CT：对于潜在可切除的转移性结直肠癌，行 PET-CT 有助于明确转移病灶的部位和范围，避免不必要的手术。

（二）鉴别诊断

1. 内痔　约 27.6% 直肠癌患者以鲜血便为首发症状，容易误诊为内痔出血。直肠指诊有助于排除直肠癌，应作为便血患者的常规检查，多次出血的患者应行结肠镜检查。

2. 细菌性痢疾或肠炎　表现为腹痛、腹泻、黏液脓血便，和部分结肠癌表现类似，临床难以区分。对于抗感染治疗疗效不明显或者迁延不愈者，应警惕大肠癌可能，必要时行肠镜检查即可明确诊断。

3. 溃疡性结肠炎　常见症状为血便、黏液脓血便、大便次数增多和腹部不适，长期病程者可出现贫血甚至消瘦。由于溃疡性结肠癌本身有较高癌变率，因此，对溃疡性结肠炎患者应定期肠镜检查，有助于早期发现癌变。

4. 肠结核　常见症状是腹痛、腹胀、腹泻和便秘交替，症状上与结肠癌难区分；多发生于回盲部和末段回肠，可表现为溃疡或者增生，肠镜下有时也难以鉴别。但肠结核多见于青壮年，40 岁以下者占 90% 以上，多伴有低热、盗汗和肠外结核证据，病程较长，行 X 线钡剂灌肠、盆腔 CT 增强扫描以及肠镜有助于鉴别，肠镜活检发现干酪样坏死和抗酸杆菌能明确诊断。

5. 克罗恩病　病因不明，考虑与自身免疫有关，可发生于全消化道。发生于结肠的克罗恩病临床可表现为腹痛、腹泻、腹部包块、发热、消瘦或体重减轻，难与结肠癌鉴别。但该病容易出现肛周脓肿、肛裂、肛瘘，内镜下特点为裂隙状溃疡、结肠黏膜呈铺路石样改变、结肠袋消失、病灶呈跳跃分布等。若病理发现非干酪样肉芽肿则可明确诊断。

6. 良性息肉　50% ~ 70% 结肠癌由腺瘤性息肉发展而来。腺瘤性息肉多见于 40 岁以后，并随年龄的增加而增多。对于宽基底、体积较大、性状不规则、顶端糜烂或溃疡、表面不平、触碰易出血等息肉应高度怀疑癌变，多采取肠镜下切除的方式来明确诊断。

三、分期

目前普遍采用美国癌症联合委员会（American Joint Committee on Cancer，AJCC）的分期系统。

原发肿瘤（T）	区域淋巴结（N）
TX 原发肿瘤无法评估	NX 区域淋巴结不能评价
T0 无原发肿瘤证据	N0 无区域淋巴结转移
Tis 原位癌：上皮内生长或侵及黏膜固有层	N1 1~3 个区域淋巴结转移
T1 肿瘤侵及黏膜下层	N1a 1 个区域淋巴结转移
T2 肿瘤侵及固有肌层	N1b 2~3 个区域淋巴结转移
T3 肿瘤穿透固有肌层至结直肠周边组织	N1c 肿瘤种植于浆膜下层，肠系膜，或结直肠周边非腹膜组织，不伴有区域淋巴结转移
T4a 肿瘤侵及脏腹膜	N2 4 个或 4 个以上区域淋巴结转移
T4b 肿瘤直接侵及或者附着于其他脏器或结构 *	N2a 4~6 个区域淋巴结转移
	N2b 7 个或 7 个以上区域淋巴结转移

远处转移（M）

M0 无远处转移

M1 远处转移

M1a 转移限于一个脏器或者部位（如肝、肺、卵巢、非区域淋巴结）

M1b 转移至多个脏器/部位或腹膜

分期	T	N	M
0	Tis	N0	M0
I	T1	N0	M0
	T2	N0	M0
ⅡA	T3	N0	M0
ⅡB	T4a	N0	M0
ⅡC	T4b	N0	M0
ⅢA	T1-2	N1/N1c	M0
	T1	N2a	M0
ⅢB	T3-T4a	N1/N1c	M0
	T2-T3	N2a	M0
	T1-T2	N2b	M0
ⅢC	T4a	N2a	M0
	T3-T4a	N2b	M0
	T4b	N1-N2	M0
ⅣA	任何 T	任何 N	M1a
ⅣB	任何 T	任何 N	M1b

注：T4 期的直接侵犯包括因穿透浆膜层导致浸润至其他器官或结直肠的其他肠段，这需要显微镜下的判断（比如：盲肠部位的肿瘤侵犯乙状结肠）。腹膜后或者腹膜反折线以下部位的肿瘤浸透固有肌层直接侵犯其他器官或结构（比如降结肠后壁肿瘤侵犯左肾或侧腹壁；或者中段或远段直肠癌侵犯前列腺、精囊腺、子宫颈或阴道）。

肿瘤与其他器官或结构粘连可大致划分为 cT4b。但是，如果镜下在粘连结构中未发现肿瘤，应根据肠壁侵犯的深度划分为 pT1-4a。

四、治疗

结直肠癌的治疗仍以外科为主，多数患者需要术后辅助化疗以减少复发、改善预后。具体治疗策略与分期密切相关。早期结直肠癌（Ⅰ期及非高危Ⅱ期）术后不需要辅助治疗；进展期或局部晚期结肠癌（高危Ⅱ期，Ⅲ期）手术后常规行辅助化疗，Ⅱ、Ⅲ期直肠癌应行术前或术后放化疗；Ⅳ期结直肠癌以化疗联合靶向治疗为主。近年来发现部分肝、肺转移的患者也可行根治性切除术，预后良好，这也是近年来手术治疗的进展。

（一）手术治疗

Ⅰ～Ⅲ期结直肠癌以手术治疗为主。手术治疗的预后与分期密切相关。建议至少清扫12枚淋巴结。

结肠癌根治术后总体5年生存率约70%，术后病理诊断为高危Ⅱ期结肠癌及Ⅲ期结肠癌应行辅助化疗。

直肠癌根治术后总体5年生存率约50%，手术建议行全直肠系膜切除，能明显减少直肠手术后局部复发率。术前诊断为Ⅱ期及以上分期者应行术前同步放化疗合并术后化疗；若术前未作治疗，且术后病理分期为Ⅱ期且合并高危因素者（阳性切缘、脉管侵犯、低分化），术后应行同步放化疗；若术后病理分期为Ⅱ期但没有合并高危因素，则术后观察或辅助放化疗、化疗均可。

近年来结直肠癌手术领域的进展在于发现部分转移灶仅局限于肝、肺的Ⅳ期结直肠癌经过围术期辅助治疗或转化治疗后行根治性切除术能达到治愈，这部分患者约占所有肝转移患者的20%。手术通常需要满足如下条件：转移灶数目≤5个；转移灶仅局限于肺或者肝；原发灶及转移灶均能彻底切除。肝转移癌根治性切除术后5年生存率为15%～54%，平均为20%～30%。

（二）化疗及靶向治疗

结直肠癌的化疗主要用于三种情况：手术前后辅助化疗；初始不可手术切除的转化治疗；晚期结直肠癌的姑息化疗。靶向治疗适用于后两种情况，通常和化疗联用。

结肠癌和直肠癌全身治疗方案基本相同。对结直肠癌有效的化疗药物包括氟尿嘧啶、卡培他滨、伊立替康、奥沙利铂、雷替曲塞，上述药物单药有效率在15%～25%，若联合用药，则有效率提升35%～55%。结直肠癌术后给予辅助化疗5年无病生存（DFS）提高约14%，但OS获益不明显。辅助化疗标准疗程为6个月，联合方案优于单药。常用化疗方案包括：FOLFOX（氟尿嘧啶/亚叶酸钙联合奥沙利铂），CapeOx（卡培他滨联合奥沙利铂），FOLFIRI（氟尿嘧啶/亚叶酸钙联合伊立替康），FOLFOXIRI（氟尿嘧啶/亚叶酸钙联合奥沙利铂联合伊立替康），氟尿嘧啶/亚叶酸钙，卡培他滨。

常用的靶向药物有：西妥昔单抗，贝伐珠单抗。近期证实有效但尚未在国内上市的靶向药物还包括帕尼单抗，雷莫芦单抗，瑞戈非尼，阿柏西普。化疗与靶向药物联合治疗能提高有效率，并有生存获益。所有Ⅳ期结直肠癌患者都应行 *KRAS*、*NRAS* 以及 *BRAF* 突变检测，存在 *RAS* 突变或者 *BRAF* 突变的患者不能使用西妥昔单抗或者帕尼单抗。自2015年来，两种免疫靶向药物 pembrolizumab 和 nivolumab 在微卫星不稳定的晚期结直肠癌中显示良好疗效，有望得到进一步推广。

（三）放疗

放疗主要用于直肠癌。Ⅱ、Ⅲ期直肠癌围术期针对原发灶及引流淋巴结区域行辅助放疗，较单纯手术能降低局部复发率，改善生存率；部分术前预计无法保肛的患者经过术前放疗后肛门得以保留，提高了生活质量。

（四）姑息治疗及止痛治疗

随着化疗及靶向治疗效率的提高，多数晚期结直肠癌患者可长期带瘤无症状生活，多数患者至死都没有发生肿瘤急症，因此对于无症状患者不主张手术姑息性切除原发病灶。随着疾病进展，可出现梗阻、穿孔、出血等并发症，总体发生率 10%~30%。并发症的治疗手段有多种，应该根据有无急症、病变部位、预期生存、患者意愿、有无后续抗肿瘤治疗等整体考虑。恶性肠梗阻的治疗手段有原发灶切除、手术造口、旁路吻合、支架植入、激光毁损、腔内放疗等。穿孔多为急症，以手术切除穿孔肠段为主，对于小的慢性穿孔也可以造口，或者给予抗感染为主的内科治疗。出血的治疗有手术切除、激光、放疗、内镜下氩离子电凝等治疗手段，治疗有效率 75%~95%。

结直肠癌疼痛的主要机制包括：直肠癌局部浸润导致疼痛；肿瘤阻塞肠道或者腹腔转移压迫肠道引起恶性肠梗阻疼痛；穿孔引起急腹症疼痛；骨转移引起的骨痛。由于结直肠癌化疗及靶向治疗有效率高，因此，积极抗肿瘤治疗有效的患者也能明显缓解癌痛。

恶性肠梗阻（malignant bowel obstruction，MBO）是指原发性或转移性恶性肿瘤造成的肠梗阻。晚期癌症患者并发肠梗阻概率为 5%~43%，以结直肠癌和生殖泌尿系统肿瘤最为常见，MBO 也是晚期结直肠癌患者发生严重难治性疼痛的主要原因。应根据患者生存预期、梗阻范围、有无急腹症给予不同治疗方案。预期生存 3 个月以上且梗阻部位单一的患者，手术治疗是解决梗阻及疼痛的主要手段。预期生存 2 月以上且梗阻部位单一者可考虑放置支架引流。

药物治疗适合所有患者，对于预期生存短、多部位梗阻的患者应以药物治疗为主。强阿片类药物是首选止痛药物，能够缓解大部分患者的疼痛。由于口服受到限制，因此，静脉滴注、皮下注射、透皮贴、舌下、直肠等胃肠外给药途径最为常用。对阿片镇痛效果欠佳的患者，可以加用抗胆碱能药物如氢溴酸东莨菪碱、山莨菪碱以及生长抑素类似物奥曲肽，此类药物能通过抑制分泌、减少胃肠蠕动发挥辅助镇痛作用。此外，MBO 的基础治疗包括胃肠减压、限制饮食、营养支持等。直肠癌浸润引起的疼痛还可以考虑放射治疗。

（五）老年结直肠癌的治疗

美国 NCCN《老年肿瘤指南》推荐对所有老年肿瘤患者进行综合老年评估（CGA），该评估从基础疾病、老年综合征、躯体功能、多重用药、营养状态、心、肺、肝、肾功能、认知能力、心理状态等 8 个方面对老年肿瘤患者进行全面评估，然后再基于现有证据来决定抗肿瘤治疗决策。强调不能以实际年龄推断治疗，生理年龄是更重要参考指标。

现有的证据提示：

1. 单纯年龄不能作为判断能否行根治性切除的依据。做好术前计划，避免急诊手术就能获得理想结局，老年结直肠癌术后 5 年生存率与青年人无差异。

2. 老年人辅助化疗血液学毒性发生率更高，但基于氟尿嘧啶的辅助化疗 OS 获益和青年人一样，辅助化疗提高 5 年生存率约 7%。70 岁以上患者辅助化疗加用奥沙利铂获益不明显，需要个体化考虑。

3. 老年晚期结直肠癌姑息化疗或者联合贝伐珠单抗或者西妥昔单抗靶向治疗安全性和疗效与青年人相同，但血液学毒性发生率增加，故对身体状况较差的患者，可以考虑单药化疗联合靶向治疗。6 个月以内发生过心脑血管疾病或者血栓栓塞事件应慎用贝伐珠单抗。

4. 进展期直肠癌治疗的标准模式是新辅助放化疗配合手术联合术后化疗，但 75 岁以上老年人对该模式耐受性下降，术后并发症及 6 月内非肿瘤死亡率高于 75 岁以下者，分别为 14% 与 3.3%（$P < 0.001$）。所以老年人群中，仅 CGA 评估后状态良好的患者可以考虑采取该治疗模式。

5. 老年直肠癌术后放疗或化疗能够改善生存。

五、预防

结直肠癌的预防包括一级预防及二级预防，一级预防主要是对具有结直肠癌高危因素的患者进行膳食运动、生活习惯的调理，制订肠镜筛查计划；二级预防主要是针对结直肠癌术后患者如何减少复发及肿瘤相关死亡。主要措施如下：

1. 合理膳食，低脂、高纤维、新鲜蔬菜瓜果、粗糙谷类食品，少食红肉，避免接触烟、酒。

2. 体重维持在正常范围，每周中等强度锻炼 4~5 次，每次 30 min 左右。

3. 有大肠癌高危因素者，应制订合理的肠镜检查计划。比如：腺瘤性息肉患者，切除息肉，根据腺瘤的大小、多少、病理类型每 1~5 年复查肠镜，发现息肉应及时切除；对 CRC 和息肉病家族史的一级亲属，40 岁以后每 5~10 年行肠镜检查；FAP 和 HNPCC 患者每 1~2 年肠镜检查；炎性肠病的患者也应定期复查肠镜。

4. 化学预防：证据较为充分的使用小剂量阿司匹林长期服用，在一级和二级预防中均证实能够减少结直肠癌的发生率，减少肿瘤特异性死亡。推测与阿司匹林抑制肠道炎症、抑制肿瘤转移、改善免疫、减少肿瘤血管生成等有关。阿司匹林也有增加胃肠道出血和脑出血的风险，需要权衡患癌风险和出血风险后再考虑预防性服用。

典型病例

患者女性，66 岁。主因结肠癌术后 1 年余入院。患者因腹痛就诊，肠镜及影像学检查提示：结肠左曲腺癌。1 个多月后行横结肠癌根治术。术后病理：结肠中－低分化腺癌，浸透肌层周围脂肪组织，未累及浆膜，系膜切缘及结肠断端（－），淋巴结转移性癌（2/14）。术后行 8 周期卡培他滨联合奥沙利铂方案辅助化疗。7 个月后影像检查提示：双肺转移癌，腹膜后淋巴结转移癌，纵隔及锁骨上淋巴结转移。行 6 个周期 FOLFIRI 联合西妥昔单抗治疗，4 个周期后评效 SD，6 周期后腰背痛明显，NRS 7~9 分。

入院诊断：横结肠中－低分化腺癌根治术后（pT3N1M0）多发淋巴结转移癌（腹膜后、纵隔、左锁骨上）双肺转移癌。影像学检查腹膜后淋巴结增大明显。针对腹膜后淋巴结转移行立体定向放疗，后疼痛明显减轻，NRS1-3。继续替吉奥单药化疗 3 个周期，评效 PD。患者出现不全肠梗阻并疼痛加重，换为芬太尼透皮贴剂镇痛治疗，疼痛控制满意。

肝 胆 肿 瘤

肝胆肿瘤是指发生在肝胆系统的肿瘤病变，包括原发性肝癌、转移性肝癌、胆囊癌、胆管癌等。肝胆系统承担着人体重要的消化代谢功能，肝胆肿瘤恶性程度高，发病隐匿，生长快速，目前总体疗效和预后不甚理想，严重威胁人们的生命。

原发性肝癌（primary liver cancer，PLC）是最常见的恶性肿瘤，死亡率高。据世界卫生组织（WHO）发表的 2014 年《全球癌症报告》，全球癌症死亡的最常见病因中肝癌位居第二（80 万例，占 9.1%）。中国肝癌的新增病例和死亡人数均居世界首位，约占全球的一半。据我国肿瘤登记中心《2015 中国癌症统计》报告显示，我国肝癌的发病率和死亡率均位居常见肿瘤的第三位。近年来，随着肿瘤防治工作的开展，2000 年至 2011 年我国男性、女性肝癌的发病率和死亡率均有所下降。由于我国社会经济状况的改善，使肝癌的发生年龄延后，再加上人口老龄化，导致老年肝癌患者逐渐增多。

转移性肝癌（liver metastatic carcinoma，LMC）是来源于其他部位的恶性肿瘤，其中以消化道肿瘤发生转移的比率较高如结直肠癌、胃癌、胰腺癌、食管癌，其次为肺癌、乳腺癌、血液系统肿瘤等，其恶性程度与原发肿瘤有关，治疗效果比原发性肝癌好。

胆道肿瘤（tumor of biliary tract）包括胆囊癌和胆管癌。胆囊癌发病率随年龄增加呈上升趋势，20～49 岁发病率为 0.16/10 万，50～64 岁为 1.47/10 万，65～74 岁为 4.91/10 万，＞75 岁为 8.69/10 万。此外，女性发病率较男性高 2～6 倍。胆管癌多见于中老年人，发病年龄一般为 50～70 岁，平均 60～65 岁，男性发病率稍高，男女之比约为 1.3：1。胆道肿瘤目前尚缺乏有效的治疗手段，预后较差。

肝胆肿瘤早期症状缺乏特异性，随着病情发展，出现腹部疼痛、恶心、呕吐、腹胀、黄疸、恶病质等表现。疾病晚期，患者可出现剧烈顽固的右上腹部疼痛，严重影响患者的生活质量。

一、病因

原发性肝癌的病因及确切发病机制尚不完全清楚，目前认为其发病是多因素、多步骤的复杂过程。流行病学研究资料表明，地域因素、环境因素、化学生物因素等，包括乙型肝炎病毒（HBV）和丙型肝炎病毒（HCV）感染、黄曲霉素、肝硬化、饮水污染、酒精、亚硝胺类物质、微量元素等都与肝癌发病相关。在我国，乙型肝炎病毒感染、丙型肝炎病毒感染和黄曲霉毒素摄入与肝癌发病密切相关。原发性肝癌患者中约 90% 伴乙型肝炎病毒感染，10%～30% 伴丙型肝炎病毒感染，接种肝炎疫苗，预防感染是减少肝癌发病的重要措施。

肝接受肝动脉和门静脉双重血供，血流量异常丰富，全身各脏器的恶性肿瘤大都可转移至肝，也可随淋巴液转移或直接浸润肝，而在肝形成单个或多个癌转移灶。

胆道肿瘤与胆道结石有关，胆囊癌患者中 80%～90% 伴有胆结石，胆管癌合并胆结石者也占 60% 以上。一般认为胆结石引起的慢性炎症长期刺激胆囊或胆管上皮使之增生和癌变。另外，胆道肿瘤的发生与饮食因素、慢性溃疡性结肠炎及肝华支睾吸虫感染也有一定关系。

二、临床表现

1. 右上腹疼痛　是肝胆肿瘤最常见和主要的症状，多由于肿瘤生长及胆道梗阻所致。原发性肝癌中绝大多数中晚期患者以肝区疼痛为首发症状，发生率超过 50%。肝区疼痛一般位于右肋部或剑突下，疼痛性质为间歇性或持续性隐痛、钝痛或刺痛，疼痛可时轻时重，病情进展时，疼痛多为持续性隐痛、胀痛或刺痛，以夜间或劳累后加重，晚期可为持续性顽固的剧烈疼痛。疼痛部位可因肿瘤生长的部位不同而有所变化，位于肝左叶的肿瘤，常引起剑突下肝区疼痛；位于肝右叶的肿瘤，疼痛位于右季肋部；肿瘤累及横膈时，疼痛放射至右肩或右背部；肿瘤位于右叶后段时，可引起腰部疼痛。疼痛产生的原因主要是肿瘤迅速生长，压迫肝被膜，引起牵拉痛，也可因肿瘤的坏死物刺激肝被膜所致。如突然发生剧烈肝区疼痛，多有肝癌结节破裂可能。若同时伴有血压下降、休克的表现，腹腔穿刺有血性液体，说明癌结节破裂出血严重，需紧急抢救；若无上述伴发症状，疼痛较为局限，则表明出血位于肝被膜下。

转移性肝癌早期表现为肝区闷胀不适，病情恶化时，也可表现为持续性钝痛、胀痛或刺痛。

胆囊癌中约84%的患者可出现右上腹疼痛，开始为右上腹不适，逐渐为持续性隐痛或钝痛，有时伴阵发性剧痛并向右肩放射，伴随梗阻性黄疸或胆道结石时可出现右上腹绞痛。

胆管癌常以右上腹痛为主要症状，向右肩胛部放射，进食后上腹部轻度不适，或剑突下隐痛不适，或背部疼痛，或右上腹绞痛，可出现于黄疸之前或之后。

2. 黄疸 原发性肝癌和转移性肝癌多为肝细胞性黄疸，胆道肿瘤则多为梗阻性黄疸。进行性梗阻性黄疸常为胆道肿瘤的主要症状，表现为皮肤黏膜黄染，皮肤瘙痒，茶色尿或陶土便。若梗阻伴有继发性感染，则出现寒战、发热、恶心、呕吐等症状。

3. 消化道症状 肝胆肿瘤常出现各种消化道症状，如食欲减退、嗳气、腹胀、恶心、呕吐、腹泻等。癌症晚期还可出现腹腔积液、消化道出血等表现。

4. 恶病质 疾病早期即可出现乏力、消瘦，随着病情发展而日益加重，体重下降，甚至出现双下肢水肿，晚期则呈恶病质表现。

5. 上腹部肿块 早期肝胆肿瘤常无明显阳性体征，中晚期可出现进行性肝大或上腹部包块，可扪及肿大的肝脏，或质地坚硬有触痛的硬结节，活动差，可伴随黄疸、腹腔积液、下肢水肿、贫血等。

三、诊断与鉴别诊断

（一）诊断

1. 临床依据

（1）右上腹部或肝区疼痛。

（2）食欲不振、恶心、腹胀等消化道症状。

（3）进行性加重的黄疸。

（4）体重减轻、上腹部肿块、腹腔积液等体征。

（5）转移性肝癌伴随原发灶肿瘤引起的临床表现。

2. 实验室依据

（1）血生化检查：肝癌患者血清中 γ-谷氨酰转移酶及其同工酶、异常凝血酶原时间、碱性磷酸酶、乳酸脱氢酶同工酶可高于正常。伴有肝炎者，乙型肝炎或丙型肝炎病毒血清学指标异常。转移性肝癌有症状者多伴有 ALP、GGT 升高。胆管肿瘤导致的梗阻性黄疸，以直接胆红素升高为主，AKP、GGT 和总胆汁酸升高，转氨酶可以轻度升高或正常。

（2）肿瘤标志物检测：血清甲胎蛋白（AFP）测定对诊断原发性肝癌有相对的特异性。血清 AFP≥400 μg/L 持续 1 个月或 AFP≥200 μg/L 持续 2 个月，并能排除妊娠、生殖系胚胎源性肿瘤、活动性肝病等，可考虑肝癌的诊断。

大多数转移性肝癌患者肿瘤标志物在正常范围内，但少数来自胃、食管、胰腺及卵巢的肝转移癌则可有 AFP 的升高。癌胚抗原 CEA 升高有助于结直肠癌肝转移的诊断，CEA 阳性率高达 60%~70%。

CA19-9、CEA 和 CA125 等肿瘤标志物对于诊断胆囊癌、胆管癌有一定的意义，特别是 CA19-9 的阳性率较高，CA19-9 大于 300 IU/mL 对于诊断胆管癌的特异性可达 87%。

（3）病理学检查：肝穿刺活检：在 B 超导引下行肝穿刺活检，可获得病理诊断，是诊断原发性肝癌的金标准。胆道肿瘤细胞学检查：在经皮经肝胆道引流（PTCD）基础上插入纤维胆道镜，可直接观察并钳取肿块活检，或在行经皮经肝胆管造影（PTC）或 PTCD 时抽取胆汁行细胞学检查。

3. 影像学依据

（1）超声检查：原发性肝癌的超声检查可显示肿瘤的大小、形态、所在部位以及肝静脉或门静脉内有无癌栓，其诊断符合率达 90%。胆道肿瘤超声检查为首选方法，其具有价廉、无创、方便的优点，可显示胆管扩张的部位和程度，胆管癌呈肿块型或条索状突起；胆囊内实质性光团、胆囊壁不规则增厚，胆囊正常结构消失而被肿块代替或有肝浸润表现。

（2）CT 检查：CT 扫描已成为原发性肝癌诊断的重要常规手段，具有较高的分辨率，对肝癌的诊断符合率可达 90% 以上。CT 增强扫描可清楚显示肝癌的大小、数目、形态、部位、边界、血供程度以及与肝内管道的关系，可检出直径 1.0 cm 左右的微小癌灶。转移性肝癌的 CT 表现为混合密度不匀或低密度占位，典型的呈现"牛眼"征。CT 检查对于诊断胆囊癌的准确率较高，可显示肿块或胆囊壁的强化及胆囊壁侵犯程度、毗邻脏器受累及淋巴结转移情况。胆管癌 CT 检查可见肝内边界不清、低密度的肿块，增强后病变部分被强化，胆道壁增厚，边缘欠清晰，呈息肉状或结节状向管腔内生长，或向腔处浸润扩展，管壁边缘模糊，侵犯周围组织则呈不均软组织影，形态不规整，界限不清，可见近端胆道明显扩张。

（3）MRI 检查：MRI 对于原发性肝癌的诊断价值与 CT 相仿，对良恶性肝内占位病变，特别与血管瘤的鉴别优于 CT。另外可检出直径在 1 cm 甚至更小的微小肝癌。MRI 检查肝转移癌常显示信号强度均匀、边清、多发，少数有"靶"征或"亮环"征。磁共振胰胆管成像（magnetic resonance cholangiopancreatography，MRCP）是目前诊断胆管癌最有价值的检查方法，能显示扩张和狭窄的肝内外胆管和肿瘤位置。

（4）肝血管造影：肝血管造影可以明确显示肝的小病灶及肿瘤血供情况，对小于 2.0 cm 的小肝癌其阳性率可达 90%。转移性肝癌在选择性腹腔或肝动脉造影时多显示为少血管型肿瘤。

（5）PTC 和 ERCP 胆管造影：PTC 是诊断胆道癌的主要方法，它能显示胆道癌的位置和范围，确诊率可达 94% ~ 100%。PTC 和内镜逆行胰胆管造影（endoscopic retrograde cholangio-pancreatography，ERCP）对于梗阻性黄疸患者了解梗阻的原因，确定胆道系统狭窄和扩张的部位，可提供重要诊断依据。

（二）鉴别诊断

1. 肝脓肿　肝大有明显压痛相似于肝癌，但肝脓肿表面光滑、质地无肝癌坚硬，有细菌或阿米巴原虫感染史，常伴发热。B 超可显示液性暗区，肝穿有脓液，常规检测及培养可找到细菌或阿米巴滋养体，且针对病原体治疗有效。

2. 肝非癌性占位性病变　肝血管瘤、多囊肝、包虫病等可用 B 超、CT、MRI 等检查辅助诊断，必要时腹腔镜能帮助诊断。

3. 其他上腹部肿物　来自胰腺、结肠、肾上腺等处的肿瘤也可在上腹部呈现包块。肿瘤标志物、B 超、CT 等有助于鉴别。

4. 胆囊炎、胆石症　胆道肿瘤发病比较隐蔽，早期常无明显的固定症状和体征，与慢性胆囊炎和胆石症的症状相似。胆囊炎和胆石症患者常有较长时间的胆道疾病症状，一般无进行性加重的黄疸，可行 B 超、CT 检查进一步鉴别。

5. 消化性溃疡　患者常有上腹部疼痛不适，但一般有季节和昼夜周期性变化，发作有间歇性，并与饮食有一定关系，可行胃镜明确诊断。

四、分期

肿瘤的分期直接影响着治疗方法的选择和疾病的预后。

1. 原发性肝癌的 TNM 分期（UICC/AJCC，2010 年）

原发肿瘤（T）	区域淋巴结（N）
Tx 原发肿瘤不能测定	Nx 区域内淋巴结不能测定
T0 无原发肿瘤的证据	N0 无区域淋巴结转移
T1 孤立肿瘤没有血管受侵	N1 有区域淋巴结转移
T2 孤立肿瘤，有血管受侵或多发肿瘤直径 ≤ 5 cm	远处转移（M）
T3a 多发肿瘤直径 > 5 cm	Mx 远处转移不能测定
T3b 孤立肿瘤或多发肿瘤侵及门静脉或肝静脉主要分支	M0 无远处转移
T4 肿瘤直接侵及周围组织，或致胆囊或脏器穿孔	M1 有远处转移

肝癌的分期：

分期	T	N	M
Ⅰ 期	T1	N0	M0
Ⅱ 期	T2	N0	M0
ⅢA 期	T3a	N0	M0
ⅢB 期	T3b	N0	M0
ⅢC 期	T4	N0	M0
ⅣA 期	任何 T	N1	M0
ⅣB 期	任何 T	任何 N	M1

2. 胆囊癌的 TNM 分期

原发肿瘤（T）	区域淋巴结（N）
Tx 原发肿瘤无法评估	Nx 区域淋巴结无法评估
T0 无原发肿瘤证据	N0 无区域淋巴结转移
Tis 原位癌	N1 胆囊管、胆总管、肝动脉、门静脉周围淋巴结转移
T1 肿瘤侵及黏膜固有层或肌层	N2 腹腔干周围淋巴结、胰头周围淋巴结、肠系膜上动脉周围淋巴结、腹主动脉周围淋巴结等

续表

T1a 肿瘤侵及黏膜固有层	**远处转移（M）**
T1b 肿瘤侵及肌层	M0 无远处转移
T2 肿瘤侵及肌层周围结缔组织，但未突破浆膜层或侵犯肝	M1 有远处转移
T3 肿瘤突破浆膜层（脏腹膜），和 / 或直接侵及肝，和 / 或侵及肝外一个相邻的器官或组织结构如胃、十二指肠、结肠、胰腺、网膜或肝外胆管	
T4 肿瘤侵及门静脉主干，或肝动脉，或两个以上的肝外脏器或组织结构	

胆囊癌的分期：

分期	T	N	M
0 期	Tis	N0	M0
Ⅰ A 期	T1a	N0	M0
Ⅰ B 期	T1b	N0	M0
Ⅱ 期	T2	N0	M0
Ⅲ A 期	T3	N0	M0
Ⅲ B 期	T1–3	N1	M0
Ⅳ A 期	T4	N0–1	M0
Ⅳ B 期	任何 T	N2	M0
	任何 T	任何 N	M1

3. 胆管癌的 TNM 分期

原发肿瘤（T）	区域淋巴结（N）
Tx 原发肿瘤无法评估	Nx 区域淋巴结无法评估
T0 无原发肿瘤证据	N0 无区域淋巴结转移
Tis 原位癌	N1 有区域淋巴结转移
T1 肿瘤局限于胆管	**远处转移（M）**
T2 肿瘤超出胆管壁	M0 无远处转移
T3 肿瘤侵及胆囊、胰腺、十二指肠或其他邻近器官，但没有侵及腹腔动脉或肠系膜上动脉	M1 有远处转移
T4 肿瘤侵及腹腔动脉或十二指肠上动脉	

胆管癌的分期

分期	T	N	M
0 期	Tis	N0	M0
Ⅰ A 期	T1	N0	M0
Ⅰ B 期	T2	N0	M0
Ⅱ A 期	T3	N0	M0
Ⅱ B 期	T1-3	N1	M0
Ⅲ 期	T4	任何 N	M0
Ⅳ 期	任何 T	任何 N	M1

五、治疗

（一）抗肿瘤治疗

1. 手术　原发性肝癌起病隐匿，发现时已是中晚期，适宜手术者不足 20%。常根据患者全身情况、肝功能情况、肿瘤部位与大小等决定不同术式，如肝段切除、肝局部切除、肝叶切除、半肝切除、肝三叶切除等。

对于胆道肿瘤，手术是其主要治疗手段。胆囊癌的手术方式包括单纯胆囊切除术、根治性切除术及扩大切除术和姑息性切除术、胆道转流手术、消化道转流术，肿瘤侵犯十二指肠引起梗阻时可行胃空肠吻合术。

胆管癌的手术方式有根治性切除术，如胰头十二指肠切除术、肝外胆管切除术、相应肝叶切除及肝胆管空肠吻合术等。对于不能行根治性切除者可施行姑息性引流术（包括内引流术和外引流术），以减轻黄疸，消除胆道内高压及延长患者生命。

2. 化疗　原发性肝癌经剖腹探查发现不能切除，或作为肿瘤姑息切除的后续治疗者，可采用肝动脉和（或）门静脉置泵做区域化疗栓塞。全身化疗可应用卡培他滨联合顺铂或吉西他滨联合奥沙利铂等方案，但不良反应较大，常达不到好的治疗效果。

胆道肿瘤对化疗药物的敏感性低，化疗的价值仍未得到充分肯定。用于胆道肿瘤的化疗药物有尿嘧啶类（氟尿嘧啶，卡培他滨，替吉奥）、吉西他滨、铂类（顺铂，奥沙利铂）、依托泊苷（VP-16）、多柔比星（ADM）等，联合方案通常以尿嘧啶类或吉西他滨为基础，可能缓解胆道肿瘤所引起的症状，改善患者生活质量，延长存活期。

3. 放疗　原发性肝癌中一般情况较好、肝功能尚可，不伴有肝硬化、黄疸、腹腔积液、脾功能亢进及食管静脉曲张，肿瘤较局限，尚无远处转移而又不适于手术切除或手术后复发者，可采用放疗，包括肝照射、局部放疗、立体定向放疗等，对缓解肝癌复发有一定的疗效，但肝癌放射时间不宜太长，照射范围根据病变部位确定，尽量减少对人体的损伤。

胆囊癌对放疗有一定敏感性，对于不能手术切除、切缘阳性、姑息性切除、减黄术后和肿瘤复发的患者可行放射治疗，减少局部复发。

胆管癌一直被认为属于放疗不敏感的肿瘤，中位生存期为 9~12 个月。手术切除是根治性治疗，辅助性放疗只能提高患者的生存率，对于不可切除和局部转移的胆管癌经有效的胆道引流后，放疗可以改善患者的症状与延长寿命。

4. 介入治疗　近年来，介入治疗已成为原发性肝癌、转移性肝癌、胆囊癌、胆管癌的重要治疗手段。

（1）选择性动脉灌注化疗栓塞术：对于难以手术切除的中晚期原发性肝癌，目前指南推荐采取肝动脉灌注化疗及栓塞术（TACE），或采用肝动脉和门静脉支双重化疗、栓塞术，有较好的疗效。肝动脉灌注化疗及栓塞术（TACE）也是治疗转移性肝癌的重要方法，能够明显延长患者的生存期。

对于不能手术的晚期胆囊癌患者或手术切缘可能残留的患者，宜行选择性动脉灌注化疗或栓塞，如选择性胆囊动脉或肝动脉灌注化疗或栓塞术，可以缓解病情。

（2）消融治疗：包括射频消融、微波消融、氩氦刀冷冻消融、化学消融等。对直径不大于 5 cm 的单发肝癌或最大直径不大于 3 cm 的 3 个以内多发结节，无血管、胆管侵犯或远处转移，肝功能 Child-Pugh A 或 B 级的早期肝癌患者，或单发肿瘤直径不大于 3 cm 的小肝癌，消融治疗多可获得较好的效果。

5. 靶向药物　近年来分子靶向药物在肝癌的治疗上取得一定效果，目前索拉非尼（sorafenib）是美国 FDA 认可的唯一用于肝癌的靶向药物，可在一定程度上延缓肿瘤进展，延长患者生存期。

6. 中医中药治疗　中医中药作为综合治疗的措施之一，采取辨证施治、攻补兼施的方法，适用于不适合手术、放化疗或术后复发的患者，以提高机体抵抗力，改善全身状况。

（二）老年肝胆肿瘤的治疗

随着社会老龄化及生活方式的改变，老年肝胆肿瘤的发病率呈上升趋势。由于老年人对不适症状敏感性差，发现肿瘤时多为中晚期，且老年人免疫力弱，肝肾功能不佳，常合并心肺脑等基础疾病，难以承受手术、放化疗等抗肿瘤治疗，宜采用微创、介入、姑息治疗、靶向药物、中医中药等简单易行、不良反应较少的综合治疗方法，以缩小肿瘤负荷，缓解疼痛及黄疸，提高抵抗力，延长生存时间，改善生活质量。

（三）癌痛的治疗

1. 一般治疗　注意观察患者的疼痛部位、性质、持续时间，及时处理恶心、呕吐等伴随症状。指导患者采用半卧位，减轻腹壁紧张和疼痛；疼痛时尽量以胸式呼吸为主，减轻腹部压力刺激。

2. 病因治疗　由于肿瘤引起的癌痛可行抗肿瘤治疗，如手术、放化疗、介入治疗、靶向药物治疗等；由胆道梗阻引起的疼痛可行胆道引流术、PTCD 或 ERCP 及胆道支架置入术，解除梗阻，缓解症状。

3. 镇痛药物　按照 WHO 三阶梯镇痛治疗原则，根据患者病情及身体功能状况选择镇痛药物。

（1）轻度疼痛：可应用非甾体消炎药如布洛芬、塞来昔布等，不宜长期应用。

（2）中度疼痛：可应用曲马多，0.1 g，口服，每 12 h 一次。

（3）重度疼痛：可应用吗啡、吗啡缓释片、羟考酮缓释片、芬太尼贴剂等，根据患者疼痛控制情况调整用药剂量，直至疼痛控制满意为止。

（4）肝功能不全患者：避免使用非甾体消炎药，宜应用肝功损害较小的阿片类药物。

4. 抗感染治疗　合并胆道感染者，需同时进行抗感染治疗。

5. 心理疏导　焦虑、抑郁等不良情绪可加重疼痛，因此应注意癌痛患者的心理疏导，保持情绪稳定，减轻心理负担。可通过转移注意力、适当活动、放松疗法等缓解心理压力。

六、预防

1. 运动锻炼是预防肿瘤的第一措施，尤其对于老年人，适当的户外活动和身体锻炼可以增强体质，提高机体抵抗力。

2. 改变不良生活方式或习惯，生活规律，避免过度劳累；戒烟限酒，少喝酒以及含有酒精、糖分的饮料；注重合理均衡的饮食营养，不吃霉变的粮食，少吃腌制肉制品等。

3. 预防和控制乙型肝炎病毒（HBV）和丙型肝炎病毒（HCV）感染，提倡分餐制，做好乙肝疫苗接种。

4. 提高自身修养，心境豁达，避免情绪波动，保持乐观的精神状态，远离疾病。

典型病例

女性患者，70 岁。主因胆囊癌术后 2 年，右上腹部疼痛 3 月就诊。2 年前因恶心、呕吐行上腹部 CT 检查示胆囊占位，CA19-9 为 136 IU/mL、CA125 为 148 IU/mL，诊断为胆囊癌，行手术治疗，术后病理示中分化腺癌。9 月前患者出现黄疸，复查 CT 示胆囊窝占位，考虑复发，肝内胆管扩张，腹膜后淋巴结肿大；总胆红素 43.6 μmol/L，直接胆红素 20.4 μmol/L，考虑为胆囊癌复发、梗阻性黄疸，行 PTCD 胆道支架置入术，后黄疸消退。3 月前出现右上腹部疼痛，渐加重，为持续性钝痛，向背部放射，影响睡眠，服用曲马多效果欠佳。既往胆囊结石病史 10 余年。

查体：疼痛 NRS 评分 7 分，KPS 评分 50 分，患者精神差，半卧位，皮肤黏膜无黄染，锁骨上淋巴结未触及肿大，心肺无明显异常，右上腹可见长约 15 cm 手术瘢痕，并可见胆道引流管，有黄色胆汁流出，敷料干燥，右上腹部轻压痛，未触及明显肿物，肝脾未触及，移动性浊音阴性，肠鸣音减弱。

诊断：胆囊癌术后复发 PTCD 术后，重度癌痛。

鉴别诊断：与胰头癌、肝癌、胆石症、消化性溃疡等相鉴别。

治疗：

1. 病因治疗　行胆囊癌切除术，出现梗阻性黄疸时行 PTCD 胆道支架置入引流术。

2. 镇痛药物　应用吗啡片 10 mg，口服，每 6 h 一次，加量至 20 mg，口服，每 8 h 一次；改用盐酸吗啡缓释片 30 mg，口服，每 12 h 一次。期间患者出现发热、恶心、呕吐，口服药物困难，改用芬太尼贴剂 4.2 mg，外用，每 72 h 一次，疼痛控制满意。

3. 抗感染　患者出现发热、寒战，体温达 38.8℃，WBC 12.6×10⁹/L，考虑胆道感染，应用头孢哌酮钠舒巴坦钠 2.0 g，静脉滴注，每 12 h 一次。体温下降，症状消失。

4. 心理疏导　患者病情出现波动时，耐心讲解相关知识，加强与患者沟通，减缓心理压力，指导患者放松疗法，改善睡眠及疼痛。

治疗效果：患者为老年女性，胆囊癌术后复发，重度癌痛，经镇痛药物治疗，结合抗肿瘤、介入解除梗阻、抗感染及心理疏导，患者疼痛明显减轻，NRS 评分 1 分，饮食、睡眠明显改善，病情稳定。

胰　腺　癌

胰腺癌（pancreatic carcinoma）主要指胰外分泌腺的恶性肿瘤，是消化道常见的恶性肿瘤之一。胰腺癌患者男性多于女性，男女之比为 1.58 : 1，男性发病率高于绝经前女性，绝经后女性发病率与男性相仿。胰腺癌临床上主要表现为腹痛、食欲不振、消瘦和黄疸等，早期诊断比较困难，恶性程度高，发展较快，预后差，死亡率高。据 WHO《2012 全球癌症统计》报告，胰腺癌的死亡率在全球范围内居恶性肿瘤的第 7 位，五年生存率不到 5%，在美国已位于恶性肿瘤死亡率的第四位。

胰腺癌的发病年龄普遍较高，发病高峰为 70～90 岁，诊断时中位年龄为 71 岁，老年性胰腺癌占胰腺癌发病的 60%～80%。美国胰腺癌发病率为 10/10 万，而 75 岁以上老年人则高达 100/10 万。近年来，随着我国人口老龄化、生活水平提高和饮食结构的改变，胰腺癌发病率呈上升趋势，据我国肿瘤登记中心《2015 中国癌症统计》报告显示，胰腺癌已成为我国常见的十大癌症之一，其中，老年胰腺癌患者明显增多。目前胰腺癌已成为威胁老年人生命健康的常见疾病，我国 60～74 岁男性中胰腺癌患者死亡人数为 19.3/ 千人，因此老年胰腺癌的防治工作日趋迫切。

胰腺癌患者常伴随持续顽固的疼痛，严重影响患者的饮食、睡眠及机体免疫力，积极控制疼痛对于改善患者生活质量具有重要意义。

一、病因与发病机制

（一）病因

胰腺癌的病因尚不十分清楚，可能是多种因素长期共同作用的结果，一般认为与吸烟、饮酒、高热量高脂高蛋白饮食、饮用咖啡、环境污染、接触某些化学物质如联苯胺、烃化物等有关。另外，糖尿病、慢性胰腺炎、幽门螺杆菌感染、乙肝病毒感染以及内分泌因素、遗传因素等与胰腺癌的发生也有一定关系。

胰腺癌多发于老年人，与老年人的机体状态及整体功能有关。老年人随着年龄增长，饮食结构固定，基因突变积累，机体免疫力减弱以及伴随慢性胰腺炎或胆囊炎、胆道感染病史等因素，导致老年胰腺癌高发，且常发病期较晚及转移率高。

（二）发病机制

研究提示，癌基因激活与抑癌基因失活以及 DNA 修复基因异常在胰腺癌的发生中起着重要作用，90% 的胰腺癌可有 K-ras 基因第 12 号密码子的点突变。由黏附分子介导，通过蛋白酶使细胞外基质降解和血管生成是胰腺癌细胞浸润和转移的重要环节。

二、临床表现

胰腺解剖位置较深，位于胃的后方，于第 1、2 腰椎的高处横贴于腹后壁处。胰腺癌起病隐匿、病情进展快，其临床表现与肿瘤的部位、病程早晚、邻近器官累及情况、胆管或胰管梗阻情况、胰腺破坏程度及转移情况、伴随疾病及有无并发症等多种因素有关。

（一）腹部或腰背部疼痛

疼痛是胰腺癌的主要症状，约 65.3% 的患者以腹痛或腰背疼痛为首发症状。起初多数疼痛较轻或部位不清，表现为中上腹部范围较广但不易定位而性质较模糊的饱胀不适及隐痛，以后逐渐加重且表现为部位相对固定的钝痛或胀痛。

胰腺癌引起疼痛的特点：

1. 疼痛部位与范围　胰头癌和胰体尾部癌均可以出现腹痛，常位于中上腹深处，胰头癌略偏右，可引起右上腹痛，可向背部、前胸、左肩胛部放射；胰体尾癌则偏左，大多向腰背部放射，表现为中腹、左上腹部及腰背部疼痛或呈束带状分布。除此之外，少数病例主诉为左季肋部、左右下腹、脐周甚至全腹痛，易与其他疾病相混淆。当肿瘤累及内脏被膜、腹膜或腹膜后组织时，在相应部位可有压痛。

2. 疼痛性质及特点　常表现为腹部隐痛、钝痛、绞痛、胀痛和腰背痛，呈阵发性或持续性，进行性加重。疼痛在仰卧时明显，坐立、弯腰、前倾、侧卧、屈膝或走动时可减轻。疼痛常以夜间为甚，餐后症状加剧。

3. 疼痛病因及类型

（1）内脏性疼痛：肿瘤生长侵犯周围组织，压迫胰管或胆管，导致胰管、胆管梗阻、扩张、扭曲及压力增高，引起上腹部不适及隐痛或持续性或间歇性胀痛，或持续进行性加重的钝痛伴阵发性绞痛。餐后尤其在高脂饮食后加剧，可能由于胆胰液分泌增加、压力增加所致。应用解痉药物难以奏效，常需用麻醉类镇痛药物。

（2）神经病理性疼痛：胰腺癌具有嗜神经性，其可能机制包括：胰腺癌细胞通过释放神经生长因子，产生对神经的化学趋化作用，从而侵犯神经；癌细胞释放肿瘤坏死因子诱导神经细胞的凋亡和炎症的发生最近研究发现，高血糖与胰腺癌的神经浸润也可能存在一定关系。

肿瘤浸润、侵犯或压迫腹腔神经丛，引起顽固性、持续性的剧烈腹痛和腰背痛，病情进展期腰背痛更加剧烈，常使患者昼夜难眠，迫使患者坐起或向前弯腰、屈膝以减轻疼痛。疼痛常表现为闷痛、烧灼样痛、放电样痛、麻刺痛或双季肋部束带感。

老年性胰腺癌疼痛的特点：随着年龄的增长老年人的认知功能减退，对疼痛的敏感性下降，疼痛反应迟钝。同时老年人常合并多种慢性疾病如糖尿病、肥胖、慢性胰腺炎、胆道疾病或胆道手术史等，使症状更加不典型。

初期往往表现为上腹不适、隐痛或胀痛，具有缓慢而悄无声息加重的特点。早期患者对症状部位大多不能准确定位，后期则较固定于上腹部及腰背部，逐渐加重，呈腰背前屈，甚至捧腹而行。

老年人腰背痛是临床常见症状，应考虑除外腰椎退行性变、骨质疏松或腰肌劳损等可能性。

（二）黄疸

黄疸是胰腺癌的常见症状，多属于梗阻性，由于肿瘤侵犯压迫胆管，导致胆道梗阻、胆汁排泄不畅引起。在胰头癌患者中，约 90% 患者合并胆道梗阻而发生黄疸。黄疸呈持续性、进行性加深，伴有尿色深黄及陶土样粪便。有时可扪及囊状、无压痛、表面光滑并可推移的肿大胆囊，称库瓦西耶（Courvoisier）征，是诊断胰腺癌的重要体征。

（三）消化道症状

胰腺癌患者常有不同程度的消化道症状，包括食欲不振、消化不良、恶心呕吐、腹胀、腹泻等。少数胰腺癌患者可发生上消化道出血。

（四）消瘦、乏力

胰腺癌在初期即出现消瘦、乏力，且往往在短期内体重较快地下降，晚期伴有恶病质。消瘦的原因包括食欲不振、进食减少、疼痛、肿瘤消耗、消化吸收障碍、焦虑、失眠等。

（五）腹部肿块

胰腺位置较深，腹部肿块属胰腺癌晚期体征。肿块多见于上腹部，形态不规则，呈结节状或硬块，质硬固定，可有压痛，多见于胰体尾部癌。

（六）腹腔积液

腹腔积液一般出现在胰腺癌的晚期，多为癌细胞腹膜浸润扩散，或癌栓侵及脾静脉、门静脉引起门脉高压，或低蛋白血症所致。

（七）神经精神症状

部分胰腺癌患者可伴随焦虑、抑郁、失眠、性格改变等神经精神症状，可能与顽固性腹痛、不能进食等对精神情绪的影响有关。

三、诊断与鉴别诊断

胰腺癌起病隐匿，早期症状体征不典型，易与其他消化系统疾病相混淆。老年人胰腺癌的临床表现不明显，更易漏诊或误诊。

（一）诊断

1. 临床依据

（1）上腹部不适、隐痛，或顽固性上腹痛、腰背痛，夜间明显，仰卧时加重，蜷曲时减轻。

（2）原因不明的厌食、消化不良或腹泻。

（3）原因不明的体重减轻超过 10%。

（4）进行性加重的黄疸。

（5）上腹部肿块或腹水。

（6）近期出现糖尿病或糖尿病突然加重。

2. 实验室依据

（1）血、尿、便检查：黄疸时血清胆红素升高，以结合胆红素为主，尿胆红素阳性，尿胆原阴性，粪便可呈灰白色，粪胆原减少或消失。血清碱性磷酸酶、GGT、LDH 等可增高。

（2）肿瘤标志物检测：目前以 CA19-9 最常用，血清 CA19-9 水平高于 37 IU/mL 为标准，与 CA50、CA242、Span-1、CEA 和 CA125 联合检测，可提高诊断的敏感性和特异性。血清肿瘤标志物的检测为老年胰腺癌患者的临床诊断提供了有效参考。

（3）基因分子检测：80% ~ 90% 的胰腺癌存在 *K-ras* 基因突变，可采集外周血、胰液、十二指肠液、粪便进行检测，为早期诊断提供了可能。

3. 影像学检查

（1）超声检查：B 超可显示超过 2 cm 的胰腺肿瘤，对晚期胰腺癌的诊断有帮助。B 超可见胰腺局限性增大，典型病变边缘呈火焰状，回声光点减弱、增加或不均匀，胰管不规则狭窄、扩张或中断，胆囊肿大，侵及周围大血管时表现血管边缘粗糙及被肿瘤压迫等现象。由于胰腺的解剖位置深，B 超易受胃肠道内气体的干扰以及脊柱的影响，对诊断小于 2 cm 的肿瘤较为困难。近年来使用超声内镜（EUS）可以发现较小的肿瘤，提高了胰腺癌的检出率，但其实用价值尚需进一步研究。

（2）CT 和 MRI 检查：对于超过 2 cm 的胰腺肿瘤，CT 诊断准确率可达 80% 以上，在确定胰腺病变、肝转移灶、淋巴及周围血管侵犯，判断胰腺癌分期、预测手术切除率方面具有一定的优越性。胰腺癌的主要表现为局部肿块，胰腺变形，胰腺周围脂肪层消失，癌肿坏死或胰管阻塞继发囊样扩张可呈局灶性密度减低区。CT 对于直径小于 1 cm 的胰腺癌、淋巴结浸润转移和肝内小转移灶等的准确性下降。

磁共振成像（MRI）在诊断局限于胰腺内小癌肿、判断有无胰周扩散和肝内转移灶方面优于 CT 及 B 超，但对淋巴结浸润诊断效果却比 CT 差。

（3）选择性动脉造影：经腹腔动脉做肠系膜上动脉、肝动脉、脾动脉选择性动脉造影，对显示胰体尾癌可能比 B 超和 CT 更有效。其显示胰腺肿块和血管推压移位征象，对于小胰癌（小于 2 cm）诊断准确性可达 88%，有助于判断病变范围和手术切除的可能性。

（4）内镜逆行胰胆管造影（ERCP）：胰腺癌造影显示胰胆管受压及主胰管充盈缺损、移位，胰管阻塞、变细或中断，断端变钝或呈鼠尾状，狭窄处管壁僵硬等，诊断正确率可达 90%。ERCP 除能直接观察十二指肠壁及胰管的病变外，还可收集胰液做细胞学检查及壶腹部活检做病理检查，必要时可同时放置胆道内支架，引流减轻黄疸为手术做准备。

（5）经皮经肝胆道造影（PTC）：胰头癌累及胆总管，引起胆总管梗阻、扩张和阻塞，梗阻处可见偏心性压迫性狭窄，或胆总管的围管性浸润，造成对称性胆总管狭窄或不规则胰管。对于严重黄疸的患者，可行 PTCD 进行引流，减轻黄疸。

4. 病理学和细胞学检查　在 CT、B 超定位和引导下或在剖腹探查中用细针穿刺细胞学或活体组织检查，确诊率高。

老年人是胰腺癌的高发人群，临床症状不典型，应给予足够的重视。老年患者好发胰腺体尾部癌，当患者出现不明原因的食欲缺乏、消瘦，伴左中上腹隐痛不适，则应考虑胰腺体尾部癌的可能性，可借助日益完善的检查、检测技术，实现老年胰腺癌的早期诊断。

（二）鉴别诊断

1. 慢性胰腺炎　呈缓慢起病，常有反复的急性发作史，腹泻或脂肪泻较常见，而黄疸少见。B 超和 CT 检查可见胰腺钙化点，有助于慢性胰腺炎的诊断。鉴别困难时则需行深部细针穿刺或胰腺活组织检查。

2. 壶腹癌和胆总管癌　胆总管、壶腹和胰头三者的解剖位置邻近，胰头癌与壶腹癌、胆总管癌引起的梗阻性黄疸的临床表现十分相似，但胰头癌时胰管常表现为扩张、中断、被推移等。

3. 消化性溃疡　以上腹饱胀、隐痛不适为症状时，易误诊为消化性溃疡。但胰腺癌症状呈进行性加重，而无周期性和季节性，很少伴有反酸，抗酸治疗效果不显著。胃镜检查对诊断有决定性意义。

4. 黄疸型肝炎　胰腺癌常有黄疸伴上腹饱胀等症状，与病毒性肝炎的一些表现类似，易被误诊。但肝炎早期即可出现病毒感染标记物阳性、血清转氨酶上升等，与胰腺癌不同。

四、分期

原发肿瘤（T）	区域淋巴结（N）
Tx 原发肿瘤无法评估	Nx 区域淋巴结无法评估
T0 无原发肿瘤证据。	N0 无区域淋巴结转移
Tis 原位癌	N1 有区域淋巴结转移
T1 肿瘤局限于胰腺内，最大径≤2 cm	远处转移（M）
T2 肿瘤局限于胰腺内，最大径>2 cm	M0 无远处转移
T3 肿瘤浸润至胰腺外	M1 有远处转移
T4 肿瘤累及腹腔干或肠系膜上动脉	

胰腺癌的分期：

分期	T	N	M
0 期：	Tis	N0	M0
Ⅰ A 期：	T1	N0	M0
Ⅰ B 期：	T2	N0	M0
Ⅱ A 期：	T3	N0	M0
Ⅱ B 期：	T1–3	N1	M0
Ⅲ期：	T4 任何	N	M0
Ⅳ期：	任何 T	任何 N	M1

五、治疗

（一）抗肿瘤治疗

胰腺癌恶性程度高、预后差，5 年生存率低于 5%，伴远处转移时中位生存时间仅 3~6 个月，目前尚缺乏有效的治疗手段。

1. 手术治疗 早期手术切除是治疗胰腺癌的首选方法，手术方式包括胰十二指肠切除术、胰体尾切除术、保留幽门胰十二指肠切除术、扩大根治术、全胰腺切除术等。但由于胰腺癌的早期诊断困难，确诊时多属中晚期，手术切除率低。手术无法切除的局部晚期或转移性胰腺癌患者的中位生存期仅 6~9 个月，5 年生存率 5% 左右。对于不能行根治性手术者，可行胆道引流术、胆囊或胆管空肠吻合术或胃空肠吻合术等，以减轻黄疸。

老年胰腺癌患者由于手术耐受力较差，且常合并糖尿病、高血压等基础疾病，术后易发生并发症，故往往不能采取根治性手术治疗。对于年老、体弱、低蛋白血症、胆道感染者，或伴肝肾功能不良，难以耐受胆道内引流术者，可进行胆管或胆囊造瘘术，也可行胆道支架，缓解梗阻症状，提高患者的生存质量。

2. 化疗 对于不能手术切除、晚期或出现转移的胰腺癌可行化疗，药物以吉西他滨为主，联合其他药物，可以延长生存期。FOLFIRINOX（氟尿嘧啶、亚叶酸钙、伊立替康和奥沙利铂）、吉西他滨联合白蛋白结合型紫杉醇、吉西他滨联合厄洛替尼、吉西他滨联合替吉奥、替吉奥单药以及吉西他滨单药用于治疗不可切除的局部晚期或转移性胰腺癌。术前、术中、术后也可行辅助化疗，以提高手术切除率和降低术后复发与转移的发生率。

3. 放疗 胰腺癌对放疗不是很敏感，适用于肿瘤范围局限的晚期胰腺癌患者，通常作为手术前后的辅助治疗，提高治疗效果，减少复发转移。由于胰腺周围邻近胃肠道等对放射线敏感的组织或器官，影响放疗剂量的提升。近些年来随着放疗技术不断改进，高剂量少分次剂量模式放射治疗胰腺癌逐渐被认可，局部控制率可达到 90%，症状明显改善，存活期延长，尤其适用于老年胰腺癌患者。

4. 靶向药物治疗 目的是调节胰腺癌致病小分子，激活抑癌基因和失活致癌基因，目前在治疗胰腺癌方面已取得了一些进步。临床上应用的靶向药物有厄洛替尼、尼妥珠单抗等。

5. 姑息支持治疗 胰腺癌晚期患者一般情况差，不宜手术、放化疗，姑息支持治疗很重要。可选用静脉高营养和氨基酸液输注，改善营养状况；可给予胰酶制剂治疗消化吸收功能障碍；有阻塞性黄疸时补充维生素 K 等。

心理因素对胰腺癌的发生、治疗以及恢复起很大作用。心理支持有利于保持患者良好的精神状态，树立战胜疾病的信心。通过评估患者的焦虑、抑郁、恐惧等的原因及程度，鼓励患者说出感受，加强与家属的沟通联系，缓解患者心理压力。

（二）老年胰腺癌的治疗

老年胰腺癌患者以中晚期居多，且常合并糖尿病、心脑血管等多种疾病，机体较为虚弱，难以耐受高强度、长时效的抗肿瘤治疗方式，在治疗上存在较大困难，因此要根据老年人的生理及病理特点制定个性化治疗方案。

对于体力状态较好的早期胰腺癌患者，可以考虑手术，但手术切除率很低，且存在较高的死亡风险。由于老年患者肝肾及造血系统等生理功能减退，机体对药物的药代动力学、效力学及不良反应等方面的改变明显不同于年轻患者，在化疗方案的选择上应更强调其安全性和耐受性，可选择 FOLFIRINOX、吉西他滨联合白蛋白结合型紫杉醇、吉西他滨联合厄洛替尼、吉西他滨联合替吉奥、替吉奥单药以及吉西他滨单药等治疗。对体能状况较差、不能耐受及不适合放化疗者，则以中医中药及对症支持治疗为主，以最大限度地提高患者的生存率和生活质量。

（三）癌痛的治疗

疼痛是胰腺癌最突出的临床症状，晚期时疼痛十分剧烈的，导致患者睡眠差、食欲减退、抵抗力下降以及焦虑、抑郁等心理压力，严重影响患者的生活质量。胰腺癌疼痛多为内脏性疼痛合并神经病理性疼痛，常需采用综合治疗方法。

1. 病因治疗

（1）采用放化疗抗肿瘤治疗。通过放化疗可以减轻肿瘤引起的压迫性梗阻及疼痛。近年来采用高剂量少分次剂量模式放疗可使疼痛缓解率达 80% 左右。

（2）由于胰胆管梗阻造成腹部胀痛者，可进行胆管胆囊造瘘术或胆道支架，缓解疼痛。

2. 镇痛治疗

（1）镇痛药物：根据 WHO 三阶梯治疗原则，中度疼痛可应用弱阿片类药物如可待因、曲马多；重度疼痛可应用强阿片类药物如吗啡、羟考酮、芬太尼等。应用镇痛药物治疗时，在量化、全面、动态的评估基础上，注意疗效观察和不良反应的处理。

由于胰腺癌疼痛较剧烈，且常伴随神经受侵引起的神经病理性疼痛，因此，常需在应用镇痛药物的同时，协同应用辅助药物，包括抗惊厥类药物（如加巴喷丁）、抗抑郁药（如阿米替林）以及皮质激素等。加巴喷丁 100 ~ 300 mg 口服，每天 1 次，逐步增量至 300 ~ 600 mg，每天 3 次，最大剂量为每天 3 600 mg；阿米替林 12.5 ~ 25 mg 口服，每晚 1 次，逐步增至最佳治疗剂量。

（2）微创神经介入镇痛术

治疗胰腺癌为代表的癌性疼痛常用的微创神经介入镇痛术主要包括鞘内药物输注植入术（inthrathecal drug delivery system，IDDS）、腹腔神经丛毁损术（neurolytic celiac plexus block，NCPB）、^{125}I 粒子植入手术。手术前应当综合评估患者的预期生存时间及体能状况、是否存在抗肿瘤治疗指征、手术治疗的潜在获益和风险等。

鞘内药物输注系统植入术与传统的阿片类药物给药途径相比，具有效力高、副作用小的优势。鞘内吗啡与口服吗啡的等效剂量比为 1∶300，因此，阿片类药物相关的不良反应，尤其是终身不耐受的便秘副反应会大大减少，使患者能够耐受更大剂量的止疼药而不影响生活质量。IDDS 由植入式鞘内导管和泵盒（PUMP）组成，通过体外程控仪调节 PUMP 的输注参数，患者根据医生设定的剂量，按需个体化给药，实现患者自控镇痛（patient controlled analgesia，PCA）。

腹腔神经丛毁损术是将药物直接注射至腹腔神经丛处，直接阻断内脏交感神经和痛觉传入神经，可以在 CT、C- 型 X 线或超声引导下进行手术操作。NCPB 适用于胰腺癌、肝癌、胃癌和胆管癌等恶性肿瘤所致的上腹部疼痛。有资料显示，NCPB 治疗胰腺癌导致的疼痛，总有效率大于 85%。早期 NCPB 可使疼痛患者减少阿片类药物的使用剂量甚至停用。其禁忌证包括：①存在穿刺部位感染；②存在无法纠正的凝血异常；③解剖变异、穿刺损伤周围重要脏器可能性较大；④局部麻醉药、酒精或造影剂过敏。

^{125}I 粒子植入手术治疗癌痛机制通过近距离持续照射肿瘤细胞，使肿瘤细胞体积缩小，从而减轻了肿瘤的张力或对周围神经和脏器的压迫；杀伤肿瘤细胞，使缓激肽、5- 羟色胺、前列腺素等致痛因子的释放减少；导致肿瘤内或肿瘤旁血管血栓形成或纤维化，使致痛因子通透受阻。^{125}I 粒子植入术适用于难治性恶性肿瘤合并癌性疼痛；手术、化疗、放疗或药物治疗疼痛控制欠佳；孤立的、可数的实体肿瘤，直径小于 6 cm 的局部肿瘤。放射性粒子植入术可在 CT、C 形臂和超声引导下完成，目前主要在 CT 引导下穿刺植入，具有手术创伤小、定位精确的优点。粒子植入后作用时间长，半衰期为 59.6 天，发挥效能时间长达 240 天。

3. 其他治疗　通过理疗、按摩、针灸等方法减轻疼痛。此外，还可以通过心理治疗包括分散注意力、松弛疗法、认知行为治疗及音乐治疗等措施，减轻患者的疼痛。

六、预防

胰腺癌的预防应以 30 岁以上男性及 50~69 岁老年群体为重点，实施早期预防、早期筛查、早期干预，提高胰腺癌的早期诊断率，降低其发病率和死亡率。

1. 避免高脂肪和高动物蛋白饮食，增加纤维素饮食。

2. 许多研究资料表明吸烟与胰腺癌的发病关系密切，吸烟者胰腺癌的发病率比不吸烟者高 2~3 倍，也有研究认为胰腺癌的发生与长期饮酒有关，因此，应戒烟限酒。

3. 保持良好的心态，生活规律，劳逸结合，加强锻炼，增强体质，养成良好的生活习惯。

典型病例

患者男性，72 岁。主因上腹及腰背部疼痛 6 月就诊。患者 6 月前出现上腹部及腰背部疼痛不适，伴食欲不振，消瘦。行 CT 检查示胰腺体尾部占位侵及脾静脉，肝内多发转移瘤；肿瘤标志物检查 CA19-9 为 300 IU/mL，CEA 为 30.5 ng/mL；诊断为胰腺癌肝转移，行吉西他滨单药化疗 2 周期。2 月前患者腰背部疼痛加重，为持续性闷痛伴烧灼样痛，夜间明显，影响睡眠和饮食，应用曲马多、氨酚待因效果欠佳。既往高血压病史 10 年，冠心病史 8 年，糖尿病史 2 年。

查体：疼痛 NRS 评分 8 分，KPS 评分 50 分，神经病理性疼痛 ID Pain 评分 4 分，患者精神差，消瘦，半卧位，皮肤黏膜无黄染，锁骨上淋巴结未触及肿大，双肺呼吸音清，心音低钝，上腹部压痛，未触及明显肿物，肝脾未触及，移动性浊音阴性，肠鸣音正常。

诊断：胰腺癌肝转移化疗后，重度癌痛。

鉴别诊断：与慢性胰腺炎、消化性溃疡、胆囊癌、慢性胃炎等相鉴别。

治疗：

1. 抗肿瘤药物　吉西他滨 1 000 mg，每周 1 次，连用 3 周，休息 1 周，共 2 个周期。

2. 镇痛药物　应用硫酸吗啡缓释片 10 mg，口服，每 12 h 一次，逐渐加量至口服硫酸吗啡缓释片 60 mg，每 12 h 一次。由于患者恶心、呕吐，改行外用芬太尼贴剂 8.4 mg，每 72 h 一次。

3. 加巴喷丁　患者伴有神经病理性疼痛，因此加用抗惊厥药加巴喷丁每天 3 次每次口服 0.1 g，加量至每天 3 次每次口服 0.2 g。

4. 心理疏导　患者了解病情，情绪低落，通过与患者交流，倾听患者，鼓励患者听音乐、看电视分散注意力等方法，减轻患者心理压力，缓解疼痛。

治疗效果：患者为老年男性，胰腺癌肝转移，重度癌痛，伴随高血压、冠心病、糖尿病等基础疾病，经抗肿瘤、镇痛治疗及心理疏导，患者疼痛明显减轻，NRS 评分 2 分，ID Pain 评分 1 分，饮食、睡眠明显改善，体重增加，病情稳定。

（黄海力　张　静）

第四节　泌尿系统肿瘤

肾 细 胞 癌

肾细胞癌（renal cell carcinoma，RCC）简称为肾癌，是泌尿生殖系统常见肿瘤之一，发病率仅次于膀胱癌。肾癌恶性程度高，是一种以中老年为主要发病人群的恶性肿瘤，高发年龄是 50～70 岁，偶见于青少年，男性肾癌的发病率约为女性的 2 倍。近年来，肾癌的发病率呈缓慢上升的趋势。

一、病因和发病机制

肾癌的发病机制至今尚不完全明确，流行病学的大量调查研究发现，肾癌的相对危险因素有吸烟、肥胖、高血压；饮食中乳制品摄入过多，水果、蔬菜及维生素摄入过少都可能与肾癌的发生有关；咖啡可能增加肾癌的发生；与镉、焦炭接触的工人，慢性肾病长期透析治疗的患者也是肾癌高发人群。

肾癌发病与基因改变和遗传因素密切相关，多数肾癌患者有 3 号染色体短臂（3p）的缺失、易位、重组或者突变，3 号染色体上抑癌基因的缺失导致肾癌的发生。此外，在肾癌患者中还可见到其他染色体的异常，例如：7、16、17、20、和 Y 染色体异常。在遗传性乳头状肾癌中，位于 7 号染色体短臂的促癌基因 *Met* 基因激活；在肾嫌色细胞癌和嗜酸细胞癌中，位于 17 号染色体短臂的 *BHD* 基因突变。

二、临床表现

1. 无症状肾癌　越来越多的肾癌患者是在健康体检时发现的无症状局限型肾癌，占肾癌患者总数的 60% 以上。这类患者一般无任何症状和体征，绝大多数早期发现，预后较好。

2. 局部症状　肾癌的临床表现多种多样，血尿、腰痛和肿块是典型表现的"三联征"，现在有三联征表现的患者很少见，不到10%，出现三联征则预示患者已经到肿瘤晚期，大多数患者只出现三联征中的一个或者两个症状。

（1）血尿：当肾癌侵犯至肾盂则有血尿，特点是间歇性、无痛性、全程性、肉眼血尿，少数情况为镜下血尿。大量血尿时有血块形成，如血块堵塞输尿管，则有肾绞痛和排尿困难，甚至导致尿潴留。

（2）疼痛：癌肿出血、肾被膜肿胀血肿，引起疼痛，常为钝痛或隐痛，肾癌侵犯周围脏器和腰大肌所造成的疼痛则相对较重，呈持续性腰背部疼痛。

（3）肿块：肿块表面一般光滑，质硬、无压痛，肾位置较深，一般触诊难以摸到，如可触及，说明肿瘤已经巨大或患者消瘦而肿瘤位于肾下极。

3. 全身表现（肾癌的肾外表现）　约有1/3的患者有发热、贫血、体重减轻、乏力、高血压、高钙血症、肝功能异常、精索静脉曲张等。

三、诊断与鉴别诊断

（一）诊断

1. 实验室检查　包括对患者术前一般状况、肝肾功能以及预后进行判定的评价指标，目前，尚无用于临床诊断肾癌的特异肿瘤标志物。

2. 影像学检查　肾癌的临床诊断主要依靠影像学检查，主要包括：①腹部超声：血尿患者应首先行B超检查，目前临床上大部分无症状肾癌均由B超发现，每年应进行一次肾脏B超检查，可以早期发现肾癌。如发现肾脏占位病灶，进一步行CT或MRI检查明确。②腹部CT：CT对大部分肾癌能做出正确的诊断，其准备性与肿瘤的大小有关，小于2 cm的病灶准确率为70%~80%，2~4 cm的病灶准确率为85%，大于4 cm的病灶准确率超过95%。③腹部MRI检查：有助于鉴别诊断出血性囊肿，MRI和CT可以发现静脉癌栓，确定癌栓范围以及明确肿瘤临床分期。

3. 病理学检查　影像学检查诊断肾癌的准确率高达90%以上，穿刺活检一般不用于肾癌诊断，仅用于不能手术治疗的晚期患者，为明确病理类型以及选择化疗、靶向治疗等治疗方案时才行肾穿刺活检。

（二）鉴别诊断

1. 肾囊肿　是老年人常见的良性病变，50岁以上发病率约为50%。通过B超和CT检查容易诊断。当囊肿合并出血、感染时，易与肾癌混淆。需要综合分析判断，必要时可行穿刺活检。

2. 肾错构瘤　又称肾血管平滑肌脂肪瘤，是一种常见的肾脏良性肿瘤，其肿瘤血管特征更明显，临床上容易与肾细胞癌进行鉴别。但不典型的肾错构瘤脂肪含量低，当平滑肌和血管占主要成分时，则很难与肾癌鉴别，需要结合B超、CT和MRI三种方法联合鉴别，必要时可在超声引导下，经皮穿刺活检并作免疫组化检查以明确诊断。

3. 黄色肉芽肿性肾盂肾炎　是一种少见的慢性肾实质非特异性感染引起的肉芽肿性疾病，常见于中年女性。本病形态学分弥漫性和局限性。弥漫性肾体积增大，内部结构紊乱，易与肿瘤鉴别；局限性呈类圆形肿块，突出肾轮廓之外，缺乏特异性，易误诊为肾癌。FDG-PET有助于鉴别诊断，必要时可考虑超声引导下穿刺活检。

4. 炎性假瘤　又称浆细胞性肉芽肿，系肾实质非特异性增生性炎性病变。本病好发于中青年，临床表现主要为腰痛、低热和血尿，腰部有时可扪及包块，也可无任何症状于体检时发现，和肾癌的临床表现极为相似。超声引导下穿刺活检可明确诊断。

四、分期

原发肿瘤（T）	区域淋巴结（N）
Tx 无法评估	Nx 不能评估
T0 无原发肿瘤的证据	N0 无转移
T1 肿瘤局限于肾内，最大直径≤7 cm	N1 有区域淋巴结转移
T2 肿瘤局限于肾内，最大直径>7 cm	远处转移（M）
T3 肿瘤侵犯大静脉或肾周组织，但未累及同侧肾上腺，也未超过肾周筋膜	M0 无远处转移
T4 肿瘤侵犯肾周围筋膜，包括直接侵犯邻近肿瘤的同侧肾上腺	M1 有远处转移灶

分期	T	N	M
I	T1	N0	M0
II	T2	N0	M0
III	T1	N1	M0
	T2		
	T3	N0	M0
	T3	N0 或 N1	M0
IV	T4	N0 或 N1	M0
	任何 T	任何 N	M1

五、治疗

目前认为最有效的治疗手段是手术治疗，应根据患者的年龄、身体状况、患者自身要求和期望、健侧肾功能情况、肿瘤的大小和部位等各方面因素综合评估分析，谨慎选择治疗方式。对于肾癌患者术后用来有效预防复发或转移的辅助治疗方案尚无推荐。

（一）手术治疗

1. 根治性肾切除术　对于分期较早的肾癌患者的标准术式是根治性肾切除术，经典的根治性肾切除术范围包括 Gerota 筋膜、肾周脂肪囊、肾和同侧肾上腺及区域淋巴结，目前认为分期较早的肾癌，术前影像学检查若肾上腺未见异常，行根治术时可保留肾上腺。

2. 保留肾脏手术　绝对适应证：孤立肾肾癌和双肾肾癌；相对适应证：一侧肾癌，对侧肾功能基本正常，但患有肾结石，慢性肾盂肾炎等；选择性适应证：一侧肾癌，对侧肾功能完全正常，目前主要应用于直径≤4 cm 的局限型肾癌患者。

（二）放射治疗

适应证：不能切除的非转移性病灶，可行术前放疗；不能完全切除，有残留病灶或切缘阳性；局部进展，侵犯肾上腺或肾周脂肪；淋巴结转移病灶。

（三）生物治疗

研究发现肾癌细胞有较强的抗原性，IL-2 和干扰素单独或者联合应用，但临床有效率为 15% 左右。

（四）分子靶向治疗

近年来已有多种分子靶向治疗药物上市，可明显延长晚期肾癌患者无疾病进展生存时间和总生存时间。分子靶向治疗药物有舒尼替尼、索拉非尼、阿昔替尼，对于晚期肾癌或体弱不能耐受手术的老年肾癌患者，可考虑行分子靶向治疗。

（五）其他

对部分年老体弱的患者或有手术禁忌证的、肿瘤直径不超过 4 cm 的小肾癌可行射频消融、冷冻消融或者高强度聚焦超声治疗。

六、预后

影响肾细胞癌预后的主要因素是癌症分期和外科手术治疗。经外科手术切除没有转移的局限性肾癌预后良好，晚期肾癌患者预后差。局限性肾癌的患者行肾癌根治术后五年生存率为 89%~98.4%，但患者保肾手术后五年生存率可达 90%~100%，局部复发率低于 3%。无远处转移的局部复发患者，在复发灶完全切除后，五年生存率可达 80%；有远处转移灶的患者术后五年生存率有 48%~50%。另外，肾癌仅合并腔静脉癌栓而无淋巴结转移和远处转移，若行肾癌根治术并且取净癌栓，则五年生存率为 60%。综上所述，经现代外科手术治疗后，绝大部分局限性肾癌患者和大部分局部晚期肾癌患者可治愈。对于已经有淋巴结或远处转移的晚期患者，放弃治疗后大多不会存活超过 1 年，分子靶向药物治疗可延长患者生存期 1~2 年。

典型病例

患者男性，69 岁，因"体检发现左肾占位 1 周伴腰痛 1 个月"入院，患者腰痛 1 月，1 周前体检超声发现左肾占位性病变，进一步行肾脏 CT，显示：左肾占位性病变（65 mm×43 mm），累及左肾被膜；腰 5 椎体右侧软组织肿块，累及腰 5 椎体及右侧髂骨，腰 1，腰 4 椎椎体内异常密度。遂行腰 5 椎体右侧肿块穿刺活检术。病理诊断：（腰 5 椎椎体旁）透明细胞肿瘤，考虑肾来源透明细胞肾细胞癌。

专科体检：腹平软，无压痛，双侧肾区无叩击痛，双侧输尿管走行区无压痛，耻骨上区未触及肿块，尿道外口无红肿，无异常分泌物，双侧腹股沟区未触及肿大淋巴结。

诊断：左肾透明细胞癌Ⅳ期（多发骨转移）。

治疗：索坦（50 mg 每天一次口服 4 周停药 2 周）靶向治疗，并行唑来膦酸（4 mg 静脉滴注每三到四周一次）治疗。患者自觉腰部酸痛感较前明显好转，影像学评估疗效为 PR。

膀 胱 癌

全球范围内，膀胱癌发病率居恶性肿瘤的第十一位，在男性排名第七位，女性排在第十位之后。在我国，男性膀胱癌发病率位居全身恶性肿瘤的第七位，女性排在第十位以后，发病率远低于西方国家。2009 年全国肿瘤登记地区膀胱癌的发病率约 6.61/10 万，中国人口标准化发病率为 3.03/10 万。按性别统计，膀胱癌男、女性发病率分别为 11.41/10

万和 3.51/10 万，男性是女性的 3.3 倍。而对分期相同的膀胱癌，女性的预后比男性差。膀胱癌多发于老年人，70 岁以上的老年人较 55～69 岁的发病率高 2～3 倍，较 30～54 岁的发病率高 15～20 倍，男女之比为 4：1。老年患膀胱癌多分化较差，恶性程度较高，预后相对较差。

一、病因

膀胱癌的发生是复杂、多因素、多步骤的病理变化过程，既有内在的遗传因素，又有外在的环境因素。较为明显的两大致病危险因素是吸烟和长期接触工业化学产品。吸烟是目前最为肯定的膀胱癌致病危险因素，30%～50% 的膀胱癌由吸烟引起，吸烟可使膀胱癌的危险率增加 2～4 倍。另一重要的致病危险因素是长期接触工业化学产品，职业因素是最早获知的膀胱癌致病危险因素，约 20% 的膀胱癌是由职业因素引起的，包括从事纺织、染料制造，橡胶、药物制剂和杀虫剂生产，尤其是皮革及铝和钢的生产工作。正常膀胱细胞恶变开始于细胞 DNA 的改变。与膀胱癌相关的癌基因包括 *HER-3*、*H-Ras*、*Bcl-2*、*FGFR4*、*C-myc*、*c-erbB-2*、*MDM2*、*CDC91L1* 等。

二、临床表现

（一）临床表现

1. 血尿是膀胱癌最常见的症状，尤其是间歇性全程无痛血尿。血尿出现的时间及出血量和肿瘤恶性程度、分期、大小、数目、形态并不一致。亦有以尿频、尿急、尿痛，即膀胱刺激征和盆腔疼痛起病，此为膀胱癌另一类常见的症状，常于弥漫性原位癌或浸润性膀胱癌有关，而 Ta、T1 期肿瘤常无此类症状。

2. 其他症状还有输尿管梗阻所致腰部疼痛、下肢水肿、盆腔包块、尿潴留。有的患者是以体重减轻、肾功能不全、腹痛或骨痛为表现而就诊，以上均为晚期症状。

（二）影像学检查

影像学检查主要包括：超声检查；泌尿系统平片和静脉尿路造影（KUB 联合 IV U）；计算机断层成像（CT）；磁共振成像（MRI）；骨扫描；正电子发射 - 计算机断层扫描显像（PET-CT）。

（三）尿细胞学及肿瘤标志物检查

1. 尿细胞学检查　是膀胱癌诊断和术后随诊的主要方法之一。尿细胞学阳性结果可以来自于泌尿道的任何部分，包括：肾盏、肾盂、输尿管、膀胱和尿道，存在尿路上皮癌的可能。根据文献报道，尿细胞学检测膀胱癌的敏感性为 13%～75%，特异性为 85%～100%。

2. 尿膀胱癌标志物　为提高无创检测膀胱癌的水平，尿膀胱肿瘤标志物的研究受到了很大的关注，美国 FDA 已批准将 BTAstat、BTAtrak、NMP22、FDP、ImmunoCyt 和尿荧光原位杂交技术（FISH）用于膀胱癌的检测。目前已有多种商品化的 FISH 试剂盒用于临床，对尿路上皮肿瘤或中、高危术后患者，可选择使用。

（四）内镜检查

对所有怀疑膀胱癌的患者应行膀胱镜检查及病理活检或诊断性经尿道电切术及病理检查。

1. 膀胱镜检查和活检　是诊断膀胱癌最可靠的方法。通过膀胱镜检查可以明确膀胱肿瘤的数目、大小、形态、部位以及周围膀胱黏膜的异常情况，同时可以对肿瘤和可疑病变进行活检以明确病理诊断。如有条件，建议使用软性膀胱镜检查，与硬性膀胱镜相比，该方法具有损伤小、视野无盲区、相对舒适等优点。

2. 诊断性经尿道电切术　如果影像学检查发现膀胱内有肿瘤样病变，可以省略膀胱镜检查，直接行诊断性 TUR，这样可疑达到两个目的，一是切除肿瘤，二是明确肿瘤的病理诊断和分级、分期，为进一步诊疗以及判断预后提供依据。

（五）膀胱癌的组织病理学

1. 膀胱癌的组织学类型　膀胱癌包括尿路上皮（移行细胞）癌、鳞状细胞癌和腺细胞癌，其次还有较少见的小细胞癌、混合型癌、癌肉瘤及转移性癌等。其中，膀胱尿路上皮癌最为常见，占膀胱癌的 90% 以上；膀胱鳞状细胞癌比较少见，占膀胱癌的 3%～7%。膀胱腺癌更为少见，占膀胱癌的比例小于 2%。

2. 膀胱癌的组织学分级　与膀胱癌的复发和侵袭行为密切相关。目前普遍采用 WHO 分级法。

WHO2004 分级法：此法将尿路上皮肿瘤分为低度恶性潜能尿路上皮乳头状瘤、低分级和高分级尿路上皮癌。低度恶性潜能尿路上皮乳头状肿瘤的定义为尿路上皮乳头状肿瘤，其细胞形态正常，无恶性肿瘤的细胞学特征，但不完全属于良性病变，仍有复发的可能。

三、分期

膀胱癌的分期指肿瘤浸润深度及转移情况，是判断膀胱肿瘤预后的最有价值指标之一。目前普遍采用国际抗癌联盟 UICC 的 2009 年第 7 版 TNM 分期法。

原发肿瘤（T）	区域淋巴结（N）
Tx 原发肿瘤无法评估	Nx 区域淋巴结无法评估
T0 无原发肿瘤证据	N0 无区域淋巴结转移
Ta 非浸润性乳头状瘤	N1 真骨盆区（髂内、闭孔、髂外、骶前）单个淋巴结转移
Tis 原位癌	
T1 肿瘤侵入上皮下结缔组织	N2 真骨盆区（髂内、闭孔、髂外、骶前）多个淋巴结转移
T2 肿瘤侵犯肌层	
T2a 肿瘤侵犯浅肌层（内 1/2）	N3 髂总淋巴结转移
T2b 肿瘤侵犯深肌层（外 1/2）	**远处转移（M）**
T3 肿瘤侵犯膀胱周围组织	Mx 远处转移无法评估
T3a 显微镜下发现肿瘤侵犯膀胱周围组织	M0 无远处转移
T3b 肉眼可见肿瘤侵犯膀胱周围组织（膀胱外肿块）	M1 远处转移
T4 肿瘤侵犯一下任一器官或组织，如前列腺、精囊、子宫、阴道、盆壁或腹壁	
T4a 肿瘤侵犯前列腺、精囊、子宫或阴道	
T4b 肿瘤侵犯盆壁或腹壁	

四、治疗

（一）非肌层浸润性膀胱癌的治疗

1. 手术治疗

（1）经尿道膀胱肿瘤切除术（TURBT）是非肌层浸润性膀胱癌的重要诊断方法，同时也是主要的治疗手段。经尿道膀胱肿物切除术有两个目的：一是切除肉眼可见的全部肿瘤、二是切除组织进行病理分级和分期。TURBT 应将肿瘤完全切除直至露出正常的膀胱壁肌层。

（2）经尿道激光手术：可以凝固，也可以气化，其疗效及复发率与经尿道手术相近。但术前需进行肿瘤活检以便进行病理诊断。

（3）其他治疗选择：①光动力学治疗：利用膀胱镜将激光与光敏剂相结合的治疗方法，肿瘤细胞摄取光敏剂后，在激光作用下产生单态氧，使肿瘤细胞变性坏死。膀胱原位癌、控制膀胱肿瘤出血、肿瘤多次复发、不能耐受手术治疗等情况可以选择此疗法。②膀胱部分切除术：除极少数患者如孤立的、低级别的膀胱憩室内肿瘤外，不宜选择膀胱部分切除术。③根治性膀胱切除术：对于 BCG 治疗失败的患者，强烈推荐行根治性膀胱切除术。

2. 术后辅助治疗

（1）膀胱灌注化疗：灌注时机及方案：①术后即刻膀胱灌注化疗：术后 24 h 内完成膀胱灌注化疗。②术后早期和维持膀胱灌注化疗：中危和高危非肌层浸润性膀胱癌在术后即刻膀胱灌注化疗后，均应当接受后续治疗。灌注药物的选择：吡柔比星、表柔比星、多柔比星、羟喜树碱、丝裂霉素。

（2）免疫治疗：通过膀胱内灌注免疫制剂，诱导机体局部免疫反应，使膀胱壁内和尿液中细胞因子表达增加、粒细胞和单核细胞聚集，以预防膀胱肿瘤复发、控制肿瘤进展。主要包括卡介苗（BCG）膀胱灌注治疗，其他还包括干扰素、匙孔虫戚血蓝蛋白等。

（二）肌层浸润性膀胱癌的治疗

1. 根治性膀胱切除术　手术范围包括：膀胱及周围脂肪组织、输尿管远端，并行盆腔淋巴结清扫术；男性应包括前列腺、精囊，女性应包括子宫、部分阴道前壁、附件。如果肿瘤侵犯尿道、女性膀胱颈部或男性前列腺部，或术中冷冻发现切缘阳性，则需行全尿道切除。对于性功能要求高的年龄较轻男性患者，保留神经血管束可以使部分患者保留性功能。淋巴结清扫范围可根据肿瘤范围、病理类型、浸润深度和患者情况决定。

2. 尿流改道术　尚无标准治疗方案，目前有多种方法可选。目前主要有以下几种尿流改道术式：

（1）原位新膀胱术：由于患者不需要腹壁造口，保持了生活质量和自身形象，已逐渐被各大医疗中心作为根治性膀胱切除术后尿流改道的主要手术方式之一。

（2）回肠通道术：是一种经典的简单、安全、有效的不可控尿流改道的术式，是不可控尿流改道的首选术式，也是最常用的尿流改道方式之一。

（3）输尿管皮肤造口术：是一种简单、安全术式。适用于预期寿命短、有远处转移、姑息性膀胱切除、肠道疾患无法利用肠管进行尿流改道或全身状态不能耐受手术者。

3. 保留膀胱的综合治疗

（1）单纯 TURBT：仅对少部分肿瘤局限于浅肌层且对肿瘤基底再次分期活检阴性的患者可采用，但基底活检为 pT0 或 pT1 的患者中有一半会进展成浸润性膀胱癌而被迫行全膀胱切除，肿瘤特异死亡率占 47%，因此不建议采用该方法。

（2）TURBT 联合外放射治疗：主要针对不适合膀胱癌根治术或不能耐受化疗的患者。这组患者 5 年存活率为 30%～60%，肿瘤特异存活率为 20%～50%。

（3）TURBT 联合化疗：病理完全反应率为 8%～26%，对 T/T4 使用顺铂为基础的化疗，其完全缓解率（CR）和部分缓解率（PR）分别为 11% 和 34%。3 周期化疗后，通过膀胱镜和活检再次评估，如无残余病灶，则也要警惕有残余病灶存在的可能；如病灶仍存在，则行挽救性全膀胱切除。

（4）TURBT 联合放、化疗：最大限度经尿道电切手术后，以顺铂为基础的化疗联合放疗可使完全缓解率达到 60%～80%，可使 40%～45% 的患者保留完整膀胱存活 4～5 年，长期存活达 50%～60%（与根治性膀胱切除术相媲美）。

（5）膀胱部分切除术联合化疗：不到 5% 的肌层浸润型膀胱癌可通过膀胱部分切除达到治愈的目的。可使约 27% 的患者避免全膀胱切除手术。

2. 化疗　尿路上皮癌细胞已被证明对于铂类、吉西他滨、多柔比星及紫杉醇等化疗药物敏感，转移性膀胱尿路上皮癌患者对于含铂类药物的联合化疗方案总体反应率可达 50% 左右。化疗是肌层浸润性膀胱癌在根治性膀胱切除术之外重要的辅助治疗手段，主要的化疗方式包括新辅助化疗和辅助化疗。

3. 放疗　肌层浸润性膀胱癌患者在某些情况下，如不愿意接受根治性膀胱切除术、全身条件不能耐受根治性膀胱切除手术，或肿瘤已无法根治性切除时，可选用放射治疗或化疗联合放射治疗。但对于肌层浸润性膀胱癌，单纯放疗患者的总生存期短于根治性膀胱切除术。膀胱癌的放疗可分为根治性放疗、辅助性放疗和姑息性放疗。

4. 姑息性治疗　适用于无法手术治愈的局部晚期膀胱癌患者（T4b），此类患者常伴有出血、疼痛、排尿困难和尿路梗阻等症状，而这些症状会导致患者状态进一步恶化。

肾造瘘可以有效解决上尿路梗阻，但是多数患者更愿意选择输尿管内支架，因为输尿管内支架比肾造瘘管对生活带来的不便更少。但是输尿管支架有时难以顺利置入并且需要定期更换，而且输尿管支架也会出现堵塞及移位等意外情况。尿流改道（加或不加姑息性膀胱切除）也是解除上尿路梗阻的有效措之一。

对于无法根治的膀胱癌患者出现血尿，首先要明确患者是否存在凝血功能障碍或是否有使用抗凝药物的情况。对于肿瘤填满膀胱腔的患者，难以进行经尿道电凝或激光凝固止血，予膀胱内灌注 1% 硝酸银或 1%～2% 的明矾可以达到较好的止血效果，且无须麻醉。另一种可选择的止血方法为膀胱内注入甲醛溶液，甲醛溶液浓度一般为 2.5%～4%，保留 30 min。由于此法会导致疼痛，一般需要局部或全身麻醉。甲醛溶液灌注出现不良反应的风险高，如膀胱纤维化等。膀胱输尿管反流的患者应避免膀胱内灌注甲醛溶液，以免造成肾损伤。对于顽固性血尿的晚期膀胱癌的患者，姑息性膀胱切除及尿流改道是有效治疗方法。

膀胱癌侵犯盆腔器官或尿道后可引起尿痛、膀胱刺激症状、下腹痛、神经痛等疼痛症状，特别是老年患者，一般情况差，无法耐受综合性治疗。针对疼痛症状可选择局部放疗、口服 M 受体阻滞剂（如托特罗定）、口服镇痛药、注射镇痛药等方法。

典型病例

患者男性，80岁，间歇性全程肉眼血尿伴疼痛2年。2年前无明显诱因出现全程肉眼血尿，无尿痛、发热等不适，未就诊及治疗。2年来血尿症状加重，近半年开始出现尿痛及下腹疼痛症状，就诊于门诊行B超检查提示膀胱占位，4 cm×6 cm，局部侵透膀胱壁。进一步行泌尿系统CT提示膀胱恶性肿瘤、盆腔淋巴结多发转移、盆腔内多发转移性结节，结构不清（图4-10）。

专科查体：双肾区无肿胀，未触及肿物，双侧输尿管走行区未触及肿物，耻骨上膨隆，质硬，轻压痛。外生殖器未见异常。

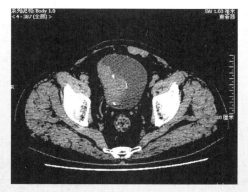

图4-10　盆腔CT
膀胱多发占位，浸润性生长，盆腔淋巴结转移

诊断：膀胱癌可能、多发转移癌。

治疗：

1. 行膀胱镜检查取组织病理，明确为尿路上皮癌。

2. 患者高龄，盆腔多发转移，无根治性手术机会，结合一般状况，针对血尿情况，给予止血药物、留置尿管、膀胱冲洗。针对转移灶疼痛症状，给予局部放射治疗、口服止痛药物、神经阻滞治疗。

3. 出院时患者疼痛、血尿等症状得到控制。

前　列　腺　癌

前列腺癌患者主要是老年男性，新诊断患者的中位年龄为72岁，高峰年龄为75～79岁。在我国人群中小于60岁的男性前列腺癌患者发病率较低，超过60岁发病率明显增长。在美国，超过70%的前列腺癌患者年龄都大于65岁，50岁以下的患者很少见，但是在大于50岁的患者中，发病率和死亡率就呈指数增长。年龄小于39岁的个体，患前列腺癌的可能性为0.005%，40～59岁年龄段增至2.2%（1/45），60～79岁年龄段增至13.7%（1/7）。

一、病因与发病机制

前列腺癌的发病风险与单核苷酸多态性（SNP）相关，通过全基因组关联研究（GWAS）现在已发现50余个与前列腺癌风险相关的SNP，并且这一数量将随着基因测序技术的普及而进一步增加。有研究指出，在之前发现的SNP中，存在任意5个或以上的SNP的男性与不含任何SNP的男性相比，患前列腺癌的优势比为9.46。针对中国人群前列腺癌患者进行的全基因组关联研究发现9q31.2（rs817826）和19ql3.4（rs103294）两个SNP与中国人前列腺癌相关，证实了中国人群与欧美人群前列腺癌遗传易感性的差异，这两个SNP有望未来用于中国人前列腺癌风险预测。

外源性因素会影响从潜伏型前列腺癌到临床型前列腺癌的进程。这些因素的确认仍然在讨论中，但高动物脂肪饮食是一个重要的危险因素。其他危险因素包括维生素E、硒、木脂素类、异黄酮的摄入不足。番茄中含有的番茄红素是很强的抗氧化剂，是前列腺癌潜在的保护因素。阳光暴露与前列腺癌发病率呈负相关，阳光可增加活性维生素 D 的含量，因此可能成为前列腺癌的保护因子。此外，在前列腺癌低发的亚洲地区，绿茶的饮用量相对较高，绿茶可能为前列腺癌的预防因子。

总之，遗传是前列腺癌发展成临床型的重要危险因素，而外源性因素对这种危险可能有重要的影响。但是现在尚无足够的证据证实生活方式的改变（降低动物脂肪摄入及增加水果、谷类、蔬菜、红酒的摄入量）会降低发病风险。

二、临床表现

前列腺癌早期无症状，当癌肿引起膀胱颈及后尿道梗阻时可出现下尿路症状，血尿较少，严重者可能出现急性尿潴留、血尿、尿失禁。部分患者以转移症状就诊，表现为骨骼疼痛、坐骨神经痛、病理性骨折、贫血、脊髓压迫等症状，甚至导致下肢瘫痪。故对男性原发灶不明的转移癌，应排除前列腺癌。

三、诊断

（一）直肠指检（digital rectal examination，DRE）

大多数前列腺癌起源于前列腺的外周带，DRE 对前列腺癌的早期诊断和分期都有重要价值。考虑到 DRE 可能影响 PSA 值，应在抽血检查 PSA 后进行 DRE。

（二）经直肠超声检查（transrectal ultrasonography，TRUS）

典型的前列腺癌的征象是在外周带的低回声结节，而且通过超声可以初 步判断肿瘤的体积大小。但 TRUS 对前列腺癌诊断特异性较低，发现一个前列腺低回声病灶要与正常前列腺、BPH、PIN、急性或慢性前列腺炎、前列腺梗死等鉴别。而且很多前列腺肿瘤表现为等回声，在超声上不能发现。

（三）前列腺特异性抗原（prostate specific antigen，PSA）

检查 PSA 作为单一检测指标，与 DRE、经直肠前列腺超声比较，具有更高的前列腺癌阳性诊断预测率。

（四）前列腺穿刺活检

前列腺系统性穿刺活检是诊断前列腺癌最可靠的检查。因此，推荐经直肠 B 超引导下的前列腺系统穿刺。

（五）前列腺癌的其他影像学检查

1. 计算机断层（CT）检查　对早期前列腺癌诊断的敏感性低于磁共振成像（MRI），前列腺癌患者进行 CT 检查的目的主要是协助临床医师进行肿瘤的临床分期。了解前列腺邻近组织和器官有无肿瘤侵犯及盆腔内有无肿大淋巴结。

2. 磁共振成像/磁共振波谱学检查（MRI/MRS）　可以显示前列腺被膜的完整性、肿瘤是否侵犯前列腺周围组织及器官，MRI 也可以显示盆腔淋巴结受侵犯的情况及骨转移的病灶。在临床分期上有较重要的作用。磁共振波谱学检查（magnetic resonance spectroscopy，MRS）是根据前列腺癌组织中枸橼酸盐、胆碱和肌酐的代谢与前列腺增生和正常组织中的差异呈现出不同的波谱线，在前列腺癌诊断中有一定价值。

3. 全身核素骨显像检查（ECT）　前列腺癌的最常见远处转移部位是骨骼。ECT 可比常规 X 线片提前 3～6 个月发现骨转移灶，敏感性较高但特异性较差。一旦前列腺癌诊断成立，建议进行全身核素骨显像检查（特别是 PSA > 20，GS 评分 > 7 的病例），有助于判断前列腺癌准确的临床分期。

四、分期（AJCC，2002 年）

临床	病理（pT）*
原发肿瘤（T）	
Tx　原发肿瘤不能评价	pT2*　局限于前列腺
T0　无原发肿瘤证据	pT2a　肿瘤限于单叶的 1/2
T1　不能被扪及和影像学难以发现的临床隐匿肿瘤	pT2b　肿瘤超过单叶的 1/2 但限于该单叶
T1a 偶发肿瘤，体积＜所切除体积的 5%	pT2c　肿瘤侵犯两叶
T1b 偶发肿瘤，体积＞所切除体积的 5%	pT3　突破前列腺
T1c 穿刺活检发现的肿瘤（如由于 PSA 升高）	pT3a　突破前列腺
T2　局限于前列腺内的肿瘤	pT3b　侵犯精囊
T2a 肿瘤限于单叶的 1/2（≤1/2）	pT4　侵犯膀胱和直肠
T2b 肿瘤超过单叶的 1/2 但限于该单叶	
T2c 肿瘤侵犯两叶	
T3　肿瘤突破前列腺被膜**	
T3a 肿瘤侵犯被膜外（单侧或双侧）	
T3b 肿瘤侵犯精囊	
T4　肿瘤固定或侵犯除精囊外的其他邻近组织结构，如膀胱颈、尿道外括约肌、直肠、肛提肌和（或）盆壁	
区域淋巴结（N）***	
临床	病理
Nx　区域性淋巴结不能评价	pNx　无区域淋巴结取材标本
N0　无区域淋巴结转移	pN0　无区域淋巴结转移
N1　区域淋巴结转移	pN1　区域淋巴结转移
远处转移（M）****	
Mx　远处转移无法评估	
M0　无远处转移	
M1	
M1a　有区域淋巴结以外的淋巴结转移	
M1b　骨转移	
M1c　其他器官组织转移	

　* 注：穿刺活检发现的单叶或两叶肿瘤、但临床无法扪及或影像学不能发现的定为 T1c

　** 注：侵犯前列腺尖部或前列腺包膜但未突破包膜的定为 T2，非 T3

　*** 注：不超过 0.2 cm 的转移定为 pN1 mi

　**** 注：当转移多于一处，为最晚的分期

分期编组

Ⅰ期	T1a	N0	M0	G1
Ⅱ期	T1a	N0	M0	G2，3～4
	T1b	N0	M0	任何 G
	T1c	N0	M0	任何 G
	T1	N0	M0	任何 G
	T2	N0	M0	任何 G
Ⅲ期	T3	N0	M0	任何 G
Ⅳ期	T4	N0	M0	任何 G
	任何 T	N1	M0	任何 G
	任何 T	任何 N	M1	任何 G

病理分级

GX	病理分级不能评价
G1	分化良好（轻度异形）（Gleason 2～4）
G2	分化中等（中度异形）（Gleason 5～6）
G3～4	分化差或未分化（重度异形）（Gleason 7～10）

五、治疗

（一）等待观察（watchful waiting，WW）和主动监测（active surveillance，AS）

1. 观察等待的指征

（1）晚期（M）前列腺癌患者，仅限于个人强烈要求避免治疗伴随的不良反应，对于治疗伴随的危险和并发症的顾虑大于延长生存和改善生活质量的预期。

（2）预期寿命小于 5 年的患者，充分告知但拒绝接受积极治疗引起的不良反应。

（3）临床 T1b～T2b，分化良好（Gleason2～4）的前列腺癌，患者预期寿命超过 10 年、经充分告知但拒绝接受积极治疗。

2. 主动监测的指征

（1）极低危患者，PSA < 10ng/mL，Gleason 评分≤6 分，阳性活检数≤3，每条穿刺标本的肿瘤不超过 50% 的临床 T1c-2a 前列腺癌。

（2）临床 T1a，分化良好或中等的前列腺癌，预期寿命在 10 年以上的较年轻患者，此类患者要密切随访 PSA，TRUS 和前列腺活检。

（3）临床 T1b～T2b，分化良好或中等的前列腺癌，预期寿命不到 10 年的无症状患者。

（二）前列腺癌根治性手术治疗

手术方法和标准国内推荐开放式耻骨后前列腺癌根治术和腹腔镜前列腺癌根治术，有条件的可开展机器人辅助腹腔镜前列腺癌根治手术。

1. 耻骨后前列腺癌根治术　术野开阔，操作简便易行，可经同一入路完成盆腔淋巴结切除和前列腺癌根治术。

（1）盆腔淋巴结切除术：目前大多主张对中高危前列腺癌行扩大盆腔淋巴结切除术，包括髂外、髂内、闭孔、骶前淋巴结。一方面可获得更为精确的分期信息，另一方面可去除微小的转移灶，有益于前列腺癌的治疗。但该术式对术者要求较高，且并发症相对较多。对于低危局限性前列腺癌不建议行盆腔淋巴结切除术。

（2）根治性前列腺切除术：手术切除范围包括完整的前列腺、双侧精囊和双侧输精管壶腹段、膀胱颈部。

2. 腹腔镜前列腺癌根治术　是近年发展起来的新技术，其疗效与开放性手术类似。优点是损伤小、术野及解剖结构清晰，术中和术后并发症少，缺点是技术操作比较复杂。腹腔镜手术切除步骤和范围同开放性手术。

3. 机器人辅助经腹腔镜根治性前列腺切除术（robot-assisted laparoscopic radical prostatectomy，RALRP）　正在逐步取代耻骨后根治性前列腺切除术（radical retropubic prostatectomy，RRP）成为临床局限性前列腺癌治疗的金标准手术方案，但是目前尚缺乏高质量、前瞻性、多中心的对照研究，以证明 RALRP 在提高尿控率、保留勃起功能和降低切缘阳性率等方面较传统手术方式存在显著优势。同 RRP 相比，RALRP 能够减少术中失血及降低输血率；在术后并发症总体发生率及手术切缘阳性率方面，两者并无显著差异；RALRP 术后 1 年、3 年、5 年、7 年无生化复发生存率分别为 95.1%、90.6%、86.6% 及 81.0%，但是由于缺乏随访时间足够的预后研究证据，目前尚不能就 RALRP 与 RRP 在术后生化复发率及生存率等方面的差异得出结论。

（三）前列腺癌的外放射治疗

外放射治疗根据治疗目的可分为三大类：①根治性放疗，是局限期和局部进展期前列腺癌患者的根治性治疗手段；②术后放疗，分为术后辅助放疗和术后挽救放疗；③转移性前列腺癌的姑息性放疗，延长生存时间，提高生活质量。

（四）前列腺癌近距离放射治疗

近距离放射治疗（brachytherapy）包括腔内照射、组织间照射等，是将放射源密封后直接放入人体的天然腔内或放入被治疗的组织内进行照射。前列腺癌近距离放射治疗包括短暂插植治疗和永久粒子种植治疗。后者也即放射性粒子的组织间种植治疗，相对比较常用。一般应用经直肠双平面双实时三维治疗计划系统定位，通过冠状和矢状位交叉定位将放射性粒子植入前列腺内，提高前列腺的局部剂量，而减少直肠和膀胱的放射剂量。

（五）试验性前列腺癌局部治疗

前列腺癌的局部治疗，除根治性前列腺切除术、放射线外照射以及近距离放射治疗等成熟的方法外，还包括前列腺冷冻切除术（cryo-surgical ablation of the prostate，CSAP）、高功率聚焦超声（high-intensity focused ultrasound，HIFU）和射频间质肿瘤消融术（radiofrequency interstitial tumour ablation，RITA）等试验性局部治疗（experimental local treatment）。与根治性前列腺切除术和根治性放射治疗相比较，这些实验性局部治疗方式对临床局限性前列腺癌的治疗效果还需要更多的长期临床研究加以评估和提高。

（六）前列腺癌内分泌治疗

1. 内分泌治疗方法

（1）去势治疗（castration）：

① 手术去势：可使睾酮迅速且持续下降至极低水平（去势水平）。主要的不良反应是对患者的心理影响和治疗中无法灵活调节方案等问题，且有少数患者对内分泌治疗无效，因此一般应该首先考虑药物去势。

② 药物去势：自首个人工合成的黄体生成素释放激素类似物（LHRH-α）长效的亮丙瑞林（leuprorelin）上市以来，亮丙瑞林、戈舍瑞林（goserelin）、曲普瑞林（triptorelin）

等药物在临床应用已经超过15年，是目前雄激素剥夺治疗的主要方法。在注射LHRH-α后，睾酮水平逐渐升高，1周时达到最高点（睾酮一过性升高），然后逐渐下降，至3~4周时可达到去势水平，有极少数对激素治疗不敏感患者的睾酮不能达到去势水平。

（2）单一抗雄激素治疗（antiandrogen monotherapy，AAM）：推荐应用非类固醇类抗雄激素类药物，如每天一次服用比卡鲁安（bicalutamide）150 mg。

（3）最大限度雄激素阻断（maximal androgen blockade，MAB）：常用的方法为去势加抗雄激素药物。抗雄激素药物主要是非类固醇类药物，如比卡鲁胺。应用MAB治疗时间越长，PSA复发率越低。而合用比卡鲁胺的MAB治疗相对于单独去势可使死亡风险降低20%，并可相应延长无进展生存期。

（4）根治术前新辅助激素疗法（neoadjuvant hormonal therapy，NHT）：采用LHRH-α联合抗雄激素药物的MAB方法，也可单用LHRH-α或抗雄激素药物，但MAB方法疗效更为可靠。新辅助治疗时间为3~9个月。

（5）间歇激素疗法（intermittent hormonal therapy，IHT）：在雄激素缺如或低水平状态下，能够存活的前列腺癌细胞通过补充的雄激素获得抗凋亡潜能而继续生长，从而延长肿瘤进展到激素非依赖期的时间。IHT的优点包括提高患者生活质量，降低治疗成本，可能延长肿瘤对雄激素依赖的时间，与传统内分泌治疗相比可能有生存优势。IHT的治疗模式：多采用MAB方法，也可用药物去势（LHRH-α）。诱导期至少持续6~9个月。只有在患者有明确的PSA反应后才能停止治疗。

（6）前列腺癌的辅助激素疗法（adjuvant hormonal therapy，AHT）：是指根治性前列腺切除术后或根治性放疗后，辅以激素疗法。目的是治疗切缘残余病灶、残余的阳性淋巴结、微小转移病灶，提高长期存活率。方式：①最大限度雄激素阻断（MAB）；②药物或手术去势；③抗雄激素治疗（anti-androgens）：包括甾体类和非甾体类。

（七）前列腺癌的化疗

化疗是去势抵抗前列腺癌的重要治疗手段。转移性前列腺癌往往在内分泌治疗中位缓解时间18~24个月后逐渐对激素产生非依赖性而发展为去势抵抗前列腺癌（castration resistant prostate cancer，CRPC）。CRPC的全身治疗原则包括继续应用内分泌药物确保血睾酮维持于去势水平，采用化疗改善症状和延长生存时间，对骨转移应用双磷酸盐预防骨相关事件。化疗可以延长CRPC患者的生存时间，控制疼痛，减轻乏力，提高生活质量。常用化疗药物和方案转移性前列腺癌常用的化疗药物包括紫杉类、米托蒽醌、多柔比星、表柔比星、雌二醇、氮芥、环磷酰胺、长春瑞滨、顺铂和氟尿嘧啶等。

六、前列腺癌骨转移诊断和治疗

（一）前列腺癌骨转移的诊断

1. **临床表现**　在前列腺癌的发展过程中，至少有65%的患者发生骨转移，在死于前列腺癌的患者中，有85%~100%的患者存在骨转移。大多数患者病程较隐匿，当转移灶引发症状时，最常见的表现是疼痛，通常局限、间断发作，进行性加重数周以至数月，进展为剧烈疼痛，夜间疼痛较重。疼痛可以是由于骨骼破坏造成的机械原因或肿瘤释放化学物质所致。少数患者以病理骨折为首发症状，多发生于下肢，病理骨折所致的功能障碍和长期卧床可引起其他严重并发症。脊柱部位的骨转移常压迫脊髓、神经根或马尾，引起神经系统的症状，椎体的破坏还会导致脊柱不稳定。

2. **体格检查**　转移灶常有明显的压痛，叩击痛，并引起肢体活动障碍，或脊柱稳定性降低，较难与原发骨肿瘤鉴别，但转移部位软组织肿块较少见，且皮肤没有静脉怒张等表现。

3. **影像学检查**　X线表现可能与各种良恶性病灶相似，缺乏特异的影像学表现，但X线片是诊断骨关节疾病最常用的检查方法之一，也是诊断骨转移癌的常规影像学检查方法。CT成像的敏感性明显优于X线片，可着重观察受累组织被肿瘤破坏的细微结构和范围。X线和CT检查一般表现为多发类圆形或片状的"棉絮样"高密度影，部分融合成片，以致累及大部分骨或整个骨，混合型病灶表现为高密度区内夹杂多个类圆形低密度区，边界毛糙不清。MRI有助于确定骨转移癌的累及范围，并用于评估可疑的骨转移灶，帮助诊断骨扫描和X线均无阳性发现，但有持续症状的患者。骨扫描是目前临床最广泛应用于发现骨转移灶的检查方法，是发现早期骨转移的最佳影像学检查，能较早探测到病灶，可比X线片提前3～6个月甚至更长时间。骨扫描也是发现脊柱转移灶的最敏感的辅助方法。PET-CT也可用于前列腺癌骨转移灶的检测，但有可能出现假阴性的结果，因此需要结合骨扫描显像结果，以免误诊。

4. **实验室检查**　常提示恶性肿瘤的征象，如贫血、红细胞沉降率升高等。前列腺癌骨转移患者较有特征性的化验检查是PSA升高，另外，碱性磷酸酶和血钙通常也会升高，应监测患者血清钙、磷水平以评估恶性高血钙的发生情况。

5. **活检和病理学检查**　患者具有明确的前列腺癌病史，并且已发现全身多处骨破坏灶，骨转移癌的诊断较明确时，可以不进行术前活检。当患者前列腺癌病史明确，而骨破坏灶为单发，诊断不明确时，可行活检以确定诊断，因为有时新发的骨病灶并不来源于已知的原发肿瘤，而是来源于其他肿瘤或是骨的原发肿瘤，如果盲目进行治疗，会造成不良后果。无前列腺癌病史而存在骨转移癌可能的患者也应行活检。病理诊断是诊断骨转移癌的金标准。

（二）前列腺癌骨转移的治疗

对于前列腺癌骨转移的治疗，目的主要是缓解疼痛，预防和降低骨相关事件的发生，提高生活质量，提高生存率。其中骨相关事件（SREs）主要包括病理性骨折，脊髓压迫，为了缓解疼痛、预防或治疗病理性骨折或脊髓压迫而进行的放疗，骨科手术，改变抗癌方案以治疗骨痛，高钙血症。对于前列腺癌骨转移的治疗强调多学科协作、综合性治疗，治疗方法主要包括：针对原前列腺癌的系统内科治疗（又分为内分泌治疗、化疗、分子靶向和免疫治疗）、双膦酸盐类药物治疗、放疗、外科治疗、疼痛治疗。

（三）癌痛治疗

骨转移癌疼痛常见的治疗方法包括放疗、化疗、放射性核素治疗、生物治疗、双膦酸盐类药物治疗、经皮椎体成形术、微创介入治疗、手术治疗、阿片类镇痛药物、非留体抗炎药、抗抑郁药和抗惊厥药等。尽管缓解骨疼痛的治疗方法多种多样，但止痛药治疗在骨疼痛治疗中，具有不可取代的作用，是疼痛治疗的关键及基础性治疗用药，应根据疼痛程度选择用药。

（1）轻度疼痛：选择非留体消炎药，或含有阿片镇痛药、非留体抗炎药的复方制剂。

（2）中度疼痛：选择弱阿片类镇痛药，如可待因、双氢可待因，同时给予非留体消炎药，或阿片及非留体消炎药复方制剂。酌情联合应用辅助药物。

（3）重度疼痛：选择强阿片类镇痛药，如吗啡缓释片，羟考酮缓释片，芬太尼透皮贴剂。同时给予非留体类消炎药，或阿片及非留体消炎药复方制剂。住院患者多有中重度骨痛，需根据病情将阿片类镇痛药剂量调整至最佳镇痛的安全用药剂量。

　　癌痛控制强调个体化的综合治疗，针对处于不同病程和疼痛程度的患者，制定和实施个体化治疗方案是决定预后的重要因素。治疗骨转移癌痛，应采取多学科会诊制度，给予序贯治疗，并及时评估疗效和安全性，调整治疗方式和剂量，以期达到最佳治疗效果。

典型病例

　　患者男性，75 岁，发现 PSA 升高 3 年余，腰痛 1 月就诊。3 年前查体发现 PSA 5.32 ng/mL，未行进一步诊疗。1 个月前无诱因出现腰痛，无放射痛，复查 PSA 23.45 ng/mL，进一步查 MRI 提示前列腺外周带异常信号，前列腺癌不除外（图 4-11）。门诊以"PSA 升高"收入院。

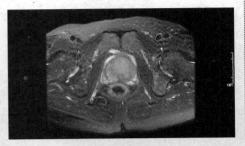

图 4-11　前列腺 MRI
前列腺外周带异常信号，前列腺癌可能

　　专科查体：双肾区无肿胀，无压痛，双侧输尿管走行区未触及异常，耻骨上未触及肿块，肛门括约肌张力可，前列腺体积增大，质硬，表面可触及结节，中央沟触诊不清。

　　入院诊断：PSA 升高，前列腺癌可能。入院后行前列腺穿刺系统穿刺活检，穿刺组织 12 针全部为前列腺腺癌，Gleason 5+4，进一步完善全身骨扫描提示右侧髂骨、第 3 腰椎骨转移癌可能。

　　治疗方案：

　　1. 患者前列腺癌、骨转移癌诊断明确，针对前列腺癌给予内分泌治疗，治疗方案：每天一次比卡鲁胺 50 mg 口服，醋酸亮丙瑞林注射液 3.75 mg 皮下注射每月一次。

　　2. 骨转移癌治疗：氯屈膦酸二钠胶囊 1 600 mg 每天一次口服，针对骨转移灶行放射治疗。

　　3. 患者合并中度骨转移痛，曲马多 100 mg，每 12 h 一次口服，腰痛症状得到控制，生活质量提高。

　　4. 3 个月后复查 PSA 及骨扫描，PSA 降至 3.45 ng/mL，骨扫描提示第 3 腰椎转移灶较前缩小，右侧髂骨转移灶变化不明显。继续给予内分泌治疗。

（褚　倩　周晓峰）

第五节　女性生殖系统肿瘤

宫　颈　癌

　　宫颈癌（cervical carcinoma）是全球女性中仅次于乳腺癌的第二大恶性肿瘤，是女性生殖系统最常见的恶性肿瘤之一。宫颈癌的全球发病率和死亡率取决于当地是否存在宫颈癌及癌前病变的筛查计划，以及是否有人乳头瘤病毒（human papilloma virus，HPV）疫苗接种。2012 年，全球宫颈癌新发病例数约为 528 000 人，死亡病例数为 266 000 人，84%

病例来自于发展中国家。在发展中国家和地区，宫颈癌是威胁女性健康和生命的主要疾病之一。我国每年新发宫颈癌约为 99 000 例，宫颈癌相关的死亡人数约为 31 000 人。而在美国每年新发病例约为 13 000 例，死亡人数约为 4 100 人。宫颈癌患者年龄分布成双峰趋势，分别为 35~39 岁和 60~64 岁，平均年龄为 52.2 岁，20 岁以前发病少见。

一、病因

HPV 感染是宫颈上皮肉瘤变及宫颈癌发生的必要因素，没有 HPV 持续性感染，就几乎没有患宫颈癌的危险。

1. HPV 感染的流行病学　80% 以上性活跃的成年人一生中至少被一种生殖道 HPV 感染过。性活跃的年轻妇女 HPV 感染率最高，高峰年龄为 15~25 岁。HPV 第二个感染高峰在围绝经期（45~50 岁），可能与病毒的潜伏感染再度激活有关。HPV 感染的高危因素主要为性行为紊乱，如过早开始性生活，多个性伴侣，与高危人群的性接触等。女性性工作者及 HIV 感染者中 HPV 感染率较高。男性包皮环切术及正确使用避孕套可以在一定程度上减少妇女感染 HPV。

2. HPV 持续感染　大多数 HPV 感染是一过性的，免疫功能正常的女性，90% 的 HPV DNA 可以在 2 年后转阴，这是 HPV 感染最常见的结局。即使在宫颈上皮内瘤变（cervical intraepithelial neoplasia，CIN）患者中，HPV 感染也有较高的自然转阴率。年轻女性 HPV 感染频率很高，并可反复感染或同时感染多种型别，但绝大多数都会在短期内自动消失。30 岁以上女性 HPV 新发感染率明显下降（5%~10%），但清除病毒的能力随着年龄的增长而明显下降。

3. HPV 的型别　HPV 是一群微小、无包膜的双链 DNA 病毒，目前发现的型别已经超过 200 种，根据其致瘤能力的高低，可以分为高危型和低危型共两种。高危型 HPV 包括：HPV16、18、31、33、35、39、45、51、52、56、58、59、68 共 13 种。其中 HPV16、18 是宫颈癌最常见的型别，相对于其他型别的高危型 HPV，HPV16、18 感染更容易持续存在，平均感染时间为 16~18 个月，并且进展为 CIN 及浸润癌的风险明显高于其他型别 HPV。HPV16 主要与宫颈鳞癌相关，HPV18 主要与宫颈腺癌相关。

4. HPV 导致宫颈癌的发病机制　不到 10% 的 HPV 感染会持续存在，但只有小部分高危型 HPV 通过 E7 蛋白降解抑癌基因 pRB 的产物，使细胞跨越细胞周期 G_1/S 检查点，进入增殖周期；通过 E6 蛋白降解抑癌基因 $p53$ 的产物，使细胞抵抗凋亡，异常生长；E6 蛋白还能激活人端粒酶催化亚型单位 hTERT，导致细胞永生化；此外，高危型 HPV 还能引起细胞有丝分裂异常，造成染色体不稳定，促使受感染的细胞发生恶性转化。

5. 其他因素　环境或外在因素：吸烟、长期口服避孕药、多产、其他性传播疾病的协同感染等。病毒因素：如病毒载量高、多种型别 HPV 联合感染、病毒基因整合入宿主染色体。宿主因素：如遗传易感性、HIV 感染、免疫抑制药等。

二、临床表现

一些早期癌，甚至少数 Ⅱ 期以上较晚期的患者有时可能无明显症状，只是在筛查时才被发现。常见的症状有：

1. 阴道分泌物增多　呈浆液性、黏液性，中晚期成淘米水样或脓血样，就有特殊臭味。

2. 接触性出血或阴道不规则流血占 80%~85%，尤其是绝经后阴道点滴或不规则流血。

3. 晚期扩散至宫旁　盆壁组织（神经、骨及淋巴管）受累，可以剧痛；输尿管受侵、淋巴管受累致下肢顽固水肿；膀胱受侵可以尿频、尿痛、血尿、尿瘘等症状；侵犯直肠可出现排便困难、里急后重、便血及阴道直肠瘘等。

三、诊断与鉴别诊断

（一）宫颈癌"三阶梯"诊断规范

"三阶梯"诊断步骤为：宫颈筛查 – 阴道镜检查 – 组织病理学检查。宫颈筛查结果异常，需进一步经阴道镜检查评估和检出宫颈病变是否存在，并在阴道镜指引下行宫颈活检确诊。组织病理学结果（点活检或锥切）是确诊的金标准，也是临床治疗的依据。

筛查建议：

1. 宫颈癌筛查从 21 岁开始，无论初次性生活的年龄，或有无其他行为相关的危险因素，除非感染 HIV 或存在免疫功能缺陷，不到 21 岁的女性不应做筛查。

2. 21 ~ 29 岁行单独细胞学检查每 3 年一次，不到 30 岁的女性不必应用联合筛查（细胞学联合 HPV 检查）。

3. 30 ~ 65 岁女性应行联合筛查，每 5 年一次，也可选择单独细胞学检查，每 3 年一次。

4. 既往筛查结果充分阴性，且无 CIN2 及更高级别病变的女性，65 岁后不需要继续进行筛查。既往筛查结果充分阴性是指既往 10 年内，连续 3 次细胞学检查阴性或连续 2 次联合筛查结果阴性，最近一次检查在 5 年内。

5. 行全子宫切除术，且无 CIN2 级更高级别病变的女性，不需进行细胞学检查和 HPV 筛查，以后无论任何原因都不需要进行筛查。

6. 有以下高危因素者，需要更频繁的筛查　HIV 感染者；免疫缺陷者；子宫内暴露于己烯雌酚者；既往 CIN2、CIN3 或癌症接受治疗者。

（二）鉴别诊断

1. 宫颈良性疾病　宫颈糜烂、宫颈息肉、宫颈黏膜下肌瘤、子宫内膜异位症以及宫颈腺上皮外翻和其他宫颈炎性溃疡等。

2. 宫颈其他良性和原发恶性肿瘤　宫颈肌瘤，宫颈乳头状瘤，宫颈黑色素瘤（尤其是无色素者），肉瘤及淋巴瘤等。

3. 转移的恶性肿瘤　子宫内膜癌、阴道癌等。

四、分期

手术是主要治疗手段，因此，大多数子宫内膜癌患者可采用手术 – 病理分期。但也有少数子宫内膜癌患者不适合手术治疗，需要采用放疗或化疗，这类患者采用临床分期。

期别	肿瘤范围
Ⅰ期	肿瘤仅局限于子宫颈（不考虑肿瘤向宫体侵犯）
ⅠA	显微镜下浸润癌（所有肉眼可见癌灶，即使只有表浅浸润均为ⅠB期）
	局限浸润：最大垂直深度 5 mm，最大水平宽度 ≤ 7 mm
ⅠA1	间质浸润深度 ≤ 3 mm，宽度 ≤ 7 mm
ⅠA2	间质浸润深度 > 3 mm 而 ≤ 5 mm，宽度 ≤ 7 mm

期别	肿瘤范围
ⅠB	临床可见肿瘤限于宫颈，或临床前肿瘤大小超过ⅠA期范围
ⅠB1	临床可见肿瘤最大径≤4 cm
ⅠB2	临床可见肿瘤最大径＞4 cm
Ⅱ期	宫颈癌侵犯超出子宫，但未累及骨盆壁或阴道下1/3
ⅡA	无明显宫旁侵犯
ⅡA1	临床可见肿瘤最大径≤4 cm
ⅡA2	临床可见肿瘤最大径＞4 cm
ⅡB	明显宫旁侵犯，但未达盆壁
Ⅲ期	肿瘤已侵犯盆壁，直肠检查发现宫颈肿瘤与盆壁之间无间隙；肿瘤已累及阴道下1/3，所有的肾积水或无功能肾均包括在内，除非有明确的其他原因可解释
ⅢA	肿瘤累及阴道下1/3，但未侵犯盆壁
ⅢB	盆壁累及，或肾积水，或无功能肾
Ⅳ期	肿瘤扩散的范围已超出真骨盆，或经活检证实膀胱或直肠黏膜受侵，这些黏膜泡状水肿不属于Ⅳ期
ⅣA	肿瘤累及邻近器官
ⅣB	肿瘤转移到远处脏器

五、治疗

宫颈癌的主要治疗是放疗、手术和综合治疗。治疗方案的选择应根据肿瘤的情况（如临床分期、肿瘤范围、病理类型等）以及患者的年龄、全身情况、重要器官功能及对拟采用的治疗方法的耐受性。总之对每一位患者均应根据其具体情况采用个体化的治疗原则。

（一）手术

手术是首选的治疗方案。

1. 早期病例

（1）ⅠA1期：子宫广泛切除术Ⅰ，不需要盆腔淋巴清扫。

（2）ⅠA2期：子宫广泛切除术Ⅱ联合盆腔淋巴清扫。

（3）ⅠB1期：子宫广泛性切除Ⅱ/Ⅲ联合盆腔淋巴结清扫。

以上情况，如患者要求保留生育功能，可选择宫颈广泛切除术。

2. 局部晚期病例

（1）ⅠB2期：术前放疗或2~3程化疗后评估手术可行性，子宫广泛切除术Ⅲ联合盆腔淋巴结清扫，腹主动脉旁淋巴结清扫。

（2）ⅡA1期：术前放疗或2~3程化疗后，子宫广泛性切除Ⅲ联合盆腔淋巴结清扫。

（3）ⅡA2期同 IB2 期处理。

（4）ⅡB-ⅢB期：术前放疗或2~3程化疗后评估手术可行性，子宫广泛性切除Ⅲ配合盆腔淋巴结清扫，腹主动脉旁淋巴结清扫。

（二）放疗

放疗可用于宫颈癌各期的治疗，但主要用于中期或晚期宫颈癌的治疗。

1. 早期宫颈癌　Ⅰ–ⅡA 期，单纯根治性手术与单纯根治性放疗疗效相当，五年生存率、死亡率、并发症概率相似。

2. 中晚期宫颈癌　ⅡB、Ⅲ期或Ⅳ期，在过去传统治疗中公认的首选方法是放射治疗。近年随着国内外大量研究的开展，结果表明，以顺铂为基础的同步放化疗较单纯放疗提高了生存率、降低了死亡风险，同步放化疗已成为中晚期宫颈癌治疗的新模式。

（三）新辅助化疗

术前新辅助化疗的应用给局部晚期宫颈癌的治疗带来了新的局面。不仅缩小了肿瘤负荷，从而使手术治疗成为可能；而且对术后病理结果也产生了一定的影响。有研究显示，新辅助化疗后的局部晚期宫颈癌，盆腔淋巴结转移率在 22%～25% 之间，低于同期别未行新辅助化疗的盆腔淋巴结转移率。常用方案为以顺铂为基础的联合化疗，如紫杉醇与顺铂。

六、预后

（一）影响预后因素

1. 临床分期　Ⅰ期宫颈癌 5 年存活率 81.6%，Ⅱ期 61.3%，Ⅲ期 36.7%，Ⅳ期 12.1%。

2. 病理类型　腺癌效果不如鳞癌。

3. 组织分级（G1，G2，G3）。

4. 肿瘤体积　直径不超过 3 cm，5 年生存率 69.9%；超过 3 cm 者 38.4%，6 cm 以上，30%。

5. 淋巴系统转移：少于 3 个，5 年生存率 67.2%，超过 3 个急降至 39.4%。

6. 手术切缘（+）容易复发。

7. 其他　年龄，合并妊娠，肿瘤间质反应，组织低氧合度等。

（二）随访

1. 随访间隔　第一年每 3 月复查一次，第二年每 4 月复查一次，第三年每 6 月复查一次，以后每年复查。

2. 随访内容　全身体格检查（着重腹部检查，腹股沟和锁骨上淋巴结检查），盆腔检查、三合诊；阴道脱落细胞学和 HPV 检查；肿瘤标志物 SCC 检测。每年一次胸片，必要时行 B 超、CT 或 MRI、泌尿系统、消化系统，必要时行 PET–CT。

典型病例

患者女性，66 岁，因"绝经 4 年，阴道流血排液、腰骶痛 1 个月"入院。患者未定期查体。既往体健，G6P4，吸烟 40 年。

专科检查：宫颈桶状增粗，直径 5 cm，表面为污秽菜花样组织，质脆，触血。阴道穹消失。三合诊两侧宫骶韧带挛缩，两侧宫旁明显增厚。取宫颈组织活检，病理提示：宫颈鳞状细胞癌。

辅助检查：HPV16 检查（＋）；SCC 2.1 μg/L；MRI 提示宫颈癌，宫旁累及，盆腔未见肿大淋巴结（图 4-12）。泌尿系超声未见明显异常。

诊断：宫颈癌Ⅱb。

治疗：给予顺铂为基础的同步放化疗，症状缓解。

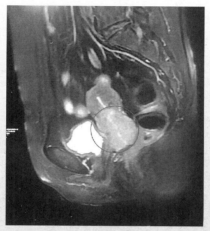

图 4-12　盆腔 MRI

宫颈癌宫旁累及，宫颈癌Ⅱb期

子宫内膜癌

　　子宫内膜癌（carcinoma of endometrium）是女性生殖系统常见的三大恶性肿瘤之一，由于发病部位位于子宫体部，也称子宫体癌（corpus carcinoma），是指原发于子宫内膜的一组上皮性恶性肿瘤，其中多数起源于内膜腺体的腺癌，称之为子宫内膜腺癌（adenocarcinoma of endometrium）。其发病率仅次于子宫颈癌，约占女性总癌瘤的 7%，占女性生殖系统肿瘤的 20%~30%。近年来，发病率有增高的趋势，在部分大城市甚至跃居第一。

　　子宫内膜癌好发年龄为 50~69 岁，平均年龄 60 岁，多见于围绝经期或绝经后的妇女，绝经后妇女占总数 70%~75%，围绝经期妇女占 15%~20%，40 以下仅占 5%~10%，25 岁以下更是罕见。近年来，子宫内膜癌发病趋于年轻化。在发达国家，40 岁以下患者由 2/10 万上升至 40~50/10 万。

　　虽然子宫内膜癌发病的危险因素涉及范围广，但是这些因素最终可归结为无孕激素对抗的内（外）源性雌激素的过度刺激。月经生育史、哺乳、避孕药、激素替代治疗、长期应用三苯氧氨、饮食和生活习惯等都与子宫内膜癌的发病有关。大多数研究发现，初潮早、绝经晚与子宫内膜癌的危险性成正相关，绝经年龄超过 52 岁者患子宫内膜癌的危险性为 49 岁前绝经者的 2.4 倍。

一、分型与病因

（一）分型

　　1983 年 Bokhman 首次提出将子宫内膜癌分为两型。分为雌激素依赖型（Ⅰ型）或相关型，和雌激素非依赖型（Ⅱ型）或非相关型。两种类型子宫内膜癌发病作用机制尚不明确，其生物学行为及预后也不相同。

1. Ⅰ型子宫内膜癌与雌激素增高相关，称为雌激素依赖型，占 60% ~ 70%。大多发生于子宫内膜过度增生后，且多为围绝经期（＞50 岁）、肥胖以及合并高血糖、高脂血症等内分泌代谢疾病。组织类型为子宫内膜腺癌，多为浅肌层浸润，细胞呈高、中分化，很少累及脉管，且对孕激素治疗反应好，预后好。

2. Ⅱ型子宫内膜癌与高雌激素无关，无内分泌代谢紊乱，多与基因突变或家族遗传性相关，占 30% ~ 40%。病灶多继发于萎缩性子宫内膜之上。组织学类型主要为浆液性乳头状腺癌，少部分为透明细胞癌，易复发和转移，预后差。

（二）病因

1. 无排卵、未孕或不孕 主要见于无排卵性子宫异常出血、多囊卵巢综合征。因排卵障碍子宫内膜长期受雌激素刺激而无孕激素拮抗所致。一般为子宫内膜样腺癌。

2. 月经生育因素 初潮年龄小、绝经延迟、不孕、不育或少育均增加子宫内膜癌风险，这与子宫内膜积累的高雌激素和低孕激素暴露有关。末次生产年龄晚是独立的子宫内膜癌保护因素，这种保护作用对于两种类型的子宫内膜癌均存在。末次生产年龄不小于 40 岁较不大于 25 岁者，子宫内膜癌风险降低 44%，末次生产年龄每推迟 5 年，子宫内膜癌风险降低大约 13%。

3. 多囊卵巢综合征 可能与内分泌、代谢紊乱有关，多囊卵巢综合征患者多存在排卵障碍、肥胖、胰岛素抵抗和高雄激素血症，多种因素交叉协同作用，致使子宫内膜发生不典型增生甚至癌变。

4. 肥胖 40 ~ 50 岁年龄段患者体重超过正常 15% 时，患子宫内膜癌危险性增加 3 倍，BMI > 29 的妇女比 BMI < 23 的妇女患子宫内膜癌的风险大 3 倍，体重每增加 5 kg，患子宫内膜癌风险随之增加（OR=1.2）。在子宫内膜癌诊断后，肥胖患者如果能减低体重将改善生存状况。

5. 糖尿病 患者发生子宫内膜癌的危险性是非糖尿病患者的 3 倍。尤其是 2 型糖尿病产生高血糖，胰岛素代偿性增加导致高胰岛素血症，刺激产生雄激素，在通过外周转化，进而使雌激素水平升高，直接或间接促进子宫内膜增生，从而增加子宫内膜癌的发生风险。

6. 高血压 患者同时患两病的危险性是血压正常者的 1.5 倍。绝大多数年龄小于 45 岁的子宫内膜癌患者多有肥胖，而且临床分期较早，病理分化较好，预后好，但这部分患者如伴有高血压病史往往预后不好。

7. 卵巢肿瘤 合并子宫内膜癌的概率为 4%，主要有卵巢颗粒细胞瘤和卵泡膜细胞瘤等。它们产生的高水平雌激素对子宫内膜长期刺激，增加子宫内膜癌的发生率。卵泡膜细胞瘤能产生更强的雌激素作用，所以卵泡膜细胞瘤合并子宫内膜癌的概率是颗粒细胞瘤的 4 倍。

8. 外源性雌激素 绝经后单纯使用无对抗性雌激素替代疗法 ≥3 年发生子宫内膜癌的风险明显高于未使用激素替代疗法的妇女，而使用联合雌孕激素替代治疗 ≥3 年与使用无拮抗雌激素治疗的患者进行比较 OR = 0.2。

9. 他莫昔芬 是选择性雌激素受体调节剂，具有抗雌激素的作用，但在某些靶组织中他莫昔芬还表现出了部分雌激素样作用，长期使用会引起子宫内膜细胞的增生及肥大，导致子宫内膜癌风险增加。

10. 其他因素 炎症可能在子宫内膜癌的发生发展中起到重要作用。子宫内膜癌发生率在经济发达地区高于不发达地区，受高等教育人去较贫穷者其危险性高2倍。高脂肪饮食、摄入脂肪及油类多者其相对危险性增加。

二、临床表现

90%患有子宫内膜癌的妇女以不规则阴道流血或者排液作为首发症状。年轻患者常表现为月经不规则，尤其是出现经期延长，经量明显增多，绝经后妇女表现为绝经后阴道流血。

（1）阴道流血：可表现为绝经后阴道流血，围绝经期的月经紊乱，40岁以下年轻女性的月经过多或月经紊乱。其中绝经后出血者占60%~70%。

（2）异常阴道排液：为癌瘤渗出液或感染坏死的表现，多为血性液体或者浆液性分泌物，恶臭，常伴有阴道异常出血。因阴道排液异常就诊者约占25%。

（3）下腹痛或其他：若癌肿过大，或累及子宫下段、宫颈内口者，可以出现宫腔积液或积脓，腹痛。累及附件或盆腹腔的晚期患者可有下腹包块等症状。若病变晚期累及或压迫盆腔神经丛，或伴有感染是可以起发热及疼痛。

三、诊断与鉴别诊断

（一）诊断

1. 主要依据病史、临床检查、病理检查及各种辅助检查结果确定诊断及临床分期。临床表现，阴道流血，异常的阴道排液，宫腔积液或积脓。

2. 相关病史 重视与子宫内膜癌发病相关因素的病史收集，尤其是对有家族癌瘤史，子宫内膜增生过长史，年轻妇女持续无排卵者（不孕及多囊卵巢综合征），卵巢性索间质肿瘤（颗粒细胞瘤及卵泡膜细胞瘤），外用雌激素或长期激素替代疗法等，及乳癌术后有长期应用他莫昔芬病史者，均应高度警惕。

3. 细胞学及病理检查

（1）子宫内膜活检及分段诊刮：诊断准确性达90%以上。

（2）宫腔镜检查：可直接观察宫颈管及宫腔情况，发现病灶并准确活检，可提供病变范围，宫颈管有无受累等信息，协助术前正确进行临床分期。

4. 影像学检查 常用的检查方法为超声、CT、MRI，以超声最为简便，在对有高危因素，高龄或有内科并发症患者术前评估中可选用CT、MRI、PET-CT等。

5. 血清肿瘤标志物 CA125、CA199、CEA、CA15-3、CA72-4等已经广泛应用于子宫内膜癌的临床辅助诊断和病情监测中。人附睾蛋白4（HE4）对卵巢癌和子宫内膜癌诊断优于CA125。

6. 诊断步骤（图4-13）。

（二）鉴别诊断

1. 良性疾病 需要与老年性阴道炎、子宫异常出血、子宫内膜增生、子宫内膜息肉、子宫黏膜下肌瘤、宫腔残留物、宫腔积脓鉴别。

2. 恶性肿瘤 需要与子宫颈癌、子宫内膜间质肉瘤、输卵管癌及卵巢癌进行鉴别。

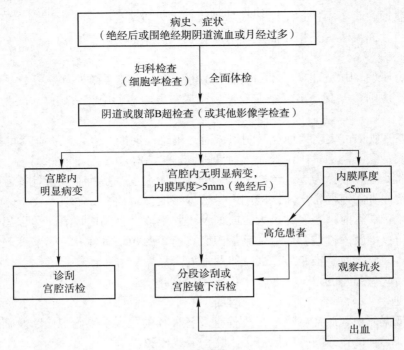

图 4-13　诊断及辅助诊断选择

四、分期（FIGO，2009）

期别	肿瘤范围
Ⅰ 期	肿瘤局限于宫体
Ⅰ A	< 1/2 肌层受累
Ⅰ B	≥1/2 肌层受累（≥1/2 肌层浸润）
Ⅱ 期	癌瘤累及子宫颈间质，但未扩散至宫外
Ⅲ 期	局部和（或）区域扩散
Ⅲ A	癌瘤累及子宫体浆膜层和（或）附件
Ⅲ B	阴道和（或）宫旁受累
Ⅲ C	癌瘤转移至盆腔和（或）腹主动脉旁淋巴结
Ⅲ C1	瘤转移至盆腔淋巴结
Ⅲ C2	癌瘤转移至腹主动脉旁淋巴结，有 / 无盆腔淋巴结转移
Ⅳ 期	癌瘤累及膀胱和（或）直肠，或远处转移
Ⅳ A	癌瘤累及膀胱和（或）直肠
Ⅳ B	远处转移，包括腹腔转移及（或）腹股沟淋巴结转移

五、治疗

（一）手术

手术是首选的治疗方案。

1. 手术范围

（1）Ⅰ期（IA、IB）及分化好（G1、G2）可行筋膜外子宫切除、双附件切除。盆腔淋巴结及腹主动脉旁淋巴结选择性切除。

（2）Ⅱ期、分化差（G3），组织类型为透明细胞癌、浆液性癌、未分化癌等应行广泛或次广泛子宫和双附件切除，盆腔及腹主动脉旁淋巴结切除，患者肥胖或有内科并发症时可行淋巴结活检。

（3）Ⅲ期或Ⅳ期术式应同卵巢癌，行肿瘤细胞减灭术。

（二）放疗

1. 术前放疗　对Ⅱ期宫颈转移或Ⅲ期阴道受累者行腔内放疗，放疗后再手术。对于晚期癌患者行体外照射及腔内照射。

2. 术后放疗　对高危型子宫内膜癌（腹腔积液癌细胞（+）、细胞分化差、侵及深肌层、淋巴 – 脉管间隙癌栓、淋巴转移者）以及组织类型为透明细胞癌、腺鳞癌者行术后体外放疗；如有宫颈或阴道转移则加腔内照射。

（三）化疗

由于子宫内膜癌对化疗药物敏感性相对较差，目前主要对晚期、复发者进行。

1. 化疗途径　静脉、腹腔和动脉介入化疗。

2. 化疗方案　TP（紫杉醇、卡铂），CAP 方案（顺铂、多柔比星、环磷酰胺），CA 方案（多柔比星、环磷酰胺），AP 方案（多柔比星、顺铂）。

（四）内分泌治疗

现无公认的治疗方案，主要用于晚期或复发者。

1. 大剂量孕激素。

2. 促性腺激素释放激素激动剂。

3. 芳香化酶抑制剂。

六、预后

（一）疗效

子宫内膜癌因解剖及肿瘤生物学特点，具有生长缓慢、转移播散时间较晚和早期有较明显症状，诊断方法较简单等特点，故多数患者就诊时诊断为临床Ⅰ期，在妇科恶性肿瘤中治疗效果较好，总 5 年生存率为 70% 左右，临床Ⅰ期可达 80%。

（二）随访

1. 随访间隔　多数复发病例在术后 2~3 年，故随访时间术后 2 年内每 3~6 个月随访一次；术后 3~5 年，每 6~12 月随访一次。

2. 随访内容　盆腔检查；阴道细胞学涂片；胸片（6~12 月）；根据不同情况可行盆腹腔 CT 或 MRI；血清 CA125 等肿瘤标志物。

典型病例

患者女性，67 岁，因"绝经 15 年，间断阴道出血 2 年，加重 1 周"入院。B 超提示子宫增大，宫腔混杂回声 5.2 cm，周围血流丰富。既往 2 型糖尿病 20 年，胰岛素治疗，血糖控制不满意，空腹血糖 9 mmol/L，餐后血糖 10~20 mmol/L，高血压 10 年，血压控制在 130/90 mmHg。

专科检查：子宫饱满如孕 8 周大小，质中，活动可，双附件未及明显异常。宫腔镜下探宫腔 9 cm，内可见大量糟烂组织，行刮宫术，病理提示：子宫内膜样腺癌。

辅助检查：MRI 提示子宫内膜癌可能，侵及肌层 >1/2，未达浆膜层。盆腔淋巴结未见明显肿大。

术前诊断：子宫内膜样腺癌 Ⅰb 期。

治疗：行腹腔镜子宫内膜癌分期手术（图 4-14）。病理提示：中分化子宫内膜样腺癌，侵及肌层 >1/2，右侧闭孔淋巴结阳性，其他部分未见阳性。

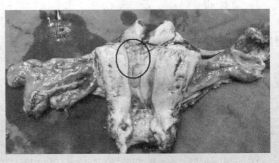

图 4-14　术后子宫剖面

右侧宫角可见菜花样病灶

手术病理分期：中分化子宫内膜样腺癌 Ⅲc 期。术后症状缓解，并给予 TP（紫杉醇、卡铂）方案化疗。现术后第二次化疗后，无不适主诉。

卵 巢 癌

卵巢恶性肿瘤 90%～95% 为卵巢原发性，5%～10% 为其他部位转移到卵巢。由于卵巢位于盆腔深部，早期无明显症状，很难发现病变。卵巢癌是极易转移和广泛播散的，在就诊时，约 70% 的病例已为晚期。卵巢癌同子宫内膜癌，宫颈癌均为女性生殖系统三大恶性肿瘤，但是近年来对宫颈癌及子宫内膜癌的防治取得了一定的成效，而有关卵巢癌防治方面的收效相对较小，所以在女性生殖系统恶性肿瘤中，卵巢癌的死亡率是最高的，5 年生存率只有 52.39%。卵巢癌上皮性癌占卵巢原发性恶性肿瘤的 85%～90%，多见于绝经后中老年妇女，平均年龄 63 岁，但 35 岁以下的患者也占到卵巢癌的 8%。

一、病因

到目前为止，卵巢癌的病因目前还不十分明确，据流行病学资料统计，卵巢癌好发于卵巢功能不全的妇女，如月经初潮推迟、绝经期提前、痛经、独身、不育、人工流产频繁和有家族史的人群。

（一）年龄因素

卵巢癌的发病率和年龄成正比，20 岁以下的妇女发生卵巢癌的概率较低。卵巢癌类型不同，其年龄分布也会不同。20 岁以下的女性，尤其是未生育的女性，容易发生生殖细胞肿瘤；40 岁以上的女性，尤其 50～60 岁的女性，容易发生卵巢上皮癌，但到了 70 岁后，发病率就会有所降低。性索间质肿瘤的发病率也和年龄成正比。

（二）内分泌因素

卵巢癌多发生在未产妇或未育妇，比经产女性患病率高 60%～70%。患有不孕症的妇女易发生卵巢癌。随着妊娠次数的增多，患卵巢癌的危险性逐渐降低。未生育妇女患卵巢癌的危险性比生育至少 4 次妇女高 4 倍，其主要原因为妊娠期卵巢不排卵对卵巢有保护作用。

（三）环境因素

每天吸烟超过 20 支的女性，更容易发生卵巢癌。在发达国家卵巢癌的发病率是发展中国家的 3～5 倍，发展中国家的妇女移居至发达国家后卵巢癌的发病率也随之上升，这可能和工业化的环境和饮食中高胆固醇有关。高度工业化国家，卵巢癌发生率多在 10/10 万以上，与物理、化学、生物等致癌因子的污染相关。

（四）遗传因素

20%～25% 的卵巢癌有家族史，直系亲属患卵巢癌的妇女其发病的危险性比无家族史的妇女高 18 倍。个人史或家族史中有内膜、乳腺癌或大肠癌者危险性增加。

1. *BRCA1* 和 *BRCA2* 基因遗传性病理性突变。

2. 与 Lynch II 型综合征相关的错配修复基因遗传性突变。

3. *ARID1* 遗传性突变与透明细胞癌和子宫内膜样癌相关。

（五）其他因素

与免疫功能，病毒感染，精神因素等有关。

二、分类

卵巢肿瘤分类见表 4-2。

表 4-2　卵巢肿瘤的分类

肿瘤部位	名称
上皮性癌	浆液性癌
	黏液性癌
	子宫内膜样癌
	透明细胞癌
	恶性 Brenner 肿瘤
	浆黏液性癌
	未分化癌
卵巢性索–间质肿瘤	Leydig 细胞瘤
	纤维肉瘤
	颗粒纤维细胞瘤
	卵泡膜细胞瘤
	硬化性间质瘤
	支持、间质细胞瘤
	环状小管性索肿瘤
	两性母细胞瘤
	类固醇细胞瘤
生殖细胞肿瘤	畸胎瘤
	卵黄囊瘤
	无性细胞瘤
	混合性生殖细胞肿瘤
	胚胎性癌
	非妊娠性绒癌
混合性生殖细胞–性索间质肿瘤	腺肉瘤
	癌肉瘤
类癌	甲状腺肿类癌
	黏液性类癌
卵巢非特异性组织肿瘤	
其他	恶性腹膜间皮瘤
	卵巢小细胞癌

三、临床表现

（一）年龄

卵巢上皮性癌很少发生在青春前期，40 岁以后发病率急剧上升，60 岁后又逐渐下降。

（二）症状和体征

1. 腹部包块　为最常见的症状。因卵巢位于盆腔深部，早期不易察觉。包块较大或有腹水产生时可有腹胀感。当大网膜转移严重而呈饼块状时，可在上腹触到浮球感的大包块。

2. 疼痛　卵巢恶性肿瘤极少引起疼痛，如发生肿瘤破裂、出血和（或）感染，或由于浸润，压迫邻近脏器，包块牵引周围脏器或者扭转时，可有疼痛症状。

3. 阴道不规则流血或闭经　肿瘤本身或肿瘤间质组织产生大量雌激素引起；癌肿转移至子宫、宫颈、阴道造成出血。

4. 性征改变　青春期前的性索间质细胞肿瘤患者可发生假性性早熟，而成年患者则可出现男性化表现。支持、间质细胞肿瘤最典型的症状就是去女性化及男性化。

5. 下腹不适或盆腔下坠感　可伴食欲不振、恶心、呕吐、便秘或腹泻等胃肠道症状。

6. 压迫症状　伴腹腔积液者，如横膈抬高可引起呼吸困难，不能平卧，心悸；由于腹内压增加，影响下肢静脉回流，可引起腹壁及下肢水肿；肿瘤压迫膀胱、直肠，可有排尿困难、肛门坠胀及大便改变等。

7. 恶病质　发热、贫血、消瘦及恶病质的体征，是卵巢恶性肿瘤的晚期症状。

8. 转移所产生的相应症状　如肺转移而产生干咳、咯血、胸腔积液及呼吸困难；骨转移可产生转移灶局部的剧烈疼痛，局部有明显压痛点；肠道转移者可有大便变形、便血，严重者因发生不可逆的肠梗阻而死亡。

四、诊断与鉴别诊断

（一）诊断

主要依据病史、临床检查、病理检查及各种辅助检查结果确定诊断及临床分期。

1. 临床表现　腹胀腹痛、腹部包块、月经改变及性征改变等，无特异性。

2. 细胞学及病理检查

（1）卵巢实性肿瘤不建议行穿刺活检，以免穿刺途径肿瘤的种植和播散。合并胸腹水者可抽吸胸腹腔积液，或术中腹腔冲洗液留取细胞学辅助诊断。

（2）腹腔镜检查：可直接观察盆腹腔情况，进行活检，明确组织学诊断，对鉴别原发性癌及转移性癌也很有帮助。还可以确定转移范围，特别是横膈部位的转移。

3. 影像学检查　常用的检查方法为超声、CT、MRI，以超声最为简便，CT、MRI 对了解盆腹腔转移病灶及术前评估有重要意义。PET-CT 可以提供更加精确的信息。

4. 血清肿瘤标志物

（1）卵巢上皮性恶性肿瘤：CA125、CA19-9、CEA、CA15-3、HE4 等已经广泛应用于卵巢上皮性恶性肿瘤的临床辅助诊断和病情监测中。

（2）卵黄囊瘤：特异性的血清标志物是 APF，可以起到明确诊断的作用。

（3）无性细胞瘤：APF 及 HCG 阴性，包块虽然增长快，病程短，但并非很恶性表现，没有明显腹水，一般情况好，可以多考虑无性细胞里路的诊断。如 APF 及 HCG 阳性，考虑混合型的可能。LDH 升高也可作为辅助诊断指标。

（4）颗粒细胞瘤：无特异性血清标志物，但一些患者雌激素水平升高，尤其是绝经后雌激素水平升高，要考虑到颗粒细胞瘤的可能性。

（5）支持间质细胞肿瘤：多数患者血清睾酮及雄烯二酮明显升高，雌激素水平明显低落。血清促性腺激素水平多低下。

（二）鉴别诊断

1. 需与卵巢良性肿瘤、输卵管肿瘤、子宫肌瘤、及周围泌尿系统、消化系统肿瘤相鉴别。

2. 无性细胞瘤　如有偶原发性闭经，第二性征差，或甚至男性化体征，应与两性畸形进行鉴别诊断。

3. 颗粒细胞瘤　虽以其内分泌功能为临床特点，但并非独有的。一些上皮性肿瘤可以出现类似症状。

4. 支持、间质细胞肿瘤　与肾上腺男性化肿瘤相鉴别。

五、分期

分期	描述
Ⅰ期	病变局限于卵巢
Ⅰa	病变局限于一侧卵巢，包膜完整，表面无肿瘤、附属或腹腔冲洗液无恶性细胞
Ⅰb	病变局限于双侧卵巢，包膜完整，表面无肿瘤、附属或腹腔冲洗液无恶性细胞
Ⅰc	Ⅰa或Ⅰb期病变已穿出卵巢表面；或包膜破裂；或在腹水或腹腔冲洗液中找到恶性细胞
Ⅱ期	病变累及一侧或双侧卵巢、伴盆腔转移
Ⅱa	病变扩展或转移至子宫或输卵管，腹水或腹腔冲洗液无恶性细胞
Ⅱb	病变扩展至其他盆腔组织，腹水或腹腔冲洗液无恶性细胞
Ⅱc	Ⅱa或Ⅱb期病变，肿瘤已穿出卵巢表面；或包膜破裂；或在腹水或腹腔冲洗液中找到恶性细胞
Ⅲ期	病变累及一侧或双侧卵巢，伴盆腔以外种植或腹膜后淋巴结或腹股沟淋巴结转移，肝浅表转移属于Ⅲ期
Ⅲa	病变大体所见局限于盆腔，淋巴结阴性，但腹腔腹膜面有镜下种植
Ⅲb	腹腔腹膜种植瘤直径≤2 cm，淋巴结阴性
Ⅲc	腹腔腹膜种植瘤直径>2 cm，或伴有腹膜后或腹股沟淋巴结转移
Ⅳ期	远处转移，胸腔积液存在时需找到恶性细胞；肝转移需累及肝实质

注：Ⅰc及Ⅱc，如细胞学阳性，应注明是腹水还是腹腔冲洗洗液；如包膜破裂，应注明是自然破裂或手术操作时破裂。

六、治疗

（一）手术

手术是卵巢恶性肿瘤最主要的治疗手段之一。

1. 诊断性手术　目的是术中取活检，获得病理，明确肿瘤分期，评价治疗效果。

2. 治疗性手术　目的是尽量彻底切除病灶。

（1）早期（临床Ⅰ期、Ⅱ期）均应进行全面分期探查术或再分期手术

（2）晚期肿瘤行肿瘤细胞减灭术，满意的肿瘤细胞减灭术（残余瘤小于1 cm或切除

所有肉眼可见病灶）可明显改善患者预后。

（3）中间性肿瘤细胞减灭术：可促使减灭术的成功，提高肿瘤减灭术的质量，但并不改善患者的预后。

（4）"二探"手术：尽管对晚期卵巢癌"二探"的结果可用来指导今后的治疗，但"二探"阴性的患者还会有50%复发，目前对于"二探"是否有治疗价值仍存在争议。

3. 姑息性手术　目的是解除患者症状，改善生活质量。

4. 保留生育功能手术　希望保留生育的极早期患者或者低风险恶性肿瘤（早期上皮性卵巢癌、低度恶性潜能肿瘤、生殖细胞肿瘤或恶性性索间质细胞瘤）可行保留生育功能手术，即行单侧附件切除，保留子宫和健侧卵巢。但需进行全面的手术分期以排除更晚期疾病，明确的儿童或青春期早期生殖细胞肿瘤可以不切除淋巴。

（二）化疗

1. 上皮性肿瘤　以铂类为主的联合化疗卵巢癌的首选辅助治疗。紫杉醇与卡铂的联合化疗推荐为首选的一线方案。

2. 生殖细胞肿瘤　大多数生殖细胞肿瘤对化疗非常敏感，生存率由过去的10%~20%提高到80%~90%，为生殖细胞肿瘤患者保留生育功能提供了有效保障。常用的方案有BEP（博来霉素联合依托泊苷联合顺铂）、PVB（博来霉素联合长春新碱联合顺铂）、VAC（长春新碱联合放线菌素D联合环磷酰胺）。

（三）放疗

放射治疗是卵巢癌综合治疗中常用的一种辅助治疗手段，临床上卵巢癌单纯放射治疗效果并不显著，因此并不单纯使用，而是联合化疗或联合自体免疫细胞治疗，来提高卵巢癌放射治疗疗效，减少卵巢癌放射治疗不良反应，提升整体治疗效果。无性细胞瘤是一种对放射线高度敏感、放疗可以治愈的肿瘤。但化疗可以避免放疗对卵巢功能的损害，从而可以保留患者生育和生理功能，所以化疗已经取代放疗在无形细胞瘤的治疗地位。

七、预后

（一）疗效

近30年来，卵巢恶性肿瘤的诊断与治疗一直是我国妇科肿瘤研究的重点内容，PVB/BEP化疗方案的应用，是卵巢恶性生殖细胞肿瘤的治疗可以达到根治性的效果。手术技巧的提高、新型化疗药物的问世，也给卵巢上皮性癌的治疗带来多重生机，2~3年存活率可达65%~80%，但由于复发率高，5年生存率并无明显高，为20%~40%，但患者的近期生存情况和其生活质量有了明显改善。

（二）病情监测

1. 肿瘤标志物　根据不同类型肿瘤，定期监测相应的肿瘤标志物，如CA125、HE4、AFP等

2. 影像学检查　肿瘤放射免疫显像、CT、MRI、PET-CT等

3. 二次探查术　直观条件下对腹腔进行详细检查，但因为有一定的创伤性，且即使二探阴性，也有50%复发可能，所以目前仍存在争议。

典型病例

　　患者女性，65 岁，因"腹胀 3 个月"急诊入院。患者每年定期查体，无明显异常。3 月前感腹胀，食欲欠佳，体重减轻，未予检查。既往体健，G1P1。

　　辅助检查：妇科查体：右附件区及一 8 cm 不规则包块，与子宫关系密切，边界不清，活动度差，轻压痛。盆腔 B 超提示：盆腔多发实性低回声包块，边界不清，CDFI：内见血流信号，RI 0.47。子宫直肠窝可见 5.5 cm×4.3 cm 液性暗区。盆腹腔 CT 提示，右附件团块影及条状软组织密度影，大网膜右侧成饼状，盆腹腔见液体密度影（图 4-15）。CA-125：456 IU/L。胃肠镜未见明显异常。

　　诊断：卵巢癌Ⅲ期。

　　腹腔镜探查：子宫前位，萎缩，左附件见一 8 cm 不规则肿物，表面破溃，可见质脆污秽样组织，与子宫及肠管粘连。盆底封闭不可见。盆腹膜及肠管表面可见粟粒样白色结节，大网膜成饼样，肝表面与前腹壁粘连，横膈表面可见粟粒样结节。冷冻病理提示：低分化浆液性乳头状腺癌。遂行卵巢癌肿瘤细胞减灭术联合盆腔淋巴结清扫。

　　术后诊断：卵巢癌Ⅲa 期；术后给予 TP（紫杉醇、卡铂）方案化疗 6 程。现术后9 月，无不适主诉。

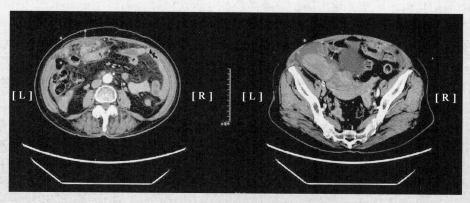

图 4-15　腹盆腔 CT
左图可见"大网膜饼"征，右图可见右附件形状不规则肿物

（梁　静）

网上更多

　　⬇教学 PPT　　✏自测题　　🖥微视频

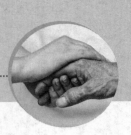

第五章　血管性疾病

第一节　肺血栓栓塞症

肺栓塞（pulmonary embolism，PE）是以各种栓子阻塞肺动脉或其分支为发病原因的一组疾病或临床综合征的总称，包括血栓、脂肪栓塞、羊水栓塞、空气栓塞、肿瘤栓塞、感染性栓塞等。肺血栓栓塞症（pulmonary thomboembolism，PTE）为来自静脉系统或右心的血栓阻塞肺动脉或其分支所致疾病，以肺循环和呼吸功能障碍为其主要临床和病理生理学特征。PTE 为 PE 的最常见类型，占 PTE 中的绝大多数，通常所称 PE 即指 PTE。肺动脉发生栓塞后，若其支配区的肺组织因血流受阻或中断而发生坏死，称为肺梗死（pulmonary infarction，PI）。引起 PTE 的血栓主要来源于下肢深静脉血栓形成（deep venous thrombosis，DVT）。PTE 和 DVT 是同一种疾病在不同部位、不同阶段的两种临床表现形式，统称为静脉血栓栓塞症（venous thromboembolism，VTE）。

与其他年龄组人群比较，老年人群 PTE 的诊断和治疗有其特点。由于老年人常患有基础心肺疾病，常存在与 PTE 类似的临床表现和实验室检查异常，致使 PTE 诊断困难，误诊、漏诊率很高。老年人 PTE 住院死亡率为 10%~30%，随年龄增长而增加，PTE 与基础肺疾病或心血管病相关时死亡率更高；治疗不规范是老年人 PTE 死亡率高的另一原因。尽管老年患者诊断和治疗 PTE 总的原则与年轻患者大体相同，但由于年龄增加及合并多种基础疾病的原因，老年组的 PTE 误诊率更高。老年 PTE 患者的诊断和治疗更具挑战及风险，故老年人 PTE 的死亡率可能更高。临床的高发生率和高死亡率反映了医生的认识不足，老年人群的 PTE 问题应引起重视。

一、病因与发病机制

DVT 和 PTE 具有共同的危险因素，即 VTE 危险因素。大多数 VTE 患者都存在一个或数个静脉血栓的危险因素，静脉血液淤滞、静脉系统内皮损伤和血液高凝状态是导致静脉内血栓形成的 3 个主要因素，老年人由于多种疾病的存在而使 VTE 的发病风险进一步增加。易发生 VTE 的危险因素包括原发性和继发性两类（表 5-1）。

DVT 在老年人群的发病率为 24%~69%，高龄已被证实是 VTE 独立且重要的危险因素。DVT 发生率随年龄成指数增加，从 20 至 80 岁，增加近 200 倍，60 岁后陡然上升，而大于 80 岁的人中，VTE 的年发生率高达 450~600/10 万。年龄作为独立的危险因素，随着年龄的增高凝血系统发生了促血栓形成的变化，此外还可能与以下因素有关：下肢静脉肌肉泵功能下降，静脉内皮功能障碍，静脉舒缩功能及静脉瓣异常，活动减少等。与此同时，老年患者常常合并其他危险因素，如近期外科手术，创伤，制动，合并多种基础疾病包括恶性肿瘤、慢性心力衰竭、脑卒中、慢性肺部疾病、急性感染等。当高龄与其他危险因素共存时，VTE 的发病率明显增加。

表 5-1 VTE 常见危险因素

原发性危险因素	继发性危险因素
抗凝血酶缺乏	创伤 / 骨折（尤多见于髋部骨折和脊髓损伤）
先天性异常纤维蛋白原血症	外科手术后（有其多见于全髋关节置换或膝关节置换）
血栓调节因子（thrombomodulin）异常	脑卒中
高同型半胱氨酸血症	肾病综合征
抗心磷脂抗体综合征	中心静脉插管
纤溶酶原激活物抑制因子过量	慢性静脉功能不全
凝血酶原 G20210A 基因变异	吸烟
XII因子缺乏	妊娠 / 产褥期
V 因子 Leiden 突变（活性蛋白 C 抵抗）	血液黏滞度增高
纤溶酶原缺乏	血小板异常
纤溶酶原不良血症	克罗恩病（Crohn's disease）
蛋白 S 缺乏	慢性心肺疾病
蛋白 C 缺乏	恶性肿瘤
	肿瘤静脉内化疗
	肥胖
	因各种原因的制动 / 长期卧床
	长途航空或乘车旅行
	口服避孕药
	真性红细胞增多症
	巨球蛋白血症
	植入人工假体
	高龄

二、临床表现

PTE 的临床表现多样，但缺乏特异性，严重程度各异，轻者无临床症状，重者可以发生休克、晕厥、猝死等，相应的临床症状和体征的差异也很大，以下为典型的症状和体征。

（一）症状

1. 呼吸困难及气促　为 PTE 的最常见症状，尤以活动后明显，静息时可缓解。

2. 胸痛　可见于部分 PTE 患者，包括胸膜炎性胸痛或心绞痛样疼痛。胸膜炎样胸痛较多见，其特点为深呼吸或咳嗽时疼痛明显加重，它提示应注意有无肺梗死存在。心绞痛样胸痛仅见于少数患者，为胸骨后较剧烈的挤压痛，患者难以忍受，向肩部和胸部放射，酷似心绞痛发展。由于老年人对症状的反应常较迟钝，胸痛症状较年轻人相对不明显，需要临床上注意鉴别。

3. 晕厥　可为 PTE 的唯一或首发症状，其主要原因是大块肺血栓栓子阻塞 50% 以上的肺血管，使心输出量明显减小，引起脑供血不足。

4. 烦躁不安、惊恐甚至濒死感　多见于约半数患者，发生机制不明，可能与胸痛或低氧血症有关。

5. 咯血　见于约 1/3 的患者，是提示肺梗死的症状，多发于肺梗死后 24 h 之内，常为小量咯血，大咯血少见。

6. 咳嗽　见于约 1/3 的患者，多为干咳或有少量白痰。

7. 腹痛　PTE 患者有时主诉腹痛，可能与膈肌受刺激或肠出血有关，偶见主诉腰痛者。

各病例可出现以上症状的不同组合。临床上有时出现所谓"肺梗死三联征"，即同时出现呼吸困难、胸痛及咯血，但仅见于不足 30% 的患者。

（二）体征

常见的体征包括呼吸急促、心动过速、血压变化、发绀、发热、颈静脉充盈或搏动、肺部可闻及哮鸣音和（或）细湿啰音、胸腔积液的相应体征、肺动脉瓣区第二音亢进或分裂（23%），P2 > A2，三尖瓣区收缩期杂音等。

（三）DVT 的症状与体征

在考虑 PTE 诊断的同时，必须注意是否存在 DVT，特别是下肢 DVT。其主要表现为患肢肿胀、周径增粗、疼痛或压痛、皮肤色素沉着，行走后患肢易疲劳或肿胀加重。但需注意，半数以上的下肢 DVT 患者无自觉症状和明显体征。应测量双侧下肢的周径来评价其差别。进行大、小腿周径的测量点分别为髌骨上缘以上 15 cm 处，髌骨下缘以下 10 cm 处。双侧相差 > 1 cm 即考虑有临床意义。

老年患者 PTE 临床表现与年轻患者相比并无太多特异性，经常有呼吸困难、咳嗽、心悸、焦虑等症状以及呼吸急促、心动过速等体征，胸痛、咯血在老年人相对少见。需要注意的是，不少老年 PTE 患者的临床表现是非特异性症状，包括持续低热、精神状态变化、无呼吸道症状或类似呼吸道感染表现。此外，还有部分患者表现为"静息"PTE，即患者无自觉临床症状和明显体征。由于老年人对症状的反应常较迟钝，加之其他心肺疾病的合并存在等因素，临床症状的出现容易被忽视，这些都是导致老年 PTE 误诊、漏诊率高的原因。

三、诊断与鉴别诊断

（一）诊断策略

PTE 的临床表现多样，有时隐匿，缺乏特异性，确诊需特殊检查。检出 PTE 的关键是提高诊断意识，对有疑似表现、特别是高危人群中出现疑似表现者，应及时安排相应检查。

PTE 的诊断策略包括疑诊、确诊和求因三步。

1. 疑诊——根据临床情况疑诊 VTE　对存在危险因素，特别是并存多个危险因素的病例，需要有很强的诊断意识，应迅速进入诊断程序。

目前，可供主要使用的临床可能性评分标准有多种，其中较为常用的是 Wells 评分和改良后的 Geneva 评分（表 5-2）。两者均主要基于临床上容易得到的信息而制定，将 PTE 的可能性分为高度、中度和低度。临床上，最终确诊为 PTE 的患者比例在低度、中度和高度人群中分别占 10%、30% 和 65%。

表 5-2　临床可能性评价：Wells 评分以及改良 Geneva 评分

Wells 评分		改良 Geneva 评分	
变量	分值	变量	分值
DVT 或 PTE 史	1.5	年龄大约 65 岁	1
4 周内制动或外科手术	1.5	DVT 或 PTE 史	3
活动性恶性肿瘤	1	1 月内外科手术或骨折	2
咯血	1	活动性恶性肿瘤	2
DVT 的症状和体征（肿瘤、下肢深静脉系统的触痛）	3	单侧下肢疼痛	3
PTE 较其他的诊断更可能	3	咯血	2
心率大于 100 次 /min	1.5	心率 75～95 次 /min	2
		心率大于 95 次 /min	5
		下肢深静脉系统触痛和单侧下肢水肿	4
临床可能性	总分	临床可能性	总分
低度可能	<2	低度可能	<4
中度可能	2～6	中度可能	4～10
高度可能	>6	高度可能	>10

临床症状、体征，特别是在高危病例出现不明原因的呼吸困难、胸痛、晕厥和休克，或伴有单侧或双侧不对称性下肢肿胀、疼痛等对诊断具有重要的提示意义。应结合心电图、X 线胸片、动脉血气分析等基本检查，以及是否存在发生 VTE 的危险因素，进行 VTE 临床可能性的评估。对于 VTE 临床可能性低的患者，进行血浆 D- 二聚体检测，据此做出可能的排除诊断。多普勒血管超声和超声心动图检查可以迅速得到结果并可在床旁进行，宜作为疑诊 VTE 时的首选检查项目。若发现下肢深静脉血栓的证据则可确诊 DVT，同时增加了 PTE 诊断的可能性。超声心动图检查对于提示 PTE 诊断和排除其他疾病、进行危险分层具有重要价值。

2. 确诊——对疑诊病例合理安排进一步检查以明确 VTE 诊断　CT 肺动脉造影（computer tomography pulmonary angiography，CTPA）和（或）下肢静脉造影有助于发现血栓的直接证据，敏感性、特异性高，安全性好，可作为 VTE 的一线检查手段。高质量 CTPA 检查阴性，则不需要进一步做 VTE 的相关检查或治疗。对不能进行 CTPA 的患者（如碘造影剂过敏、肾功能不全、妊娠等）可进行放射性核素肺通气 / 灌注显像，如果不能进行通气显像时可进行单纯灌注显像，结合 X 线胸片进行结果判读。若结果呈高度可能，对 PTE 诊断的特异性为 96%，除非临床可能性极低，基本具有确定诊断价值；结果正常或接近正常时可基本除外 PTE；如结果为非诊断性异常，则需要做进一步检查，包括选做肺动脉造影。V/Q 显像对远端肺动脉的血栓或 CTEPH 的诊断有独到价值。肺动脉造影是 PTE 诊断的"金标准"与参比方法。随着无创检查技术的日臻成熟，多数情况下已可明确诊断。因此肺动脉造影仅在经无创检查不能确诊或拟行急性 PTE 介入治疗或慢性血栓栓塞性肺动脉高压手术治疗时，为获得准确的解剖定位和血流动力学数据而进行。

3. 求因——寻找 VTE 的成因和危险因素　无论 PTE 与 DVT 单独存在或同时存在，均应针对患者情况进行全面评估并安排相关检查以尽可能地发现其危险因素，包括获得性和遗传性危险因素，前者主要是指临床相关危险因素、生活习惯、工作性质等；后者主要是指易栓症指标。求因的目的在于为可能的预防或治疗措施提供依据。

（二）辅助检查

1. 动脉血气分析　常表现为低氧血症，低碳酸血症，肺泡 - 动脉血氧分压差增大及呼吸性碱中毒。因为动脉血氧分压随年龄增长而下降，所以血氧分压的正常预计值应按照公式 PaO_2（mmHg）=100–0.33× 年龄（岁）进行计算。

2. 血浆 D- 二聚体（D-dimer）　D- 二聚体对急性 PTE 诊断的敏感性达 92%～100%；但其特异性较低，仅为 40%～43%，手术、肿瘤、炎症、感染、组织坏死等情况均可使 D- 二聚体升高。在临床应用中 D- 二聚体对急性 PTE 有较大的排除诊断价值，若其含量低于 500 μg/L，可基本除外急性 PTE。需要注意的是，D- 二聚体水平随着年龄增高而增高，因此 D- 二聚体检测在老年人中特异性较差，临床实用性不高。

3. 心电图　多数病例呈非特异性心电图改变。早期常表现为胸前导联 V_1–V_4 及肢体导联 Ⅱ、Ⅲ、aVF 的 ST 段压低和 T 波倒置，部分病例可出现 $S_IQ_{III}T_{III}$ 征（即 Ⅰ 导 S 波加深，Ⅲ 导出现 Q/q 波及 T 波倒置），这是由于急性肺动脉堵塞、肺动脉高压、右心负荷增加、右心扩张引起；其他心电图改变包括完全或不完全右束支传导阻滞、肺型 P 波、心电轴右偏和顺钟向转位等。

4. 胸部 X 线平片　敏感性和特异性较低。仅凭 X 线胸片不能确诊或排除 PTE，但在提供疑似 PTE 线索和除外其他疾病方面，X 线胸片具有重要作用。

5. 经胸超声心动图　在右房或右室发现血栓，同时患者临床表现符合 PTE，可以做出诊断。PTE 引起的血流动力学改变与肺血管阻塞程度和栓塞前患者的心肺功能状态相关。老年患者多患有慢性肺病、冠心病或心脏瓣膜病等基础病变，与年轻患者比较，更容易发生肺动脉高压。因此，在老年人群急性 PTE 时进行超声心动图检查时，多半可观察到右室扩张和肺动脉压增高。

6. 放射性核素肺通气 / 灌注扫描（V/Q 扫描）　V/Q 扫描是急性 PTE 的确诊手段之一，典型征象是呈肺段分布的肺灌注缺损，并与通气显像不匹配。一般可将扫描结果分为三类：①高度可能：其征象为至少一个或更多叶段的局部灌注缺损而该部位通气良好或 X 线胸片无异常；②正常或接近正常；③非诊断性异常：其征象介于高度可能与正常之间。老年患者常因伴有肺部疾病而会影响结果判断。

7. CT 肺动脉造影（CTPA）　CTPA 已成为诊断 PTE 的主要手段。近年来，随着 64 排及多源 CT 的普遍应用，使 CTPA 对亚段及以上的 PTE 有很好的显影，诊断 PTE 的灵敏度为 83%，特异度为 96%。PTE 的直接征象为肺动脉内的低密度充盈缺损，部分或完全包围在不透光的血流之间（轨道征），或者呈完全充盈缺损，远端血管不显影；间接征象包括肺野楔形密度增高影，条带状的高密度区或盘状肺不张，中心肺动脉扩张及远端血管分支减少或消失等。CT 扫描还可以同时显示肺及肺外的其他胸部疾患。CTPA 虽然是诊断 PTE

的重要手段，但在老年患者中常常由于肾功能受损而受限。

8. 磁共振肺动脉造影（MRPA）　对段以上肺动脉内栓子诊断的敏感性和特异性均较高，而且没有放射性损害、注射碘造影剂的缺点，患者更易于接受，适用于碘造影剂过敏的患者。MRI 具有潜在的识别新旧血栓的能力，有可能为将来确定溶栓方案提供依据。但与 CTPA 检查相比，MRPA 检查更复杂，技术要求高且稳定性差。

9. 肺动脉造影　为 PTE 诊断的"金标准"。PTE 的直接征象有肺血管内造影剂充盈缺损，伴或不伴轨道征的血流阻断；间接征象有肺动脉造影剂流动缓慢，局部低灌注，静脉回流延迟等。如缺乏 PTE 的直接征象，不能诊断 PTE。肺动脉造影是一种有创性检查，发生致命性或严重并发症的可能性分别为 0.1% 和 1.5%。如果其他检查无法确诊 PTE 可进行肺动脉造影。

10. 深静脉血栓形成的辅助检查　由于绝大多数 PTE 患者的血栓都来源于深静脉血栓形成，所以对所有怀疑或诊断 PTE 的患者均应进行深静脉血栓检查。可选用 CT 造影、超声、MRI、肢体阻抗容积图、放射性核素静脉造影和静脉造影等检查。

由于临床表现、实验室和其他检查结果通常不具有特异性，使得老年人 PTE 诊断变得非常困难。由于基础疾病的存在，X 线胸片正常者比较少见。PTE 的心电图异常既不敏感也不特异，常反映基础的心肺疾病。随年龄增加和基础心肺疾病并存，动脉血氧分压降低和肺泡 – 动脉氧分压差增加，血气改变在老年人群中更无特异性。D– 二聚体对 PTE 有很高的敏感性和排除诊断价值，但对老年患者，因各种伴随临床情况和生理性变化等因素的存在，其结果并不可靠。

（二）鉴别诊断

PTE 的临床类型不一，需与其鉴别的疾病也不相同。以肺部症状为主要表现者常被误诊为其他胸肺疾病，以肺动脉高压和心脏病为主要表现者，则易误诊为其他心脏疾病。临床最易误诊的重要疾病是心肌梗死、冠状动脉供血不足、肺炎、充血性心力衰竭（左心）、心肌病、特发性肺动脉高压、胸膜炎、支气管哮喘、心包炎、主动脉夹层及肋骨骨折等。

四、治疗

1. 一般治疗　对高度疑诊或确诊 PTE 的患者，应严密监测呼吸、心率、血压等生命体征以及中心静脉压、心电图及血气的变化，对于高危 PTE 患者可收入重症监护治疗病房；对于近端血栓，为防止栓子再次脱落，要求患者卧床一段时间，直到充分抗凝起效后尽早下床活动；而对于低危 PTE 和腘静脉水平以下血栓形成，如有可能应尽早下床活动，保持大便通畅，避免大便用力；对于有焦虑和惊恐症状的患者，应予安慰并可适当使用镇静药；胸痛者可予镇痛药；对于患者发热、咳嗽等症状，可给予相应的对症治疗。

2. 呼吸循环支持治疗　对有低氧血症的患者，可采用经鼻导管或面罩吸氧。当合并严重的呼吸衰竭时，可使用经鼻（面）罩无创性机械通气或经气管插管行机械通气。应避免做气管切开等有创性检查，以免在抗凝或溶栓过程中局部大量出血。在应用机械通气时，需注意尽量减少正压通气对循环的不利影响。对于出现右心功能不全、心输出量下降，但血压尚正常的患者，可予具有一定肺血管扩张作用和正性肌力作用的药物，如多巴酚丁胺和多巴胺；若出现血压下降，可增大剂量或使用其他血管加压药物，如间羟胺、去甲肾上腺素等。对于液体负荷疗法需持审慎态度，因过大的液体负荷可能会加重右心室扩张并进而影响心输出量。

3. 抗凝治疗　为 VTE 的基本治疗方法，可以有效地防止血栓再形成和复发，为机体发挥自身的纤溶机制溶解血栓创造条件。

（1）胃肠外抗凝：目前临床上应用的抗凝血药主要有普通肝素（UFH）、低分子量肝素（LMWH）、磺达肝癸钠（fondaparinux）和华法林（warfarin）等。新型抗凝血药近年来备受关注。一般认为，抗血小板药的抗凝作用尚不能满足 VTE 的抗凝要求。临床高度疑诊 VTE 时，即可使用低分子量肝素、磺达肝癸钠或普通肝素进行有效的抗凝治疗。低分子量肝素或者磺达肝癸钠优于普通肝素，因为这两种药物发生大出血或者肝素诱导的血小板减少症的风险较低。

应用抗凝血药前应测定活化部分凝血激酶时间（APTT）、凝血酶原时间（PT）及血常规（含血小板计数，血红蛋白）；注意是否存在抗凝的禁忌证。

一旦临床确诊 VTE，即应该给予规范的抗凝治疗。对于高危 PTE 患者建议应用静脉注射普通肝素抗凝治疗，而中、低危 PTE 患者可使用低分子量肝素或磺达肝癸钠进行抗凝治疗。

（2）华法林：在普通肝素或低分子量肝素开始应用的第 1~2 天内加用口服抗凝血药华法林，初始剂量为 3.0~5.0 mg/日，大于 75 岁和出血的高危患者应从 2.5 mg 开始，与普通肝素或低分子量肝素需至少重叠应用 5 天，当连续两天测定的国际标准化比率（INR）达到 2.5（2.0~3.0）时，或 PT 延长至 1.5~2.5 倍时，即可停止使用普通肝素或低分子量肝素，单独口服华法林治疗。应根据 INR 或 PT 值调节华法林的剂量。在达到治疗水平前，应每日测定 INR，其后 2 周每周监测 2~3 次，以后根据 INR 的稳定情况每周监测一次或更少。若行长期治疗，约每 4 周测定 INR 并调整华法林剂量一次。

抗凝治疗的疗程因人而异。一般口服华法林的疗程至少为 3~6 个月。由暂时或可逆性诱发因素（服用雌激素、妊娠、临时制动、创伤和手术）导致的 PTE 患者推荐抗凝疗程为 3 个月；首次发作的无明显原因的 VTE 患者，推荐华法林治疗至少 3 个月，3 个月后评估出血和获益风险后再决定是否长期抗凝治疗；无出血风险且方便进行抗凝监测的患者建议长期抗凝治疗；再次发生的无诱发因素的 PTE 患者建议长期抗凝；VTE 合并癌症患者，推荐首先使用低分子量肝素治疗 3~6 个月，然后改为华法林长期抗凝或直到肿瘤稳定；抗磷脂抗体阳性首发 DVT 患者或存在两种以上的易栓倾向者，推荐抗凝治疗 12 个月，甚至终生抗凝。

华法林的主要不良反应是出血。INR 高于 3.0 一般无助于提高疗效，但出血的机会增加，在老年人群中更为显著。华法林所致出血可以用维生素 K 拮抗。华法林有可能引起血管性紫癜，导致皮肤坏死，多发生于治疗的前几周。

（3）新型抗凝血药：理想的抗凝血药应该具有应用方便、无需监测和剂量调节、不受食物及代谢机制影响、起效快、具有很好的生物利用度、临床效果显著、耐受性良好的特点。目前的抗凝血药包括直接凝血酶抑制剂（direct thrombin inhibitors, DTIs）、X a 因子抑制剂、IX 因子抑制剂、组织因子抑制剂以及新型维生素 K 拮抗药等，其代表药物包括直接凝血酶抑制药阿加曲班、达比加群酯以及直接 X a 因子抑制剂利伐沙班、阿哌沙班和艾多沙班等。

新型口服抗凝血药可选择性作用于凝血瀑布中特定的靶点凝血因子，发挥抗凝作用同时较少影响其他环节，因而疗效不低于传统抗凝药物，并且出血不良反应发生率较低。利伐沙班、阿哌沙班及达比加群酯均为口服剂型，具有固定剂量给药、食物 - 药物相互作用少、无须监测等优点，因而较传统抗凝药物更易管理，安全性更高。中国国家食品药品监督管理总局已批准利伐沙班和阿哌沙班用于骨科全膝或全髋关节置换术后 VTE 的预防，美国 FDA 已批准利伐沙班用于治疗 PTE。随着不断开展的临床研究结果的公布，此类药物的适应证有望逐步扩展，在 VTE 的防治中占据更重要的地位。

抗凝治疗最主要的并发症就是出血。出血的风险受抗凝血药剂量和患者的相关因素影响。高龄是大出血的一项独立危险因素，65 岁以上年龄的患者较年轻患者出血风险增高两倍以上。其他出血的危险因素包括：①既往出血史（例如胃肠道或颅内出血）；②既往曾发生过非心源性栓塞性卒中；③肾功能不全；④贫血；⑤抗凝治疗的控制不够规律；⑥恶性肿瘤；⑦同时应用抗血小板治疗。对于高龄老年患者，如需长期抗凝，应慎重评估出血和获益风险，通常不推荐对 75 岁以上年龄首次患近端 DVT 或 PTE 而无促发因素的患者进行长期抗凝治疗，因为这些患者出血风险率高。平均而言，大约 10% 发生于抗凝治疗患者中的大出血是致命性的。风险最大的是颅内出血，其在大约 70% 的患者中都是致命的。威胁生命的出血风险在 80 岁以上的患者较 50 岁以下的患者增加 3~4 倍，而且颅内出血的发生率也更高，75 岁以上的患者是年轻患者的 3.2 倍。

对老年 PTE 患者在应用抗凝血药的时候，除了有出血的危险性外，老年患者长期应用肝素可导致骨质疏松，因此对老年患者应该充分评估。研究显示对血流动力学稳定的急性非大面积 PTE 患者分别应用低分子量肝素和普通肝素治疗，临床有效率相似，出血和病死率均较低。老年人对华法林的作用比较敏感，对华法林的剂量反应在个体之间存在差异，有必要密切监测凝血酶原时间（PT-INR）。华法林的出血危险与其抗凝作用强度相关，与年龄相关性小，但 80 岁以上高龄患者应非常慎重。新型抗凝血药在老年人群中的应用有待进一步评价。

4. 溶栓治疗　可迅速溶解部分或全部血栓，恢复肺组织再灌注，减小肺动脉阻力，降低肺动脉压，改善右室功能，减少严重 VTE 患者的病死率和复发率，降低早期死亡的风险，降低慢性血栓栓塞性肺动脉高压的发生危险。

溶栓治疗主要适用于高危（大面积）PTE 病例，即出现因栓塞所致休克和（或）低血压的病例；对于中危（次大面积）PTE，即血压正常但超声心动图显示 RVD 或临床上出现右心功能不全表现的病例，若无禁忌证可以进行溶栓；对于血压和右室功能均正常的病例（低危）不推荐进行溶栓；对于大于或等于 75 周岁的老年人也不推荐溶栓治疗。

溶栓治疗宜高度个体化。溶栓的时间窗一般定为 14 天以内，但鉴于可能存在血栓的动态形成过程，对溶栓的时间窗不作严格规定。溶栓应尽可能在 PTE 确诊的前提下慎重进行。对有溶栓指征的病例宜尽早开始溶栓。

溶栓治疗的主要并发症为出血，尤其存在潜在疾病及并存多种疾病时。研究表明，大出血累计发生率为 13%，颅内出血或致命性出血发生率为 1.8%。用药前应充分评估出血的危险性与后果，必要时应配血，做好输血准备。溶栓前宜留置外周静脉套管针，以方便溶栓中取血监测，避免反复穿刺血管。随年龄增加，大出血的危险性相应增加。大面积 PTE 发生时，不应将年龄作为溶栓治疗绝对禁忌证，此时应把抢救生命作为第一位考虑的因素。

溶栓治疗的绝对禁忌证有：活动性内出血；近期自发性颅内出血；3 个月内的缺血性脑卒中；结构性颅内疾患；近期颅脑或脊髓手术；近期头部创伤性骨折或脑损伤；出血素质等。相对禁忌证有：近期大手术、分娩、有创检查如器官活检或不能压迫止血部位的血管穿刺（2 周内）；10 天内胃肠道出血；15 天内的严重创伤；1 个月内的神经外科或眼科手术；难于控制的重度高血压（收缩压＞180 mmHg，舒张压＞110 mmHg）；既往3个月以上的缺血性脑卒中；创伤性心肺复苏；血小板计数＜100；血小板计数；抗凝过程中（如正在应用华法林）；心包炎或心包积液；妊娠；细菌性心内膜炎；严重肝、肾功能不全；糖尿病出血性视网膜病变；高龄（年龄＞75岁）等。对于致命性大面积PTE，上述绝对禁忌证亦应被视为相对禁忌证。

常用的溶血栓药有尿激酶（UK）、链激酶（SK）和阿替普酶（rt-PA）。三者溶栓效果相仿，临床上可根据条件选用。rt-PA可能对血栓有较快的溶解作用。结合国内外循证医学证据，推荐以下方案与剂量供参考使用：

（1）尿激酶：20 000 IU/kg持续静滴2 h；另可考虑12 h溶栓方案：负荷量4 400 IU/kg，静注10 min，随后以2 200 IU/（kg·h）持续静脉滴注12 h。

（2）链激酶：负荷量250 000 IU，静注30 min，随后以100 000 IU/h持续静脉滴注24 h。链激酶具有抗原性，故用药前需肌注苯海拉明或地塞米松，以防止过敏反应。

（3）rt-PA：50 mg持续静脉滴注2 h。

新型溶血栓药瑞替普酶（reteplase，rPA）在某些国家已经开始应用，用法是10 IU负荷量静推，30 min后重复10 IU。在国人中的应用价值有待评价。

溶栓治疗结束后，应每2～4 h测定一次凝血酶原时间（PT）或APTT，当其水平低于正常值的2倍，即应重新开始规范的普通肝素或低分子量肝素治疗。溶栓后应注意对临床及相关辅助检查情况进行动态观察，评估溶栓疗效。

5. 介入治疗

（1）PTE的介入治疗：多数PTE患者经内科治疗即可得到满意疗效。对于存在溶栓抗凝禁忌的患者或溶栓治疗失败者，建议使用导管碎解和抽吸血栓术，可以快速恢复肺血流，改善血流动力学状况。主要适应证为肺动脉主干或主要分支大面积PTE并存在溶栓和抗凝治疗禁忌或经积极的内科治疗无效者。

（2）腔静脉滤器植入术：应严格掌握适应证。对于大部分VTE患者，不推荐在抗凝治疗的基础上常规置入静脉滤器。如因出血风险而不能接受抗凝治疗，推荐置入下腔静脉滤器。植入滤器后，当出血的风险消除时，应该长期口服华法林抗凝，定期复查有无滤器周围血栓形成。如有可能，建议放置可回收滤器，因为永久滤器本身也是延长抗凝时间的一个因素。

6. 手术治疗　对大多数VTE，不推荐常规进行肺动脉血栓切除术。主要适用于经积极保守治疗无效的紧急情况下，而医疗单位有施行手术的条件与经验。患者应符合以下标准：

（1）肺动脉主干或主要分支次全堵塞，不合并持续（固定性）肺动脉高压者（尽可能通过肺动脉造影确诊）。

（2）有溶栓禁忌证者。

（3）经溶栓和其他积极的内科治疗无效者，或溶栓不能及时起效者。

（4）大块髂股静脉血栓形成患者，存在继发静脉闭塞后发生肢体坏疽危险者。

五、预防

早期识别危险因素并早期进行预防是防止VTE发生的关键，在一般人群中应加强健康教育，包括鼓励减肥、适当运动、避免吸烟和饮酒等不良嗜好、积极控制基础疾病等。对于合并其他VTE危险因素者，可采用机械或药物预防措施。

机械预防方法包括梯度加压弹力袜、间歇充气压缩泵和静脉足泵等。机械预防措施主要用于有高度出血危险的患者，或作为抗凝药物的辅助预防手段。

　　临床上应根据患者病情轻重、年龄、是否合并其他危险因素等来评估其发生 VTE 的危险性。虽然老年人 VTE 的发病率较高，但由于担心出血的原因，抗凝预防的比例并不高，国内研究显示，内科住院老年患者仅有不到 26% 采取了预防措施，此外，老年患者常常被排除在 VTE 预防和治疗的研究之外。因此，对于老年患者的抗凝药物使用剂量，尚不明确。在对老年患者进行抗凝预防时，应注意评估治疗的益处和风险，并密切监测是否有出血的情况。

　　PTE 在老年人群中经常被误诊和误治，只有提高对老年人 PTE 的认识和认知，熟悉 PTE 的危险因素及临床表现，才能提高对 PTE 的诊治水平。对老年人群进行危险性评估、监测及常规预防性治疗能大大减少 DVT 及 PTE 的发生，并能取得良好的卫生经济学效益。迄今我国对老年人群 VTE 的流行病学研究仍缺乏足够的广度和深度，加强对老年人 VTE 的研究对于建立完整的 VTE 防治体系具有重要意义。

典型病例

　　患者男性，67 岁。间断胸痛伴发热 20 天。患者入院前 20 天无明显诱因出现左侧季肋部胸痛，为持续性锐痛，吸气时加重，疼痛与体位无关，无明显放射痛，伴发热，体温最高 38.3℃，咳嗽，少量白痰，无其他不适，查血常规：白细胞 $6.31×10^9$/L，中性粒细胞百分数 76.5%；CRP 185 mg/L；胸部 X 片（图 5-1）及 CT 提示双下肺为主斑片状密度增高影。诊断为"肺炎"，予哌拉西林舒巴坦联合阿奇霉素抗感染治疗 1 周后胸痛、发热症状消失。2 天前患者再次出现右侧季肋部胸痛，为持续性锐痛，吸气时加重，无明显放射痛，伴轻微干咳，无发热、咳痰、咯血、呼吸困难等其他不适。胸部 X 线平片（图 5-2）示双下肺为主斑片状密度增高影，较前加重。为进一步诊治入院。

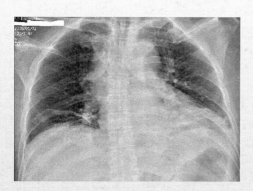 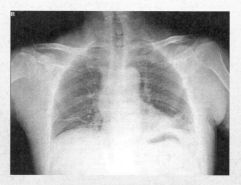

图 5-1　首次发热胸部 X 线平片　　　　　图 5-2　本次入院前胸部 X 线平片
　　双下肺为主斑片状密度增高影　　　　　双下肺为主斑片状密度增高影（较前加重）

　　既往史：10 年前因左下肢静脉曲张行手术治疗，60 天前因摔倒致左踝关节骨折，51 天前行骨折内固定术，术后住院期间应用低分子量肝素预防性抗凝 16 天（依诺肝素 0.4 mL 每天一次）。无特殊个人史、家族史。

　　入院查体：T 37.0℃，P 112 次 /min，R 22 次 /min，BP 129/92 mmHg，双下肺呼吸音低，未闻及干湿啰音和胸膜摩擦音，心律齐，A2＞P2，腹软无压痛，双下肢不肿。

　　本次入院后查：血、尿、便常规，肝肾功无明显异常；红细胞沉降率50 mm/h；D-二聚体定量1.53 mg/L；降钙素原＜0.05 ng/mL；抗中性粒细胞胞质抗体阴性；心电图示窦性心动过速，双下肢静脉超声未见异常。结合患者抗感染治疗无明显好转、近期骨折手术病史，考虑PTE可能性大，行CTPA检查示：双下肺动脉分支可见低密度充盈缺损，双下肺及右肺中叶多发斑片密度增高影，双侧胸腔少量积液（图5-3）。

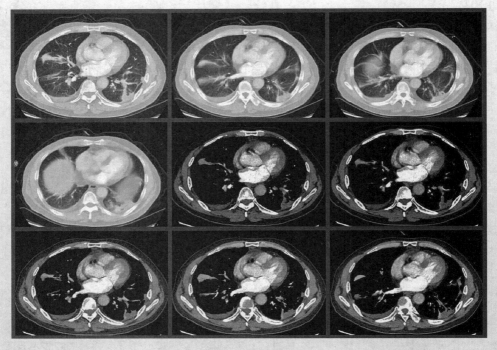

图5-3　CTPA检查
双下肺动脉分支可见低密度充盈缺损，双下肺及右肺中叶多发
斑片密度增高影，双侧胸腔少量积液

　　诊断：急性肺血栓栓塞症，左下肢骨折内固定术后。

　　鉴别诊断：患者以发热、胸痛、肺部浸润影为主要表现，需与肺炎相鉴别。患者出现胸膜炎样胸痛，合并胸腔积液，需与结核、肺炎、肿瘤、心力衰竭等其他原因所致的胸腔积液相鉴别。

　　治疗：

　　1. 明确诊断，完善相关检查　包括：血常规、尿常规、便常规、凝血功能、肝肾功能、电解质、动脉血气分析、免疫球蛋白、感染性疾病筛查（乙肝、丙肝、艾滋病、梅毒等）；胸片、心电图、CTPA；肿瘤相关筛查等。

　　2. 一般治疗　监测患者呼吸、心率、血压等生命体征以及心电图、血气的变化；绝对卧床，保持大便通畅，避免大便用力。

　　3. 抗凝治疗　治疗后患者症状缓解，肺部影像消失，好转后出院。

（翟振国）

第二节　深静脉血栓形成

深静脉血栓形成（deep vein thrombosis，DVT）和肺栓塞（pulmonary embolism，PE）是静脉血栓栓塞症（venous thromboembolism，VTE）的两种表现。DVT 是指血液在深静脉内异常凝结成血栓，分为近端 DVT 和孤立性远端 DVT。近端 DVT 位于腘静脉、股静脉或髂静脉的血栓形成；孤立性远端 DVT 血栓位于膝以下，局限于小腿静脉（腓静脉、胫后静脉、胫前静脉和肌静脉）。静脉血栓栓塞的风险随着年龄的增长以指数方式增加。老年患者发病较为隐匿，不易被发觉，当出现股静脉血栓形成或髂股静脉血栓形成，腿肿明显或出现肺栓塞时才被发觉。

一、病因与发病机制

深静脉血栓形成的三个主要病因包括血流缓慢、静脉壁损伤和血液高凝状态。

1. 静脉血流缓慢　血流滞缓是诱发下肢深静脉血栓形成的最常见原因。术后或外伤后长时间卧床，下肢肌肉处于松弛状态，缺乏下肢肌肉对静脉的挤压作用，使血流滞缓；脊髓麻醉或全身麻醉导致周围静脉扩张，静脉内血流减慢；麻醉使下肢肌肉完全麻痹，失去收缩功能。比目鱼肌静脉窦是血栓形成发生的起始部位。2/3 人群的左髂静脉前方被右髂总动脉跨越压迫，后方又受第 3 腰椎椎体挤压而血流不畅，容易发生血栓形成，因此下肢深静脉血栓形成以左侧多见。大约 25% 人群的髂外静脉有瓣膜，甚至先天性膜状闭塞，更容易导致血栓形成。

2. 静脉壁损伤　常见的损伤因素有静脉内注射各种刺激性溶液和高渗溶液导致静脉炎和静脉血栓形成；静脉局部挫伤、撕裂伤或骨折碎片损伤均可产生静脉血栓形成。

3. 血液高凝状态　各种大型手术、妊娠产后、脊髓损伤、长期服用避孕药或激素治疗引起血液高凝状态，术中和术后因组织损伤引起血小板聚集能力增强；术后血清前纤维蛋白溶酶活化剂和纤维蛋白溶酶两者的抑制剂水平均有增高，从而使纤维蛋白溶解减少。

常见危险因素包括：长期住院、卧床休息史等制动史，近期外科手术，肥胖，既往静脉血栓栓塞发作史，下肢创伤，恶性肿瘤，使用口服避孕药或激素替代治疗，妊娠或产后状态，脑卒中等。

二、深静脉血栓形成临床表现

深静脉血栓形成的临床表现，主要是患肢血液回流障碍引起的一系列临床症状和特征，如肿胀压痛、腿部皮肤潮红或青紫，皮温升高等。DVT 临床表现因部位不同而有差异。

1. 小腿肌肉静脉丛血栓形成　是血栓局限于肌间静脉窦内。小腿肌肉静脉窦的血液向心回流，主要依靠小腿肌肉的"泵"作用，在小腿肌肉活动明显减少时，血流变慢，肌肉静脉窦血液淤滞，易形成血栓。另外，小腿直接钝性外伤也是造成本病的常见原因之一。因为小腿肌肉静脉丛血栓形成不影响小腿血液回流，所以临床表现较隐匿，易被忽视。患者只是感觉小腿后肌群有饱胀感，小腿肌群中可有深压痛，Homan 征阳性。随病情进展，可累及小腿主干静脉。

2. 小腿深静脉血栓形成　包括腘静脉、胫静脉和腓静脉。其中部分是由小腿肌肉静脉丛血栓蔓延而致，部分突然发病。临床特点是小腿突然感觉疼痛，活动或行走时加重，患肢足部不能像平常那样步行。踝部明显肿胀，踝周正常凹陷消失。若腘静脉血栓形成，则小腿肿胀明显，腘窝可有压痛。胫、腓静脉血栓形成，肿胀仅局限于踝关节周围，Homan征阳性，Neuhof征阳性。以上两型统称为下肢DVT的周围型。

3. 髂股静脉血栓形成（中央型）　是髂总静脉、髂外和髂内静脉及股静脉血栓形成的总称。血栓起源于髂、股静脉，因髂、股静脉为下肢静脉血流唯一的主干通道，所以此类血栓形成发病急，症状重，患者多表现为腹股沟以下下肢迅速胀痛和广泛性疼痛，随后于腹股沟以下迅速出现广泛性粗肿，浅静脉怒张，可伴有发热，体温升高，患肢肤色稍暗红，皮温略高，股三角区沿股静脉走行区明显压痛，股内侧可触及长条状肿物，小腿腓肠肌饱满，紧韧，压痛，Homan征、Neuhof征均阳性。

4. 全下肢静脉血栓形成（混合型）　全下肢深静脉及肌肉静脉丛内均有血栓形成。可以由周围型扩展而来，开始症状较轻未引起注意，以后肿胀平面逐渐上升，直至全下肢水肿始被发现。因此出现发病时间及临床表现与血栓形成的时间不一致。也可以由中央型向下扩展所致，其临床表现不易与中央型鉴别。

5. 股青肿（又称股蓝肿、蓝色静脉炎）　当髂、股静脉血栓形成，广泛累及肌肉内静脉丛时，髂股静脉及其侧支全部被血栓阻塞，下肢呈现高度水肿。因静脉回流严重受阻，淤血严重，临床表现为下肢剧烈疼痛，患肢皮肤发绀，称为疼痛性股青肿。常伴有动脉痉挛，下肢动脉搏动减弱或消失，皮温降低，循环障碍严重，全身反应大，易出现休克及下肢湿性坏疽。

6. 股白肿　当下肢深静脉血栓形成急性发作时，下肢水肿在数小时内发生，肿胀呈压凹性，张力高，阻塞主要发生在股静脉系统内。当合并感染时，刺激动脉发生持续性痉挛，可见全肢体的肿胀，皮肤苍白及皮下小静脉扩张呈网状，称为疼痛性股白肿。股青肿和股白肿较少见，是下肢DVT的特殊类型，也是紧急状况，需要紧急手术取栓或快速大剂量溶栓治疗，才能挽救患肢。

下肢深静脉血栓形成根据发病时间可分为急性期和后遗症期。①急性期：约在发病后3~4周，此期间，血栓易脱落，因此除肢体血液回流障碍引起的临床表现外，有时还可并发肺动脉栓塞，表现为胸闷、胸痛、咯血、发热等。严重肺栓塞患者，可出现胸闷憋气，呼吸困难，口唇发绀，发生急性右心力衰竭、急性肺水肿、休克等，甚至危及生命。②后遗症期即深静脉血栓形成后综合征（post thrombotic syndrome，PTS）：深静脉血栓形成再通后，静脉瓣膜破坏，静脉血液发生逆流，引起远端静脉高压和淤血等。患肢有不同程度的肿胀，沉重疲劳感，活动后加重，或朝轻暮重，下肢浅静脉曲张，足靴区皮肤色素沉着、湿疹样皮炎和慢性溃疡等。

7. 腋、锁静脉血栓形成　包括腋静脉血栓形成及腋静脉锁骨下静脉汇合部的血栓形成，造成上肢静脉回流障碍，从而引起的一系列症状和体征。本病多发生在男性青年，右上肢多见。发病前患肢多有受挫伤病史，上肢不习惯运动，如暴力外展上臂或牵拉伤等。上肢肿胀、疼痛，皮肤发绀和浅静脉曲张，是本病的四大主征。肿胀从手指到上臂延及整个上肢，近侧较重，甚至累及胸壁及肩部，呈非凹陷性肿胀，有时疼痛不明显，仅表现为酸胀感，手指活动受限。本病临床较少见，仅占四肢深静脉血栓形成的2%。

三、诊断与鉴别诊断

（一）诊断

下肢DVT好发于小腿区域，直腿伸踝试验阳性，小腿肌肉深部疼痛。小腿周径比健侧增粗 3 cm。血浆 D- 二聚体检测大于 500 μg/L 有重要的参考价值。多数情况下，加压超声检查是诊断 DVT 患者的首选措施。加压超声检查提示静脉腔内强回声，无血流，静脉不能被压瘪。静脉造影术提示深静脉主干闭塞或中断，充盈缺损或侧支静脉显影。

（二）鉴别诊断

DVT 应与蜂窝织炎、血栓性浅静脉炎、静脉瓣功能不全、淋巴水肿、腘窝囊肿、药物诱发的下肢水肿、小腿肌肉拉伤或撕裂相鉴别。

四、治疗

深静脉血栓形成的主要早期并发症包括血栓进一步蔓延、急性 PE、抗凝引起的大出血甚至死亡。晚期并发症包括复发性血栓形成、血栓形成后综合征和慢性血栓栓塞性肺动脉高压。近端 DVT（腘静脉、股静脉、髂静脉）患者发生并发症的风险更高，特别是栓塞和死亡，所以近端 DVT 是比远端 DVT（小腿静脉）更强的抗凝适应证。治疗 DVT 旨在防止血栓进一步蔓延，预防急性肺栓塞，降低复发性血栓形成风险，治疗大范围髂股静脉血栓形成伴急性下肢缺血或静脉坏疽（即股青肿），预防晚期并发症发生如血栓形成后综合征、慢性静脉功能不全和慢性血栓栓塞性肺动脉高压。

1. 抗凝治疗　大多数急性 VTE 患者需接受至少 3 个月的抗凝治疗，某些患者需更长时间的有限期（6～12 个月）的抗凝治疗。DVT 或肺栓塞患者应采用低分子量肝素，静脉注射普通肝素或调整剂量的皮下注射肝素进行紧急治疗。采用华法林对无诱因的 VTE 进行延长抗凝治疗可降低 VTE 的复发率。

2. 溶栓治疗和 Fogarty 导管取栓术　对于大多数急性下肢 DVT 患者，单用抗凝治疗已经足够，不需要常规使用溶栓治疗（全身性和置管）和（或）Fogarty 导管取栓术（手术或置管）。经导管直接溶栓治疗和（或）取栓术通常仅用于有股青肿或大块髂股 DVT 患者，或者治疗性抗凝失败的患者。此外，溶栓治疗适应证为出现症状 2 周内、功能状态良好且出血风险低患者。

3. 下腔静脉滤器　对急性 DVT 患者，不常规置入下腔静脉滤器。通常情形下，下腔静脉滤器用于有抗凝绝对禁忌证（如近期手术、出血性脑卒中、活动性出血）的急性近端 DVT 和 PE 患者。对于以下情况的患者可考虑下腔静脉滤器的置入：已充分抗凝但仍有复发性栓塞的患者、血流动力学不稳定的患者。滤器置入后依然需要积极的抗凝治疗。

4. 其他疗法　对于诊断为急性 DVT 的患者，早期下床活动和使用医用梯度弹力袜预防 PTS。

（1）离床活动：急性 DVT 患者进行早期离床活动是安全的，应鼓励患者在可能的情况下尽早下床活动。

（2）压力袜用于预防 PTS：医用梯度弹力袜可提供 30～40 mmHg 的踝压以预防 PTS，不会对患者引起伤害。当决定使用压力袜时，应在抗凝治疗后开始使用，在诊断后的 2 周之内，并持续使用 2 年。

五、预防

皮下注射低剂量肝素预防静脉血栓形成，主要是用于围术期，但也可用于某些内科疾病。常规剂量为手术前 2 h 和手术后每 12 h 皮下注射 5 000 IU。一般而言，老年患者使用低分子量肝素时应根据体重调整剂量，不良反应可能增加出血的发生率。

典型病例

男性患者，70 岁。因左下肢静脉曲张行大隐静脉主干激光闭塞和曲张静脉属支内硬化剂注射治疗。患者合并冠心病，手术后口服阿司匹林 100 mg，每天一次。手术恢复顺利，左侧下肢无任何肿胀和疼痛。术后 1 周，患者因为参加葬礼，屈膝跪祭拜连续 24 h，5 天后即术后 12 天觉大腿根部疼痛，怀疑是穿戴的医用弹力袜紧勒紧压迫所致，未重视，术后 22 天，左腿扭伤后，感觉肿胀和步行后左腿根部疼痛。术后 35 天患者来门诊复查，查体：左侧大腿明显的肿胀，周径比右侧增粗 2.5 cm。左侧下肢小腿可见伤口愈合瘢痕，无感染。彩色超声提示左侧深静脉血栓形成。

诊断：左侧股静脉血栓形成，大隐静脉曲张术后。

治疗：入院后，给予抗凝，皮下注射低分子量肝素，口服华法林，静脉滴注右旋糖酐等，溶栓用尿激酶 25 万 IU 加入 100 mL 生理盐水静脉滴注，每天两次，5 天后患者肿胀和疼痛消失，超声提示股静脉血流再通，无血栓残留。

（任师颜）

第三节 外周动脉疾病

外周动脉疾病（peripheral artery disease，PAD）主要包括引起外周动脉阻塞的动脉粥样硬化病，临床表现从无症状表现到肢体缺血的各种症状和体征。动脉供血不足的临床表现是由于肌肉组织代谢的供血不足，导致受累肌群疼痛。肢体溃疡是肢体缺血所致的较严重症状。55 岁以上的成年人中大约有 20% 患有 PAD。65 岁以上老年人发病率为 0.5% ~ 14.4%。患者往往合并有高血压、糖尿病或多年吸烟史。

一、病因与发病机制

外周动脉疾病的发病危险因素与冠状动脉粥样硬化发病危险因素相似。

1. 年龄大于等于 70 岁。

2. 年龄为 50 至 69 岁，有吸烟史或糖尿病病史。

3. 年龄为 40 至 49 岁，伴有糖尿病，且至少具有动脉粥样硬化的一个危险因素。

4. 下肢症状提示劳累性跛行或静息时缺血性疼痛。

5. 下肢动脉脉搏检查异常。

6. 已知其他部位（如冠状动脉、颈动脉、肾动脉等疾病）存在动脉粥样硬化。

其他危险因素包括性别、动脉粥样硬化家族史、吸烟、高血压、糖尿病、高脂血症、高同型半胱氨酸血症以及诊断有其他部位的动脉粥样硬化。吸烟对 PAD 是一项严重危险因素，其对 PAD 的风险是其对冠状动脉性心脏病的 2 ~ 3 倍。

二、临床表现

PAD 患者早期无明显症状，当动脉狭窄导致供血不能满足持续的代谢需求，会出现症状，症状的严重程度取决于动脉狭窄程度、受累动脉数量及患者的活动水平。

PAD 患者的主要症状是下肢疼痛，活动后小腿、大腿或臀部疼痛、休息后会缓解，即间歇性跛行；足部持续疼痛，肢体抬高时疼痛加重，下垂时疼痛减缓，即静息痛；少数情况下，急性缺血患者可表现为弥漫性重度下肢疼痛。

1. 间歇性跛行　由运动引起特定肌群疼痛，休息后缓解。跛行症状的严重程度取决于动脉的狭窄程度、侧支血管的有效灌注以及患者日常运动情况。典型的跛行症状表现为行走一段距离后开始出现劳累性疼痛，患者被迫停止行走，休息 10 min 后疼痛缓解，患者可以继续行走，通常行走同样距离后再次出现疼痛。

2. 非典型下肢疼痛　在诊断为 PAD 的患者中，由于共存疾病、锻炼不足和疼痛感觉改变等因素，非典型症状可能比典型跛行较常见。PAD 引起的下肢疼痛起源于肌肉，通常为运动 – 疼痛和休息 – 缓解的重复模式。

3. 缺血性静息痛　肢体血流灌注的严重减少可引起缺血性静息痛。缺血性静息痛通常位于足前段和足趾，镇痛药不易控制。抬高患肢会诱发或加重缺血性静息痛，患者躺下时疼痛常加重。也可能感觉疼痛在更近端，但当疼痛发生时通常累及足部。患者发生缺血性溃疡或足趾坏疽时，疼痛更局限。患者坐在床边且腿下垂时或在房间走动时可缓解疼痛，这有别于动脉缺血引起的间歇性跛行，这是由于肢体下垂对肢体灌注的重力作用。

4. 严重弥漫性疼痛　弥漫性急性肢体缺血的特征为从突发性的肢体疼痛进展为麻木和最终出现肢体瘫痪，并伴有苍白、感觉异常、发凉和无脉。PAD 患者中，弥漫性缺血可由动脉栓塞、狭窄动脉的血栓性闭塞，或既往血管支架或血管重建后血栓形成所致。

5. 伤口、溃疡难以愈合　缺血性溃疡常从轻微外伤伤口开始，随后因血供不足诱发伤口经久不愈。缺血性溃疡最常累及足部，可发生感染导致骨髓炎。卧床患者会发生下肢压疮，难以愈合。对于伴有糖尿病的患者，溃疡可发生在受压的骨性部位。

6. 皮肤坏疽　当患足抬高和降低时，局部区域肤色改变，抬高时肤色苍白或灰白，降低时变红。如果血供不能满足代谢的最低需求，缺血局部皮肤从皮肤变色开始，逐步进展为全层皮肤坏死并扩展至更深层组织。

三、诊断与鉴别诊断

（一）诊断

对于大多数患者，具有 PAD 危险因素史或 PAD 症状史结合体格检查结果足以确诊。对于症状不典型或脉搏检查结果不确定的患者，踝肱指数（测量踝部胫后动脉或胫前动脉以及肱动脉的收缩压，得到踝部动脉压与肱动脉压之间的比值）小于或等于 0.9 可诊断 PAD。

（二）鉴别诊断

与动脉瘤、动脉夹层、栓塞、腘动脉陷迫综合征、动脉外膜囊性疾病、血栓闭塞性脉管炎（Buerger 病）等血管疾病相鉴别。

四、治疗

（一）改善生活方式及危险因素

1. 戒烟　吸烟是动脉粥样硬化性 PAD 发生发展中最重要的危险因素，不仅会增加 PAD 发病风险，还会降低手术治疗成功率，增加截肢风险。

2. 控制糖尿病　鉴于高血糖在动脉粥样硬化中的重要作用，PAD 患者应尽可能控制血糖在正常范围。目前，以糖化血红蛋白（HbA1c）< 7% 作为血糖控制目标。合并有糖尿病神经病变的 PAD 患者需特别注意维持血糖在正常范围。

3. 调脂　血脂紊乱是 PAD 发生发展的重要危险因素。他汀类药物能调节血脂、抗动脉粥样硬化，长期坚持服用他汀类药物能使 PAD 患者获益。指南推荐 PAD 患者 LDL–

C≤2.6 mmol/L。如果饮食、运动干预不能使血脂达标，则需服用他汀类药物。

4. 控制高血压 高血压是 PAD 的重要危险因素。严格控制血压能使 PAD 患病风险降低 50%，但降压治疗能否延缓 PAD 进展尚不清楚。一般认为 PAD 合并高血压的患者应口服降压药，以降低心脑血管事件的发生风险。在降压过程中患肢血流可能有所下降，多数患者均可耐受，但少数严重缺血患者会出现血流进一步下降，导致症状加重，故重症患者在降压时需慎重，避免过度降压。

5. 有氧步行 有氧步行不仅能增加无痛行走距离，还能减少心脑血管疾病相关死亡。Cochrane 分析显示，每周步行锻炼 2 次或 2 次以上能提高间歇性跛行患者的行走距离。考虑到步行锻炼的益处，间歇性跛行患者应进行有计划的步行锻炼。如果能持续锻炼，同时控制心血管危险因素，就能进一步降低患者心脑血管事件风险，改善预后。

（二）药物治疗

1. 抗血小板治疗 如阿司匹林、氯吡格雷能减少 PAD 患者心脑血管疾病的死亡风险。其原理是抑制动脉粥样硬化过程中血小板的过度激活，从而阻止斑块部位的血栓形成。双联抗血小板治疗因可能增加出血风险，不推荐 PAD 患者长期使用。

2. 抗凝治疗 对于有心脏血栓导致外周动脉栓塞病史或外周动脉血栓疾病史的 PAD 患者，可进行抗凝治疗，以防止心脏或外周动脉血栓复发。

3. 跛行的药物治疗 目前有多种药物用于跛行的治疗，如西洛他唑、前列腺素类、己酮可可碱等。西洛他唑通过抑制血小板及血管平滑肌内磷酸二酯酶活性，从而增加血小板及平滑肌内 cAMP 浓度、发挥抗血小板及扩张血管的作用。用于间歇性跛行患者，能改善症状和增加行走距离。

（三）血运重建

血运重建术适用于患者的严重间歇性跛行影响生活质量、药物治疗无效、伴有静息疼痛、皮肤溃疡及坏疽等。血运重建术方法包括血管内介入治疗和外科手术治疗。所有接受血运重建的 PAD 患者均应接受抗凝和或抗血小板治疗，同时注意监测出血风险。

五、预防

预防主要在于严格控制动脉粥样硬化的危险因素，如严格监测、控制血压、血糖、血脂，严格戒烟，延缓动脉粥样硬化的进程，降低下肢动脉硬塞症的发生率，预防心脑血管不良事件的发生。

1. 饮食应该以清淡素食为主，减少盐的摄入，少食油腻、糖、高热量的食品，多食用新鲜蔬菜和水果等富含维生素的食物。

2. 戒烟。

3. 控制血压，高血压对血管损伤很大，持续 10 年的高血压会引起很多并发症。

4. 坚持体育锻炼，控制体重。

5. 发现心脑血管疾病的同时应该检查下肢血管情况。

6. 注意保暖，避免外伤及感染。

典型病例

患者男性，71 岁，抽烟史 40 年，每天约 1.5 盒，戒烟 3 年。高血压病 30 年，糖尿病 20 年。右侧足背发凉伴麻木 3 年，间歇性跛行半年，进行性加重，行走不足

100 m 后即出现跛行。查体检查发现右侧股浅动脉中下段几乎闭塞。但病变长度短，适合腔内治疗，行右侧股浅动脉球囊扩张、支架置入术，置入记忆合金支架 2 枚，术后继续严格控制血压、血糖，服用抗血小板药物等，术后 1 年复查症状完全消失。

（任师颜）

第四节　缺血性心脏病

冠状动脉性心脏病（coronary heart disaese）简称冠心病，主要由冠状动脉粥样硬化或冠状动脉痉挛等引起，临床上包括慢性稳定性冠心病（如稳定型劳力性心绞痛）和急性冠脉综合征（包括不稳定型心绞痛、急性 ST 段抬高性心肌梗死和急性非 ST 段抬高性心肌梗死），是引起缺血性胸痛的常见病因。老年冠心病患者常合并多重心血管危险因素，冠状动脉病变常呈多支、弥漫、钙化、慢性完全性闭塞病变等临床表现常不典型，临床漏诊率和误诊率高达 65%。老年冠心病患者更容易发生急性心肌梗死，而血运重建治疗成功率低、出血和感染并发症发生率高，导致患者预后不良。

稳定型心绞痛

稳定型心绞痛是慢性稳定性冠心病的主要临床类型，是临床上引起慢性胸痛的主要病因之一。其病因主要是在冠状动脉狭窄的基础上，由于心肌负荷的增加引起心肌供氧 – 耗氧失平衡所导致的心肌急剧、暂时的缺血与缺氧的临床综合征。常由劳力引起，伴有心肌功能失调，但没有心肌坏死。其症状特点为心前区、胸骨后压榨感，可放射至左肩和左臂、左手尺侧，劳力、情绪激动、饱食等为常见的诱因，持续数分钟，休息或服用硝酸酯类药物后缓解。

一、病因和发病机制

慢性稳定性心绞痛的主要发病机制是冠状动脉的供血与心肌的需血之间发生矛盾，冠状动脉血流量不能满足心肌代谢的需要，心肌缺血缺氧引起心绞痛。

正常冠脉有很大的冠脉储备，冠脉血流量可随身体的生理需要而调节，剧烈运动时，内皮功能正常的冠状动脉适当扩张，血流量可增加到休息时的 6~7 倍；缺氧时冠脉扩张也能使血流量增加 4~5 倍。当冠状动脉发生粥样硬化导致斑块形成、管腔狭窄或闭塞时，其血流量减少；同时由于内皮功能障碍，导致冠脉扩张能力减低，失去对应耗氧量增加所需要的冠脉储备，对心肌的供血量相对比较固定。平静休息时心肌的血液供应尚能应付心脏平时的需要，因此无心肌缺血症状。当心肌氧耗量增加时，心肌对血流量的需求增加，而冠脉供血不能相应增加，即可引起心绞痛。

对心源性胸痛和神经传导的机制现在仍缺乏了解。据推测心绞痛起源于心脏化学敏感的神经感受器受体。在缺血缺氧的情况下，心肌内积聚过多的代谢产物，如乳酸、丙酮酸等，刺激受体引起腺苷、缓激肽和其他能够激动交感和迷走传入神经纤维的物质释放，这些传入神经纤维末梢经 1~5 胸交感神经节和相应的脊髓段，传至大脑，产生疼痛感觉。这种痛觉反映在与自主神经进入水平相同脊髓段的脊神经所分布的区域，即胸骨后及两臂的前内侧与小指，尤其是在左侧，而多不在心脏部位。另一方面，在延脑的孤束核迷走神经传入纤维释放刺激，然后下行沿脊髓丘脑束，可能导致颈部和下颌疼痛。

心肌耗氧 / 供氧失衡，除劳力以外，还包括贫血、甲亢、感染、慢性疾病、心律失常等所致心肌耗氧增加及呼吸道疾病如 COPD 所致缺氧等，导致冠状动脉供血供氧不能满足心肌需求，造成心肌相对缺血缺氧。

二、临床表现

（一）心绞痛症状

稳定型心绞痛表现为慢性、稳定性胸痛，"稳定"是指其诱发原因、持续时间、发作频率、缓解方式比较稳定，通常表现为劳力性心绞痛，心梗后、血管再通术后也可发生慢性稳定性胸痛，也属于稳定型心绞痛的范畴。典型心绞痛发作常在寒冷、步行、登高、饱食、用力排便时发生，逐渐加重，在数分钟内达到疼痛顶峰，然后逐渐消失。数秒钟之内达到最大程度的病例不常见。患者常选择中止正在进行的活动、坐下休息的方式以求缓解。不典型心绞痛症状包括左胸部模糊的疼痛，轻度压迫不适，单纯活动时右胸痛、下颌痛、颈部疼痛和上腹疼痛。

1. 发作　常发作于体力劳动（如快速步行、爬楼、登山、提重物等）或情绪激动（如愤怒、焦急、过度兴奋等）时，饱食、用力排便（Valsava 动作）、寒冷、吸烟、心动过速、休克等亦可诱发。疼痛多发生于劳力或激动的当时，而不是在劳累之后。典型的心绞痛常在相似的条件下发生，但有时同样的劳力只在早晨而不在下午引起心绞痛，提示与晨间交感神经兴奋性增高等昼夜节律变化有关。

2. 部位　主要在左胸、胸骨体中上段之后、心前区，手掌大小范围，可以横贯整个前胸，界限不很清楚。心绞痛一般不表现为游走性胸痛、指尖大小针刺样疼痛、单纯背部疼痛。偶见单独右胸痛被证实为缺血性心脏病。常放射至左肩、左臂内侧达无名指和小指，或至颈、咽、下颌、剑突下、上腹部。

3. 胸痛性质　通常不是"刀绞样"。常为压迫、发闷或紧缩性、有烧灼感、沉重、挤压、窒息感，可有呼吸困难，但不尖锐，不像针刺或刀扎样痛。经常伴出汗，有时伴濒死的恐惧感觉。发作时，患者往往不自觉地停止原来的活动，直至症状缓解。

4. 持续时间和发作频率　疼痛出现后常逐步加重，然后在 3～5 min 内渐消失，一般不超过 15 min。一过性持续一秒至数秒的胸痛通常不是心绞痛。可数天或数星期发作一次，亦可一日多次发作。

5. 一般在停止原来诱发症状的活动后即可缓解；舌下含用硝酸甘油也能在 1～2 min 内使之缓解。含服硝酸甘油后 5～10 min 或甚至 1 h 缓解者，不考虑是硝酸甘油所起的作用，不支持心绞痛（如果是缺血引起，应为更严重的不稳定型心绞痛或急性心肌梗死）。含服"速效救心丸"后缓解不能证明是缺血性心脏病。

（二）心绞痛症状严重程度分级

根据加拿大心血管病学会分级（CCS 分级）分为 4 级。Ⅰ级：一般体力活动（如步行和登楼）不受限，仅在强、快或长时间劳力时发生心绞痛。Ⅱ级：一般体力活动轻度受限。快速步行、饭后、寒冷或刮风中、精神应激或醒后数小时内步行或登楼；步行两个街区以上、登楼一层以上和爬山，均引起心绞痛。Ⅲ级：一般体力活动明显受限，步行1～2 个街区，登楼一层引起心绞痛。Ⅳ级：一切体力活动都引起不适，静息时可发生心绞痛。

（三）体征

皮肤可显示黄色瘤，合并高血压、糖尿病的冠心病患者常见视网膜动脉改变。部分患者可有单侧或双侧耳垂皱痕（Frank 耳征）。心绞痛发作时常见心率增快、血压升高、表情焦虑、皮肤发冷或出汗，有时出现第四或第三心音奔马律。可有暂时性心尖部收缩期杂音，是乳头肌缺血以致功能失调引起二尖瓣关闭不全所致，第二心音可有逆分裂或出现交替脉。

三、非创伤性检查

1. 心电图的动态变化是发现心肌缺血最常用、最基本的检查。

（1）静息心电图：慢性稳定性心绞痛患者的静息心电图约一半是正常的，甚至严重心绞痛患者也可以有完全正常的心电图。以往发生过心肌梗死的患者可显示病理性 Q 波和 R 波递增不良等陈旧性心梗的改变。慢性缺血最常见的心电图改变为非特异性 ST-T 改变，包括 ST 段的水平型或下斜型压低、ST 段延长、T 波倒置或正负双向、Q-T 间期延长等。需要排除非缺血因素引起的 ST-T 改变，如左室肥厚或扩大、电解质紊乱、洋地黄等药物所致、继发于室内阻滞等心律失常的 ST-T 改变。ST-T 与以往心电图相比的动态变化非常重要且对诊断心肌缺血有相对特异性价值，非缺血因素所致 ST-T 改变通常缺乏动态变化。有时会出现频发室性期前收缩、房室或束支传导阻滞或室性、房性期前收缩等心律失常。

（2）胸痛发作时心电图：胸痛发作时有 50% 或更多的静息心电图正常患者会出现心电图异常，表现为暂时性心肌缺血引起的 ST 段移位。因心内膜下心肌更容易缺血，故常见反映心内膜下心肌缺血的 ST 段水平型或下斜型压低（ > 0.1 mV），发作缓解后 ST 段回复至等电位线。有时出现 T 波倒置或正负双向。在平时有 T 波持续倒置的患者，发作时可变为直立（所谓"假性正常化"）。T 波改变虽然对反映心肌缺血的特异性不如 ST 段，但如与平时心电图比较有明显差别，也有助于诊断。多种传导阻滞可发生于慢性稳定型心绞痛患者，其中最常见的是左束支阻滞和左前分支阻滞，常伴有显著的左心室功能障碍，反映有多支血管病变和曾有心肌损害。

（3）运动负荷心电图：心电图负荷试验最常用的是运动负荷试验，运动可增加心脏负荷以激发心肌缺血。运动方式主要为分级活动平板或踏车，以达到按年龄预计可达到的最大心率或亚极量心率为负荷目标。运动中出现典型心绞痛症状、心电图出现 ST 段水平型或下斜型压低 > 0.1 mV（J 点后 60～80 ms）持续 2 min 为运动试验阳性标准。抗心绞痛药物可能降低运动试验对诊断心肌缺血的敏感性。如试验的目的是诊断是否心绞痛，行运动试验前应停用长效 β 受体阻滞剂 2～3 天；长效硝酸酯类、钙拮抗药和短效 β 受体阻滞剂停药 1 天即可。如果担心停药后患者出现严重心绞痛，可舌下含服硝酸甘油 1～2 片以控制症状。

老年人行运动负荷试验困难较大，因为常存在肌肉力量不足、神经系统疾病、骨关节疾病、易跌倒等问题，难以达到靶运动量和靶心率，造成假阴性；同时合并其他疾病如左室肥厚、室内传导阻滞等，难以判断心电图的动态改变。虽然年龄不是绝对禁忌证，但80 岁及以上原则上不考虑运动负荷试验。如果确有必要，可行药物负荷试验。

（4）动态心电图（Holter）：Holter 可记录心绞痛发生时发生的 ST-T 改变和缺血性心律失常，并能揭示出无症状心肌缺血，其优势在于可以连续观察追踪可疑缺血患者、记录缺血事件，能够提供日常正常活动中缺血发作频率和持续时间的信息，有助于诊断心肌缺血，对诊断冠心病的敏感性低于运动负荷心电图。但对老年患者而言，其日常活动量较小，Holter 可记录和反映日常活动中心肌缺血的情况，且安全无创，比运动负荷试验更常应用于临床诊断。

2. 心肌放射性核素检查　^{201}Tl 或 ^{99m}Tc–MIBI 心肌显像：^{201}Tl（铊）或 ^{99m}Tc 随冠脉血流中的红细胞很快被正常心肌细胞所摄取。休息时铊显像所示灌注缺损主要见于心肌梗死后瘢痕部位。在冠状动脉供血不足部位的心肌，则明显的灌注缺损仅见于运动后缺血区。老年患者可作药物负荷试验，静脉注射双嘧达莫使正常或较正常的冠状动脉扩张，引起"冠状动脉窃血"，产生局部心肌缺血，可取得与运动试验相似的效果。近年还用腺苷或多巴酚丁胺做负荷试验。变异型心绞痛发作时心肌急性缺血区常显示特别明显的灌注缺损。

3. 超声心动图　二维超声心动图可评估左室整体功能和局部功能、左室肥大和瓣膜病变，并可探测到缺血区心室壁的运动异常。

多巴酚丁胺负荷超声心动图可用于评估心脏微循环血流灌注和心肌缺血。多巴酚丁胺同时增加心率和心肌收缩力，当心肌缺血时，在局部室壁运动和收缩期室壁增厚可产生有诊断价值的改变，结合心肌超声造影（MCE）可观察微循环血流灌注和心肌灌注，从而判断负荷与静息状态相比心肌灌注的缺损情况，判断有无心肌缺血。

4. 非侵入性冠状动脉造影，多排螺旋 CT 冠状动脉造影　多排探测器螺旋 X 线计算机断层显像（MDCT）冠状动脉三维重建，磁共振冠状动脉造影等，已用于冠状动脉病变的诊断。CT 冠状动脉造影（CTA）为显示冠状动脉病变及形态的无创检查方法，有较高阴性预测价值，若冠状动脉造影未见狭窄病变，一般可不进行有创检查。老年患者行 CTA 时应注意：老年人肾功能不全发病率较高，检查中静脉注射的含碘对比剂可能造成对比剂肾病，需要精细权衡适应证、必要时水化；老年人普遍存在冠状动脉钙化，会影响对冠状动脉狭窄程度判读的准确性，导致该检查的特异性和阳性预测值下降。

四、诊断

慢性稳定型心绞痛的诊断主要依据如下：

1. 年龄、生活方式、高血压、糖尿病、血脂异常、吸烟、肥胖等危险因素的存在支持冠心病缺血性心脏病的诊断。

2. 典型心绞痛症状、劳力时发生、休息或含服硝酸甘油缓解。

3. 除外其他原因所致的非缺血性心脏病。

4. 发作时心电图　以 R 波为主的导联中，ST 段水平型 / 下斜型压低、ST 段延长、T 波平坦、双向或倒置，发作过后数分钟内逐渐恢复；缺血性心律失常。发作不典型者，应反复监测发作时心电图的改变。心电图无改变的患者可考虑作心电图负荷试验，也可行 24 小时的动态心电图连续监测，如心电图出现阳性变化或负荷试验诱致心绞痛发作时亦可确诊。

5. 负荷心肌核素检查与静息时相比，显示心肌灌注减低或缺损。

6. 冠状动脉 CTA 提示冠状动脉管腔 > 50% 狭窄。

7. 选择性冠状动脉造影为评估大或冠状动脉解剖结构和管腔狭窄程度的"金标准"。

五、稳定型心绞痛的临床类型：基于病因和解剖结构

1. 慢性阻塞性冠心病　即大或中冠状动脉粥样硬化斑块、管腔狭窄所致冠心病，典型

心绞痛症状、心电图改变，冠脉 CTA 或冠状动脉造影显示冠脉粥样斑块形成，管腔狭窄 >75%。

2. 慢性非阻塞型冠心病　患者出现典型心绞痛症状，发作时心电图或运动负荷后出现 ST-T 动态变化，或负荷心肌核素检查显示心肌灌注减低或缺损，证明存在心肌缺血和心绞痛；冠脉 CTA 或冠状动脉造影显示冠脉无明显狭窄或轻度狭窄，提示冠脉病变发生于冠脉造影（仅限于显示直径在 200 μm 以上的大或中冠状动脉）不能识别的小血管或微血管水平。冠状微血管结构不同于大或中动脉，内皮功能失调是冠脉微血管病变所致心肌缺血的重要原因，预后比较好。

3. 其他疾病引起的心绞痛　包括冠状动脉先天畸形、冠脉肌桥、严重的主动脉瓣狭窄或关闭不全、风湿性冠状动脉炎、梅毒性主动脉炎引起冠状动脉口狭窄或闭塞、肥厚型心肌病等。

六、鉴别

1. 急性心包炎胸痛与心绞痛鉴别有时很困难，但心包炎患者发病年龄较心绞痛者年轻，深吸气、平卧后胸痛加重，胸痛与体位相关，可闻及心包摩擦音。心电图变化可资鉴别。

2. 消化系统　反流性食管炎、食管动力性疾病、胆道疾病如胆石症、胆囊炎、胆管炎、胃溃疡、胰腺炎等。

3. 胸壁疾病　肋骨炎、肋软骨炎、胸锁关节炎等，局部常有肿胀和压痛。带状疱疹、颈胸部神经根病变如颈椎病、胸椎病等，与颈部、脊椎动作有关。

4. 肺部疾病　肺栓塞、肺动脉高压，伴气短、头晕、右心负荷增加，可做相应检查。肺炎、气胸、胸膜炎，其胸痛常有呼吸运动有关。夜间睡眠呼吸暂停综合征可表现为胸闷、晨起气短、情绪改变等。

5. 精神性疾病　焦虑症、抑郁症、过度换气等。需要注意的是，老年冠心病患者尤其是老年女性合并恐慌、焦虑等精神症状者不在少数，可能两者同时存在，不可因为精神症状的存在而忽略了同时存在心肌缺血的可能。

七、治疗

预防本病主要在于干预高血压、高血脂、糖尿病、吸烟等危险因素，预防动脉粥样硬化的发生和治疗已存在的动脉粥样硬化。

慢性稳定性冠心病的主要治疗目的是预防和控制心绞痛的发作，提高运动耐量和生活质量；减少心血管事件的发生，降低事件所致致残、致死率，改善远期生存和预后。药物治疗是主要措施。

（一）减轻症状、改善缺血的药物治疗

1. 心绞痛发作时的治疗

（1）休息发作时立刻休息，一般患者在停止活动后症状即可消除。

（2）短效硝酸酯制剂可用于预防和中止正在发生的心绞痛症状。硝酸酯类可扩张冠状动脉，降低阻力，增加冠状循环的血流量；还可扩张大静脉，减少静脉回心血量，降低心室容量、心腔内压、心输出量和血压，减低心脏前后负荷和心肌的需氧，从而缓解心绞痛。

硝酸甘油舌下含服或舌下喷雾，0.5 mg/ 片（喷），可连续应用 1~2 次，经口腔黏膜和舌下吸收，不经过肝首过效应，1~2 min 开始起效，约半小时后作用消失。运动前数分钟

应用可减少或避免心绞痛发作。延迟见效或完全无效时提示患者并非患冠心病或为严重的冠心病，也可能所含的药物已失效或未溶解，如属后者可嘱患者轻轻嚼碎后继续含化。不良反应有头晕、头胀痛、头部跳动感、面红、心悸等，偶有血压下降。老年患者切忌反复连续应用 3 次以上，否则容易出现低血压及严重低灌注。硝酸异山梨酯 5～10 mg 舌下含化，2～5 min 起效，作用维持 2～3 h。

（3）β受体阻滞药普通片：美托洛尔 12.5～25 mg 口服，对缓解劳力性心绞痛效果尤为显著。老年人心脏传导系统老化，应用时应注意：基础心率 < 60 次 / 分或心电图显示长 P-R 间期综合征（P-R 间期 > 300 ms）或二度及以上房室传导阻滞应慎用。

2. 缓解期治疗 避免已知心绞痛诱因，如快走、寒冷时外出、用力排便、饱食、暴怒、大量吸烟等。与年轻患者不同，老年人由于其生活方式的特点，活动量较少，便秘为普遍存在的问题，用力排便为心绞痛的常见诱因，应注意保持大便通畅，保持适当的体力活动，但以不致诱发胸痛症状为度。鼓励保持日常生活规律，不建议长期卧床。

目前减轻症状及改善缺血的主要药物包括三类：β受体阻滞药、硝酸酯类和钙拮抗药。

（1）β受体阻滞药：只要无禁忌证，β受体阻滞药应作为稳定型心绞痛的初始治疗药物。主要通过减慢心率、降低血压，减低心肌收缩力来减少氧耗量；同时心率的下降可延长心脏舒张期，增加冠脉灌注，增加心肌供氧，从而缓解心绞痛的发作。此外，还减低运动时血流动力的反应，使在同一运动量水平上心肌氧耗量减少；更多的血液通过极度扩张的侧支循环流入缺血区。

目前常用的制剂是美托洛尔 25～50 mg，每日两到三次；琥珀酸美托洛尔缓释片 47.5～190 mg，每日一次；比索洛尔 2.5～5 mg，每日一次。

应用本药应注意：严重心动过缓、二度或以上房室传导阻滞、窦房结功能紊乱、有明显支气管痉挛或支气管哮喘者禁用。停用本药时应逐步减量，如长期应用，突然停药可导致反跳性心动过速，可能诱发心肌缺血和心肌梗死。慢性肺心病患者可小心使用高度选择性 β_1 受体阻滞药。没有固定狭窄的冠状动脉痉挛所致缺血，如变异型心绞痛，不宜应用β受体阻滞药，此时钙拮抗药是首选药物。

（2）硝酸酯类药物：为内皮依赖性血管扩张药，能减少心肌需氧和改善心肌灌注，从而改善心绞痛症状。硝酸酯类会反射性增加交感张力、促心率加快，因此常联合负性心率药物如β受体阻滞药或非二氢吡啶类钙拮抗药。联合用药的抗心绞痛作用优于单独用药。

硝酸异山梨酯 5～20 mg 口服每日三到四次；硝酸异山梨酯缓释片 20 mg，每日两次；单硝酸异山梨酯缓释片 40～60 mg 每日一次口服。

注意，每天用药应给予 8～12 h 无药期，以避免耐药性的发生。严重主动脉瓣狭窄或梗阻性肥厚型心肌病引起的心绞痛不宜用硝酸酯类药物，因可减少左室搏出量、增加流出道梗阻，造成晕厥。

（3）钙拮抗药：钙拮抗药通过改善冠脉血流和减少心肌耗氧起到缓解心绞痛的作用，对变异型心绞痛或以冠脉痉挛为主的心绞痛为一线药物。二氢吡啶类和非二氢吡啶类钙拮抗药同样有效。二氢吡啶类可能导致反射性心动过速，与β受体阻滞药联用可减轻这一不良反应。非二氢吡啶类药物地尔硫䓬和维拉帕米的负性传导和负性肌力效应较强，可作为对β受体阻滞药禁忌哮喘患者的替代治疗，常用于伴有心房颤动和心房扑动的心绞痛患者，但注意不宜用于已有严重心动过缓、高度房室传导阻滞和病态窦房结综合征的患者（表 5-3）。

表 5-3　临床常用钙拮抗药剂量

药品名称	常用剂量	服用方法
硝苯地平控释片	30 ~ 60 mg	每日 1 次口服
氨氯地平	5 ~ 10 mg	每日 1 次口服
非洛地平	5 ~ 10 mg	每日 1 次口服
尼卡地平	40 mg	每日 2 次口服
贝尼地平	2 ~ 8 mg	每日 1 次口服
地尔硫䓬普通片	30 ~ 90 mg	每日 3 次口服
地尔硫卓缓释胶囊	90 ~ 180 mg	每日 1 次口服
维拉帕米普通片	40 ~ 80 mg	每日 1 次口服
维拉帕米缓释片	120 ~ 240 mg	每日 1 次口服

（4）其他治疗药物：曲美他嗪可通过调节心肌能源底物，移植脂肪酸氧化，优化心肌能量代谢，改善心肌缺血和左室功能，缓解心绞痛，可与 β 受体阻滞药等抗心肌缺血药物联用，常用剂量为 20 mg 每日三次。尼可地尔是一种钾通道开放剂，与硝酸酯类药物有相似药理特性，常用剂量为 2 mg 每日三次。

（二）改善远期预后的药物治疗

1. 阿司匹林　可降低心肌梗死、脑卒中等血栓性心血管事件的发生率和死亡风险，剂量为每天 75 ~ 150 mg。主要不良反应为胃肠道出血或对阿司匹林过敏。不能耐受阿司匹林者可改用氯吡格雷 75 mg 每日一次作为替代治疗。

2. 氯吡格雷　通过选择性不可逆的抑制血小板 ADP 受体而阻断 ADP 依赖激活的 GP Ⅱ b/Ⅲ a 复合物，有效减少 ADP 介导的血小板激活和聚集。主要用于支架植入以后及阿司匹林有禁忌证的患者。该药起效快，顿服 300 mg 后 2 h 即能达到有效血药浓度。常用维持剂量为 75 mg 每日一次。

3. β 受体阻滞药　心肌梗死后患者长期接受 β 受体阻滞药二级预防治疗，可降低相对死亡率。β 受体阻滞药的使用剂量应个体化，从较小剂量开始逐渐增加到最大耐受量，以静息心率不低于每分钟 50 次为限。

4. 调脂治疗　冠状动脉粥样硬化最重要的危险因素是低密度脂蛋白胆固醇（LDL-C）。他汀类药物能有效降低总胆固醇（TC）和 LDL-C，延缓和逆转斑块进展，使斑块稳定和抗炎，降低心血管事件发生率。中危患者使用他汀类药的 LDL-C 目标为 < 3.4 mmol/L，高危患者为 < 2.6 mmol/L，极高危患者为 < 2.0 mmol/L。合并高甘油三酯（TG）血症患者可考虑联合服用贝特类药物（非诺贝特）或烟酸。

他汀类药物的主要不良反应是肝损害和肌病，部分患者可出现肌肉酸痛、乏力等不适。老年患者合并多种疾病，需要注意他汀类和其他药物之间的相互作用，更应注意监测药物的安全性。洛伐他汀也可用于高龄冠心病患者的降胆固醇治疗（表 5-4）。

表 5-4　临床常用他汀类药物

药品名称	常用剂量	服用方法
氟伐他汀	40～80 mg	每晚 1 次口服
洛伐他汀	25～50 mg	每晚 1 次口服
辛伐他汀	20～40 mg	每晚 1 次口服
普伐他汀	20～40 mg	每晚 1 次口服
阿托伐他汀	10～40 mg	每晚 1 次口服
瑞舒伐他汀	5～20 mg	每晚 1 次口服

5. 血管紧张素转化酶抑制药（ACEI）　合并高血压、左室肥厚、左心室收缩功能不全、心肌梗死后、糖尿病的患者应使用 ACEI。所有冠心病患者均能从 ACEI 治疗中获益，高危患者获益大于低危患者（表 5-5）。

表 5-5　常用 ACEI 类药物

药品名称	每日剂量	服用方法
卡托普利	12.5～50 mg	每天 3 次口服
依那普利	5～10 mg	每天 2 次口服
培哚普利	4～8 mg	每天 1 次口服
雷米普利	5～10 mg	每天 1 次口服
贝那普利	10～20 mg	每天 1 次口服
福辛普利	10～40 mg	每天 1 次口服

（三）冠状动脉造影和冠状动脉血运重建治疗

冠状动脉造影仍是稳定性冠心病诊断的"金标准"。患者高龄是增加冠状动脉造影的风险因素，但对其而言仍是安全的检查。老年人肾功能减退，且经常合并用药如二甲双胍等，在造影围术期应该注意水化和监测肾功能。高龄老年人血管并发症较多、出血风险增加、反应较迟钝、有手术并发症不易察觉，应在术后予以足够关注。

稳定型心绞痛患者在药物治疗基础上进行血运重建指征：①药物治疗不能成功控制症状使患者满意；②无创检查提示较大面积心肌存在风险；③手术成功率高，而相关并发症和死亡率在可接受范围内；④与药物治疗相比患者倾向于选择血运重建，并已向患者告知治疗可能出现的相关风险。

九、预后

稳定型心绞痛患者大多数能生存很多年，但部分患者可发生斑块不稳定、急性心肌梗死或猝死。有室性心律失常或传导阻滞者预后较差，但决定预后的主要因素为冠状动脉病变范围和心功能。左冠状动脉主干病变最为严重，此后依次为三、二支与一支病变。前降支病变一般较其他两大支严重。据左心室造影、超声心动图检查或放射性核素心室腔显影所示射血分数降低和室壁运动障碍也有预后意义。心电图运动试验中 ST 段压低 > 3 mm 而发生于低运动量和心率每分钟不到 120 次时，或伴有血压下降者，常提示三支或左主干病变引起的严重心肌缺血。

典型病例

患者女性，69岁，因"发作性胸痛20天"入院。患者入院前20天起快于正常步速行走、上3~4楼时出现胸骨后烧灼样疼痛，范围手掌大小，向背部放射，伴左上肢麻木感，持续3~5 min，停下休息可自行缓解。无出汗、反酸、恶心等。20天以来上述症状反复发作，安静休息及轻微体力活动时无发作。既往史：20年前发现血压增高，最高达160/90 mmHg，未予诊治。发现2型糖尿病病5年，目前口服降糖药治疗。不吸烟，家人经常在室内吸烟。家族史：母亲死于"心肌梗死"。入院查体：BP 140/70 mmHg，神清，双肺呼吸音清，无干湿罗音，心界不大，心率：83次/分，律齐，各瓣膜听诊区未闻及病理性杂音，腹平软，无压痛、反跳痛，双下肢不肿。血清TC 7.09 mmol/L，LDL-C 4.9 mmol/L，HbA1c 7.0%，血肌酐66.7 μmol/L（图5-5，图5-6）。

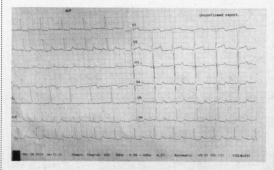

图5-5 胸痛发作时心电图
窦性心律，Ⅱ、Ⅲ、aVF、V_4~V_6导联ST段下斜型
压低0.05~0.1 mV

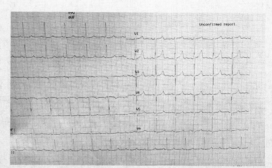

图5-6 胸痛缓解时心电图

诊断：冠状动脉粥样硬化性心脏病，初发劳力性心绞痛，心功能Ⅰ级（NYHA分级）；高血压2级（很高危）；2型糖尿病；血脂异常。

治疗：阿司匹林100 mg每天一次口服；琥珀酸美托洛尔47.5 mg每天一次口服；单硝酸异山梨酯缓释片60 mg每天一次口服；培哚普利4 mg每天一次口服；阿托伐他汀20 mg每天一次口服。

不稳定型心绞痛和非ST段抬高性心肌梗死

不稳定型心绞痛（unstable angina，UA）和非ST段抬高性心肌梗死（non-ST elevation myocardial infarction，NSTEMI）统称为非ST段抬高性急性冠状动脉综合征（ACS），是老年患者急性缺血性心脏病的主要病因，往往伴有严重的冠状动脉阻塞。与ST段抬高性心肌梗死（STEMI）不同的是，UA/NSTEMI没有发生关键冠状动脉的完全闭塞和透壁、大块心肌坏死，因此心电图上没有表现出ST段抬高，而只是缺血改变。但UA/NSTEMI患者由于其冠脉斑块的不稳定性和急性血栓形成，可发生主要冠状动脉的快速完全闭塞，从而进展为 STEMI。因此，与慢性稳定型心绞痛不同，UA/NSTEMI 病情发展常难以预料，是需要医生警惕和做出快速反应的不稳定临床情况。老年患者急性冠脉综合征的发病机制与其他年龄组无区别，但冠状动脉常呈现多支血管多部位弥漫病变的特点，尤其是老年女性，血管较为纤细、病变较弥漫，临床表现为 UA/NSTEMI 比例较高，其危险程度较高，应使患者处于医生的监控之下，疼痛发作频繁或持续不缓解及高危组的患者应立即住院。

一、发病机制

与稳定型劳力性心绞痛不同，UA/NSTEMI 的发生主要基于冠状动脉易损斑块，它是指那些不稳定性和有血栓形成倾向的斑块。斑块不稳定造成一系列病理生理过程：斑块纤维帽出现裂隙、斑块破裂、糜烂，斑块内出血；炎症因子激活；血小板聚集形成血栓，及（或）刺激冠状动脉痉挛；局部心肌血流量明显下降，导致缺血性心绞痛。因此，一个完整的 UA/NSTEMI 事件，其病理生理过程可分为三个阶段：①不稳定斑块的进展乃至破裂；②急性缺血事件；③急性事件后再发冠状动脉事件的长期危险依然存在。UA/NSTEMI 中的急性缺血可以由心肌氧耗增加引起（如贫血、心动过速、高血压等），更多情况下是由供氧量减少（富含血小板的血栓引起冠状动脉内径狭窄或冠脉痉挛）引起，或两者兼而有之。

二、临床表现

（一）胸痛特点

当发生 ACS 时，老年患者出现典型心绞痛症状的比例低于其他年龄的患者，许多老年、高龄患者不能明确自己是否感到胸痛，甚至无胸痛表现，仅表现为乏力、疲劳、出汗、食欲差、恶心、头晕、嗜睡等症状，甚至一开始即表现为低血压、心律失常、急性肺水肿、休克等。老年人常合并其他系统的疾病，如肩关节痛、胸壁痛、上消化道疾病、肺炎等，造成症状的混淆和干扰。

UA/NSTEMI 根据胸痛特点和临床症状分为以下几个临床类型：

1. 静息心绞痛　休息或最小活动量（如穿衣、叠被、刷牙等）时发生缺血性心脏病，持续时间在 15~20 min 以上。

2. 新发心绞痛：新近 2 月内发生的缺血性心脏病，因较轻负荷引起，严重程度达到 CCSC 分级 Ⅲ 级。

3. 恶化劳力性心绞痛　以往有缺血性心脏病，近期内程度明显加重（CCSC 分级增加 Ⅰ 级以上或达到 Ⅲ 级）、时间明显延长、较前明显频繁。

4. 变异型心绞痛　主要由于冠状动脉痉挛所引起的静息心绞痛，可出现 ST 段抬高。

5. 急性心肌梗死后心绞痛　急性心肌梗死后 24 小时至 1 个月内反复发作缺血性心脏病。

6. 较严重、持续不缓解、反复频繁发作缺血性心脏病的患者，查血清心肌标志物　肌钙蛋白 I 或 T（TnI，TnT）肌酸激酶同工酶（CK-MB），如有升高，则可诊断 NSTEMI。

（二）体征

大部分 UA/NSTEMI 可无明显体征。高危患者心肌缺血引起的心功能不全可有新出现的肺部啰音或原有啰音增加，出现第三心音（S_3）、心动过缓或心动过速，以及新出现二尖瓣关闭不全等体征。

（三）心电图表现

症状发作时心电图 ST-T 改变是确定 UA/NSTEMI 诊断和分类、判断预后的主要依据。老年患者多数在发病时心电图变化与其他年龄组相似，但部分患者合并有器质性或非器质性室内传导阻滞，从而掩盖了 ST-T 的变化；由于合并慢性代谢性疾病和用药等因素，电解质尤其是血钾、血钙水平异常，造成心电图异常表现，应注意鉴别。大部分患者胸痛发作时心电图可出现 2 个或更多的相邻导联 ST 段下移≥0.1 mV。静息状态下胸痛发作时记录到一过性 ST 段改变，症状缓解后 ST 段缺血症状改善，或者发作时倒置 T 波呈伪性改善（假性正常化），发作后恢复原倒置状态更具有诊断价值，提示急性心肌缺血，并高度提示可能是严重冠状动脉疾病。发作时心电图显示胸前导联对称的 T 波深倒置并呈动态改变，多提示前降支严重狭窄。心肌缺血发作时偶有一过性束支阻滞。持续性 ST 段抬高是心肌梗死心电图特征性改变。变异型心绞痛 ST 段常呈一过性抬高。心电图正常并不能排除 UA/NSTEMI 的可能性。NSTEMI 的心电图 ST 段压低和 T 波倒置比 UA 更明显和持久，并有系列演变过程，如 T 波倒置逐渐加深，再逐渐变浅，部分还会出现异常 Q 波。两者鉴别除了心电图外，还要根据胸痛症状以及是否检测到血中心肌损伤标志物。

（四）心肌损伤标志物检查

心肌损伤标志物（cTnI，cTnT，CK-MB）可以帮助诊断 NSTEMI，并且提供有价值的预后信息。心肌损伤标志物水平与预后密切相关。

三、诊断

老年患者发生 UA/NSTEMI 时，典型症状比例低于年轻患者。诊断应根据胸痛发作的性质、特点、体征、心电图改变，以及冠心病危险因素等，结合临床综合判断，以提高诊断的准确性。发作时心电图 ST 段抬高和压低的动态变化最具诊断价值，应及时记录发作时和症状缓解后的心电图，动态 ST 段水平型或下斜型压低≥1 mm 或 ST 段抬高（肢体导联≥1 mm，胸导联≥2 mm）有诊断意义。UA/NSTEMI 急性期应避免做任何形式的负荷试验，这些检查宜放在病情稳定后进行。

四、危险分层

UA/NSTEMI 患者的危险分层见表 5-6。

表 5-6 UA/NSTEMI 患者的危险分层

组别	心绞痛类型	发作时 ST 段压低幅度	持续时间	TnI/TnT
低危	初发、恶化劳力型、无静息发作	≤1 mm	< 20 min	正常
中危	A：1 个月内出现的静息心绞痛，48 h 内无发作（多由劳力性心绞痛进展而来） B：梗死后心绞痛	>1 mm	< 20 min	正常或轻度升高
高危	A：48 h 内反复发作静息心绞痛 B：梗死后心绞痛	>1 mm	> 20 min	升高

注：①陈旧性心肌梗死患者其危险度分层上调一级，若心绞痛是由非梗死区缺血所致时，应视为高危险组；②左心室射血分数（LVEF）< 40%，应视为高危险组；③若心绞痛发作时并发左心功能不全、二尖瓣反流、严重心律失常或低血压（SBP≤90 mmHg），应视为高危险组；④当横向指标不一致时，按危险度高的指标归类。例如：心绞痛类型为低危险组，但心绞痛发作时 ST 段压低 >1 mm，应归入中危险组。

五、冠状动脉造影检查

UA 患者具有以下情况时应视为冠状动脉造影的强适应证：①近期内心绞痛反复发作，胸痛持续时间较长，药物治疗效果不满意者可考虑及时行冠状动脉造影，以决定是否急诊介入性治疗或急诊冠状动脉旁路移植术（CABG）。②原有劳力性心绞痛近期内突然出现休息时频繁发作者。③近期活动耐量明显减低，特别是低于 Bruce Ⅱ 级或 4METs 者。④梗死后心绞痛。⑤原有陈旧性心肌梗死，近期出现由非梗死区缺血所致的劳力性心绞痛。⑥严重心律失常、LVEF < 40% 或充血性心力衰竭。

通常 UA/NSTEMI 患者有下列情况时应尽早行冠状动脉造影检查：① UA/NSTEMI 患者伴明显血流动力学不稳定；②尽管采用充分的药物治疗，心肌缺血症状反复出现；③临床表现高危，如与缺血有关的充血性心力衰竭或恶性室性心律失常；④心肌梗死或心肌缺血面积较大，无创性检查显示左心功能障碍，左室射血分数（LVEF）< 35%；⑤做过 PCI 或 CABG 又再发心肌缺血者。

对血流动力学极不稳定的患者（肺水肿、低血压、致命性恶性心律失常）推荐在 IABP 支持下进行冠状动脉造影，并限制冠状动脉内多次注入造影剂，也不进行左室造影，以免血流动力学状态恶化，其左室功能可由超声心动图评价。除对造影剂有过敏的患者外，其他患者一般无须特殊预防措施。就冠状动脉造影而言，一般无绝对禁忌证。

六、治疗

（一）一般处理

卧床休息，24 h 心电监测。有呼吸困难、发绀者应给氧吸入，维持血氧饱和度达到 90% 以上，烦躁不安、剧烈疼痛者可给以吗啡 5 ~ 10 mg，皮下注射。如有必要应重复检测心肌坏死标志物。

（二）药物治疗

1. 缓解疼痛　心绞痛发作时应含服硝酸甘油，初次含硝酸甘油的患者以先含 1 片为宜，对于已有含服经验的患者，心绞痛症状严重时也可 1 次含服 2 片。如疼痛不缓解，3 ~ 5 min 之内追加一次，若连续含硝酸甘油 3 ~ 4 片仍不能控制疼痛症状，需应用强镇痛剂以缓解疼痛，并随即采用硝酸甘油或硝酸异山梨酯静脉滴注，硝酸甘油的剂量以 5 μg/min 开始，以后每 5 ~ 10 min 增加 5 μg/min，直至症状缓解或收缩压降低 10 mmHg，最高剂量一般不超过 100 μg/min，一旦患者出现头痛或血压降低（SBP < 90 mmHg）应迅速减少静脉滴注的剂量。维持静脉滴注的剂量以 10 ~ 30 μg/min 为宜。对于中危和高危险组的患者，硝酸甘油持续静脉滴注 24 ~ 48 h 即可，以免产生耐药性而降低疗效。

常用的口服硝酸酯类药物为硝酸异山梨酯和单硝酸异山梨酯。硝酸异山梨酯作用的持续时间为 4 ~ 5 h，每天 3 ~ 4 次，对劳力性心绞痛患者应集中在白天给药。单硝酸异山梨酯可采用每天 2 次给药。若白天和夜间或清晨均有心绞痛发作者，硝酸异山梨酯可每 6 h 给药一次，但宜短期治疗以避免耐药性。对于频繁发作的 UA 患者口服硝酸异山梨酯短效药物的疗效常优于服用单硝酸酯类的长效药物。硝酸异山梨酯的使用剂量可以从每次 10 mg 开始，当症状控制不满意时可逐渐加大剂量，一般不超过每次 40 mg，只要患者心绞痛发作时口含硝酸甘油有效，即是增加硝酸异山梨酯剂量的指征，若患者反复口含硝酸甘油不能缓解症状，常提示患者有极为严重的冠状动脉阻塞病变。

硝酸酯类制剂静脉滴注疗效不佳或不能应用 β 受体阻滞药者，可用非二氢吡啶类钙拮抗药，如地尔硫䓬静脉滴注 1 ~ 5 μg/（kg·min），用于控制心室率、减弱心肌收缩力、减少心肌氧耗。

治疗变异型心绞痛可应用钙通道阻滞药（二氢吡啶类或非二氢吡啶类）。如血压耐受，建议联合硝酸酯类药物。停用本类药时也宜逐渐减量然后停服，以免诱发冠状动脉痉挛。

2. 双联抗血小板治疗 UA/NSTEMI 进展和恶化的核心病理基础是以血小板聚集为主要成分的白色血栓形成。无论是否行 PCI 治疗，均应予阿司匹林联合氯吡格雷或替格瑞洛双联抗血小板治疗 12 个月，使用方法为负荷加维持量。如能耐受，阿司匹林应每天 100 mg 长期维持。老年人服用阿司匹林出血风险增加，可适当减量使用，并加用质子泵抑制剂以减少消化道出血的发生。氯吡格雷剂量为 300 mg 负荷量之后继以每天 75 mg。替格瑞洛剂量 180 mg 负荷量继之以 90 mg 每天 2 次。超过 75 岁高龄老年患者不给予负荷量。对于无禁忌证的 UA/NSTEMI 疑诊患者，不考虑年龄因素，开始起始剂量阿司匹林治疗。抗凝治疗：中、高危患者可给予皮下低分子量肝素（尤其是依诺肝素）抗凝治疗。老年患者应用低分子量肝素，与肝素相比，在降低 UA 患者的心脏事件发生方面有更优或至少相同的疗效，且无须血凝监测，停药无反跳，使用方便，故可采用低分子量肝素替代普通肝素。

3. 他汀类降脂药物 目前已有较多的证据（PROVE IT、AtoZ、MIRACL 等）显示，在急性冠脉综合征早期给予他汀类药物，可以改善预后，降低终点事件，这可能和他汀类药物抗炎症及稳定斑块作用有关。因此 UA/NSTEMI 患者应在 24 h 内检查血脂，在出院前尽早给予他汀类药物，首选强效他汀阿托伐他汀和瑞舒伐他汀。

4. β 受体阻滞药 对老年 UA/NSTEMI 患者控制心绞痛症状以及改善近、远期预后均有获益，尤其是合并左心室功能不全者，除有禁忌证（肺水肿、未稳定的左心衰竭、支气管哮喘、低血压（SBP≤90 mmHg、严重窦性心动过缓或二、三度房室传导阻滞等），主张常规服用。首选具有心脏选择性的药物，如美托洛尔和比索洛尔等。除少数症状严重者可采用静脉推注 β 受体阻滞药外，一般主张直接口服给药。剂量应个体化，根据症状、心率及血压情况调整剂量。美托洛尔常用剂量为 25～50 mg 每日 2～3 次，比索洛尔常用剂量为 5～10 mg 每日 1 次，不伴有劳力性心绞痛的变异型心绞痛不主张使用。

5. 钙拮抗药 主要用于控制缺血性心脏病发作，在变异型心绞痛患者为首选治疗用药。当患者由于支气管哮喘等疾病禁用 β 受体阻滞药时，非二氢吡啶类钙拮抗剂可用于替代 β 受体阻滞药，起到减慢心率、减弱心肌收缩、减少心肌耗氧的作用。左室功能不全和充血性心衰的患者，应尽量避免使用非二氢吡啶类钙拮抗药。

对于一些心绞痛反复发作、心室率控制不佳的患者，可试用地尔硫䓬短期静脉滴注，使用方法为 5～15 μg/（kg·min），可持续静滴 24～48 h，在静滴过程中需密切观察心率、血压的变化，如静息心率低于 50 次/min，应减少剂量或停用。

（三）UA/NSTEMI 的介入治疗

1. 患者具备以下一项极高危标准，推荐发病 2 h 内行介入治疗 血流动力学不稳定或心源性休克；药物难治性胸痛复发或持续性胸痛；危及生命的心律失常或心搏骤停；心肌梗死机械性并发症；急性心衰伴顽固性心绞痛或 ST 段下移；ST 段或 T 波重复性动态演变，尤其是伴有间歇性 ST 段抬高。

2. 患者具备以下一项高危标准，推荐发病早期（24 h 内）介入治疗 与心梗对应的肌钙蛋白升高或降低；ST 段或 T 波动态演变（有症状或无症状）；GRACE 评分 > 140。

3. 患者至少具备以下一项中危标准，推荐发病 72 h 内行介入治疗 患有糖尿病；肾功能不全 [eGFR < 60 mL/（min·1.73 m^2）]；LVEF < 40% 或充血性心力衰竭；早期心肌梗死后心绞痛；最近行 PCI；之前行冠脉旁路移植手术；109 < GRACE 评分 < 140，或者非侵入性检查时复发心绞痛或缺血。

典型病例

患者男性，72岁，主因"间断胸闷、胸痛2年，加重3天"收入院。2年前患者劳累后出现胸前区憋闷伴胸痛，可忍受，休息5 min左右可缓解，曾就诊于当地医院诊断为"冠状动脉粥样硬化性心脏病"，予中成药治疗（具体不详），仍间断于活动、情绪激动后出现上述症状。3天前起患者于休息时反复出现胸痛，位于胸骨后，疼痛剧烈，向左肩部放射，伴头晕、出汗，无黑矇、腹痛、呕吐、发热。今日发作2次，均为上午，每次持续10余分钟。半小时前来我院急诊查心电图（图6-7）。

既往史：高血压病史18年，血压最高180/110 mmHg，口服硝苯地平控释片30 mg每日一次。每天吸烟40支持续40余年。

体格检查：体温35.8℃，脉搏67次/min，呼吸20次/min，血压134/72 mmHg，颈静脉无怒张，双肺呼吸音清，双肺底可闻及少量湿啰音。心界不大，心率98次/min，律齐，各瓣膜区未闻及病理性杂音，双下肢无水肿。入院后查TNI2.8ng/mL。

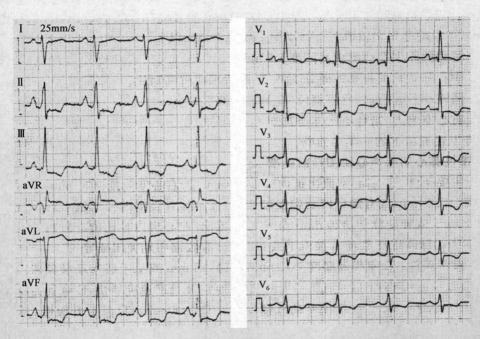

图6-7 入院时心电图

窦律，Ⅱ、Ⅲ、aVF、$V_1 \sim V_6$导联ST段下斜型压低0.1～0.2 mV，
aVR导联ST段抬高0.1 mV。

入院诊断：冠状动脉粥样硬化性心脏病，急性非ST段抬高性心肌梗死，心功能Ⅱ级（Killip分级），高血压3级。

治疗：入院后2 h行冠状动脉造影示：左主干未见狭窄，前降支近段95%狭窄，TIMI血流3级，旋支中段90%狭窄，TIMI血流3级，右冠状动脉散在斑块。同期前降支行PCI治疗，择期于旋支行PCI治疗。症状缓解，TnI回落至阴性。

长期用药：每天1次服用阿司匹林100 mg，氯吡格雷75 mg，比索洛尔5 mg，单硝酸异山梨酯缓释片60 mg，培哚普利4 mg，阿托伐他汀20 mg。

急性ST段抬高性心肌梗死

急性心肌梗死（acute myocardial infarction，AMI）是心肌的急性缺血性坏死。在冠状动脉病变的基础上，发生冠状动脉血供急剧减少或中断，使该冠状动脉所供应血液的心肌发生严重而持久地急性缺血，导致心肌坏死。临床表现为持续时间较长（通常 > 30 min）或反复的剧烈胸痛、心肌标志物升高和心电图的动态演变，根据 12 导联心电图，可以将AMI 分为有 ST 段抬高（ST 段抬高性心肌梗死，STEMI）和无 ST 段抬高（非 ST 段抬高性心肌梗死，NSTEMI）。急性心肌梗死常见并发症为心律失常、急性心力衰竭、室壁瘤形成等，约三分之一 STEMI 是致死性的，其中约一半在起病后 1 h 内死于恶性心律失常，老年患者更容易发生心力衰竭、急性肺水肿、心源性休克、多器官功能衰竭，死亡率更高。STEMI 的主要治疗原则是及早开通罪犯血管、保存存活心肌、保存心功能、治疗严重并发症和预防猝死、改善远期预后。

一、发病机制和诱因

（一）发病机制

急性心肌梗死发生的最常见病因是冠状动脉粥样硬化斑块破裂、溃疡，继发出血和急性血栓形成，加之冠脉痉挛因素的参与，造成一支或多支冠状动脉管腔闭塞，而侧支循环未充分建立，从而发生该冠状动脉所对应区域的心肌供血急剧减少或中断，使心肌严重而持久地急性缺血达 1 h 以上，发生心肌坏死。

（二）促使斑块破裂出血及血栓形成的诱因

1. 清晨、上午交感张力增加，心肌收缩力、心率、血压增高，对冠状动脉内皮的剪切力增加，造成斑块容易破裂。

2. 饱餐特别是进食多量脂肪后，血液中胆固醇含量急剧升高，斑块内脂质含量增多，斑块不稳定。

3. 剧烈运动（尤其是等长运动）、情绪激动、血压剧升或用力排便（Valsava 动作）时，致左心室负荷明显加重。

4. 休克、脱水、出血、外科手术或严重心律失常等，致心输出量骤降，冠状动脉灌流量锐减。

（三）主要心脏病理损害

冠状动脉急性闭塞后 20 ~ 30 min，即开始了急性心肌梗死的病理过程，1 ~ 2 h 之间绝大部分心肌呈凝固性坏死，炎症细胞浸润，肉芽组织形成。1 ~ 2 周起纤维组织逐渐替代原有的心肌组织化，在 6 ~ 8 周形成瘢痕，称为陈旧性心肌梗死（OMI）。

大块心肌梗死累及心室壁的全层或大部分者常见，造成心肌收缩力减低、心室顺应性减低、室壁运动不协调。心肌梗死对心脏功能影响的严重程度取决于梗死的部位、程度和范围，大块心肌坏死可造成左室泵功能损失、心搏量和心输出量下降，心率增快或心律失常，动脉血压下降，重要脏器灌注不足等。

心肌坏死时可形成心室附壁血栓，也可波及心包引起心包炎症。在心腔内压力和血流动力学的作用下，坏死心壁向外膨出，可产生心脏破裂（心室游离壁破裂、心室间隔穿孔或乳头肌断裂），或逐渐形成室壁瘤。这些是急性心肌梗死的主要严重并发症。

作为 STEMI 的后果，左心室的容积、形态和厚度发生变化，梗死心肌节段变薄、无梗死的心肌节段变厚，总称心室重塑（remodeling），对心室的收缩效应及电活动均有长期影响，及时开通梗死相关血管可减少梗死区膨出和心室扩大的危险。

二、临床表现

（一）症状

1. **先兆症状**　发病前数日有胸部不适、活动耐量下降，类似于典型心绞痛症状，但通常发生于小于平时活动量或静息时，较频繁，持续时间较长，以初发心绞痛和恶化劳力性心绞痛更常见。老年人常伴心悸、气短等症状，出现食欲下降及烦躁、紧张等情绪变化，夜间睡眠不佳，部分老年患者有夜间卧位呼吸困难、全身乏力、"力气用尽"等感觉。

2. **疼痛的性质**　STEMI 有明显的昼夜周期性，上午 6 时至中午 12 时为高发时段，老年患者经常白天发病而出于恐惧、疼痛持续不缓解或反复发作而夜间就诊。诱因多不明显，常发生于休息时，程度较重，持续时间较长，可达数小时或更长，休息和含用硝酸甘油片多不能缓解，或短暂缓解后反复发作。疼痛部位通常位于胸骨后，常向前胸两侧传播，尤以左侧为主，可向左肩背部、左臂、左手尺侧、颈部、下颌、左中上腹部放射。老年人常以剑突下、上腹部不适起病，伴恶心、呕吐，误以为"胃病"而延误治疗。胸痛性质和心绞痛相同，常被描述为窒息感、压榨样、闷痛、烧灼痛，也有刺痛和刀割样痛。老年患者出现典型心绞痛症状的比例低于非老年患者。由于本身疼痛阈值的变化、合并糖尿病等影响内脏感觉神经、因全身多种原因疼痛服用非甾体消炎药等原因，以及其他系统慢性疾病的干扰，使老年患者不能确定是否发生了心绞痛，甚至发生无症状性心肌梗死。与年轻患者相比较，老年患者更容易表现为烦躁不安、出汗、恐惧，或有濒死感；部分患者无疼痛，一开始即表现为休克或急性心力衰竭。

3. **心律失常和猝死可为首发症状**　心律失常多发生在起病 1～2 天内，以 24 h 内最多见，可出现乏力、头晕、晕厥等症状。以室性心律失常最多，尤其是室性期前收缩，成对、多形性、多源性室性期前收缩、短阵室性心动过速，RonT，常为心室颤动的先兆。室颤是急性心肌梗死早期、特别是入院前的主要死亡原因。房室传导阻滞和束支传导阻滞也较多见，心房颤动多发生在心力衰竭者中。前壁心肌梗死如发生房室传导阻滞表明梗死范围广泛、情况严重。

4. **心力衰竭、低血压和休克**　老年 STEMI 患者更容易发生心脏泵功能衰竭，甚至一开始即表现为急性左心衰竭。大块心肌梗死所致急性心脏泵功能衰竭多在起病 72 h 内发生，后期发生的心衰为梗死后心脏舒缩力显著减弱或不协调所致。出现呼吸困难、咳嗽、发绀、烦躁等症状，心率增快，肺部可闻及啰音。严重者可发生肺水肿，随后可发生颈静脉怒张、肝大、水肿等右心衰竭表现。低血压常见，但未必是休克。如收缩压仍低于 80 mmHg，有乏力、烦躁不安、面色苍白、皮肤湿冷、脉细而快、大汗淋漓、尿量减少（<20 mL/h）、反应迟钝等低灌注表现，甚至晕厥者，则为休克表现。主要是左心室大块心梗所引起的心输出量急剧下降、心脏泵功能衰竭，导致心源性休克。右心室心肌梗死者可一开始即出现右心衰竭表现，可造成相对容量不足所致低血压。

5. **其他症状**　全身症状有发热、心动过速、白细胞增高和红细胞沉降率增快等，由坏死物质吸收所引起。一般在疼痛发生后 24～48 h 出现，程度与梗死范围常呈正相关，体温一般在 38℃左右，很少超过 39℃，持续约一周。

（二）体征

1. **STEMI 患者常显得焦虑、痛苦**　与心绞痛不同的是，由于疼痛严重、持续，患者常坐立不安，来回走动、抓紧胸部，试图找到能令自己缓解痛苦的体位。老年人可表现为虚弱和淡漠。并发左心衰竭的患者常有苍白、冷汗、取坐位或支撑在床上。

2. 心率多增快 最常见为心率快而规则（窦性心动过速 90～120 次/min），可有不规则的心动过速，老年人心房颤动较多；也可有明显心动过缓。心尖区第一心音减弱；可出现第四心音（心房性）奔马律，少数有第三心音（心室性）奔马律。部分患者在起病第 2～3 天出现心包摩擦音，为反应性纤维性心包炎所致；心尖区可出现粗糙的收缩期杂音或伴收缩中晚期喀喇音，为二尖瓣乳头肌功能失调或断裂所致；可有各种心律失常，在症状出现的 4 h 内，95% 以上患者有期前收缩。

3. 血压 无并发症的 STEMI 患者多数血压正常，部分患者最初数小时由于疼痛、焦虑等引起交感兴奋，血压可升高。大面积心梗尤其是前壁心肌梗死的患者，心搏量的降低可引起收缩压和脉压下降。起病前有高血压者，血压可降至正常；起病前无高血压者，血压可降至正常以下，且可能不再恢复到起病前的水平。

急性心肌梗死引起的心力衰竭称为泵衰竭，老年人心力衰竭和心源性休克的发生率明显增高，85 岁以上老年人心源性休克的发生率是其他人群的 6 倍。根据患者体征，用 Killip 分级法评估心功能（表 5-7）。

表 5-7 Killip 心功能分级法

分级	症状与体征
Ⅰ级	无明显心力衰竭
Ⅱ级	有左心衰竭，肺部啰音 < 50% 肺野，奔马律，窦性心动过速
	或其他心律失常，静脉压升高，有肺淤血的 X 线表现
Ⅲ级	肺部啰音 > 50% 肺野，可出现急性肺水肿
Ⅳ级	心源性休克，有不同阶段和程度的血流动力学障碍

（三）常见并发症

1. 乳头肌功能失调或断裂 二尖瓣乳头肌因缺血、坏死等使收缩功能发生障碍，造成不同程度的二尖瓣脱垂并关闭不全，心尖区出现收缩中晚期喀喇音和新出现的吹风样收缩期杂音，第一心音可不减弱，可引起急性左心衰竭。乳头肌整体断裂极少见，多发生在二尖瓣后乳头肌，见于下壁心肌梗死，心力衰竭明显，可迅速发生肺水肿在数日内死亡。

2. 心脏破裂 少见，常在起病 1 周内出现，多为心室游离壁破裂，造成心包积血引起急性心脏压塞而猝死。偶为心室间隔破裂造成穿孔，在胸骨左缘第 3～4 肋间出现响亮的收缩期杂音，常伴有震颤，可引起心力衰竭和休克而在数日内死亡。心脏破裂也可为亚急性，患者能存活数月。

3. 室壁瘤 主要见于左心室，多发生于前壁心肌梗死，瘤内可形成附壁血栓。体格检查可见左侧心界扩大，心脏搏动范围较广，可有收缩期杂音。心电图表现为 ST 段持续抬高。X 线透视、摄影、超声心动图、放射性核素心脏血池显像以及左心室造影可见局部心缘突出，搏动减弱或有反常搏动。

4. 血栓栓塞 见于起病后 1～2 周，如为左心室附壁血栓脱落所致，则引起脑、肾、脾或四肢等动脉栓塞。由下肢静脉血栓形成部分脱落所致，则引起肺动脉栓塞。

5. 心肌梗死后综合征 于心肌梗死后数周至数月内出现，可反复发生，表现为心包炎、胸膜炎或肺炎，有发热、胸痛等症状，可能为机体对坏死物质的过敏反应。

三、诊断

根据 2012 年急性心肌梗死全球定义，有心肌标志物（主要是 cTNI）升高并至少有以下一项者可诊断急性心肌梗死：心肌缺血症状；心电图 ST-T 动态变化或新发左束支传导阻滞（LBBB）；心电图新出现的病理性 Q 波；影像学检查显示新出现的心脏室壁运动异常；造影显示冠脉内血栓证据。

（一）心电图表现

1. 主要心电图表现　ST 段抬高呈弓背向上型，在面向坏死区周围心肌损伤区的导联上出现；宽而深的 Q 波（病理性 Q 波），在面向透壁心肌坏死区的导联上出现；T 波倒置，在面向损伤区周围心肌缺血区的导联上出现。在背向心肌梗死区的导联则出现相反的改变，即 R 波增高、ST 段压低和 T 波直立并增高。

2. 心电图的动态演变是 STEMI 的特征性改变　超急期：起病数小时内，可尚无异常或出现异常高大两肢不对称的 T 波。急性期：数小时后，ST 段明显抬高，弓背向上，与直立的 T 波连接，形成单相曲线。数小时至 2 日内出现病理性 Q 波，同时 R 波幅度减低，或宽度丢失呈"线性 R 波"。演变期：在早期如不进行治疗干预，ST 段抬高持续数日至两周左右，逐渐回到基线水平，T 波则变为平坦或倒置。慢性期：数周至数月后，T 波呈 V 形倒置，两肢对称，波谷尖锐。T 波倒置可永久存在，也可在数月至数年内逐渐恢复

3. 根据心电图特征性改变进行 STEMI 位置和范围的判断（表 5-8）。

表 5-8　STEMI 的心电图定位诊断

导联	前间壁	局限前壁	前侧壁	广泛前壁	下壁	下侧壁	高侧壁	正后壁	右室
V$_1$	+			+					
V$_2$	+			+					
V$_3$	+	+		+					
V$_4$		+		+					
V$_5$		+	+			+			
V$_6$			+			+			
V$_7$			+			+		+	
V$_8$						+	+		
aVR									
aVL	±	+	+	−	−		+		
aVF		−	−	−	+	+	−		
I	±	+	±	−	−		+		
II					+	+			
III		−	−	−	+	+			
V$_3$R									+
V$_4$R									+
V$_5$R									+

（二）心肌标志物变化

肌钙蛋白（cTn）是诊断心肌坏死最特异和敏感的首选心肌标志物。肌钙蛋白I（cTnI）或T（cTnT）起病 2~4 h 后升高，10~24 h 达峰值，7~14 天内仍可检测到。肌酸激酶同工酶（CK-MB）对判断心肌坏死的临床特异性较高，发病 4 h 内增高，16~24 h 达峰值，3~4 天恢复正常。其增高的程度能较准确地反映死的范围，溶栓后梗死相关动脉（infartion related artery，IRA）开通是 CK-MB 峰值前移（14 h 以内）。肌红蛋白（Myo）发病 1 h 即开始升高，出现最早、最敏感，但缺乏特异性，可用于超急期警示。

（三）影像学检查

超声心动图有助于了解心室壁的收缩异常和左心室功能，诊断室壁瘤和乳头肌功能失调等急性结构性并发症，评估主动脉夹层撕裂，有助于急性胸痛患者的鉴别诊断和危险分层。

核医学心脏显像技术能检出心肌梗死，测定梗死范围大小，可观察心室壁的运动和左心室的射血分数，有助于判断心室功能、诊断梗死后造成的室壁运动失调和心室壁瘤；判断侧支循环血流量和确定受损心肌对心室功能的影响，判断 STEMI 患者的预后。目前多用单光子发射计算机化体层显像（SPECT）来检查，新的方法正电子发射体层显像（PET）可观察心肌的代谢变化，判断存活心肌的效果更好。

四、鉴别诊断

1. 不稳定型心绞痛 与 STEMI 同属急性缺血性心脏病疼痛的部位、性质相同，而 STEMI 胸痛范围更大、更持久和剧烈，或反复发作，心电图表现为 T 波高尖、分区域 ST 段抬高、ST-T 态演变、R 波丢失和 Q 波形成，心肌标志物阳性。STEMI 通常造成大块心肌坏死，肌钙蛋白数值较高。冠状动脉痉挛所致变异型心绞痛也可表现为心电图 ST 段抬高，但痉挛缓解后 ST 段回落至等电位线，缺乏动态演变的过程，也不出现 R 波丢失和病理性 Q 波，心肌标志物阴性。主要冠状动脉的持久痉挛也可造成大块心肌坏死，其病理过程和临床表现与 STEMI 相同。

2. 急性心包炎 可有较剧烈而持久的心前区疼痛，通常还伴有胸膜病变的表现，胸痛呼吸运动（尤其是吸气）和咳嗽时加重，常累及肩部、斜方肌嵴和颈部。向斜方肌嵴放射是心包炎胸痛的特征。早期即有心包摩擦音，心包摩擦音和疼痛在心包腔出现渗液时均消失；全身症状一般不如心肌梗死严重；心电图除 aVR 外，其余导联均有 ST 段弓背向下的抬高，T 波倒置，无异常 Q 波出现。

3. 急性肺动脉栓塞 可发生胸痛、咯血、呼吸困难和休克。但有较严重的低氧血症和右心负荷急剧增加的表现，如肺动脉瓣区第二心音亢进、颈静脉充盈、肝大、下肢水肿等。心电图示 I 导联 S 波加深，III 导联 Q 波显著 T 波倒置，胸导联过渡区左移，右胸导联 T 波倒置等改变。

4. 主动脉夹层 胸痛一开始即达高峰，持续多时，常位于胸部中央区，特别严重不能耐受，患者描述为"撕裂样"。常放射到背、肋、腹、腰和下肢，常有一支或多支主要动脉搏动消失，两上肢的血压和脉搏可有明显差别，可有下肢暂时性瘫痪、偏瘫和主动脉瓣关闭不全的表现。二维超声心动图检查、X 线或磁共振成像有助于诊断。

5. 急腹症急性胰腺炎、消化性溃疡穿孔、急性胆囊炎、胆石等，均有上腹部疼痛，可能伴休克。仔细询问病史、体格检查、心电图检查、肌钙蛋白测定可协助鉴别。

五、治疗

STEMI 的治疗原则是早期识别、防止猝死、尽早开通罪犯血管、恢复血流灌注、挽救存活心肌、防止梗死扩大或缩小心肌缺血范围，保护和维持心脏功能，及时处理严重心律失常、泵衰竭和各种并发症，使患者度过急性期、康复后能保存尽可能多的心功能。

（一）入院后一般处理

所有 STEMI 患者收住 CCU 病房，12 h 内卧床休息，如无并发症，24 h 内床上行肢体活动，第 3 天可在病房内走动，第 4～5 天逐步增加活动直至每天 3 次步行 100～150 m。心电、血压和血氧饱和度监测，即使发现和处理心律失常、血流动力学异常和低氧血症。除颤仪应随时处于备用状态。合并左心衰竭（肺水肿）或机械并发症者常伴有严重低氧血症，需面罩加压给氧、无创通气或气管插管并机械通气。STEMI 伴剧烈胸痛者应迅速给予有效镇痛剂：吗啡 5 mg 皮下注射，必要时间隔 5 min 重复一次，总量不宜超过 15 mg。但吗啡可引起低血压和呼吸抑制。心梗急性期禁用非甾体消炎药，以避免心脏破裂。注意保持大便通畅，给予缓泻剂，避免用力大便引起心衰加重、心律失常和心脏破裂。

（二）再灌注治疗

冠状动脉血流恢复越早，左室收缩功能和舒张功能保存越好，病死率越低。早期、快速、完全开通梗死相关动脉（IRA）是改善 STEMI 患者预后的关键。高龄患者也应接受 PCI 治疗，年龄不小于75 岁的患者再血管化病死率低于常规药物治疗。为缩短延误时间，尽量在得到首次医疗接触（FMC）后 10 min 内完成第一份心电图，确诊后优先将发病 12 h 内的患者送到可行直接 PCI 的医院。如果接诊医院不能行直接 PCI，应该在 2 h 内尽量转运至可行 PCI 的医院。再灌注治疗包括溶栓、PCI 和急诊 CABG。

1. 溶栓治疗 发病 3 h 内，溶栓治疗的即刻疗效与直接 PCI 基本相似。就诊时间早、大面积梗死（前壁心肌梗死、下壁合并右室心肌梗死）、左束支传导阻滞患者溶栓获益较大。溶栓治疗的主要风险是出血，尤其是颅内出血。应注意，老年、低体重、女性、既往脑血管病史、入院时血压升高是颅内出血的主要危险因素，75 岁以上患者禁忌溶栓治疗。

（1）适应证：①发病 12 h 内，预期 2 h 内不能行直接 PCI 治疗；②年龄小于75 岁。③两个或两个以上相邻导联 ST 段抬高（胸导联 > 0.2 mV，肢体导联 > 0.1 mV），或病史提示急性心肌梗死伴左束支传导阻滞。④发病时间已达 12～24 h，但有进行性缺血性心脏病、广泛 ST 段抬高或血流动力学不稳定者可考虑。

（2）禁忌证：①既往发生过出血性脑卒中，1 年内发生过缺血性脑卒中或脑血管事件；②颅内肿瘤；③近期（2～4 周）有活动性出血或出血素质（不包括月经来潮）；④可疑为主动脉夹层；⑤入院时严重且未控制的高血压（ > 180/110 mmHg）或慢性严重高血压病史；⑥目前正在使用治疗剂量的抗凝药或已知有出血倾向；⑦近期（2～4 周）创伤史，包括头部外伤、创伤性心肺复苏或较长时间（ > 10 min）的心肺复苏，⑧近期（ < 3 周）外科大手术；⑨近期（ < 2 周）曾有在不能压迫部位的大血管行穿刺术。

（3）溶栓药物的选择：优选特异性纤溶酶原激活剂，阿替普酶（重组组织型纤溶酶原激活剂，rt-PA）是目前最常用的溶栓剂，但其半衰期短，为防止 IRA 再阻塞，需要联用肝素 24～48 h。非特异性纤溶酶原激活剂包括尿激酶和尿激酶原。①阿替普酶：全量 90 min 加速给药法：先静脉推注 15 mg，继而 30 min 内静脉滴注 50 mg，其后 60 min 内再滴注 35 mg。半量给药法：50 mg 溶于 50 mL 专用溶剂，先静脉推注 8 mg，其余 42 mg 于 90 min 内滴完。用阿替普酶前先用肝素 5 000 IU 静脉注射，用药后继续以肝素每小时

700 ~ 1 000 IU 持续静脉滴注共 48 h，以后改为皮下注射低分子量肝素 7 500 IU 每 12 h 一次，连用 3 ~ 5 天。

（4）溶栓疗效评估：以下指标说明溶栓成功、血管再通：冠状动脉造影 IRA 血流达到 TIMI2 ~ 3 级；或根据间接指标：① 60 ~ 90 min 内心电图抬高的 ST 段至少回落 > 50%；② cTn 峰值提前至发病 12 h 内，CK-MB 酶峰提前至发病 14 h 内；③ 2 h 内胸痛基本消失；④ 2 ~ 3 h 内出现再灌注性心律失常，如出现加速性室性自主心律、束支阻滞突然改善或消失等。其中①②最重要，单有心律失常不能说明血管再通。

（5）出血并发症处理：一旦发生颅内出血，应立即停止溶栓和一切抗栓治疗，降低颅内压；4 h 内使用过普通肝素者，予鱼精蛋白中和（1 mg 鱼精蛋白中和 100 IU 普通肝素）。导致血流动力学不稳定和血红蛋白严重下降的大出血（如消化道出血）应输注浓缩红细胞；出血时间异常者酌情输注血小板。

2. 直接 PCI 适应证为：①发病 12 h 内 ST 段抬高（包括正后壁心肌梗死）或伴新出现左束支传导阻滞；②伴心源性休克或心力衰竭时，即使发病 12 h 以上者。③发病 12 ~ 24 h，临床或心电图有进行性缺血证据。

禁忌证为：①发病 24 h 以上、无心肌缺血证据、血流动力学稳定、心电稳定。②无血流动力学障碍者，不应对非梗死相关动脉行直接 PCI。

3. 溶栓后 PCI 溶栓后尽早将患者转运到有 PCI 条件的医院。溶栓后仍有明显胸痛、抬高的 ST 段无明显回落者，应尽快进行冠状动脉造影，如显示 TIMI 0 ~ 2 级血流，说明相关动脉未再通，应紧急行补救性 PCI。溶栓后无心肌缺血症状或血流动力学稳定者不必行紧急 PCI；溶栓成功者于 3 ~ 24 h 进行冠状动脉造影和血运重建治疗。

4. 未接受早期再灌注治疗的 STEMI 患者（发病 24 h 以上） ①再发心梗、有缺血证据、心力衰竭、心源性休克、血流动力学不稳定、严重室性心律失常者可行 PCI 治疗。②无缺血证据，但梗死相关动脉有严重狭窄者可于发病 24 h 后行 PCI。

5. 紧急主动脉 - 冠状动脉旁路移植术（CABG） 当 STEMI 患者出现持续或反复缺血、心源性休克、严重心力衰竭，而冠状动脉解剖特点不适合行 PCI，或出现心肌梗死机械并发症、需外科手术修复时，可选择急诊 CABG。

（三）抗栓治疗

STEMI 的主要原因是冠状动脉内斑块破裂所致血栓性管腔闭塞。因此，抗栓治疗（包括抗血小板和抗凝）是核心药物治疗。

1. 行 PCI 的患者 如无禁忌证，需要双联抗血小板（DAPT）治疗。①阿司匹林联合氯吡格雷方案：术前口服水溶性阿司匹林或嚼服肠溶阿司匹林 300 mg，继以每天 75 ~ 100 mg 长期维持；术前口服负荷量氯吡格雷 600 mg，继以 75 mg 每日一次口服至少 12 个月。年龄 > 75 岁者，术前不给予负荷量阿司匹林和氯吡格雷，分别给予 100 mg 和 75 mg。②阿司匹联合替格瑞洛方案：阿司匹林用法同前；术前替格瑞洛 180 mg 负荷量，继以 90 mg 每日两次口服至少 12 个月。肾功能不全者无须调整氯吡格雷和替格瑞洛的剂量。老年患者应用时胃肠道或泌尿道出血远多于其他年龄组患者，加用质子泵抑制剂如雷贝拉唑等对于胃肠道大出血有一定预防作用。

2. 未行 PCI 的患者 DAPT 治疗至少 12 个月，阿司匹林 100 mg 每天一次联合氯吡格雷 75 mg 每天一次或替格瑞洛 90 mg 每天两次。

3. 行 CABG 术 急诊 CABG 术前停用氯吡格雷至少 24 h，替格瑞洛至少 24 h；择期

CABG 术前氯吡格雷至少停用 5 天，替格瑞洛停用 5 天。

4. 抗凝治疗 ①静脉溶栓者，应至少接受 48 h 抗凝治疗。②直接 PCI 患者静脉推注普通肝素 70 ~ 100 IU/kg，继以低分子量肝素，以减少急性支架内血栓形成风险。③发病后未行直接 PCI 或溶栓治疗者，须尽快给予低分子量肝素抗凝治疗。高龄老年患者推荐低分子量肝素应用剂量降至常规剂量的 1/2，使用时间 3 ~ 5 天。

5. 预防血栓栓塞 CHA$_2$DS$_2$-VASc 评分≥2 分的心房颤动、心脏机械瓣膜置换术后、静脉血栓栓塞患者：给予华法林抗凝联合 DAPT 治疗，INR 控制在 2.0 ~ 2.5，1 个月后改为氯吡格雷联合华法林，1 年后华法林单药抗栓即可。左室附壁血栓形成患者应用华法林联合 DAPT 治疗是合理的。

（四）其他药物治疗

其他药物治疗有助于改善缺血、挽救濒死心肌，防止梗死扩大，缩小缺血范围，减少左室重构、保存心脏功能。

1. β 受体阻滞药 如无禁忌证应 24 h 内常规口服 β 受体阻滞药，有利于缩小心梗面积，减少心肌缺血复发、再梗死、心室颤动和其他恶性心律失常。从低剂量开始口服美托洛尔，逐渐加量，如患者耐受良好，2 ~ 3 天后可换用长效药物。老年患者对于 β 受体阻滞药敏感性增强、自身传导系统老化而较年轻患者易于发生心动过缓，起始剂量需要更小，靶心率每分钟 55 次。

2. ACEI 和 ARB 所有无禁忌证的 STEMI 患者都应 24 h 内服用并长期维持，可影响心肌重构、减轻心室过度扩张而减少慢性心力衰竭的发生，降低死亡率。高危、前壁心梗并左室功能不全者获益最大。在起病早期应用，从低剂量开始，如培哚普利 1 mg 每日一次，以后逐渐加量至 4 ~ 8 mg 每日一次，雷米普利 5 ~ 10 mg 每日一次，福辛普利 10 ~ 40 mg 每日一次等。因干咳等不良反应不能耐受 ACEI 者可选用 ARB 类药物氯沙坦和缬沙坦等。禁忌证包括：STEMI 急性期收缩压 < 90 mmHg、血肌酐 > 265 μmol/L、双侧肾动脉狭窄、移植或孤立肾动脉狭窄、过敏、高钾血症、妊娠或哺乳妇女等。

3. 硝酸酯类 静脉滴注硝酸酯类药物用于缓解缺血性心脏病、控制高血压或减轻肺水肿。从低剂量（3 ~ 5 mg/h）开始静脉滴注，酌情逐渐增加剂量至 8 ~ 10 mg/h，直至症状控制、收缩压降低 10 mmHg（正常血压者）或 30 mmHg（高血压者）。以下患者禁用：收缩压 < 90 mmHg 或目前血压较基础血压降低 > 30%、心率 < 50 次 / 分或 > 100 次 / 分、拟诊右室心梗。

4. 钙拮抗药 不推荐 STEMI 患者应用短效二氢吡啶类钙拮抗药。以下情况可考虑应用非二氢吡啶类钙拮抗药地尔硫䓬：无左室收缩功能不全或房室传导阻滞（AVB），需要缓解心肌缺血或控制房颤快速心室率、而 β 受体阻滞药禁忌，或单用 β 受体阻滞药难以控制。STEMI 合并高血压患者在已经应用 ACEI/ARB、β 受体阻滞药、利尿药、硝酸酯类等后仍难以控制血压时，可考虑应用长效二氢吡啶类钙拮抗药。

5. 他汀类 无论胆固醇水平如何，所有无禁忌证的 STEMI 患者入院后应尽早开始他汀类药物治疗。老年患者需要格外注意肝肾功能、低体重和甲状腺功能异常等易于产生不良反应的因素，不建议起始大剂量强化他汀治疗。

六、并发症的处理

（一）心力衰竭

主要是治疗急性左心衰竭。给予吸氧、心电、血氧饱和度监测和定期血气测定，X 线胸片可估测肺淤血情况。超声心动图了解心肌梗死的范围、评估心功能、发现机械并发症。轻度心力衰竭（Killip Ⅱ级）给予静脉推注利尿药，如呋塞米 20～40 mg，必要时可重复，注意血压和电解质。无低血压者可静脉应用硝酸酯类药物；无禁忌证者 24 h 内应用 ACEI。严重心力衰竭（Killip Ⅲ级）或急性肺水肿应尽早使用机械辅助通气（无创呼吸机或气管插管），急性肺水肿合并高血压者给予硝普钠静脉滴注，从小剂量（10 μg/min）开始，根据血压调整剂量。应用吗啡（5 mg 静脉推注）和利尿药。低血压、心源性休克者静脉滴注多巴胺［5～15 μg/（kg·min）］或多巴酚丁胺（剂量范围同多巴胺）。STEMI 合并严重心力衰竭、肺水肿、心源性休克者应尽量考虑早期血运重建治疗。

STEMI 发病 24 h 内禁用洋地黄制剂，以免增加室性心律失常风险。有右心室梗死的患者应慎用利尿药。

（二）心源性休克

大面积心肌坏死所造成的左心室泵功能损失和严重机械并发症（室间隔穿孔、心脏游离壁破裂、乳头肌功能不全或腱索断裂等）是造成 STEMI 患者心源性休克的主要原因，同时注意除外其他原因所致低血压，如低血容量、药物所致低血压、心脏压塞、心律失常、右心室梗死等。静脉滴注正性肌力药物有助于稳定 STEMI 患者的血流动力学，严重低血压时静脉滴注多巴胺 5～15 μg/（kg·min），必要时可同时静脉滴注多巴酚丁胺，大剂量多巴胺无效时可静脉滴注去甲肾上腺素 2～8 μg/min。

急诊血运重建治疗（包括 PCI 和急诊 CABG）可改善 STEMI 合并心源性休克患者的远期预后。合并机械并发症时，CABG 和同期相应手术可降低死亡率。血运重建前主动脉内气囊反搏（IABP）有助于稳定血流动力学状态。

（三）心律失常

心室颤动或持续多形室性心动过速时，尽快采用非同步直流电除颤。单形性室速血流动力学不稳定或药物疗效不满意时，应及早用同步直流电复律。有效的再灌注治疗、早期应用 β 受体阻滞药、纠正电解质紊乱，可降低 STEMI 患者的 48 h 内心室颤动发生率。室速经电复律后仍反复发作者可应用胺碘酮联合 β 受体阻滞药，室性心律失常消除后无需长期应用抗心律失常药物，但长期口服 β 受体阻滞药可改善远期生存率。

心房颤动可诱发或加重心力衰竭，应尽快恢复窦律或控制心室率。如心房颤动在 48 h 内，血流动力学状况允许，可予静脉胺碘酮转复；血流动力学不稳定者给予电复律。转复房颤禁用 Ⅰ c 类抗心律失常药（如普罗帕酮）。如时间超过 48 h 或不能成功转复、转复后不能维持窦律，应积极控制心室率，首选 β 受体阻滞药。心房颤动的转复和心室率控制过程中应充分重视抗凝治疗。

房室传导阻滞（AVB）伴有血流动力学障碍者应立即行临时心脏起搏。前壁心肌梗死引起 AVB 通常与广泛心肌坏死相关，其逸搏位点较低，心电图上呈现较宽的 QRS 波群，逸搏频率低且不稳定。下壁心肌梗死引起的 AVB 通常为一过性，其逸搏位点较高，呈现窄 QRS 波逸搏心律，心室率常大于每分钟 40 次。

（四）机械并发症

左心室游离壁破裂表现为循环"崩溃"伴电机械分离，常在数分钟内死亡。亚急性左心室游离壁破裂（血栓或粘连封闭破口）的患者突然发生血流动力学恶化伴一过性或持续不能纠正的低血压，同时存在典型心脏压塞体征，超声心动图发现心包积液（血），应立即外科手术治疗。室间隔穿孔表现为临床情况突然恶化，胸前区粗糙收缩期杂音，外科手术可为 STEMI 合并室间隔穿孔伴心源性休克者提供生存机会。乳头肌功能不全或腱索断裂者出现急性二尖瓣反流，表现为血流动力学突然恶化、二尖瓣区新出现的收缩期杂音或原有杂音加重，宜在血管扩张药联合 IABP 辅助循环下尽早外科手术治疗。

（五）急性肾损伤

STEMI 老年患者因为多种原因出现肾功能在短期内不同程度的下降。影响急性肾损伤的危险因素包括年龄、糖尿病、肌酐水平、左心室射血分数等。在心功能允许下水化治疗预防对比剂肾病，但水化速度应个体化。对高危患者或慢性肾病 3 期以上的高龄患者视病情可考虑在 PCI 术后 24 h 内进行血液滤过（CRRT）治疗。

七、康复与二级预防

急性期未行冠状动脉造影的患者出院前应行造影，结合临床表现、心电图、超声心动图、心肌核素等检查评估存活和缺血心肌，以确定是否需要冠脉血运重建治疗。急性心肌梗死恢复后，进行康复治疗，病情稳定者出院后可每日进行 30～60 min 中等强度有氧运动（如步行），每周至少 5 天。体力活动应循序渐进，避免诱发心绞痛和加重心力衰竭。应避免过重体力劳动或精神过度紧张。

如无禁忌证，所有 STEMI 患者出院后均应长期服用阿司匹林、ACEI 和 β 受体阻滞药，接受 PCI 治疗者应给予至少 12 个月双联抗血小板治疗。坚持使用他汀类药物，使 LDL-C < 2.0 mmol/L，且达标后不应停药或盲目减小剂量。进行有效血压管理和糖尿病治疗，强化各项危险因素的控制。

老年患者通常合并多种慢性疾病，多重用药现象普遍存在，更易发生药物不良反应和药物相互作用，应遵循个体化、用药简单、适当减量、合理联合等原则。当不能耐受多药时，应结合临床具体情况，找出最优先治疗的疾病和情况，平衡收益与风险，尽量达到净获益最大化。

典型病例

患者男性，62 岁，主因"间断胸痛 2 月，再发加重 4 h"入院。2 月前起患者快走、骑车时出现胸痛，停下休息 5 min 左右可缓解，未就诊。2 月来反复发作，餐后走平路、上一层楼既可发生，3 天来发作较频繁。4 h 前患者休息时出现胸痛，烧灼样，位于剑突下及整个前胸，向颈部及下颌放射，伴头晕、大汗，无黑矇、腹痛、呕吐、发热，胸痛持续不缓解。半小时前来我院急诊查心电图（图 5-8）。

既往史：患"高血压"10 年，血压最高 180/100 mmHg，口服"硝苯地平控释片"30 mg 每日一次。患"2 型糖尿病"6 年，口服降糖药治疗。否认吸烟、饮酒史。

体格检查：体温 35.8℃，脉搏 110 次 /min，呼吸 30 次 /min，血压 90/50 mmHg，颈静脉无怒张，双肺呼吸音粗，满布湿啰音，心界不大，心率 110 次 /min，律齐，各瓣膜区未闻及病理性杂音，双下肢无水肿。

辅助检查：TnI > 30 ng/mL，BNP 3 280 pg/mL，血肌酐 136.8 umol/L，尿蛋白（++）。

诊断：冠状动脉粥样硬化性心脏病，急性 ST 段抬高性心肌梗死（广泛前壁），心功能 Ⅳ 级（Killip 分级），急性肺水肿，心源性休克；高血压 3 级；2 型糖尿病，糖尿病肾病，CKD4 期，蛋白尿。

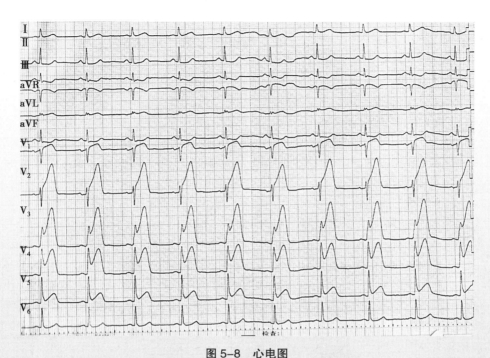

图 5-8　心电图

窦律，I、aVL、$V_1 \sim V_6$ 导联ST段弓背上抬0.2 ~ 0.6 mV，T波高尖。

治疗：入院后立即经导管室绿色通道行冠状动脉造影示：左主干未见狭窄，前降支开口完全闭塞，TIMI 血流 0 级，旋支中段 75% 狭窄，TIMI 血流 3 级，右冠状动脉散在斑块。同期在 IABP 支持下于前降支行 PCI 治疗。

用药：直接 PCI 前给予阿司匹林 300 mg 嚼服、氯吡格雷 600 mg 口服，依诺肝素 0.6 mL 皮下注射。出院时服药：阿司匹林 100 mg，每天一次口服；氯吡格雷 75 mg，每天一次口服；比索洛尔 1.25 mg，每天一次口服；培哚普利 1 mg，每天一次口服；阿托伐他汀 20 mg，每天一次口服。

（李　菁）

第五节　缺血性脑卒中

脑血管病在全球居死因第二位，在中国近年已跃升为首位死因，是导致成年人尤其老年人长期残疾的主要原因，其高发病率、高致残率、高死亡率已成为全球性公共卫生问题。其中缺血性脑卒中（cerebral ischemic stroke）又称脑梗死（cerebral infarction）是指因脑部血液循环障碍，缺血、缺氧所致的局限性脑组织的缺血性坏死或软化，是最常见的脑血管病类型，近 70% 的患者为缺血性脑卒中。缺血性脑卒中的处理应早期诊断、早期治疗、早期康复和早期预防再发，从而降低缺血性脑卒中的死亡率、复发率和致残率。

一、病因与发病机制

目前国际广泛使用的 TOAST 分型将脑梗死按病因的不同分为五型：大动脉粥样硬化型、心源性栓塞型、小动脉闭塞型、其他明确病因型和不明原因型。

（一）大动脉粥样硬化型

大动脉粥样硬化型其病因主要是各种原因导致的颅内及颈部大动脉粥样硬化，另外也包括主动脉弓粥样硬化。动脉粥样硬化形成的过程比较复杂，脑血管病的危险因素如高血压、糖尿病及血脂异常等在动脉粥样硬化的形成过程中起着重要作用。动脉粥样硬化容易发生在动脉分支附近，与这些部位血液易发生湍流有关。大动脉粥样硬化导致脑梗死的机制主要包括血栓形成、动脉到动脉栓塞、载体动脉病变堵塞穿支动脉及低灌注。

（二）心源性脑栓塞

引起心源性脑栓塞的心脏疾病有心房颤动（atrial fibrillation，AF）、心房扑动、心脏瓣膜病、人工心脏瓣膜、感染性心内膜炎、心肌梗死、心肌病、心力衰竭、心脏黏液瘤等。存在以上疾病及情况时，在心脏内壁和瓣膜形成的血栓或赘生物脱落后可阻塞脑动脉，引起脑栓塞。一些存在右向左分流的心脏病如卵圆孔未闭等，可导致静脉系统的栓子不经过肺循环而直接进入左心，并随血流到达脑动脉，引起反常性栓塞。心房颤动是心源性脑栓塞中最常见的原因。

（三）小动脉闭塞性

小动脉闭塞性病因主要为高血压引起的脑部小动脉玻璃样变、动脉硬化性病变及纤维素样坏死等，部分患者有糖尿病史，进而发生小血管病变。另外，小穿支动脉粥样硬化、血管炎及遗传性疾病等也可导致小穿支动脉闭塞。病变血管是直径 100 ~ 200 μm 的深穿支，多为终末动脉。

急性脑梗死病灶是由缺血中心区及其周围的缺血半暗带（ischemic penumbra）组成。缺血中心区和缺血半暗带是一个动态的病理生理过程，随着缺血程度的加重和时间的延长，中心坏死区逐渐扩大，缺血半暗带逐渐缩小。因此尽早恢复缺血半暗带的血液供应和应用脑保护药物对减少脑卒中的致残率是非常重要的，但这些措施必须在一个限定的时间内进行，这个时间段即为治疗时间窗（therapeutic time window，TTW）。

二、临床表现

中老年患者多见，病前有脑梗死的危险因素，如高血压、糖尿病、冠心病及血脂异常等。临床表现取决于梗死灶的大小和部位，主要为局灶性神经功能缺损的症状和体征，如偏瘫、偏身感觉障碍、失语、共济失调等，部分可有头痛、呕吐、昏迷等全脑症状。患者一般意识清楚，在发生基底动脉闭塞或大面积脑梗死时，病情严重，出现意识障碍，甚至有脑疝形成，最终导致死亡。

（一）颈内动脉系统（前循环）脑梗死

1. 颈内动脉闭塞　临床表现复杂多样，临床表现可有同侧 Horner 征，对侧偏瘫、偏身感觉障碍、双眼对侧同向性偏盲，优势半球受累可出现失语，非优势半球受累可有体象障碍。当眼动脉受累时，可有单眼一过性失明，偶尔成为永久性视力丧失。颈部触诊发现颈内动脉搏动减弱或消失，听诊可闻及血管杂音。

2. 大脑中动脉闭塞　临床表现主要取决于闭塞的部位及侧支循环的状况。大脑中动脉主干闭塞可出现对侧偏瘫、偏身感觉障碍和同向性偏盲，可伴有双眼向病灶侧凝视，优势半球受累可出现失语，非优势半球病变可有体象障碍。由于主干闭塞引起大面积的脑梗死，患者多有不同程度的意识障碍，脑水肿严重时可导致脑疝形成，甚至死亡。皮质支闭塞引起的偏瘫及偏身感觉障碍，以面部和上肢为重，下肢和足受累较轻，累及优势半球可有失语，意识水平不受影响。深穿支闭塞更为常见，表现为对侧偏瘫，肢体、面和舌的受累程度均等，对侧偏身感觉障碍，可伴有偏盲、失语等。

3. 大脑前动脉闭塞　如果前交通动脉开放，一侧大脑前动脉近段闭塞可以完全没有症状。非近段闭塞时，出现对侧偏瘫，下肢重于上肢，有轻度感觉障碍，优势半球病变可有运动性失语，可伴有尿失禁（旁中央小叶受损）及对侧强握反射等。深穿支闭塞，出现对侧面、舌瘫及上肢轻瘫（内囊膝部及部分内囊前肢）。双侧大脑前动脉闭塞时，可出现淡漠、欣快等精神症状，双下肢瘫痪，尿潴留或尿失禁，及强握等原始反射。

（二）椎 - 基底动脉系统（后循环）脑梗死

1. 大脑后动脉闭塞　引起的临床症状变异很大。主干闭塞表现为对侧偏盲、偏瘫及偏身感觉障碍，丘脑综合征，优势半球受累可伴有失读。皮质支闭塞出现双眼对侧视野同向偏盲（但有黄斑回避），偶为象限盲，可伴有视幻觉、视物变形和视觉失认等，优势半球受累可表现为失读及命名性失语等症状，非优势半球受累可有体象障碍。基底动脉上端闭塞，尤其是双侧后交通动脉异常细小时，会引起双侧大脑后动脉皮质支闭塞，表现为双眼全盲，光反射存在，有时可伴有不成形的幻视发作。深穿支闭塞的表现：①丘脑膝状体动脉闭塞出现丘脑综合征：表现为对侧偏身感觉障碍（以深感觉障碍为主），自发性疼痛，感觉过度，轻偏瘫，共济失调，舞蹈手足徐动。②丘脑穿动脉闭塞出现红核丘脑综合征：表现为病灶侧舞蹈样不自主运动、意向性震颤、小脑性共济失调，对侧偏身感觉障碍。③中脑脚间支闭塞出现 Weber 综合征：表现为同侧动眼神经麻痹，对侧偏瘫；或 Benedikt 综合征：表现为同侧动眼神经麻痹，对侧不自主运动。

2. 椎动脉闭塞　两侧椎动脉的粗细差别不大，当一侧闭塞时，通过对侧椎动脉的代偿作用，可以无明显的症状。约 10% 的患者一侧椎动脉细小，脑干仅由另一侧椎动脉供血，此时供血动脉闭塞引起的病变范围等同于基底动脉或双侧椎动脉阻塞后的梗死区域，症状较为严重。

3. 基底动脉闭塞　表现为眩晕、恶心及呕吐、眼球震颤、复视、构音障碍、吞咽困难及共济失调等，病情进展迅速可出现延髓性麻痹、四肢瘫、昏迷、中枢性高热、应激性溃疡，常导致死亡。

三、辅助检查

1. 血液化验及心电图检查　血液化验包括血常规、凝血功能、血糖、血脂、肾功能及血电解质等。这些检查有利于发现脑梗死的危险因素。

2. 头颅 CT　对于急性卒中患者，头颅 CT 平扫是最常用的检查，它对于发病早期脑梗死与脑出血的识别很重要。CT 对急性期的小梗死灶不敏感，特别是脑干和小脑的小梗死灶更难检出。灌注 CT 可帮助识别缺血半暗带，但其在指导急性脑梗死治疗方面的作用尚未肯定。

3. 头颅 MRI　脑梗死发病数小时后，即可显示 T1 低信号，T2 高信号的病变区域。与CT 相比，MRI 可以发现脑干、小脑梗死及小灶梗死。弥散加权成像（DWI）和灌注加权成像（PWI），可以在发病后的数分钟内检测到缺血性改变。DWI 可以早期显示缺血组织的大小、部位，甚至可显示皮质下、脑干和小脑的小梗死灶。早期梗死的诊断敏感性达到

88%以上，特异性达到95%以上。

4. 经颅多普勒（TCD）及颈动脉超声检查　通过TCD可发现颅内大动脉狭窄、闭塞，评估侧支循环的情况，进行微栓子监测，在血管造影前评估脑血液循环状况。TCD应用于溶栓治疗监测，对预后判断有参考意义。通过颈动脉超声对颈部动脉和椎－基底动脉的颅外段进行检查，可显示动脉硬化斑块、血管狭窄及闭塞。

5. 血管造影　数字减影血管造影（DSA）、CT血管造影（CTA）和磁共振血管造影（MRA）可以显示脑部大动脉的狭窄、闭塞和其他血管病变。

四、诊断与鉴别诊断

（一）诊断标准

缺血性脑卒中诊断标准：①急性起病；②局灶神经功能缺损（一侧面部或肢体无力或麻木，语言障碍等），少数为全面神经功能缺损；③症状或体征持续时间不限（当影像学显示有责任缺血性病灶时），或持续24 h以上（当缺乏影像学责任病灶时）；④排除非血管性病因；⑤脑CT/MRI排除脑出血。

（二）鉴别诊断

1. 脑出血　多于活动中或情绪激动时起病，多有高血压病史，病情进展快，头痛、恶心、呕吐多见，常出现意识障碍、偏瘫和其他神经系统局灶性症状，头颅CT或MRI有助于明确诊断。

2. 蛛网膜下隙出血　各年龄组均可见，以青壮年多见，多在动态时起病，病情进展急骤，头痛剧烈，多伴有恶心、呕吐，多无局灶性神经功能缺损的症状和体征，头颅CT、头颅MRI脑脊液检查有助于明确诊断。

3. 硬膜下血肿或硬膜外血肿　多有头部外伤史，病情进行性加重，出现急性脑部受压的症状，如意识障碍，头痛，恶心、呕吐等颅内压增高症状，瞳孔改变及偏瘫等。某些硬膜下血肿，外伤史不明确，发病较慢，老年人头痛不重，应注意鉴别。头部CT检查在颅骨内板的下方，可发现局限性梭形或新月形高密度，骨窗可见颅骨骨折线。

4. 颅内占位性病变　颅内肿瘤（特别是瘤卒中时）或脑脓肿也可急性发作，引起局灶性神经功能缺损，类似于脑梗死。脑脓肿可有身体其他部位感染或全身性感染的病史。头部CT及MRI检查有助于明确诊断。

五、治疗

（一）一般处理

1. 呼吸　应维持氧饱和度＞94%。

2. 心脏　脑梗死后24 h内应常规进行心电图检查，根据病情，有条件时进行持续心电监护24 h或以上，以便早期发现阵发性心房颤动或严重心律失常等心脏病变；避免或慎用增加心脏负担的药物。

3. 营养支持　正常经口进食者无须额外补充营养。不能正常经口进食者可鼻饲，持续时间长者可行胃造口管饲补充营养。

4. 血压控制　对于准备溶栓者，血压应控制在收缩压＜180 mmHg、舒张压＜100 mmHg。缺血性脑卒中后24 h内血压升高的患者应谨慎处理。应先处理紧张焦虑、疼痛、恶心、呕吐及颅内压增高等情况。血压持续升高，收缩压≥200 mmHg或舒张压≥110 mmHg，或伴有严重心功能不全、主动脉夹层、高血压脑病的患者，可予降压治疗，并严密观察血压变化。卒中后若病情稳定，血压持续≥140/90 mmHg，无禁忌证，可于起病数天后恢复使用发病前服用的降压药物或开始启动降压治疗。

5. 血糖控制　目标是达到正常血糖。

（二）静脉溶栓

溶栓治疗是目前最重要的恢复血流措施，阿替普酶（rt-PA）和尿激酶（UK）是目前使用的主要溶栓药，有效抢救半暗带组织的时间窗为 4.5 h 内或 6 h 内。对缺血性脑卒中发病 4.5 h 内的患者，应按照适应证和禁忌证（表 5-9，表 5-10）严格筛选患者，尽快静脉给予 rt-PA 溶栓治疗。如没有条件使用 rt-PA，且发病在 6 h 内，可参照表 5-11 适应证和禁忌证严格选择患者考虑静脉给予尿激酶。溶栓患者的抗血小板或特殊情况下溶栓后还需抗凝治疗者，应推迟到溶栓 24 h 后复查头 CT 或 MRI 后再开始。用药期间及用药 24 h 内应严密监护患者（表 5-12）。

表 5-9　3 h 内 rt-PA 静脉溶栓的适应证、禁忌证及相对禁忌证

适应证

1. 有缺血性卒中导致的神经功能缺损症状

2. 症状出现 < 3 h

3. 年龄 ≥ 18 岁

4. 患者或家属签署知情同意书

禁忌证

1. 近 3 个月有重大头颅外伤史或卒中史

2. 可疑蛛网膜下隙出血

3. 近 1 周内有在不易压迫止血部位的动脉穿刺

4. 既往有颅内出血

5. 颅内肿瘤，动静脉畸形，动脉瘤

6. 近期有颅内或椎管内手术

7. 血压升高：收缩压 ≥ 180 mmHg，或舒张压 ≥ 100 mmHg

8. 活动性内出血

9. 急性出血倾向，包括血小板计数低于 $100 \times 10^9/L$ 或其他情况

10. 48 h 内接受过肝素治疗（APTT 超出正常范围上限）

11. 已口服抗凝药者 INR > 1.7 s 或 PT > 15 s

12. 目前正在使用凝血酶抑制剂或 X a 因子抑制剂，各种敏感的实验室检查异常（如 APTT，INR，血小板计数、ECT；TT 或恰当的 X a 因子活性测定等）

13. 血糖 < 2.7 mmol/L

14. CT 提示多脑叶梗死（低密度影 > 1/3 大脑半球）

相对禁忌证

下列情况需谨慎考虑和权衡溶栓的风险与获益（即虽然存在一项或多项相对禁忌证，但并非绝对不能溶栓）：

1. 轻型卒中或症状快速改善的卒中

2. 妊娠

3. 痫性发作后出现的神经功能损害症状

4. 近 2 周内有大型外科手术或严重外伤

5. 近 3 周内有胃肠出血或泌尿系统出血

6. 近 3 个月内有心肌梗死史

注：rt-PA：阿替普酶；INR：国际标准化比值；APTT：活化部分促凝血酶原激活时间；ECT：蛇静脉酶凝结时间；TT：凝血酶时间

表 5-10　3~4.5 h 内 rt-PA 静脉溶栓的适应证、禁忌证和相对禁忌证

适应证
1. 有缺血性卒中导致的神经功能缺损症状
2. 症状出现 3~4.5 h
3. 年龄≥18 岁
4. 患者或家属签署知情同意书
禁忌证
同表 5-9
相对禁忌证（在表 5-9 基础上另行补充如下）
1. 年龄 > 80 岁
2. 严重卒中（NIHSS 评分 > 25 分）
3. 口服抗凝药（不考虑 INR 水平）
4. 有糖尿病和缺血性卒中病史

注：rt-PA：阿替普酶；NIHSS：美国国立卫生研究院卒中量表；INR：国际标准化比率

表 5-11　6 h 内尿激酶静脉溶栓的适应证及禁忌证

适应证
1. 有缺血性卒中导致的神经功能缺损症状
2. 症状出现 < 6 h
3. 年龄≥18 岁
4. 意识清楚或嗜睡
5. 脑 CT 无明显早期脑梗死低密度改变
6. 患者或家属签署知情同意书
禁忌证
同表 5-9

表 5-12 静脉溶栓的监护及处理

监护及处理方式
1. 患者收入重症监护病房或卒中单元进行监护
2. 定期进行血压和神经功能检查，静脉溶栓治疗中及结束后 2 h 内，每 15 min 进行一次血压测量和神经功能评估；然后每 30 min 一次，持续 6 h；以后每小时一次直至治疗后 24 h
3. 如出现严重头痛、高血压、恶心或呕吐，或神经症状体征恶化，应立即停用溶栓药物并行脑 CT 检查
4. 如收缩压≥180 mmHg 或舒张压≥100 mmHg，应增加血压监测次数，并给予降压药物
5. 鼻饲管、导尿管及动脉内测压管在病情许可的情况下应延迟安置
6. 溶栓 24 h 后，给予抗凝血药或抗血小板药前应复查颅脑 CT/MRI

（三）血管内治疗

动脉溶栓开始时间越早临床预后越好，可以在足量静脉溶栓基础上对部分适宜患者进行动脉溶栓。发病 6 h 内由大脑中动脉闭塞导致的严重卒中且不适合静脉溶栓的患者，经过严格选择后可在有条件的医院进行动脉溶栓。由后循环大动脉闭塞导致的严重卒中且不适合静脉溶栓的患者，经过严格选择后可在有条件的单位进行动脉溶栓，虽时间窗可延长至发病 24 h 内，但也应尽早进行避免时间延误。

推荐使用机械取栓治疗发病 6 h 内的急性前循环大血管闭塞性卒中，发病 4.5 h 内可在足量静脉溶栓基础上实施。如有静脉溶栓禁忌，可将机械取栓作为大血管闭塞的可选择的治疗方案。机械取栓后，再通血管存在显著的狭窄，建议密切观察，如 TICI 分级 < 2b 级，建议行血管内成形术［球囊扩张和（或）支架置入术］。

（四）其他治疗

不符合溶栓适应证且无禁忌证的缺血性脑卒中患者应在发病后尽早给予口服阿司匹林，急性期后可改为预防剂量。缺血性脑卒中起病前已服用他汀类的患者，可继续使用他汀类治疗。

六、二级预防

1. 危险因素控制　如高血压、糖尿病、高脂血症、吸烟等。

2. 抗血小板药　在非心源性缺血性脑卒中二级预防中的应用，对非心源性栓塞性缺血性脑卒中患者，建议给予口服抗血小板药而非抗凝血药预防脑卒中复发及其他心血管事件的发生。

3. 心源性栓塞的抗栓治疗　对伴有心房颤动（包括阵发性）的缺血性脑卒中患者，推荐使用适当剂量的华法林口服抗凝治疗，预防再发的血栓栓塞事件。新型口服抗凝血药可作为华法林的替代药物。对于有风湿性二尖瓣病变但无心房颤动及其他危险因素（如颈动脉狭窄）的缺血性脑卒中患者，推荐给予华法林口服抗凝治疗。

4. 症状性大动脉粥样硬化性缺血性脑卒中的非药物治疗，对于部分患者可给予颈动脉内膜剥脱术和颈动脉支架置入术治疗。

典型病例

患者男性，68 岁，既往高血压、高脂血症史。1 天前上午出现行走不利，自服安宫牛黄丸，未予重视。11：00 与家人通电话时稍有言语不利，患者及家人未在意。11：40 乘车时突然出现右侧肢体麻木无力，言语不清，症状进行性加重。12：30 患者被送达我院急诊，当时患者已呼之不应，查体见患者浅昏迷，双瞳孔等大等圆，对光反射存在，右上肢可见自主活动。考虑为"急性脑血管病"，查急诊头颅 CT 未见明显出血，诊断为"急性缺血性卒中"，根据患者体重，急诊予阿替普酶 70 mg 溶栓。14:30 头颈部 CTA 显示基底动脉远端闭塞（图 5-9），向家属交代机械取栓的必要性，同时开启急性脑血管绿色通道，联系导管室进行急诊机械取栓。动脉造影可见基底动脉闭塞，远端未显影（图 5-10）。多次取栓后基底动脉开通，远端显影，但存在基底动脉重度狭窄（图 5-11），同期于狭窄处置入血管支架一枚，置入后基底动脉狭窄消失，远端显影清晰（图 5-12），患者术后清醒，NIHSS 评分 4 分，予低分子量肝素抗凝，3 天后改为阿司匹林、氯吡格雷抗血小板。术后 90 天随访，患者基本生活自理改良 Rankin 量表（mRS）评分 1 分。

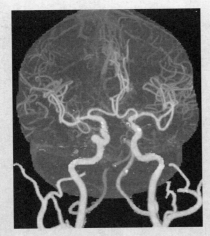

图 5-9　头颈 CTA

示基底动脉闭塞，远端未显影

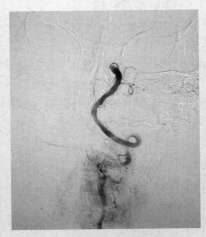

图 5-10　血管造影

示基底动脉闭塞，远端未显影

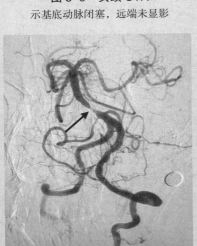

图 5-11　取栓后血管造影

示基底动脉残留重度狭窄

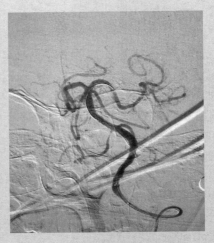

图 5-12　支架置入后血管造影

示基底动脉狭窄消失，远端显影良好

（刘尊敬）

第六节 脑 出 血

非外伤性的脑实质内的自发性出血，临床上称为原发性或自发性脑出血，一般称脑出血（cerebral hemorrhage）。脑出血在脑卒中各亚型中发病率仅次于缺血性脑卒中，居第2位。人群中脑出血的发病率为（12~15）/10万人年。在西方国家中，脑出血约占所有脑卒中的15%，占所有住院卒中患者的10%~30%，我国的比例更高，为18.8%~47.6%。脑出血往往起病急骤，发病凶险，致残率及死亡率均高，对患者家庭及社会造成沉重的经济负担。

一、病因

高血压是脑出血最常见的原因，其他病因包括：脑淀粉样血管病变、动静脉畸形、动脉瘤、脑动脉炎、脑动脉粥样硬化、烟雾病、原发性或转移性肿瘤、梗死后出血、血液病、药物相关性出血等。基底核区出血、脑干出血是高血压脑出血的常见部位。

二、临床表现

脑出血常发生于有高血压病史的中老年人群，多于情绪激动或体力劳动时突然发病，少数在安静状态下起病，发病时血压常明显升高。病情往往进展迅速，发病后症状在数分钟至数小时内达到高峰。因出血部位及出血量不同而临床特点各异，有不同程度的意识障碍及头痛、恶心、呕吐等颅内压增高症状，同时有偏瘫、失语、脑膜刺激征等神经系统定位体征，出血量大时患者很快出现昏迷，并且病情可能在数小时内迅速恶化。

三、辅助检查

1. CT检查　为首选检查，方便快捷，敏感性高，是诊断脑出血的金标准。CT上可显示新鲜血肿为圆形或卵圆形高密度区，边界清楚，也可显示血肿大小、部位、周围水肿带及占位效应，中线是否移位，是否破入脑室。脑出血急性期病灶CT值一般为75~80 HU，在血肿被吸收后显示为低密度影。通过CT影像图谱，可使用简易公式估算血肿的大小〔血肿量=0.5×最大面积长轴（cm）×最大面积短轴（cm）×层面数，扫描层厚1 cm〕。

2. MRI检查　急性期对幕上及小脑出血的价值不如CT，对脑干出血的检测可能优于CT。MRI能够提供更多的信息，比CT更容易发现脑血管畸形、肿瘤、血管瘤等病变，但不作为急诊首选检查。

3. 其他辅助检查　血常规、凝血功能、血生化等检查，有助于了解患者有无全身系统性疾病。

四、诊断与鉴别诊断

（一）诊断

1. 中老年男性多见，活动或情绪激动时突然发病，进展迅速。

2. 出现头痛、呕吐等颅内压增高表现，有偏瘫、失语等神经系统局灶定位体征，重症患者可能较快出现意识障碍。

3. 头颅CT检查发现高密度病灶。

（二）鉴别诊断

1. 与其他疾病鉴别　脑梗死、蛛网膜下隙出血、引起昏迷的全身性中毒或代谢性疾病（如糖尿病、肝性脑病、药物中毒、一氧化碳中毒、低血糖等），外伤性颅内血肿。

2. 脑出血病因鉴别。

五、治疗

脑出血的治疗包括内科治疗及外科治疗。大部分患者以内科治疗为主，具有手术适应证的患者，可考虑进行手术治疗。

1. 一般治疗　卧床休息 2~4 周，避免情绪激动，保持二便通畅。保持呼吸道通畅，可吸氧，严重者应机械通气，肺部感染注意加强护理，及时吸痰。昏迷或吞咽困难患者给予鼻饲营养治疗。

2. 控制血压　根据患者年龄、发病前有无高血压、病后血压情况等综合情况确定最适血压水平。当急性脑出血患者收缩压 > 220 mmHg 时，应积极使用静脉降压药物降低血压；当患者收缩压 > 180 mmHg 时，可使用静脉降压药物控制血压，根据患者临床表现调整降压速度，160/90 mmHg 可作为参考的降压目标。

3. 控制脑水肿　降低颅内压，有高颅压表现，应给予脱水药降颅压减轻脑水肿。甘露醇是首选药物，应用期间注意监测心肾功能、电解质。呋塞米、白蛋白、甘油果糖也可酌情使用。

4. 止血药物　由于止血药物治疗脑出血临床疗效尚不确定，且可能增加血栓栓塞的风险，不建议高血压脑出血常规使用止血药物。与使用肝素有关的脑出血，使用鱼精蛋白和氨基己酸。与使用法华林有关的脑出血，使用新鲜冻干血浆和维生素 K。与溶栓药物有关的脑出血，可选择输注凝血因子和血小板治疗。与新型口服抗凝血药（达比加群、阿哌沙班、利伐沙班）以及抗血小板相关的脑出血，目前缺乏快速有效拮抗药物。

5. 镇痛和镇静　除非患者出现明显的躁动或谵妄，否则不建议应用镇痛药和镇静药，以免相关药物应用后影响病情观察。常用的镇静药有丙泊酚、依托咪酯、咪达唑仑等，镇痛及止咳作用的有吗啡、阿芬太尼等。

6. 癫痫　癫痫是脑出血的临床表现，特别是脑叶出血，出现癫痫发作后应给予对症抗癫痫药物治疗，对于疑似癫痫患者，应完善脑电图监测。

7. 深静脉血栓形成与肺栓塞的防治　卧床的患者需要注意预防深静脉血栓形成，鼓励患者适度活动肢体，必要时可联合使用弹力袜加间歇性空气压缩装置预防深静脉血栓形成及相关栓塞事件。

8. 外科治疗　出现神经功能恶化或脑干受压的小脑出血者，无论有无脑室梗阻致脑积水的表现，都应尽快手术清除血肿。对于脑叶出血超过 30 mL 且距皮质表面 1 cm 范围内的患者，可考虑标准开颅术清除幕上血肿或微创手术清除血肿。发病 72 h 内、血肿体积 20~40 mL、GCS≥9 分的幕上高血压脑出血患者，在有条件的医院，经严格选择后可应用微创手术联合或不联合溶栓药物液化引流清除血肿。40 mL 以上重症脑出血患者由于血肿占位效应导致意识障碍恶化者，可考虑微创手术清除血肿。

典型病例

患者男性，70 岁，既往冠心病，糖耐量异常病史。9：30 与家人争吵后突然出现头痛，伴有恶心、欲吐感。数十分钟后出现口角歪斜、言语不利、右侧肢体无力伴麻木，逐渐出现意识模糊。10：30 患者被送达我院急诊，查体血压 234/106 mmHg，意识差，呼唤可睁眼，无指令动作，左侧肢体对疼痛刺激有反应，右侧肌力 0 级，左侧瞳孔 3 mm，右侧瞳孔 1 mm，对光反射消失，右侧巴氏征阳性。急查头颅 CT 示左侧基底核区出血（图 5-13）。

诊断：急性脑出血。予吸氧，鼻胃管营养，甘露醇注射液静脉滴注脱水降颅压，乌拉地尔注射液静脉滴注降压，泮托拉唑钠注射液静脉滴注预防应激性溃疡等治疗后，患者意识逐渐转清。后转入康复科继续康复治疗。

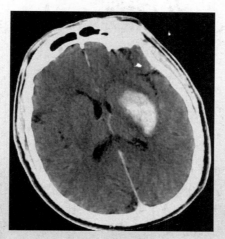

图 5-13 头颅 CT
左侧基底核区高密度影

（刘尊敬）

网上更多

教学 PPT　自测题　微视频

第六章 炎症与结石症

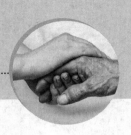

第一节 肠 梗 阻

肠梗阻（intestinal obstruction）是外科常见的急腹症。多数属机械性梗阻（86%），且以粘连性肠梗阻发病率最高（30%~63%），其次是肿瘤性肠梗阻（27.3%~31.4%）。随着我国进入老龄化社会，老年性肠梗阻在肠梗阻中的比例日益增加。老年肠道恶性肿瘤易发生肠梗阻，具有起病隐匿，合并症复杂，病情进展快的临床特点，给诊断和治疗带来极大的困难。机械性肠梗阻易发生绞窄和肠坏死，尤其是结肠癌并发的急性肠梗阻具有渐进性和不可逆转性，故手术仍是目前主要的治疗手段。如何及时明确诊断，制订正确的治疗方案，选择合适的手术时机与手术方式是提高老年肠梗阻患者治愈率，降低病死率及并发症的关键。

一、病因

肠梗阻的病因十分复杂。20世纪80年代以前，肠梗阻的病因以疝、肠粘连为主，而90年代以来则以肠粘连和肠道肿瘤为主，小肠梗阻的病因多见于粘连，而大肠梗阻则以肿瘤多见。随着肿瘤发病率的增高，肿瘤引起的肠梗阻所占比例也在增加，且有不断上升的趋势。大肠癌并发急性肠梗阻在老年患者的发生率高达10%~30%，并有较高的死亡率。另外，某些少见原因引起的肠梗阻误诊率极高，往往是在剖腹探查时才发现，需引起警惕。老年机械性肠梗阻常见的病因有肠道肿瘤、肠粘连、腹部疝、肠扭转或者套叠、肠道内容物阻塞、其他原因导致的肠梗阻等。

1. 肠道肿瘤 目前，肠道肿瘤已上升为老年机械性肠梗阻发病的主要原因。常见的肠道肿瘤有结肠癌、小肠癌等，其中结肠癌占大多数。由于肠道肿瘤起病隐匿，渐进式发展，从开始到出现梗阻往往长达几个月到几年时间。当出现梗阻时，癌肿往往已侵犯浆膜或者周围淋巴结转移，甚至出现远处器官如肝、肺及脑部的转移，给手术治疗带来很大的困难。

2. 肠粘连 粘连性肠梗阻在20世纪60~70年代曾经是老年人肠梗阻的主要原因，近年来已经被肠肿瘤所取代，在老年性肠梗阻的病因中处于第二位。常有腹部手术史或腹膜炎病史；另外，腹部放疗患者出现粘连性肠梗阻的机会也很多。

3. 腹部疝 随着年龄增大，老年人的腹膜张力降低及腹股沟区逐渐变薄弱，容易发生腹股沟疝、股疝或者腹内疝。如果疝内容物为肠管，在发生嵌顿时常会出现肠梗阻。老年人对嵌顿疝引起的疼痛敏感性不高，在出现肠梗阻时才来就诊，往往会延误治疗时机，造成不必要的肠切除术。

4. 肠扭转或者肠套叠 由于老人肠系膜紧张性降低、肠管活动度增加以及手术的原因，在激烈运动或突然改变体位时容易发生肠扭转或者肠套叠。易被误诊为一般的胃肠炎，部分患者常因扭转时间过长导致肠坏死及穿孔。

5. 肠道内容物堵塞 胆石及寄生虫（多为蛔虫）等异物堵塞肠腔，老年人肠蠕动的次数减少及力量减弱，无法将粪石及异物向前推进，导致肠梗阻的出现。老年人容易出现粪石，多和其咀嚼减少及饮食结构改变有关。粪石性肠梗阻造成肠管大段坏死的机会较少，但常会出现肠穿孔，可能和粪石压迫导致局部缺血坏死有关。

6. 其他原因导致的肠梗阻 肠系膜血管栓塞或血栓形成、肠结核和腹茧症等也是老年人肠梗阻的常见原因。

由于回盲瓣的单向关闭作用，老年结肠癌引起的肠梗阻实际上属于闭袢性肠梗阻，极易造成肠缺血、坏死及穿孔，出现严重的粪汁性腹膜炎。临床表现多为低位肠梗阻，一般没有频繁的呕吐，但腹胀多较明显，可见肠型，偶可扪及包块，由于长时间慢性肠梗阻致梗阻近侧肠管明显扩张，肠壁水肿、血循环差。梗阻部位远近两侧肠管口径相差悬殊，增加了手术的风险，而且因肿瘤的慢性消耗，使患者全身营养状况欠佳，脏器功能受损加重，术后极易发生多器官功能衰竭。

肠梗阻的外科分类：按梗阻程度，分完全性或不完全性肠梗阻；按部位分为小肠梗阻（低位肠梗阻、高位肠梗阻）和大肠梗阻；根据原因，分为机械性肠梗阻、动力性肠梗阻（麻痹性和痉挛性肠梗阻）和血运性肠梗阻（肠系膜血栓和栓塞）；根据血运情况分单纯性肠梗阻和绞窄性肠梗阻。对于怀疑梗阻的患者，临床医生需明确：有无梗阻、梗阻的部位、程度及原因、是否为闭袢性或绞窄性肠梗阻。

二、临床表现

（一）典型表现

1. 症状 肠梗阻共同表现为腹痛、腹胀、呕吐及停止排气排便。

（1）腹痛：肠梗阻时，因梗阻部位以上强烈蠕动表现为阵发性绞痛，可见肠型和蠕动波。听诊可闻及连续高亢的肠鸣音，或呈气过水音或金属音。如腹痛间歇不断缩短会发展成剧烈的持续腹痛，应警惕发生绞窄性肠梗阻。

（2）呕吐：肠梗阻早期会反射性吐出食物及胃液。此后，呕吐物随梗阻部位高低而有所不同，高位梗阻，呕吐早、频繁，主要吐出胃液及十二指肠内容物；低位梗阻，呕吐迟、量少，吐出粪样物；结肠梗阻时，呕吐到晚期才出现，呕吐物呈棕褐色或血性，由肠管血运障碍所致。麻痹性肠梗阻时呕吐呈溢出性。

（3）腹胀：高位肠梗阻腹胀不明显，低位肠梗阻及麻痹性肠梗阻腹胀显著。结肠梗阻时，若回盲瓣关闭良好，则梗阻以上结肠成闭袢，腹周膨胀显著。腹部隆起不均匀是肠扭转等闭袢性梗阻的特点。

（4）停止排气排便：完全性肠梗阻，患者多不再排气排便，但梗阻早期，尤其高位梗阻时，梗阻以下可自行或灌肠排出肠内积存的粪便和气体。某些绞窄性肠梗阻，如肠套叠、肠系膜血运障碍，则可排出黏液血便。

2. 体征 肠梗阻晚期或绞窄性肠梗阻患者，多有唇舌干燥、眼窝内陷、皮肤弹性消失、尿少甚至无尿等明显缺水征，或脉搏细速、血压下降、面色苍白、四肢发凉等休克征象。腹部查体可见腹胀、肠型、蠕动波或非对称性隆起，肠鸣音亢进，可闻及气过水音或高调金属音，如出现绞窄或穿孔时腹膜炎则出现腹膜炎的体征。

3. **实验室检查** 血清 D- 乳酸盐是检测肠缺血最敏感的指标之一。D- 乳酸盐是细菌酵解的产物，以 D- 乳酸盐 20 μg/mL 作为肠缺血的诊断依据，敏感性 90%，特异性 87%。肠脂肪酸结合蛋白主要位于小肠黏膜微绒毛，而微绒毛尖端，是最早发生肠缺血损伤的部位。肠壁坏死时，乳酸脱氢酶和氨基己糖酶会增高。若血、尿中肠脂肪酸结合蛋白升高，而氨基己糖酶不变，提示肠壁仍有活力，应及时处理，若两者均增高，表明肠壁已坏死。

（二）老年肠梗阻的特殊表现

老年性肠梗阻症状及体征不典型，与病情严重程度不符。老年人痛阈升高，痛觉敏感性下降，腹痛、腹胀症状不明显。对于大肠癌患者，起病隐匿，症状不典型，即使出现排便习惯改变甚至反复出现不全梗阻的症状，也容易被误认为老年人习惯性便秘或胃肠道功能紊乱，因此容易导致误诊、漏诊。

由于老年患者常伴有心血管系统、糖尿病及呼吸系统等多系统并发症，就诊时多伴有不同程度的水电解质紊乱，病理生理变化较为复杂，术后并发症发生率高。

三、诊断与鉴别诊断

（一）诊断

1. **临床依据** 腹痛、腹胀、呕吐、停止排气排便；腹部膨隆，可见肠型蠕动波，腹部触诊有柔韧感，程度不均，肠鸣音亢进，有气过水声和金属音。

2. **辅助检查**

（1）腹部 X 线检查：是诊断肠梗阻的首选方法，主要表现为梗阻以上肠管积气、出现液平面与肠管扩张等，但不能确诊，而且不能进行病因诊断。

（2）B 超检查：对肠梗阻诊断的敏感性（95%）和特异性（82%）均高于 X 线检查，可发现梗阻近端的肠管扩张和积液积气，肠壁水肿增厚的黏膜皱襞回声增强。但肠袢广泛充气时，B 超难以显示肠梗阻征象，再者，B 超对判断梗阻的部位和病因亦有一定困难，需结合临床和 CT 等检查。

（3）CT 检查：可以更清楚、直观地显示肠梗阻的位置、范围、肠管扩张的程度，能显示肠系膜血管的血运情况等。能发现扭转、受压的肠袢、肠腔内外的软组织肿块影，明确诊断因肠粘连、肠扭转、肠腔及腹腔内肿瘤引起的肠梗阻（图 6-1，图 6-2）。对梗阻部位肠管的三维重建有助于病因诊断，尤其对于肿瘤引起的肠梗阻的诊断，及判断肠绞窄等方面有诸多优势，对肠梗阻病因诊断的准确率能达 78% ~ 97%，尤适用于老年重症肠梗阻的诊断。

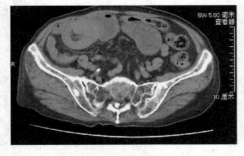

图 6-1 肠梗阻 CT
示小肠内肿物并套叠，肠管扩张

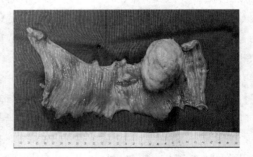

图 6-2 经手术证实为小肠内肿物套叠

（4）MRI 检查：判断肠梗阻的部位、病因、程度、性质具有较高准确性，尤其在诊断小肠梗阻肠壁缺血及坏死方面具有明显的优势。肠梗阻 MRI 的共性表现为梗阻近段肠管明显扩张，并可见气液平面。

（5）急诊肠镜：临床上伴有肠梗阻的症状，腹部平片和 CT 提示结直肠梗阻或低位小肠梗阻的患者可以考虑行急诊肠镜的检查，但对伴有消化道穿孔、肠坏死征象、生命体征不平稳患者不宜行急诊肠镜的检查。

（二）鉴别诊断

机械性梗阻需同假性肠梗阻鉴别，假性肠梗阻是由于肠道肌肉神经病变引起的肠道运动功能障碍性疾病，表现为反复发作或持续存在的肠梗阻而无肠道机械性梗阻的证据。原因分为原发性和继发性，如继发系统性红斑狼疮、硬皮病、甲状腺功能减退症、糖尿病等疾病。

（三）肠绞窄的诊断

对肠梗阻的诊断更重要的是需要明确梗阻发生时是否有肠缺血或肠坏死的存在。肠梗阻出现下列表现之一者，应考虑绞窄性肠梗阻的可能。

1. 腹痛发作急骤、剧烈，呈持续性发作阵发性加重，有时伴有腰背部剧痛。

2. 呕吐物、胃肠减压液、肛门排出物为血性，或腹腔穿刺抽出血性液体或混浊腹腔积液。

3. 腹胀不对称，可触及孤立胀大的肠袢。

4. 有明显腹膜刺激征。

5. 早期出现休克表现，抗休克治疗改善不明显。

6. 血肌酸磷酸肌酶和乳酸脱氢酶均升高。

7. 腹部 X 线检查显示孤立突出胀大的肠袢或有假肿瘤状阴影，或门静脉内有气体。

四、治疗

（一）保守治疗

保守治疗主要适用于无绞窄的不完全性肠梗阻、粘连性肠梗阻、早期肠套叠、肠扭转、蛔虫或粪便等造成的肠堵塞等。在保守治疗过程中，可使用 CT 进行监测，一旦病情加重，应尽快手术干预。

1. 禁食水、持续胃肠减压　静脉输液，可予以规范的全胃肠外营养。营养不良造成低蛋白血症，导致肠壁水肿，影响肠蠕动功能的恢复，增加消化液的丢失。通过营养支持可改善患者的营养状况。

2. 抗感染治疗　足量、全程、有效的抗生素应用可以预防感染，如有腹腔积液最好做细菌培养，并根据敏感药物选用合适的抗生素；注意早期抗休克治疗，及时纠正水电解质、酸碱失衡等。

3. 生长抑素　肠梗阻患者初期，消化液大量分泌积聚于肠腔，加剧了肠壁的水肿和肠腔扩张。生长抑素可以减少消化液分泌量，减轻消化液积聚对肠管造成的压力。

（二）手术治疗

手术治疗的目的是找出病因，解除梗阻和挽救生命。对于伴有结肠梗阻的老年患者，因其无法及时进行充分的术前肠道准备及营养支持，手术并发症发生率高达 40% ~ 50%，死亡率 15% ~ 20%，显著高于择期手术的 0.9% ~ 6.0%。老年人手术耐受性差，要尽量缩短手术时间，降低术后的并发症和死亡率。

1. 开腹手术 剖腹探查是最常用的手术方式。术中需注意全面探查、观察梗阻部位及肠管血运情况。对于老年梗阻性结肠癌患者，其式选择上应根据梗阻部位，程度及患者全身情况而定，肿瘤尽量予以切除，是否进行一期吻合则要看患者一般情况及肠管污染、周围组织水肿情况；肠粘连则予粘连松解，肠管重新排列固定；肠扭转及套叠予复位，坏死肠管则切除后视情况吻合；腹外疝引起的肠梗阻多行疝囊松解，疝内容物复位加修补术；粪石性肠梗阻常需切开肠管取出粪石；对于肠系膜栓塞应根据累及肠管的长度，切除坏死肠管后吻合。

2. 腹腔镜手术 具有创伤小，手术时间短，恢复快等优点。同时对于病因不明的肠梗阻，又可同时进行诊断和治疗。原则上凡是无传统开腹手术禁忌证，无肠管高度扩张的肠梗阻患者均可有选择性地使用腹腔镜手术。术中注意腹壁套管的穿刺位置要避开创伤瘢痕，对于高度腹胀的肠梗阻、完全性肠梗阻、估计腹腔镜手术难以解决的肠梗阻，如腹腔结核、癌性粘连、广泛致密的粘连性肠梗阻或绞窄性肠梗阻则要慎重采用腹腔镜手术。

3. 肠梗阻导管的使用 在内镜或 X 线下置入肠梗阻导管，引流肠内容物，能够迅速降低肠腔内的压力，减少肠壁水肿的发生，改善临床症状。通过导管造影可了解梗阻部位及肠腔狭窄程度。肠梗阻导管的有效率高达 80%，可使部分常规保守治疗无效的粘连性肠梗阻患者得到缓解，避免了急诊手术。在术前置入导管，有助于肠梗阻症状的缓解，并能抑制肠内细菌滋生，减少感染的发生率，为后续腹腔镜手术创造了条件。

4. 肠道支架的使用 1991 年，Dohmoto 首次报道了在内镜下置入直肠支架治疗恶性结直肠梗阻。近年来，自膨型金属支架（self expandable metallic stent，SEMS）越来越多地应用于临床，其可以有效地解除梗阻、缓解症状，为后期的手术创造有利条件。对于无法手术的晚期结直肠癌患者，也可通过置入支架以解除梗阻。结直肠支架治疗的死亡率小于1%，常见的并发症包括出血、肠道刺激症状、支架移位、支架梗阻及肠穿孔等。

五、预防

1. 腹部手术是引起粘连性肠梗阻的主要原因，预防粘连是解决粘连性肠梗阻的关键。手术中应轻柔操作，尽量减少肠管的暴露时间和机械性刺激，尽量采用腹腔镜手术，要彻底清除腹腔内异物、积血和渗出液，适当使用一些防粘连的材料，可降低粘连性肠梗阻的发生。

2. 老年患者多有便秘习惯，对慢性不全性肠梗阻能较长时间耐受。对于这种患者要加强健康宣教，及时就诊，以免出现急性完全性肠梗阻。预防结肠癌所致的急性梗阻、穿孔，是改善老年性肠梗阻手术后死亡率高的主要方法。

典型病例

患者男性，67 岁。腹痛、腹胀 2 个月，呕吐及停止排气排便 1 个月。患者于 2 个月前无明显诱因出现间断腹痛，为阵发性绞痛，脐周为著，无放射痛，并逐步出现腹胀。1 个月前出现频繁呕吐，并逐渐停止排气排便，外院予以禁食、胃肠减压、输液等治疗，症状无好转并逐步加重。2 周前急诊予以放置肠梗阻导管，每日引流 200～300 mL 肠液。患者 2 个月以来，体重下降约 5 kg，急诊以"急性完全性肠梗阻"收入院。患者既往有抑郁症病史 10 年。

外科查体：全腹膨隆，未见胃肠型及蠕动波，全腹轻压痛，以右侧腹为著。腹部叩诊呈鼓音，移动性浊音（－），肠鸣音略亢进。

辅助检查：肠梗阻导管造影显示小肠多发气液平（图6-3）。肠梗阻导管造影CT显示小肠、结肠扩张，结肠右曲处狭窄（图6-4）。

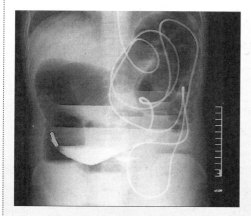

图6-3 肠梗阻导管造影

小肠多发气液平

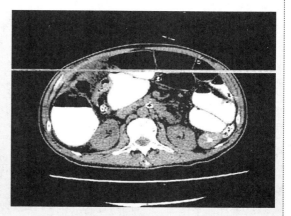

图6-4 肠梗阻导管造影CT

肠管扩张，结肠右曲狭窄

初步诊断：急性完全性肠梗阻、结肠癌？

治疗：

1. 患者急性肠梗阻诊断明确，考虑结肠癌所致，完善术前相关检查，如血、尿、便三大常规、肝肾功能、电解质、血糖、血脂、肿瘤标志物、感染性疾病筛查（乙肝、丙肝、艾滋病、梅毒等）、胸部X线片、心电图等。

2. 禁食、补液，抗感染 输液补充水分、电解质，纠正水电失衡及酸碱紊乱。预防使用抗生素，以避免感染的发生。

3. 肠梗阻导管持续负压吸引 引流肠内容物，缓解肠梗阻症状，为腹腔镜手术创造条件。

4. 腹腔镜探查 肠梗阻导管持续负压吸引2周后，肠梗阻得以减轻，行腹腔镜探查证实结肠肝曲处肿瘤梗阻所致，行右半结肠切除术，术后恢复良好。

（周　雷）

第二节　阑　尾　炎

阑尾炎（appendicitis）是临床上常见的急腹症之一，占各种急腹症的25%，居各种急腹症之首位。随着我国人口不断的老龄化，老年急性阑尾炎患者也在逐渐增多，60岁以上的老年患者约占10%。老年患者多同时合并多种慢性疾病，如糖尿病、高血压病、冠心病等，可掩盖急性阑尾炎的临床症状，给早期诊断带来一定困难。同时常因临床表现不典型或伴发疾病而延误诊治，错失治疗的最佳时机。故尽早、正确地诊断老年急性阑尾炎，并采取及时、积极的治疗至关重要。

一、病因

阑尾炎65%的病因是各种感染（如病毒，细菌等）引起阑尾淋巴滤泡明显增生导致阑尾管腔阻塞，少数为粪石，异物等。阑尾腔梗阻后并发感染是基本病因；胃肠道疾病、炎症直接蔓延至阑尾或引起阑尾壁肌痉挛使血运障碍也可致病；细菌直接侵袭或经血运进入阑尾壁致病；遗传因素、阑尾畸形、过长、血运差等均易促进本病发生。

由于阑尾体积小，位置多变，导致很多急性阑尾炎患者术中寻找阑尾十分困难。阑尾由阑尾动脉供血，是回结肠动脉的分支，是一种无侧支的终末动脉，当阑尾炎症引起淋巴滤泡增生等因素致血运障碍时，极易致阑尾坏死。

根据临床过程和病理解剖学变化，阑尾炎可分为急性单纯性阑尾炎、急性化脓性阑尾炎、坏疽性及穿孔性阑尾炎及阑尾周围脓肿四种病理类型。阑尾穿孔的发生率为19%～35%（平均为20%），年幼患者（40%～57%）和老年患者（55%～70%）的发生率较高。

老年人生理功能衰退，各器官功能都有不同程度的改变，其阑尾壁萎缩变薄，淋巴滤泡逐渐退化消失，阑尾腔变细，排空功能差，容易发生管腔梗阻，影响管壁血运，腔内细菌容易繁殖，产生内外毒素，损伤阑尾壁，导致阑尾炎。尤其老年人阑尾黏膜变薄，脂肪浸润和阑尾组织纤维化，血管硬化，组织供血相对减少，这些均可加重阑尾炎病情发展，容易出现坏疽或穿孔、阑尾周围脓肿；而且老年患者大网膜萎缩，炎症不易局限，穿孔后容易形成弥漫性腹膜炎。

二、临床表现

（一）典型表现

1. 腹痛　70%～80%的患者有典型的转移性右下腹痛表现，转移时间大于3 h。因早期阶段为一种内脏神经反射性疼痛，常表现为中上腹或脐周疼痛；当炎症累及浆膜层，壁腹膜受刺激时疼痛位置固定，而原中上腹或脐周痛减轻或消失。

2. 胃肠道症状　早期可能由于反射性胃痉挛而有恶心、呕吐，炎症刺激直肠可引起里急后重，并发腹膜炎、肠麻痹时可出现腹胀。

3. 全身症状　早期不发热，成人高热多见于阑尾化脓、坏疽、穿孔或腹膜炎时，可出现全身中毒症状。

4. 压痛、反跳痛　压痛是壁腹膜受刺激的表现，压痛点随阑尾解剖位置的变异可相应改变。关键在于有一固定压痛点，肥胖或盲肠后位阑尾炎患者压痛可能较轻，但反跳痛仍明显。早期腹痛虽未转移，但压痛点已固定。

5. 腹肌紧张　阑尾化脓即可出现此征，但老年或肥胖患者腹肌较弱，常需对比两侧腹肌才能判断究竟有无腹肌紧张。

（二）老年患者特殊表现

老年患者阑尾炎临床表现多不典型。

1. 腹痛感觉迟钝，全身反应轻。因为老年人神经细胞兴奋性降低，感觉功能减退，致使老年患者对腹痛敏感性降低。加上年老体衰，有些伴有耳聋、眼花、失语等，大多临床表现轻，有的仅表现为上腹不适、呕吐、腹胀、腹泻等；腹痛大多不典型，有的甚微，有的腹痛位于脐周、右腰处、左下腹、会阴部；疼痛部位转移缓慢或者完全无转移。有典型转移性右下腹痛病史者不到半数，并且腹痛的程度也不一致，有的以上腹绞痛开始、有的持续隐痛。老年患者的腹痛程度不能正确反映炎症的轻重。

2. 老年人腹肌萎缩、脂肪多，压痛、反跳痛、肌紧张常不明显，而且触痛和肌紧张也不尽在右下腹；临床表现轻而病理改变却很重，坏疽穿孔率高及腹膜炎发生率高，有时体温不升，血象不高。因此，老年人急性阑尾炎极易误诊误治。

3. 老年人常伴发心血管病、糖尿病、肾功能不全等，使患者病情更加复杂严重，这些并发症常影响患者阑尾炎的临床表现，降低患者的抗病能力及手术耐受力。高龄老年患者体质虚弱，免疫功能下降，机体抗感染能力差，病情变化多端，严重时还可导致休克甚至死亡。

三、诊断与鉴别诊断

（一）诊断

1. 临床依据

（1）转移性腹痛。

（2）消化道症状。

（3）腹部恒定压痛点。

（4）几种特殊检查试验：①罗夫辛征（Rovsing sign）：又称结肠充气试验，阴性率高，阳性结果方有价值。②腰大肌征（psoas sign）：有助于盲肠后位阑尾炎的诊断。③闭孔内肌征（obturator sign）：有助于盆位阑尾炎的诊断。④直肠指检：盆位阑尾腹部可无明显压痛，而直肠右前壁有触痛，当有坏疽、穿孔而直肠周围积脓时触痛明显。

2. 实验室检查 多数患者白细胞及中性粒细胞比例均增高。老年患者的白细胞计数不一定增多，当阑尾坏疽、穿孔时可能仅有低热或血白细胞及中性粒细胞轻度增高。炎性阑尾刺激右输尿管或膀胱时，尿中可出现少量红细胞、白细胞。

C 反应蛋白是一种由肝合成的非特异性急性炎性反应的时相蛋白。当细菌感染时，血中 C 反应蛋白浓度在 8～12 h 急剧升高，可达正常值的数倍甚至数千倍。故当患者病史不清、症状不明显时，C 反应蛋白升高有助于急性阑尾炎的诊断。

3. 影像学检查 腹部平片、钡灌肠、B 超、CT 等。但必须强调这些检查在急性阑尾炎的诊断中不是必需的，且可能延误外科治疗，当诊断不肯定时可选择应用。腹腔镜可用于诊断急性阑尾炎，并可同时行阑尾切除。

（1）腹部 X 线检查：当老年急性阑尾炎并发局限或弥漫性腹膜炎时，腹部平片可显示右下腹肠腔积气和液气平面，同时因周围充气肠区衬托，右下腹可清晰显示软组织块影。钡剂灌肠检查可用于评估临床上疑为阑尾炎的患者，表现为阑尾未充盈或出现盲肠积气的压迹。

（2）B 超检查：快捷、简便、经济，尤其适用于老年且临床表现不典型的患者。高频超声诊断急性阑尾炎的标准是：阑尾形态肿大，横断面呈"靶环征"，缺乏蠕动，压之不变形，腔内有时可显示粪石回声团。对老年急性阑尾炎的准确性为 40%～80%，特异度为 90%。尤其对阑尾周围脓肿及阑尾穿孔导致的局限性积液有更好的诊断价值，但是容易受腹壁脂肪、肠道气体干扰而成像困难，容易漏诊。

（3）CT 检查：对阑尾穿孔有着很高的诊断率，比超声诊断更敏感，准确率可达90%～97%。CT 检查可显示阑尾的管腔直径、阑尾壁的厚度、阑尾内的粪石、周围是否有渗出、是否有炎性包裹及脓肿形成等。

（4）MRI 检查：阑尾肿大，外径＞6 mm；阑尾腔内高信号改变；管壁增厚＞2 mm；阑尾周围积液、阑尾周围蜂窝织炎或脓肿形成；阑尾腔外积气、粪石。符合上述 1 条标准可考虑急性阑尾炎。但 MRI 空间分辨率不如 CT，设备和检查费用较高也在一定程度上限制了其应用。

（5）纤维结肠镜检查：也是诊断阑尾炎的辅助手段之一，尤其对于原因不明的慢性腹痛患者更具优势。可显示阑尾开口扩大，黏膜充血或糜烂，阑尾开口有炎性分泌物，活检钳触及时患者有压痛感。纤维结肠镜检查除了能够直接观察阑尾开口情况，还可进行内镜下的治疗。

（二）鉴别诊断

1. 阑尾炎常见的解剖位置为回肠下位、盲肠后位、盲肠下位、回肠前位、回肠后位。如果发炎的阑尾位于盆腔，易与盆腔炎混淆；如果位于肝下，易与胆囊炎、胃十二指肠穿孔等混淆，要注意鉴别。

2. 其他消化系统疾病如 Meckel 憩室炎、克罗恩病、肠套叠、急性胃肠炎和节段性肠炎、结肠肿瘤等；泌尿系结石、卵巢囊肿蒂扭转、右肺下叶肺炎、右胸膜炎等均需要同阑尾炎鉴别。

四、治疗

（一）非手术治疗

阑尾切除术被公认为治疗急性阑尾炎的金标准。随着阑尾炎诊断水平的提高，抗生素的更新换代使得药物控制腹腔感染的效果越来越好，抗生素治疗急性阑尾炎取得了非常多的经验。对于急性单纯性阑尾炎，以抗生素为主的保守疗法的效果并不劣于阑尾切除术。甚至有文献认为，急性单纯性阑尾炎的大部分患者可在给予药物治疗后 48 h 内缓解，药物治疗应当作为急性单纯性阑尾炎的一线疗法。对于病情较轻的急性阑尾炎患者，非手术治疗具有与手术治疗相同的有效率、较低的并发症发生率及死亡。但非手术治疗有5%～36.8% 的复发率，5%～47.5% 的患者中转为手术治疗。

对于老年急性阑尾炎患者，一旦诊断明确，应及时行手术治疗，即使是单纯性阑尾炎，如无手术禁忌证，也应尽早手术治疗。

另外，老年人合并内科疾病多，手术时机一定要把握好，对于内科疾病轻，一般情况好的患者，应尽早行手术治疗；对于内科疾病较重的患者，在行全面检查的基础上，应尽可能短时间内纠正或改善各种功能障碍，如控制血压、改善心功能、调整血糖、纠正水电解质及酸碱平衡紊乱、抗休克、使用抗生素减少中毒症状等。

（二）手术治疗

1. 开腹阑尾切除术（open appendectomy，OA）　1889 年 McBurney 提出外科手术治疗阑尾炎，距今已有 100 多年的历史。阑尾切除术已成为经典和成熟的术式，但临床上10%～30% 的阴性阑尾切除率（negative appendectomy rate，NAR）。其次，阑尾切除术并非完全安全的手术，有可能出现一些并发症（如伤口感染、神经损伤、肠粘连、肠梗阻等），甚至出现死亡。有文献报告：急性非穿孔性阑尾炎 OA 的并发症发生率为 10%～19%，病死率为 0.07%～0.7%；而急性穿孔性阑尾炎 OA 的并发症发生率及病死率更高，分别为12%～30% 及 0.5%～2.4%。此外，OA 手术后长期随访中发现某些远期并发症逐有年增加的趋势。肠梗阻发生率在 OA 手术后 1 年发生率为 0.63%，而术后 10 年升至 0.97%，术后30 年则为 1.30%。尸检结果显示，相当比例的急性阑尾炎具备自愈倾向，这使得部分患者不仅承受了事实上的过度医疗，而且承担了不必要的手术并发症的风险。

2. 腹腔镜阑尾切除术（laparoscopic appendectomy，LA）　1983 年德国医生 Kurtsemm

报告了首例腹腔镜阑尾切除术。随着腹腔镜技术的成熟，LA 以其创伤小，恢复快等优点更易于被患者接受，现已经成为一种成熟的手术方式。其中，三孔 LA 是最经典的微创阑尾切除术，经脐单孔腹腔镜阑尾切除术（single port laparoscopic appendectomy，SPLA）则是 LA 的进一步发展。与传统的开放式阑尾切除术相比，LA 在平均住院时间、切口感染率、胃肠道并发症、心血管并发症和总并发症等各项指标上均显著优于传统的开腹阑尾切除术，具有明显的优越性。另外，LA 适用于育龄女性尤其是疑似伴有妇科疾病、糖尿病、肥胖患者和阑尾炎诊断不明确的患者。

在急性单纯性阑尾炎、慢性阑尾炎、不伴穿孔的化脓性阑尾炎的治疗中疗效明显优于开腹阑尾切除术。在伴穿孔的化脓性阑尾炎及坏疽性阑尾炎的治疗中疗效仍有进一步探讨的意义。目前腹腔镜处理阑尾系膜的方法有多种，如电凝凝固切断、线型切割器直接切断系膜、钛夹分道夹闭断离等，各有优缺点。阑尾急性炎症期水肿、缺乏弹性，钛夹可能会割裂水肿的阑尾，从而导致阑尾残端瘘的发生率增加。因此对于急性阑尾炎建议采用顺应性好的丝线结扎处理阑尾根部。

LA 术中遇到特殊情况时不必勉强，而应及时中转开腹手术。对于下列患者，一定慎重选择腹腔镜手术：①阑尾根部坏死穿孔，阑尾残端无法进行可靠处理；②阑尾与邻近肠管或其他脏器粘连严重，解剖关系不清；③阑尾为腹膜外位或盲肠壁内异位，解剖困难；④阑尾恶性肿瘤；⑤发生了严重的副损伤，如损伤邻近肠管、输尿管；⑥周围脓肿形成；⑦阑尾动脉出血难以控制。

3. 经自然孔道内镜手术（natural orifice transluminal endoscopic surgery，NOTES） 近年来 NOTES 手术开始受到医学界的关注，Shin 于 2010 年报告了经阴道内镜阑尾切除的病例。经阴道阑尾切除术美学效果肯定优于 OA 及 LA，但是手术病例的选择，手术的伦理道德及手术安全性等方面还需进一步的探讨。

4. 内镜逆行阑尾炎治疗术（endoscopic retrograde appendicitis therapy，ERAT） ERAT 的概念于 2012 年首次提出并应用于治疗急性非穿孔性阑尾炎患者（acute uncomplicated appendicitis）。EART 是通过 Seldinger 技术，在放射线的监视下，通过头端附带透明帽的内镜进行阑尾开口插管、阑尾腔减压、内镜下逆行阑尾造影、阑尾支架引流、阑尾腔冲洗等处理，避免了外科手术并且保留了阑尾潜在的生理功能，但目前主要适用于急性单纯性阑尾炎的患者，且研究病例少，无长期疗效及随访结果。

五、预防

1. 老年阑尾炎经常并发于糖尿病、血液病、肾衰竭、自身免疫性疾病需长期口服激素或免疫抑制药的患者，故增强体质，提高免疫力，是预防阑尾炎的重要途径。

2. 老年患者由于病史复杂，症状不典型，诊断困难，从而经常延误治疗时机。对于老年患者要加强健康宣教，及时就诊，避免出现穿孔及弥漫性腹膜炎的发生。

典型病例

患者女性，80 岁。转移性右下腹痛 3 天。患者于 3 天前无明显诱因出现上腹、脐周隐痛，伴有恶心、呕吐，并有轻度腹胀。急诊考虑急性胃肠炎予以输液等对症处理，症状未见明显缓解。半天前腹痛转移到右下腹，为持续性绞痛，行走时加重，无放射痛，并逐渐出现发热，体温最高到 38℃。急诊以"急性阑尾炎"收入院。患者既往有糖尿病病史，血糖控制不佳。有红斑狼疮病史，目前未口服特殊药物治疗。

外科查体：腹部轻度膨隆，未见胃肠型及蠕动波，右下腹压痛、反跳痛，肠鸣音基本正常，移动性浊音（－）。

辅助检查：腹部B超示阑尾形态肿大，横断面呈"靶环征"（图6-5）。腹部CT检查可见阑尾增粗，周围有渗出（图6-6）。

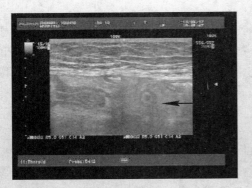

图6-5　腹部B超
阑尾肿大，横断面呈"靶环征"

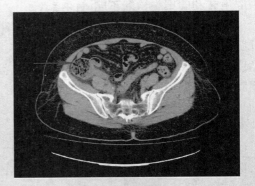

图6-6　腹部CT
阑尾增粗，周围有渗出

初步诊断：急性化脓性阑尾炎。

治疗：

1. 患者急性阑尾炎诊断明确，完善术前相关检查，如血、尿、便三大常规、肝、肾功能、电解质、血糖、血脂、免疫球蛋白、补体、感染性疾病筛查（乙肝、丙肝、艾滋病、梅毒等）；胸片、心电图；肿瘤相关筛查等。

2. 抗感染治疗：第二代头孢联合奥硝唑。

3. 禁食、补液：患者需要急诊手术，补充丢失的水分、电解质。

4. 急诊手术：患者急诊于全麻下腹腔镜阑尾切除术。

患者急诊手术后，恢复良好，术后第一天排气、进食，体温恢复正常，腹痛缓解，伤口无感染迹象，于术后第二天出院。

（周　雷）

第三节　胆石症

胆石症（cholelithiasis）是指胆囊结石和发生于各级胆管的胆管结石。

胆囊结石是以胆固醇为主的结石，结石的形成与胆汁中的脂质代谢异常和存在利于结石成形的因素相关，是最常见的胆囊良性疾病之一，发病率近年逐渐升高（1%～1.5%）。胆囊结石是引起胆囊胆汁流出通道梗阻的最常见因素，80%以上的急性胆囊炎患者的胆囊内含有结石。常见的老年易患病如糖尿病、高脂血症以及冠心病为其发病的高危因素。

肝内胆管结石，亦称肝胆管结石，特指始发于肝内胆管（左、右肝管汇合部以上）的结石，是我国的常见病，在华南、西南、长江流域及东南沿海等广大区域尤为多见。由于其病变复杂、复发率高且常引起严重的并发症，此病成为老年患者胆道疾病死亡的重要原因。

胆总管结石是指胆总管内的结石，大多数是以胆色素结石或以胆色素为主的混合结石，好发于胆总管下端。根据其来源可分为原发性胆总管结石和继发性胆总管结石。在胆管内形成的结石成为原发性胆总管结石，其形成与胆道感染、胆汁淤积、胆道蛔虫密切有关。结石来自胆囊者，称之为继发性胆总管结石，以胆固醇结石多见。

一、病因

胆囊结石多是以胆固醇为主的混合性结石，其成因多与胆汁中出现异常的脂质代谢和存在利于胆石生成的因素。当胆汁中的胆固醇含量过高（长期高脂肪饮食或血脂异常的患者）呈过饱和状态时，易于析出形成胆固醇结石。另外细菌感染和炎症渗出物、胆囊上皮细胞等可以作为胆囊结石的核心，导致胆色素或胆固醇析出后易于聚集形成结石。当诸如胆道细菌感染、蛔虫残体及虫卵等病因存在导致胆囊内胆汁淤积，将使胆汁中水分吸收后胆汁过度浓缩，胆色素浓度增高，胆固醇过饱和，从而导致胆石的成形。因此，简单概述形成胆囊结石的原因包括了胆囊内胆汁的理化状态发生改变导致胆固醇或胆红素析出、胆汁淤滞、细菌感染以及炎症是形成胆囊结石的基本因素。较小的胆囊结石通过胆囊管进入胆总管形成继发性胆总管结石。

原发性胆管结石是指结石原发于胆管系统，而胆囊内较少含有的结石。原发性结石的形成与胆道的慢性炎症、胆道细菌感染、胆汁淤积、营养不良等因素有关。常见的致病因素包括反复发作的胆管炎、胆道阻塞、胆道寄生虫，如在我国最为常见的胆道蛔虫病和华支睾吸虫感染。肠道菌属的细菌感染是原发性胆管结石的形成的首要因素，而胆汁淤积则是原发性胆管结石形成的必要条件。在胆管结石的形成中包括了胆汁中的酸性黏多糖、黏蛋白、免疫球蛋白、炎性渗出物、脱落的胆管上皮细胞、细菌、寄生虫和胆汁中的金属离子。

二、临床表现

（一）胆囊结石伴胆囊炎临床表现

静止状态的胆囊结石患者常无明显的自觉症状，可有轻微的不典型消化道症状。在胆囊结石形成过程中，小结石常因嵌顿于胆囊颈引起剧烈的胆绞痛或引发胆源性胰腺炎而发现。但是当胆囊结石成形，出现并发症时，较小结石嵌顿于胆囊颈部常致剧烈的上腹部或上腹中部的疼痛，当较大的结石梗阻胆囊出口，阻碍胆汁排出时引发急性炎症。胆囊结石伴急性胆囊炎的首发症状常是位于上腹中部的绞痛，常伴有恶心、呕吐，诱因通常为油腻饮食。绞痛症状后，疼痛便转为右上腹持续性疼痛，可放射至右肩或右腰背部。在老龄患者当中，胆囊结石伴急性胆囊炎的病情常随着腹痛的加重，患者出现畏寒、高热，若发展至急性化脓性胆囊炎或合并胆道感染时，则出现寒战、高热，甚至发生严重的全身感染症状。

（二）肝内胆管结石临床表现

1. 静止型　无明显临床症状或症状轻微，仅表现为上腹部隐痛不适，通常于体检时发现。

2. 梗阻型　由于发生胆道梗阻，其症状表现为间歇性黄疸、肝区和胸腹部持续性疼痛不适、消化功能减退。当出现双侧胆管结石并伴有肝胆管狭窄时可出现持续性黄疸。

3. 胆管炎型　当胆管梗阻反复发作，而梗阻不能及时缓解时，患者可出现反复发作的急性化脓性胆管炎。胆管炎急性发作时出现上腹部阵发性绞痛或持续性胀痛、畏寒、发热、黄疸。急性发作时查体可发现右上腹压痛、肝区叩击痛、肝大并有触痛，严重患者可伴有脓毒症表现。Charcot 三联征是急性发作期的典型表现。单侧肝管结石梗阻并急性胆管炎时可无黄疸症状或症状较轻，血清胆红素处于正常或轻度升高，发作间歇期表现为无症状或仍呈梗阻性表现。急性发作时，患者外周血白细胞和中性粒细胞显著升高，血清转氨酶急剧升高，血清胆红素、碱性磷酸酶（ALP）、γ-谷氨酰转移酶（GGT）升高。

肝胆管结石患者发生各种严重并发症时可出现肝脓肿、胆道出血、胆汁性肝硬化、门静脉高压症以及肝胆管癌等相应临床表现。

（三）胆总管结石临床表现

胆总管结石的临床表现主要取决于阻塞情况和继发感染的程度。当结石未阻塞胆管、无胆道感染的患者一般无明显临床症状，或仅表现为偶发的上腹部不适、间断性右上腹痛、消化功能不良、偶有发热等不典型症状。当发生梗阻时出现上腹痛、寒战高热和黄疸三大组症状，即 Charot 三联征。在结石有效清除前，以上症状可以反复发作。感染严重者出现包括腹痛、高热寒战、黄疸并出现休克症状和神志改变，即 Reynolds 五联征的表现，预示病情危重，严重威胁患者生命，需及时解除患者胆道梗阻，勿耽误治疗时机。少数患者虽有胆管阻塞但没有发生感染，可表现为不同程度的疼痛、黄疸或不伴有疼痛的波动性黄疸。

三、诊断与鉴别诊断

（一）胆囊结石伴胆囊炎的诊断与鉴别诊断

1. 症状体征　患者呈急病面容，右上腹压痛、肌紧张，Murphy 征阳性，常可触及肿大的胆囊或包块。

2. 实验室检查　血常规检查提示白细胞计数及中性多核白细胞增高，当发生急性化脓性胆囊炎或胆囊坏疽等严重情况时，白细胞计数可上升至 $20 \times 10^9/L$ 以上。C 反应蛋白明显升高。在生化检查中发现合并有以直接胆红素为主的升高、伴胆酶升高，如 GGT/ALP 升高时，应怀疑胆总管结石，需要进一步磁共振胰胆管造影（MRCP）、胆道造影或 CT 检查。

3. 影像学检查　腹部超声提示胆囊壁增厚，胆囊增大，胆囊颈部结石嵌顿，胆囊周围积液，胆囊壁呈现"双边征"（图 6-7）。CT 检查的诊断依据包括胆囊周围出现液体聚集、胆囊增大、胆囊壁增厚、胆囊周围脂肪组织出现条索状高信号区。MRI 检查提示胆囊周围高信号、胆囊增大、胆囊壁增厚。

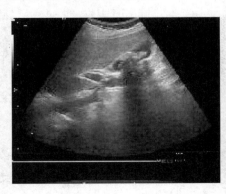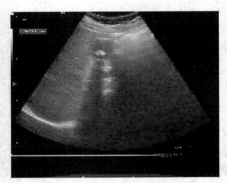

图 6-7　腹部 B 超

胆囊内多发结石

4. 鉴别诊断　首先鉴别于其他疾病如急性胰腺炎、阑尾炎、消化道溃疡、右肾结石、内脏穿孔、肝下脓肿、心肌缺血等疾病。其次明确胆囊炎后要判断有无相关并发症，如胆囊坏疽（20%）、穿孔（2%）、压迫性肠瘘等。最后根据病程特点，胆囊炎症程度和患者身体情况进行临床决策。

（二）肝内胆管结石诊断与鉴别诊断

1. 症状体征　肝内胆管结石的身体检查与临床症状紧密相关，静止型的肝内胆管结石仅表现为上腹部的隐痛，或无明显的临床症状。当肝内胆管结石梗阻并引发急性胆管炎时，患者呈现急病面容，可出现不同程度的黄疸，伴高热、寒战，腹痛症状明显并有右上腹或上腹中部的腹部压痛，可触及肝大并伴有明显的触痛以及肝区叩痛。

2. 实验室检查　血常规提示炎症反应指标（C 反应蛋白和白细胞计数的升高），生化检查提示肝功能异常。需特别提示如患者为高龄或既往患有基础疾病者需做超声心动图、肺功能、血气分析，全面评估患者全身情况，做好术前准备。

3. 影像学检查

（1）超声：一般作为首选，明确肝内有无结石、初步了解结石分布区域及受累肝脏范围。但 B 超不能提供胆管树的整体影像，且难以显示胆管狭窄部位和合并的肝外胆管下端结石。

（2）腹部 CT 平扫：全面显示肝内胆管结石分布、胆管系统扩张和肝实质的病变，可获取肝内胆管系统的立体构象及肝内结石的立体分布情况（图 6-8，图 6-9）。但 CT 一般难以直接显示胆道狭窄部位，也不能发现不伴有明显胆管扩张的细小结石以及密度与肝实质相似的结石。

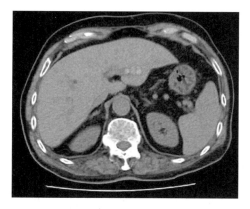

图 6-8　腹部 CT

肝内胆管结石

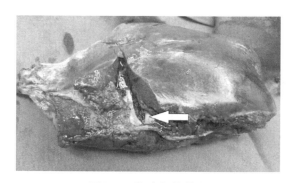

图 6-9　肝内胆管结石

（3）MRI/MRCP：可准确判断肝内结石分布、胆管系统狭窄与扩张的部位和范围以及肝实质病变。

（4）内镜逆行胰胆管造影（ERCP）虽可显示梗阻部位以下胆管影像，但存在造影剂进入狭窄段胆管不能排除、继发胆道感染、肝脓肿之虞；经皮经肝胆管造影（PTC）与 ERCP 相反，能够显示梗阻上方胆管，且要求梗阻远端胆管存在扩张。上述两种检查手段均为有创性操作，随着超声、CT 及 MRI 等非创伤性检查日臻完善，无论 ERCP 或 PTC，目前已非必需。

4. 鉴别诊断及临床分型

（1）肝内胆管结石的鉴别诊断：需与肝内钙化灶、发生于肝内的胆管囊肿如先天性肝内胆管扩张继发肝内胆管结石鉴别；肝内胆管结石合并胆管狭窄需与肝胆管癌鉴别；肝胆管结石的并发症如肝脓肿、肝萎缩等需与肝内占位性病变鉴别。

（2）临床分型：目前公认的肝胆管结石病共有 3 个临床分型系统。在此重点介绍 2007 年由中华医学会外科学分会胆道外科学组制订的临床分型系统。该分型兼顾了结石部位、肝实质改变以及肝外胆道情况等问题，将肝内胆管结石分为：

Ⅰ型：区域型肝胆管结石：结石局限分布于一个或几个肝段内，常合并病变区段肝管的狭窄及受累肝段的萎缩。

Ⅱ型：弥漫型肝胆管结石病：结石布双侧肝叶胆管内（根据肝实质病变情况，又进一步分为 3 种亚型：Ⅱa 型：弥漫型不伴有明显的肝实质纤维化和萎缩；Ⅱb 型：弥漫型伴有区域性肝实质纤维化和萎缩，通常合并萎缩肝区段肝管的狭窄；Ⅱc 型：弥漫型伴有肝实质广泛性纤维化而形成继发性胆汁性硬化和门静脉高压，通常伴有左、右肝管或汇合部以下胆管的严重狭窄）。

E型：附加型，指合并肝外胆管结石。根据胆管下端 Oddi 括约肌功能状态，E 型又分为 3 个亚型：Ea 型，胆管下端正常；Eb 型，胆管下端松弛；Ec 型，胆管下端狭窄。

（三）胆总管结石诊断与鉴别诊断

胆总管结石的诊断需根据临床症状、既往病史以及实验室检查结果。内镜逆行胰胆管造影（ERCP）、经皮经肝胆管造影（PTC）、CT、MRCP 和超声波检查都可为胆总管结石的诊断提供影像学证据。

1. 症状体征 胆总管结石引起梗阻并急性发作时，患者因胆绞痛可于就诊时呈现急病面容。患者可有皮肤巩膜黄染，呈腹式呼吸，右上腹、剑突下可有不同程度的压痛、肌紧张、反跳痛。有时可触及并伴有压痛的胆囊。缓解期行体格检查一般无明显阳性体征。

2. 实验室检查 血常规及 C 反应蛋白提示白细胞计数明显升高，中性粒细胞比例增高，C 反应蛋白明显升高。生化检查提示不同程度的肝功能受损，血胆红素升高，并通常是以直接胆红素为主的升高，ALP、GGP 升高对于发现胆管结石、胆道梗阻具有重要意义。

3. 影像学检查

（1）超声检查：对于伴有胆总管扩张的胆总管结石的诊断更容易，而胆总管扩张可看作是胆总管结石的间接征象。但因胆总管下端受十二指肠内气体干扰难以显示，故准确率为 65% ~ 70%。

（2）腹部 CT：不受到肠内气体干扰，对胆总管下端结石的诊断优于 B 超，但如结石密度与胆汁相近，则存在假阴性可能。

（3）MRCP：可以全面了解胆道系统是否扩张、狭窄、结石及梗阻等（图 6-10），诊断准确率超过 95%。

（4）内镜超声（EUS）：是另一种具有高精确率的诊断方法，但是目前不常规应用来诊断胆总

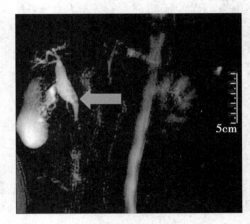

图 6-10 MRCP

胆总管上段扩张，胆总管内可见多发结石影

管结石。内镜超声的敏感性是 93%，特异性是 97%，阳性检出率是 98%，阴性检出率是 88%。

4. 鉴别诊断

（1）壶腹癌或胰头癌：黄疸者需作鉴别，该病起病缓慢，黄疸呈进行性且较深；可无腹痛或腹痛较轻或仅有上腹不适，一般不伴寒战高热，体检时腹软、无腹膜刺激征，肝大、常可触及肿大胆囊；晚期有腹腔积液或恶病质表现。ERCP 或 MRCP 和 CT 检查有助于诊断，EUS 检查对鉴别诊断有较大帮助。

（2）右肾绞痛：始发于右腰或胁腹部，可向右股内侧或外生殖器放射，伴肉眼或镜下血尿，无发热，腹软，无腹膜刺激征，右肾区叩击痛或脐旁输尿管行程压痛。腹部平片多可显示肾、输尿管区结石。

（3）病毒性肝炎：患者有传染的接触史，在出现腹痛和黄疸以前常有明显的先驱症状如全身乏力，食欲不振等，其腹痛为肝区的钝痛，多不放散，黄疸出现迅速而消退比较缓慢，程度深浅不定，本症患者起病初期即有体温升高，但白细胞的增减不定，而淋巴细胞常有增加，肝功能试验在病变初期即有明显减退，颇为突出。

四、治疗

（一）胆囊结石伴急性胆囊炎治疗

胆囊结石伴急性胆囊炎在一般的非手术治疗下，60%～80% 患者待病情缓解后，需要择期行手术治疗，择期手术较急诊手术发生并发症和死亡率均明显降低。由于胆囊结石可在急性胆囊炎缓解至择期手术之间可反复发作，因此选择手术治疗的时机较为关键。

1. 一般治疗　包括对患者的全身支持，纠正水、电解质和酸碱平衡紊乱，禁食，解痉止痛，抗生素的使用和密切的临床观察。对患有如心血管系统疾病、糖尿病等其他疾病的老年患者需要给予相应治疗的同时完成手术治疗的前期准备，因为急性起病、症状明显的老年患者容易发生严重并发症，应早期行手术治疗。

2. 抗菌药物应用　轻度急性胆囊炎通常为肠道致病菌感染。在患者腹痛较轻、实验室和影像学检查提示炎症反应不严重的情况下可口服抗菌药物治疗，甚至无须抗菌药物治疗。抗菌药物首选第一代或二代头孢菌素或喹诺酮类药物，由于肠道致病菌多可产生 β-内酰胺酶，对青霉素类和头孢唑啉耐药，推荐使用含 β- 内酰胺酶抑制剂的复合制剂。对中度急性胆囊炎，应静脉用药。经验性用药首选含 β- 内酰胺酶抑制剂的复合制剂、第二代头孢菌素或者氧头孢烯类药物。重度急性胆囊炎常为多重耐药菌感染，应静脉用药，首选含 β- 内酰胺酶抑制剂的复合制剂、第三代及四代头孢菌素、单环类药物。在急性胆囊炎的抗菌治疗中，怀疑合并厌氧菌感染时需要合并使用奥硝唑每天 1.0～2.0 g。必须强调的是，在不适当地或过度使用第三或第四代头孢菌素以及碳青霉烯类药物可能导致耐药菌株出现。

3. 手术治疗：解除胆囊管梗阻是解除胆囊结石伴胆囊炎的根本措施。对于早期患者（发病时间不到 3 天）首选腹腔镜胆囊切除术（laparoscopic cholecystectomy，LC）治疗。对于不同严重程度的急性胆囊炎患者，采取的手术治疗方案应遵循个体化治疗策略。对于轻度急性胆囊炎患者，LC 是最佳治疗策略。中度急性胆囊炎患者，可以立即行 LC，但如果患者局部炎症反应严重（发病时间 > 72 h、胆囊壁厚度 > 8 mm、白细胞 > 18×10^9/L），因手术难度较大无法行早期胆囊切除术，在抗菌药物、对症、支持等保守治疗无效时，应行经皮经肝胆囊穿刺置管引流术或行胆囊造瘘术，待患者一般情况好转后行二期手术切除胆囊。重度急性胆囊炎患者首先应纠正多器官功能障碍综合征（multiple organ dysfunction syndrome，MODS），通过经皮经肝胆囊穿刺置管引流术减轻严重的局部炎症反应，抗菌药物治疗的同时延期手术切除胆囊。

（二）无并发症的胆管结石治疗

1. 无并发症的胆总管结石的治疗

（1）当结石未梗阻胆管或有梗阻但未发生感染的患者推荐使用内镜下括约肌切开取石，或在富有经验的医师指导下可以进行术中 ERCP 或腹腔镜下胆道探查联合胆囊切除术。对于接受胆管探查且结石复发风险小的患者，一次性闭合可能由于 T 管留置，但是 T 管留置是相对安全的手术方式。

（2）对于解剖结构异常的患者，如行 Roux-en-Y 吻合或减肥手术的患者，可考虑行经皮或内镜下（球囊内镜辅助）治疗胆管结石。

（3）如若内镜治疗失败，应对患者进行胆道探查联合胆囊切除术或于术中进行 ERCP。

（4）对于行胆囊切除术中发现存在胆管结石的患者可选择的方法有胆道探查、经胆囊管取石或是内镜协助清扫。而胆囊切除术后发现胆管结石的患者，推荐使用内镜下括约肌切开取石。并存胆囊结石和胆管结石的患者，应该在 ERCP 取石术后 72 h 内行腹腔镜胆囊切除术。

（5）对于取石失败的患者，可考虑行体外震波、液电碎石术或激光碎石术治疗胆管结石。

2. 无症状肝内胆管结石的治疗　对于症状不明显的静止型肝内胆管结石不一定需要治疗，但是多数患者随着病程的演进和病变的发展，将出现明显症状且有受累及的肝管发生恶性病变的可能，因此需要个体化地制定治疗方案。可采取的外科治疗方法包括胆管探查取石、胆管切开取石术、肝部分切除术、肝门部胆管狭窄重建修复术等。

（三）胆管结石发生急性胆管炎治疗

急性胆管炎是指肝内外胆管的急性炎症，通常无梗阻的胆道感染不会引起急性胆管炎症状。急性胆管炎的病因包括了肝内胆管结石、胆总管结石、胆管良性狭窄、胆道恶性肿瘤以及先天性的胆道畸形。因此急性胆管炎的治疗是胆石症治疗的重要内容。

1. 一般治疗　全身支持治疗，包括止疼、解痉、纠正水电解质紊乱，静脉给予维生素 K、C。胆绞痛的治疗应采用非甾体消炎药如双氯芬酸、吲哚美辛，而解痉药物可采用丁溴东莨菪碱，对于症状严重的患者可采用阿片类药物如丁丙诺啡。

2. 已出现休克症状的患者　采取抗休克措施，如输液、输血扩充血容量，必要时采用升血压药物，纠正代谢性酸中毒，预防肾功能不全的发生。

3. 抗感染治疗　对于怀疑发生急性胆管炎的患者，均需使用抗菌药物，并通过进行胆汁和血培养指导抗菌药物的使用。急性胆管炎根据症状、体征、治疗效果分为轻、中、重度三级。

轻度急性胆管炎应该选择单一的抗菌药物，首选第一代或第二代头孢菌素（如头孢替安等）或喹诺酮类药物（如莫西沙星等）。但是鉴于当前肠道细菌普遍产生 β- 内酰胺酶，故推荐采用 β- 内酰胺类 /β- 内酰胺酶抑制剂复合制剂，如哌拉西林 / 他唑巴坦、头孢哌酮 / 舒巴坦、氨苄西林 / 舒巴坦等。轻度急性胆管炎的抗菌药物治疗不应过长，使用 2~3 天后可停药。

中至重度的急性胆管炎常为多重耐药菌感染，首选药物包括：β- 内酰胺酶抑制剂的复合制剂、第三代和四代头孢菌素、单环类药物。如首选药物无效，可使用碳青霉烯类药物，如每天服用美罗培南 1.0～3.0 g，每天服用亚胺培南/西司他丁 1.5～3.0 g/d。对于怀疑铜绿假单胞菌感染的患者，推荐使用头孢哌酮/舒巴坦、哌拉西林/他唑巴坦。在抗菌药物的使用中，应根据胆汁或血培养调整抗菌药物的使用。抗菌药物需至少使用 5～7 天，之后根据患者症状、体温、血象、C 反应蛋白确定停药的时间。强调不应过度或不恰当地使用第三代和四代头孢菌素以及碳青霉烯类药物，避免耐药菌株的出现。

4. 胆道减压 轻度急性胆管炎经保守治疗控制症状后，可根据病因选择合适的治疗方案。对于中、重度的急性胆管炎需及时行胆道减压，根据患者症状和病情的严重程度、对抗菌药物使用的疗效选择胆道减压的实际，通常需要再 24 h 内进行。出现休克症状对液体复苏和抗生素治疗无应答的患者，应紧急行胆道减压。胆道减压的首选方式为内镜下括约肌切开术，但重度急性胆管炎及凝血功能障碍的患者不宜行内镜下括约肌切开手术，可考虑采用内镜鼻胆管引流术或纠正一般状态后再行胆管支架植入及取石术。次选胆道减压的治疗方式是经皮胆管引流术，通常是在内镜下减压失败或患者存在内镜治疗禁忌证。

5. 经保守治疗、胆道减压治疗有效后 需针对急性胆管炎的病因，包括肝内外胆管结石采用相应的治疗方案。

五、预防

健康的生活方式与饮食结构、体育锻炼和保持正常范围内的体重对胆固醇结石和有症状的结石发作具有预防作用。健康的生活方式和饮食结构，包括避免过量的肉类和油脂摄入，包括合理的采用植物油，提高蔬菜和水果（维生素 C）的摄入，维持正常的体内三酰甘油水平，通过体育活动控制体重对胆石症的预防有着重要的意义。

对于因为采用极低能量饮食和减肥手术控制肥胖，并导致体重迅速下降的人群可以采用每天 500 mg 的熊去氧胆酸直至体重水平稳定，这样能够预防体重迅速下降过程中产生胆固醇结石的机会。对于长期使用生长抑素及其类似物的患者，应同时应用熊去氧胆酸预防胆固醇结石的形成。

典型病例

患者女性，67 岁。间断右上腹痛半年，加重 2 天入院。患者半年前开始出现右上腹疼痛，就诊于当地医院，行腹部 B 超提示胆囊结石，予以止痛、抗感染治疗后好转。2 个月前油腻饮食后出现剑突下针扎样疼痛，持续半小时后疼痛放射至全腹、后背，伴有寒战、食欲下降，进食水后疼痛加剧，无发热、皮肤巩膜黄染，无恶心、呕吐及腹泻症状，于我院就诊，行腹部 B 超及 CT 提示急性胆囊炎，查血肝功能指标异常，于消化内科保守治疗后病情好转。2 天前患者再次油腻进食后出现右上腹疼痛，向后背部放射，伴有恶心，无呕吐，无发热、寒战、黄疸症状，于我院急诊行对症处理后，疼痛较前缓解，现为进一步治疗收入我科。患者自发病以来，一般情况尚可，饮食可，睡眠可，二便正常，体重无明显变化。

专科体检：腹平，未见腹壁静脉曲张，腹式呼吸存在，未见肠型及蠕动波。腹软，全腹未扪及明确包块，剑突下及右上腹压痛明显，无反跳痛、肌紧张。Murphy 征阳性，肝脾未及肿大，腹部叩诊呈鼓音，肝区叩痛阳性。肠鸣音正常，未闻及气过水声，移动性浊音为阴性。

入院诊断：①胆囊结石伴急性胆囊炎；②高脂血症；③脑栓塞；④下肢动脉粥样硬化。鉴别诊断：急性胆囊炎首先鉴别于其他疾病如急性胰腺炎、阑尾炎、消化道溃疡、右肾结石、内脏穿孔、肝下脓肿、心肌缺血等疾病。其次明确胆囊炎后要判断有无相关并发症，如胆囊坏疽、穿孔、压迫性肠瘘等，最后胆囊结石需与胆囊息肉和胆囊癌相鉴别。

治疗：

1. 患者为老年女性，既往合并多种基础疾病，目前胆囊结石伴急性胆囊炎诊断明确，需积极完善术前相关检查，包括血常规及血型、肝肾功能以及胰功、凝血功能、粪便分析、尿常规、肿瘤标志物、心脏超声、胸部X线正位片、心电图。并请内科会诊协助评定患者手术风险。

2. 患者需禁食水、一级护理、行肠外营养支持。

3. 药物治疗　①抗生素：静脉滴注头孢哌酮钠／舒巴坦钠3 g，静脉滴注奥硝唑0.5 g，一天两次。②抑酸：静脉滴注泮托拉唑80 mg，一天3次。③止痛：必要时临时医嘱采用静脉滴注氟比洛芬酯注射液100 mg。④保肝：静脉滴注还原型谷胱甘肽1.2 g、异甘草酸镁注射液0.2 g，1天1次。

4. 择期完成腹腔镜胆囊切除术，术后复查血常规及肝肾功能。

5. 术后第一天适量补液及对症处理，第二天酌情进食，无论何种原因的胆囊炎均需追踪病理结果。

患者住院8天，出院时一般状况良好，血常规及肝肾功能未见明显异常，伤口换药见腹部手术切口愈合良好。

（谭海东）

第四节　胰　腺　炎

胰腺炎（pancreatitis）根据病程进展的缓急，分为急性胰腺炎（acute pancreatitis）和慢性胰腺炎（chronic pancreatitis）。急性胰腺炎是一个常见的临床急腹症，轻型易于治疗，重型由于并发症多，病死率高而成为临床急腹症中最棘手的疾病之一。随着社会老龄化的进程，老年急性胰腺炎的患者逐渐增加，且因为老年患者常合并有内科基础疾病以及并发症，造成该疾病的诊断和治疗较为困难。慢性胰腺炎则又称为慢性复发性胰腺炎，其特征为反复发作的上腹部疼痛伴有不同程度的胰腺内分泌和外分泌功能失调，并伴有胰腺器质性损害，胰腺实质常发生不可逆的组织病理学改变。

一、病因

（一）急性胰腺炎病因

1. 早期疾病的始动病因　导致胰酶异常激活的相关因素。

（1）胆汁反流：通常情况下胰管与胆总管在大多数人群体内首先形成一个共同通道，当有小的胆石阻塞时，胆汁可反流入胰管。胆汁中的细菌可将结合胆汁酸转化为游离胆汁酸，从而损伤胰腺组织，并激活胰酶中的磷脂酶原A，产生磷脂酶A。磷脂酶A继而引发胰腺腺泡细胞的自身消化。

（2）十二指肠液反流：当十二指肠内压力升高时，十二指肠肠液存在反流进入胰管的可能，其中含有的肠激酶和已经被激活的胰酶、胆汁酸以及细菌可引起胰腺组织的自身消化，成为急性胰腺炎发生的病因。

（3）酒精的刺激因素：酒精滥用是急性胰腺炎的明确致病因素，其造成急性胰腺炎的病理机制尚未完全清楚，但可以归因为两个方向：①机体摄入的大量酒精刺激胰腺分泌，使胰管内压力升高，胰液中酶的含量增加并由于高浓度的蛋白形成小栓子可以阻塞小胰管。大量饮酒可引发 Oddi 括约肌痉挛、胰管梗阻，导致压力升高的细小胰管破裂，胰液进入胰腺组织，引起胰腺的自消化；②酒精对胰腺可以造成直接损伤，血液中升高的酒精含量，可以导致胰腺腺泡细胞肿胀和失去内膜等。长期酗酒可以导致渐进性的胰腺器质性破坏和小胰管内压力升高。

（4）高脂血症：三酰甘油在胰脂酶的作用下生成的游离脂肪酸，对腺泡的直接损伤作用是造成胰腺炎的致病成因。

（5）其他因素：包括暴饮暴食、外伤应激，手术相关的创伤因素，与流行性腮腺炎、败血症有关的感染因素，与妊娠、高钙血症有关的内分泌和代谢因素，与利尿药及避孕药有关的药物因素。

2. 疾病发展的加重因素　包括血液循环相关、全身炎症反应、感染三个方面。

（1）血液循环因素：对应创伤相关因素，胰腺受到直接损伤与本身胰腺组织的自消化作用造成了胰腺微血管和血管通透性的改变，与炎症反应和组织缺血再灌注的损伤机制共同作用下造成胰腺组织的进一步破坏。

（2）全身炎症反应：与感染因素相对应，也与非感染性损伤因素如烧死、创伤和胰腺急性坏死相关引起的全身性炎性反应，进而导致继发性多器官功能障碍综合征。

（3）感染：严重的胰腺坏死感染和全身脓毒症是急性重症胰腺炎后期的主要问题。胰腺继发的感染，多是混合性感染，其致病菌多为寄居在患者肠道内的革兰阴性杆菌、厌氧菌和真菌。涉及疾病发生及进展期，肠黏膜屏障的破坏，肠道内的致病菌和内毒素移位至胰腺及胰腺外，引起胰腺坏死继发感染、脓肿和全身脓毒症。

（二）慢性胰腺炎病因

慢性胰腺炎是一个多因素的疾病，其病因尚未阐明，主要涉及酗酒、胆道疾病、急性胰腺炎的后遗症、胰腺结石的成因以及其他因素

1. 酗酒　长期酗酒在西方国家是引起慢性胰腺炎的常见病因。

2. 胆道疾病　在东方国家，如东南亚国家，胆源性胰腺炎在慢性胰腺炎病因中占据主要位置。

3. 急性胰腺炎后遗症　急性胰腺炎后可导致胰管狭窄，导致慢性阻塞性胰腺炎，但在临床上较为少见。

4. 胰腺结石　胰液中存在胰石蛋白（pancreatic stone protein），具有抑制钙盐形成结晶和沉淀的作用，但是由于诸如长期饮酒、胰管慢性梗阻等因素，引起胰液内蛋白质含量升高，出现蛋白质栓块，并影响胰石蛋白的产生，导致胰液中过饱和的碳酸钙不受抑制而形成结晶，最后形成胰腺结石。

5. 其他病因　诸如甲状旁腺功能亢进症、胰腺创伤和先天胰腺结构异常均可导致慢性胰腺炎发生。

二、临床表现

（一）急性胰腺炎临床表现

1. 疼痛　急性腹痛是急性胰腺炎的主要症状，性质为突然发生并剧烈的疼痛，通常位于上腹部正中偏左，严重时疼痛范围放射至两侧腰背部。疼痛的诱因多为油腻饮食、酗酒和暴饮暴食，偶有无明确诱因的突发性疼痛。胆源性胰腺炎患者的疼痛位置常开始于右上腹，并转移至上腹部正中偏左，并可放射至左肩和左腰部。急性胰腺炎疼痛发生时，非一般止疼药物能够缓解。偶有老年患者表现为上腹部的隐痛，并被腹胀等其他症状掩盖。

2. 腹胀　急性胰腺炎的腹胀与腹痛是并存的，腹胀的症状通常较为严重。在老年患者当中，极小部分的患者可能存在腹胀的症状，没有腹痛。需于问诊时仔细询问并鉴别。

3. 发热　急性胰腺炎早期，患者体温通常为中度热，约38℃。当出现胰腺坏死并伴有感染时，高热是主要的临床症状之一。胆源性的胰腺炎患者，可由于胆道梗阻并感染，出现寒战与高热。

4. 伴随症状　急性胰腺炎的伴随症状包括早期出现恶性、呕吐，且发作较为频繁。值得注意的症状是急性胰腺炎患者呕吐后腹痛不能缓解，仍伴随有腹胀的症状。

（二）慢性胰腺炎临床表现

1. 腹痛　慢性胰腺炎患者的主要症状是腹部疼痛，常表现为慢性的上腹部隐痛，发作时呈上腹部剑突下或偏左的持续性腹痛，无阵发性加剧，疼痛延续时间长，可向腰背部放射，呈束腰带状。

2. 消瘦　慢性胰腺炎患者的体重减轻明显，与患者慢性疼痛发作次数和持续时间明显相关联。

3. 腹胀　慢性胰腺炎患者胰腺外分泌功能减弱，常出现腹胀、消化功能不良。饮食习惯表现为不耐油腻食物，大便性状特点为脂肪泻，即粪不成形，次数增多，伴有恶臭和油光。

4. 血糖升高　由于慢性胰腺炎患者的内分泌腺体受到破坏，胰岛素分泌减少，因此病变后期，慢性胰腺炎患者的临床特点是出现糖尿病。

5. 黄疸　少数慢性胰腺炎患者由于创伤或慢性损伤至胰头部纤维性增生压迫胆总管下段出现梗阻性黄疸的症状。

三、诊断与鉴别诊断

（一）急性胰腺炎诊断与鉴别诊断

急性胰腺炎分为轻症、中度重症和重症。具体诊断标准如下：①轻症（MAP）：无局部或全身并发症，无器官功能衰竭，通常在1～2周内恢复。占急性胰腺炎的60%～80%，病死率极低。②中度重症（MSAP）：伴有局部或全身并发症，可伴有一过性的器官功能衰竭（48 h内可恢复）。占急性胰腺炎的10%～30%，病死率<5%。③重症（SAP）：伴有持续的器官功能衰竭（持续48 h以上），可累及一个或多个脏器。占急性胰腺炎的5%～10%，病死率高达30%～50%。

1. 症状体征　轻症急性胰腺炎通常仅表现为腹痛伴腹胀，无休克表现，腹部检查表现为轻度腹胀，上腹部正中或偏左部有压痛，未触及肿块，无腹膜炎体征，两侧腰背部无压痛或叩击痛。

中度重症和重症急性胰腺炎患者出现腹痛并伴有不同程度的休克，表现为心动过速、血压下降，腹部出现腹膜刺激征，变现为腹部压痛、反跳痛及腹肌紧张。这两类患者腹胀明显，肠鸣音减弱乃至消失，常出现移动性浊音。局部症状根据腹膜炎的范围，可由局限于上腹部的腹膜刺激征延及全腹部。患者体温明显升高，继发感染时体温升高超过38.5℃。重症急性胰腺炎患者的典型体征是出现腰部水肿，皮肤出现片状青紫色改变，即Grey–Turner征，和脐周皮肤青紫色改变即Cullen征。少数患者有黄疸表现，多由胆源性结石引起或由肿胀的胰头压迫引起的梗阻性黄疸。左侧胸腔可出现反应性积液。

2. 实验室检查

（1）血清淀粉酶和脂肪酶：至少大于正常值3倍是急性胰腺炎的诊断标准，但由于胃十二指肠穿孔、小肠穿孔、急性肠系膜血管血栓形成、病毒性肝炎和宫外孕等可导致淀粉酶的升高，因此血淀粉酶的测定值越高则诊断的正确率越高。值得注意的是血清淀粉酶和脂肪酶的升高程度可以帮助判断疾病的诊断却无益于判断病情的严重程度。

（2）肝肾功能及血常规：检查肝功能可协助临床判断AP的病因是否为胆源性，有助于疾病的制定疾病的治疗方案，并判断是否出现肝功能损伤。血肌酐检测可以评估是否存在肾功能损伤，有助于了解患者的全身情况；血白细胞计数和分类帮助临床评估患者的感染和全身炎症反应综合征情况，血细胞比容（HCT）可反映AP是否伴有血容量不足。

（3）血糖、血脂和电解质：血糖水平可以反映胰腺坏死程度，血脂检测可明确AP是否由高脂血症引起，血钙水平可以一定程度上反映急性胰腺炎的严重程度，当血钙明显下降低于2.0 mmol/L时，常提示病情严重。

（4）炎症指标：C反应蛋白（CRP）、白细胞介素6（IL–6）等可以反映全身炎症反应；血清降钙素原（PCT）是反映AP是否合并全身感染的重要指标，PCT > 2.0 μg/L常提示脓毒血症；血清乳酸水平对于判断AP合并感染也有一定价值。

（5）动脉血气分析：可以反映血液pH、动脉血氧分压、二氧化碳分压等指标，对于判断AP是否存在缺氧、急性呼吸窘迫综合征（ARDS）或肺水肿有重要价值，从而有助于判断AP的严重程度，需要实时监测。

3. 影像学检查　CT扫描是诊断AP并判断AP严重程度的首选影像学方法。建议于患者急诊就诊后12 h内完成CT平扫，可以评估胰腺炎症的渗出范围，同时亦可鉴别其他急腹症。发病72 h后完成增强CT检查，可有效区分胰周液体积聚和胰腺坏死范围（图6–11）。

4. 鉴别诊断　急性胰腺炎的诊断可以依靠患者典型的临床症状，明显增高的血淀粉酶、脂肪酶测定予以明确。但是需要特别注意的是虽然绝大多数的老年患者临床症状一般符合急性胰腺炎的典型表现，但是少数老年患者的临床表现不典型，仅为上腹部不适或隐痛，也可以被腹胀的症状所掩盖，导致漏诊。急性胰腺炎的应与胃十二指肠穿孔、急性胆囊炎、急性肠梗阻、肠系膜血管栓塞、急性心肌梗死等相鉴别。

（二）慢性胰腺炎诊断与鉴别诊断

1. 症状体征　慢性胰腺炎的阳性体征很少，患者常有明显的消瘦，少数出现上腹部正中和双侧肋肋部的深压痛，偶有病例可触及上腹部偏左的包块，包块界限不清，为增生的胰体或胰

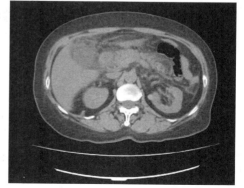

图 6–11　腹部 CT
胰腺水肿，胰周有明显渗出

腺囊肿。

2. 实验室检查

（1）血、尿淀粉酶检查：慢性胰腺炎早期患者于急性发作期可见增高，后期病例中可不增高或增高不明显。

（2）粪脂肪球：慢性胰腺炎患者可见粪便中出现脂肪球。

（3）胰腺功能测定：由于慢性胰腺炎患者伴有胰腺实质性损害，胰腺的外分泌功能减弱，因此行诸如促胰酶素 – 胰泌素试验、Lundh 试餐试验、葡萄糖耐量试验均可提示胰腺分泌功能不足。

3. 影像学检查

（1）腹部平片：慢性胰腺炎患者，当出现胰腺钙化时，于平片上可见胰腺部位的钙化点或胰石影。

（2）胃肠钡餐造影：需行十二指肠低张造影，可见患者的十二指肠系膜侧肠壁僵直，有时可见十二指肠肠腔狭窄，或十二指肠有外来压迹。

（3）胰腺 B 超：可以较为准确的筛查胰腺外形是否发生改变，胰腺是否发生钙化或出现结石。

（4）腹部 CT：能显示胰腺的腺体形态发生改变，有无钙化或结石，胰管有无扩张或狭窄。

（5）内镜逆行胰胆管造影术：可以显影胆道和胰管，清楚看见胰管的情况，最为典型的慢性胰腺炎改变是发现不规则串珠状扩张。

4. 鉴别诊断　慢性胰腺炎急性发作期时，需要与急性胰腺炎相鉴别，发作间歇期需要与胃、十二指肠溃疡、慢性结肠炎、胆道疾病以及胰腺恶性肿瘤相鉴别。

四、急性胰腺炎治疗

（一）轻症急性胰腺炎（MAP）急性期的治疗

1. 一般治疗　短期禁食，胃肠减压，适量补液。

2. 抑制胰酶分泌　采用生长抑素 250 μg/h 或奥曲肽 25 ~ 50 μg/h 静脉滴注。

3. 预防应激性溃疡　采用质子泵抑制剂（PPI）或 H_2 受体拮抗剂可以预防应激性溃疡的发生，同时可以间接抑制胰酶的分泌。方法为选用埃索美拉唑 40 mg、泮托拉唑 40 mg 或兰索拉唑 30 mg 间隔 12 h 静脉滴注。

4. 抑制胰酶活性　蛋白酶抑制剂（乌司他丁、加贝酯）能够抑制胰蛋白酶活化，缓解由胰蛋白酶活法后造成的胰腺实质损害和周围脏器的损伤，能够稳定溶酶体膜，改善胰腺微循环，减少与疾病相关的并发症。应早期足量应用。采取的方法为每天静脉滴注乌司他丁 30 万 IU 或加贝酯 300 mg。

5. 除胆源性急性胰腺炎需要使用抗生素外，轻症急性胰腺炎通常不需要使用抗生素治疗。

6. 镇痛　明确诊断后，需针对患者腹痛进行镇痛治疗，于严密观察病情的情况下注射盐酸布桂嗪或盐酸哌替啶。使用吗啡或胆碱能受体拮抗剂时，需警惕如阿托品会导致 Oddi 括约肌收缩，盐酸山莨菪碱会诱发或加重肠麻痹。老年患者多合并基础疾病，在详细问诊既往病史的基础上，采用合适的镇痛药物。

（二）轻症急性胰腺炎（MAP）恢复期的治疗与预防

1. 胆源性胰腺炎　对于磁共振胰胆管成像（MRCP）或超声内镜（EUS）协助诊断胆

源性胰腺炎的患者，应针对病因进行后续治疗，预防 AP 的复发。

2. 酒精性胰腺炎 需要饮食健康教育，医务人员干预可有效控制 AP 在 2 年内的酒精性胰腺炎复发率。可适当补充维生素和矿物质。

3. 高脂血症性胰腺炎 通过禁食和静脉脂肪乳剂的限制使用通常可以有效控制轻度高脂血症。重度高脂血症的控制，除上诉方法外，可每日使用低分子量肝素 5 000 IU 或每十二小时一次皮下注射，加速乳糜微粒的降解。必要时采用血浆吸附和血浆置换疗法。控制的目标是尽快将三酰甘油降低至 5.65 mmol/L 以下。

4. ERCP 术后胰腺炎（PEP） 大多数 PEP 的发生属于轻中度，ERCP 术前和术后予以非甾体抗炎药（NSAID）栓剂纳肛可以预防 PEP 的发生，生长抑素也有明确的预防作用，而硝酸甘油经荟萃分析显示可有效预防。

（三）中度重症急性胰腺炎（MSAP）急性期的治疗

MSAP 的病程较长，治疗重点是有效控制炎症反应、防治并发症，需加强监护，警惕 MSAP 向重症胰腺炎进展的迹象。除上诉轻症急性胰腺炎的基础治疗外，需采取以下措施：

1. 维持水和电解质平衡 补充生理需要量并需补充因胰腺渗出的液体量。注意补液的总量和速度，过快或过量地输注晶体液容易导致肺水肿乃至 ARDS。及时纠正低血钙和低血钾，必要时可用 10% 葡萄糖酸钙 10 mL 静脉推注补钙。详细计算每日出入量变化。

2. 针对全身炎症反应综合征（systemic inflammatory response syndrome，SIRS）治疗 SIRS 持续存在将会增加 ARDS 发生的风险。发生 SIRS 时，指南推荐早期应用大剂量乌司他丁（每天 60 ～ 90 万 IU）静脉滴注。条件允许时可采用血液滤过措施，可很好地清除血液中的炎性介质，帮助调节体液、电解质平衡，但应警惕静脉导管相关血源性感染的风险。中药复方制剂（如清胰汤、大柴胡汤、柴芍承气汤等）和芒硝外敷可辅助针对 SIRS 的治疗。

3. 营养支持 MSAP 患者建议尽早启动肠内营养。对于老年患者，肠内营养支持更为重要，肠内营养的涂径建议采取鼻腔肠管为首选。肠内营养的能量需求可采用初始每千克每天 20 ～ 25 kcal，逐渐过渡到每千克每天 30 ～ 35 kcal。可先采用短肽类制剂，再过渡到整蛋白类制剂，并根据患者血脂、血糖的情况调整。肠内营养的时间根据患者病情恢复程度来决定，时间长短不一。

（四）中度重症急性胰腺炎（MSAP）恢复期的治疗与预防

1. 肠道功能维护 首先需要动态观察 MSAP 患者的腹部体征与胃肠恢复情况。其次，保护肠道黏膜屏障是减少全身并发症的重要措施，可尽早予以促肠道动力药物，包括大黄、硫酸镁、乳果糖等，并应用谷氨酰胺制剂保护肠道黏膜屏障。最后，尽早恢复饮食和肠内营养对于预防肠道衰竭有着重要的意义，可酌情使用益生菌类药物。

2. 预防和治疗感染 MSAP 患者无论在急性期或是恢复期中的治疗应合理使用抗生素，但应警惕抗生素的使用时间过长、等级过高造成肠道菌群失调。当 MSAP 患者出现持续高热（体温 > 38.5℃）、血白细胞计数显著升高等迹象，应高度怀疑脓毒血症，可通过血培养、血清 PCT 或 G 试验，腹部 CT 等辅助检查证实。一旦证实脓毒血症，必须采取积极干预措施：

（1）抗生素使用：主要是针对导致胰腺感染的主要致病菌，包括革兰阴性菌和肠道内的厌氧菌。推荐方案为：碳青霉烯类；青霉素联合 β- 内酰胺酶抑制剂；第三代头孢菌

素联合 β- 内酰胺酶抑制剂联合抗厌氧菌药物；喹诺酮类。针对耐药菌感染可选用万古霉素（替考拉宁）、利奈唑胺、替加环素等药物。治疗疗程为 7～14 天，特殊情况可延长药物应用的时间。当出现无法用细菌感染解释的发热症状时可经验性应用抗真菌药物。血培养可帮助抗生素的调整，并证实是否存在真菌感染。难以控制的腹泻出现时，提示难辨梭菌感染可能，可予以万古霉素或甲硝唑治疗。

（2）微创穿刺引流：首选 B 超或 CT 引导下经皮穿刺置管引流，对于坏死组织较多的脓肿采用双套管引流配合冲洗，胰周脓肿不能经皮穿刺时，可采用超声内镜下经胃壁穿刺引流，放置支架或经鼻引流管冲洗，必要时经自然腔道内镜手术清除胰周坏死组织。引流必须充分，减少感染反复发作的病因。

（3）外科手术治疗：外科手术仅在微创引流效果不好时考虑使用，可分为腔镜手术和开放手术，目的是清除胰腺坏死组织和放置引流管。由于胰腺感染坏死时病情复杂，因此术前必须充分考虑个体化原则，制订治疗方案。

3. 胰酶替代治疗　MSAP 患者可于肠内营养时予以胰酶替代疗法，提高患者的生活质量。

（五）重症急性胰腺炎（SAP）急性期的治疗

SAP 起病凶险，病程最长，常伴有脏器功能衰竭，最易受累的依次是循环、呼吸和肾，故治疗重点是针对多个脏器功能的维护，并注意腹腔高压的处理。老年患者合并多种基础疾病，易出现多器官功能障碍，需体现个体化治疗方案，针对不同病因予以处理。SAP 急性期在针对 MAP 和 MSAP 的基础治疗上，还需采取下列措施。

1. 早期液体复苏　第一个 24 h 输注的液体总量占发病 72 h 输液总量的三分之一。输液种类包括：胶体、平衡液或 0.9% NaCl。平衡液是等渗晶体液的首选，次之为 0.9% NaCl，胶体首选人血白蛋白或血浆，慎用羟乙基淀粉。液体复苏的目标需达到下述各项中的两个以上：①患者平均动脉压 65～85 mmHg；②心率 < 120 次/分；③血乳酸显著下降；④尿量 > 1 mL/（kg·h）；⑤ HCT 下降到 30%～35%。SIRS 消失也是液体复苏成功的标志之一。当出现患者液体复苏过量或组织间隙水肿情况时，可以适当提高输注胶体液比例，采用利尿药以减轻组织和肺水肿。必要时可应用血管活性药物，包括去甲肾上腺素和多巴胺。

2. 呼吸功能支持　SAP 发生急性肺损伤时可给予鼻导管或面罩吸氧，维持氧饱和度在95% 以上，要动态监测患者血气分析结果。当进展至 ARDS 时，可予以有创机械通气。当患者病情好转时应尽早脱机，避免出现呼吸机相关并发症。

3. 肾功能支持　持续性肾替代疗法（CRRT）的指征是 SAP 伴急性肾衰竭，可根据病情选用合适的血液净化方式。

4. 腹腔高压/腹腔间隔室综合征（IAH/ACS）处理　IAH/ACS 是 AP 的常见并发症。IAH 定义为持续或反复出现的腹腔内压力升高 > 12 mmHg；ACS 是指持续性腹腔内压力 > 20 mmHg（伴或不伴腹主动脉灌注压 < 60 mmHg），与新发脏器功能衰竭相关。IAH 可分为4 级：Ⅰ级（腹腔内压力 12～15 mmHg）、Ⅱ级（腹腔内压力 16～20 mmHg）、Ⅲ级（腹腔内压力 21～25 mmHg）、Ⅳ级（腹腔内压力 > 25 mmHg）。包括下述 3 种处理方法：① ICU处理：密切监测腹腔压、腹腔灌注压和器官功能的变化；限制液体输入，如容量过负荷可行血液超滤或利尿；及早应用升压药物，有利于限制液体和维持腹腔灌注压；监测机械通气压力参数的变化，根据 IAH 的变化调整参数。②非手术处理：降低空腔脏器容量，包括鼻胃管引流，促进胃肠道动力，放置肛管减压，必要时行内镜减压；扩张腹壁，充分镇静镇痛以降低腹壁肌肉张力，必要时行神经肌肉阻滞；经皮腹腔穿刺置管引流腹腔积液。③手术处理：当存在持续性腹腔内高压（＞25 mmHg）伴有新发器官功能衰竭，且非手术减压措施无效，经过多学科讨论后可谨慎行剖腹减压手术，术后宜用补片等人工材料临时覆盖切口，避免造成肠损伤等并发症。

（六）重症急性胰腺炎（SAP）恢复期治疗与预防

1. 胰腺假囊肿 当胰周出现无菌的假囊肿及坏死包裹物时多数情况下可自行吸收，不需特殊治疗，少数情况下囊肿＞6 cm且出现压迫症状时或出现持续增大时，考虑穿刺引流或手术治疗。

2. 胰周血管并发症 胰源性门静脉高压（左侧门静脉高压）出现后，将导致胃底静脉曲张，引起上消化道出血，可考虑行脾切除术。而炎性假性动脉瘤发现后，常常引发腹腔内出血，因此腹腔血管造影联合动脉栓塞是一线治疗手段，而栓塞失败后再考虑手术治疗。

3. 消化道瘘 是重症胰腺炎常见的并发症。对于胃、十二指肠、小肠瘘可采取肠外营养，或经跨瘘口的胃肠行肠内营养，部分患者可以自愈，但对于不能自愈的患者，应早期行手术处理。结肠瘘会出现严重的腹腔感染，应早期行近端造瘘，择期还纳。

4. 胰瘘 以非手术治疗为主，包括禁食、空肠营养、生长抑素应用等措施。经过3～6个月的引流大多数患者可以自愈。ERCP置入胰管支架具有一定的治疗作用。但对于长期不愈合的胰瘘患者应外科手术治疗。

五、慢性胰腺炎治疗及预防

慢性胰腺炎的治疗以及预防该疾病的复发，包括非手术治疗和手术治疗，但是由于胰腺实质性损害造成内外分泌的严重失调，而手术本身并不能从根本上治愈此疾病，目的是解除慢性胰腺炎造成的后果即缓解疼痛症状。近年来消化内镜技术的发展和应用，极大的有益于本病的临床疗效。

1. 非手术治疗

（1）戒酒：对于慢性胰腺炎患者强调完全性的绝对戒酒。

（2）饮食控制：饮食需要配伍低脂、高蛋白、高维生素的食物，糖分摄入需要根据血糖水平限制，按糖尿病治疗的原则进行控制。

（3）治疗糖尿病：预防与之相关的并发症：需使用胰岛素做替代治疗。

（4）胰酶治疗：治疗消化功能不良引起的营养不良。

（5）疼痛治疗：慢性胰腺炎的患者由于长期疼痛服用镇痛药，容易形成药物依赖，因此需要按阶段性的使用镇静药（非麻醉性镇痛药－麻醉性镇痛药），合理搭配解痉与镇静药。

（6）营养支持：加强慢性胰腺炎患者的营养支持很重要，一方面营养支持可以部分缓解慢性胰腺炎患者的疼痛症状、另一方面为手术治疗创造条件。

2. 手术治疗 外科手术不能够根本上治愈慢性胰腺炎。手术的治疗原则为：①纠正原发疾病，包括胆源性疾病的处理，如仍有发作的胆石症；②解除胰管梗阻，改善胰腺功能，缓解胰腺纤维化进程；③解除或缓解患者的疼痛，除去针对胰腺梗阻的手术以外，还可以进行切断和破坏支配胰腺神经的手术。

（1）内镜治疗：当前内镜治疗通过解除胰管梗阻，有效缓解慢性胰腺炎患者疼痛症状，包括了胰管括约肌切开、胰管扩张和引流、胰管支架术和胆道引流。

（2）胰管空肠侧侧吻合术：将胰管全程纵行切开，取出胰石，再行与空肠行侧侧全口吻合，适用于胰管多处狭窄的病例。

（3）胰腺切除术：适用于胰腺纤维化严重但胰管未扩张的患者，根据病变范围行胰腺部分切除，次全切或全胰切除。

（4）保留十二指肠的胰头切除术：适用于胰头肿大，局限纤维增生严重而胰体尾主胰管不扩张的患者。此手术的优势在于，解除胰腺梗阻的同时，保留了十二指肠的消化通路，并且保留了部分胰腺的功能。

（5）胰头挖除及胰管切开术：适用于胰腺头部纤维增生性肿块并伴有胰体尾主胰管扩大的患者。其优势与保留十二指肠的胰头切除术类似，解除胰腺梗阻的同时，保留了十二指肠的消化通路。

（6）内脏神经破坏性手术：此类手术的目的是针对临床疼痛采用其他方式治疗无效时，患者重度疼痛不缓解。方法包括：①于 B 超引导下经皮乙醇腹腔神经丛阻滞，在短期内效果良好；②腹腔镜下内脏神经切断术，对于缓解患者长期腹痛较为有效，且相关并发症较少。

典型病例

　　患者女性，72 岁。持续性上腹痛 4 h。4 h 前患者无明显诱因出现上腹痛，呈胀痛，向腰背部放射，持续不缓解，伴有恶心、呕吐，呕吐为胃内容物。伴反酸，伴头晕、心悸、大汗，伴食欲不良、乏力，偶有排气，无排便，无胸闷、胸痛，无发热，无腹泻，无血便及脓血便，无意识障碍。到本院急诊就诊，血检结果提示 WBC 10.61×10^9/L，N 83.9%，ALT 183 U/L，AST 238 U/L，TBIL 38.37 mmol/L，DBIL 21.29 mmol/L，AMY 2 365 U/L，LIPA 8 410 U/L，TG 1.85 mmol/L，腹部 CT 提示胰腺肿胀伴周围明显渗出，急性胰腺炎。为进一步合理规范的治疗，收治入院。

　　既往史：2 年前曾因急性胰腺炎于外院治疗，予以抗感染、抑制胰酶分泌、抑酸并联合中药治疗后好转出院。1 年前于外院诊断反流性食管炎、萎缩性胃炎，未予规律治疗。半年前曾因肺腺癌在外院行胸腔镜下左肺下叶楔形切除术，术后未行辅助治疗。3 月前曾因心前区不适，于外院诊断"冠状动脉粥样硬化性心脏病"，未行规律治疗。既往患有高血压 20 余年，血压最高 160/90 mmHg，平素规律服用降压药物（具体不详），血压控制可。50 年前曾行阑尾炎手术，25 年前曾行子宫及双侧附件全切术，术后恢复情况良好。有青光眼病史，具体不详。

　　专科体检：T 36.3℃，P 72 次/分，R 20 次/分，BP 175/95 mmHg。精神尚可，双肺呼吸音清晰，未闻及干湿啰音，心律齐，腹平，未见腹壁静脉曲张，腹式呼吸存在，未见肠型及蠕动波。腹软，上腹部压痛明显，无反跳痛、肌紧张。Murphy 征阳性，肝脾未及肿大，腹部叩诊呈鼓音，肝区、肾区无叩痛。肠鸣音减弱，约每分钟 2 次，移动性浊音为阴性。

　　入院诊断：①急性胰腺炎；②肝功能异常；③高血压 3 级很高危；④冠心病；⑤反流性食管炎；⑥萎缩性胃炎；⑦脂肪肝；⑧肺癌术后；⑨青光眼；⑩全子宫切除术后；⑪阑尾术后。

鉴别诊断：患者症状需与上消化道穿孔、肠系膜血管阻塞、急性肠梗阻、胆绞痛、急性胃肠炎、冠状动脉阻塞相鉴别。入院时患者急性胰腺炎诊断明确，需进一步鉴别其病因，包括胆道系统疾病、自身免疫性胰腺炎、各种引起十二指肠肠腔狭窄的疾病。

治疗：

患者为老年女性，既往合并多种疾病，首先需完善血、尿、便三大常规、生化检查、凝血功能、术前常规、CRP、肿瘤标志物筛查、并行心电图检查除外急性心肌梗死。反复发作的胰腺炎考虑胆源性胰腺炎可能，进一步需完善 MRCP。

患者需禁食水、补液、抑酸、抗感染、抑制胰酶、维持水电解质平衡、控制血压，行特级护理、监测患者腹部体征、血淀粉酶和脂肪酶水平。

药物治疗：①抗生素：静脉滴注头孢他啶 2 g，1 天 2 次；静脉滴注奥硝唑 0.5 g，1 天 2 次；②抑酸：静脉滴注泮托拉唑 80 mg，一天 2 次；③抑制胰酶：静脉滴注乌司他丁 30 万 IU，1 天 3 次；静脉持续泵入生长抑素 6 mg，1 天 1 次；

经积极治疗 8 天后，患者腹痛症状明显缓解，血淀粉酶及脂肪酶经复查提示下降至正常范围内。患者有急性胰腺炎病史，住院期间行 MRCP 和 ERCP 检查除外胆源性因素，怀疑十二指肠憩室，复查胃镜提示十二指肠球部黏膜光滑，未见溃疡及变形，球后及乳头区未见明确异常。患者于住院治疗第 10 天出院，出院时患者一般情况良好，心肺腹查体未见明确异常，已恢复低脂清淡饮食。

（谭海东）

第五节　类风湿关节炎

类风湿关节炎（rheumatoid arthritis，RA）是一种以对称性、多关节炎为主要表现的慢性、全身性自身免疫性疾病。基本病理改变为滑膜炎，可引起关节软骨、骨和关节囊破坏，引起关节畸形和功能丧失。老年 RA 发病率明显高于 RA 整体发病率，占所有 RA 患者比例为 10% ~ 33%。

一、病因

类风湿关节炎是内分泌、环境、遗传易感性及免疫异常等各种因素综合作用的结果。

1. 内分泌因素　RA 好发于女性，其中更年期女性 RA 的发病率明显高于同龄男性，80 岁以后男女发病率基本相同，说明性激素参与了 RA 的发病及发展。除性激素外，泌乳素、下丘脑 - 垂体 - 肾上腺轴和皮质醇、黄体酮等多种内分泌激素均可能与 RA 的发生有关。

2. 环境因素　目前认为一些感染如细菌、支原体和病毒等可能通过感染后激活淋巴细胞，分泌致炎因子，产生自身抗体，影响 RA 的发病和病情进展，感染因子某些成分也可以通过分子模拟导致自身免疫性反应。

3. 遗传易感性　RA 的发病与遗传因素密切相关，家系调查 RA 现症者的一级亲属患 RA 的概率为 11%，单卵双生子同时患 RA 的概率为 12% ~ 30%，双卵孪生子同患 RA 的概率只有 4%。此外，许多地区和国家进行研究发现 *HLA-DR4* 单倍型与 RA 的发病相关。

4. **免疫异常** 免疫异常是 RA 的主要发病机制。滑膜关节组织的某些特殊成分或体内产生的内源性物质可能作为自身抗原被抗原呈递细胞呈递给活化的 CD4$^+$ T 细胞，产生特异性免疫应答，导致相应的关节炎症状。在病程中，不同 T 细胞克隆因受到体内外不同抗原的刺激而活化增殖，滑膜的巨噬细胞也因抗原而活化，使细胞因子增多，促使滑膜处于慢性炎症状态，其中 TNF-α 进一步破坏关节软骨和骨，造成关节畸形。另外，B 细胞激活分化为浆细胞，分泌大量免疫球蛋白，多种自身抗体如类风湿因子（RF）、抗环瓜氨酸肽（CCP）抗体等和免疫球蛋白形成免疫复合物，经补体激活后诱发炎症反应。

二、临床表现

病情个体差异很大，从短暂、轻微的少关节炎到急剧、进行性多关节炎及全身性血管炎。

（一）关节炎表现

1. **晨僵** 早晨起床后关节及其周围僵硬感，活动后减轻，称为"晨僵"，持续时间超过 1 小时更有意义。晨僵出现在多数的 RA 患者，常被作为观察本病活动的指标之一。其他原因的关节炎也可出现晨僵，但不如本病明显和持久。

2. **关节肿痛** 多为持续性和对称性，最常见部位是近端指间关节、掌指关节、腕关节，也可发生于任何关节（图 6-12）。

3. **关节畸形** 病变晚期由于滑膜炎、软骨破坏及关节周围肌肉萎缩和韧带牵拉会引起关节脱位或半脱位，出现关节破坏和畸形。最常见部位为近端指间关节、掌指关节、腕关节（图 6-13）。

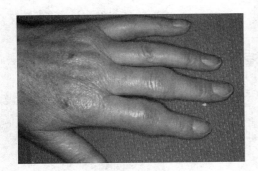

图 6-12 近端指间关节肿胀

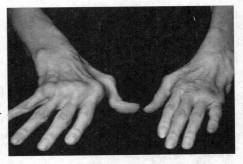

图 6-13 关节半脱位，尺偏畸形，伴肌肉萎缩

（二）关节外表现

1. **类风湿结节** 类风湿结节多发生于尺骨鹰嘴下方、膝关节及跟腱附近等关节伸侧易受摩擦的骨突起部位（图 6-14），一般为直径数毫米至数厘米的皮下结节，质硬，不易活动，多无疼痛或触痛。也可发生在胸膜、肺组织、心包和心内膜。类风湿结节对 RA 有诊断意义，与疾病病情活动相关。

2. **血管炎** 重症 RA 患者可出现血管炎，多见于类风湿因子阳性患者，临床上可出现指（趾）

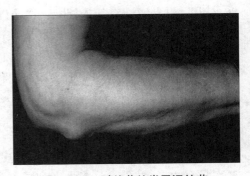

图 6-14 肘关节处类风湿结节

坏疽、梗死、皮肤溃疡、紫癜、网状青斑、巩膜炎、角膜炎、视网膜血管炎、肝脾大、淋巴结肿大。

3. 神经系统病变 神经系统病变多由于血管炎或神经末梢变性及脱髓鞘而致。患者可出现感觉型周围神经病、混合型周围神经病、多发性单神经炎、颈脊髓神经病等。

4. 呼吸系统病变 RA 患者呼吸系统受累以肺间质纤维化及胸膜炎最为常见，此外可见肺内类风湿结节、肺血管炎及肺动脉高压。

5. 循环系统病变 RA 患者在病程的任何阶段可出现心包炎（最常见）、心肌炎及心内膜炎，多见于伴发血管炎或类风湿因子阳性的患者。

6. 泌尿系统病变 RA 的肾损害比较少见，需与药物所致肾损害相鉴别。临床表现可见持续性蛋白尿等，肾病理中以系膜增生性肾小球肾炎最为常见，但也可出现各型肾小球病变。

7. 其他 RA 患者可出现血液系统、消化系统、眼部病变等。

（三）特殊类型

1. 回纹型风湿症 反复发作性关节及关节周围组织红肿热痛，症状在数小时内达高峰，持续时间为数小时至数天，可自行缓解，多出现在膝、腕、肩、手等小关节炎症，30%～40% 的患者数年甚至 10 多年后演变为典型的 RA。

2. Felty 综合征 RA 伴肝、脾、淋巴结肿大，贫血、白细胞减少和血小板减少。常发生于 RA 病程晚期，患者全身症状显著，关节炎症和畸形明显，特别是中老年患者。

3. 缓和的血清阴性对称性关节炎伴压凹性水肿 对称性腕关节、屈伸肌腱鞘及手关节的急性炎症，伴手背部凹陷性水肿，双侧肘、肩、髋、膝、踝及足关节均可受累，好发于老年男性，小剂量糖皮质激素有显著疗效。

老年 RA 患者发病较急，更易继发干燥综合征、肺间质病变，多合并骨关节炎、骨质疏松，以风湿性多肌痛起病者较年轻 RA 患者多，常好发于膝、肩等大关节。因此老年患者出现膝关节等部位持续肿胀，经休息和非甾体消炎药不能缓解时应考虑早期 RA 可能，并加强并发症筛查。

三、诊断与鉴别诊断

（一）诊断

1. 血清学检验 患者可以出现血液系统受累，主要表现为贫血（正细胞低色素性常见），血小板升高，多与病情活动相关，白细胞和嗜酸性粒细胞可轻度升高。

在疾病的活动期，红细胞沉降率（ESR）和 C 反应蛋白（CRP）等急性时相反应物升高，病情缓解后下降。但红细胞沉降率受多种因素影响（贫血、低蛋白血症、感染等），CRP 的影响因素较 ESR 少，更能反映 RA 的病情。

血清中可存在类风湿因子（RF）、抗环状瓜氨酸抗体（CCP）、抗核周因子（APF）、抗角蛋白抗体（AKA）等自身抗体阳性，其中 CCP 抗体在 RA 中的敏感性为 70%～80%，特异性高达 98%～99%，与 RA 关节影像学改变相关，是 RA 预后不良因素之一。一部分健康老年人 RF 阳性率可高达 10%～15%，因此 RF 对于老年 RA 的诊断意义相对较低，而抗 CCP 抗体阳性对早期诊断更具意义。

2. 关节滑液 RA 患者关节滑液呈淡黄色、透明、黏稠状，早期以单核细胞占多数，晚期以中性粒细胞为主，可检测到 RF，但细菌培养阴性。

3. 影像学 X 线典型的表现是近端指间关节梭形肿胀、关节面模糊或毛糙及囊性变，晚期出现关节间隙变窄甚至消失，但在疾病早期可能并无阳性发现。CT 检查可显示 RA 关节周围软组织肿胀及密度改变，以及骨端关节面小的侵蚀性缺损和骨质破坏。MRI 检查可以很好地显示疾病早期的滑膜充血、渗出、滑膜增生和血管翳形成以及骨髓改变，MRI 检查对于早期诊断极有意义。

4. 诊断标准　本病的诊断主要依据病史、临床表现，并结合血清学及影像学检查。目前常用 2009 年美国风湿病学会和欧洲抗风湿病联盟提出的新的 RA 分类标准（表 6-1）。

表 6-1　2009 年 ACR/EULAR 分类诊断标准

项目		得分
受累关节数目		
1	中大关节	0
2～10	中大关节	1
1～3	小关节	2
4～10	小关节	3
＞10	至少 1 个小关节	5
血清学	RF 或抗 CCP 抗体均阴性	0
	RF 或抗 CCP 抗体至少 1 项低滴度阳性	2
	RF 或抗 CCP 抗体至少 1 项高滴度阳性	3
滑膜炎持续时间	＜6 周	0
	＞6 周	1
急性时相反应物	CRP 或 ESR 均正常	0
	CRP 或 ESR 升高	1

注：≥6 分可诊断为 RA

受累关节：不包括 DIP 第一腕掌和第一跖趾关节；中大关节：肩关节、肘关节、髋关节、膝关节、踝关节；小关节：腕关节、MCP、PIP、第一指间和第 2-5 跖趾关节；高滴度：高于正常值 3 倍以上

（二）鉴别诊断

RA 的诊断需与骨关节炎（中老年人、负重关节多见；晨僵小于半小时；活动加重，休息减轻；血清中抗体阴性）、外周关节为主型脊柱关节病（青年男性多见，多与 *HLA-B27* 相关，类风湿因子阴性）、成人 Still 病（关节炎、发热、反复发作的一过性皮疹、肝脾大、淋巴结肿大）、痛风性关节炎、反应性关节炎、风湿性多肌痛、其他弥漫性结缔组织病鉴别。

四、治疗

RA 的治疗原则是早期治疗、联合用药和个体化治疗，目标为临床缓解或低度活动（针对长期病程患者）。

（一）一般治疗

RA 患者疾病活动期间，应避免活动，以休息、减少关节活动为主，疾病缓解后应加强关节功能锻炼。

（二）药物治疗

药物治疗主要分为 5 大类。老年人由于各重要器官生理功能都有不同程度的衰退，使药物的药动、药效和不良反应等都有一定变化，加上大多数老年人患多种疾病，需同时应

用多种其他药物，更易造成药物之间的相互作用，增加不良反应的发生，故老年 RA 患者的治疗更需要重视用药的安全及个体化原则。

1. 非甾体消炎药　此类药物能够快速减轻关节肿胀疼痛，但不能阻止疾病进展，因此主要用作过渡期治疗，避免同时服用 2 种及以上非甾体消炎药。其中洛索洛芬、布洛芬、双氯芬酸、美洛昔康、塞来昔布（磺胺过敏者禁用）较为常用。老年人肾灌注下降或有下降趋势者，需慎重用药。

2. 非生物缓解病情抗风湿药（disease-modifying anti-rheumatic drugs，DMARDs）　此类药物一般起效慢、镇痛效果差，但可以减缓或阻止关节的侵蚀和破坏，因此应早期联合应用。服用此类药物期间，需严密监测不良反应。

（1）甲氨蝶呤：RA 治疗的首选药物。通常剂量为 7.5~20 mg 口服，每周 1 次，用药 4~8 周后起效，常见不良不良反应有恶心、口炎、腹泻、肝功能异常，少数出现骨髓抑制和肺间质纤维化，因此合并肺间质纤维化患者避免应用甲氨蝶呤，并应定期监测肺功能、胸部 CT 等。老年肾功能下降患者需根据肌酐清除率调整药物剂量。服药期间可适当补充叶酸。

（2）来氟米特：不能耐受甲氨蝶呤的 RA 患者治疗的首选药物之一。通常剂量为 10~20 mg 口服，每天 1 次。主要不良反应有腹泻、肝功能异常、皮疹、脱发、高血压、白细胞减低等，有致畸作用，孕妇禁用。

（3）柳氮磺吡啶：不能耐受甲氨蝶呤的 RA 患者治疗的药物之一。本药一般从小剂量开始，逐渐递增至每日 2~3 g 分次口服。主要不良反应有恶心、腹泻、皮疹、白细胞减低、肝功能异常等，一般减量或停药后可恢复正常。此类药物磺胺过敏者禁用。

（4）环磷酰胺：非 RA 的首选和常用药物，当出现严重血管炎、间质性肺炎等严重情况时可选用，静脉和口服均可。常见不良反应包括胃肠道症状、脱发、骨髓抑制、出血性膀胱炎、不育等。

（5）硫唑嘌呤：可以同时抑制细胞免疫和体液免疫，常用剂量为每天 1~2 mg/kg，一般每天 100~150 mg，主要不良反应有恶心、呕吐、脱发、皮疹、骨髓抑制，用药前可筛查相关药物基因。

（6）环孢素：可用于病情较重或病情较长的患者，常用剂量为每天 1~3 mg/kg，分次服用，主要不良反应有高血压、肝肾毒性、胃肠道反应、牙龈增生及多毛，很少有骨髓抑制。其中不良反应程度及时间与药物浓度相关，因此用药期间需监测环孢素血药浓度。

（7）硫酸羟氯喹：一般联合其他药物应用，对于轻度病情活动患者可以单药治疗。常用剂量为每天 200~400 mg 口服，不良反应相对较少，偶有视网膜病变，因此在用药前及用药期间需每年检查眼底。

3. 植物药　白芍总苷和雷公藤可用于治疗 RA。

4. 生物 DMARDs　用药前需筛查结核、乙肝、丙肝等，老年患者免疫功能低下，更应注意防止继发感染。

（1）肿瘤坏死因子 α 拮抗剂　该类制剂主要包括依那西普、英利昔单抗和阿达木单抗。与传统 DMARDs 相比，此类药物起效快，抑制骨破坏的作用明显，患者总体耐受性好，但一般需与甲氨蝶呤合用。依那西普每周 2 次，每次 25 mg 或每周 1 次，每次 50 mg 皮下注射。英利昔单抗为每次 3 mg/kg，第 0、2、6 周各一次，之后每 4~8 周一次。阿达木单抗治疗 RA 的剂量是每 2 周一次，每次 40 mg 皮下注射。这类制剂可有注射部位反应或输液反应，可能有增加感染和肿瘤的风险。用药前应除外活动性感染和肿瘤。

（2）IL-6拮抗剂　托珠单抗主要用于中重度RA，对肿瘤坏死因子α拮抗剂反应欠佳的患者可能有效。推荐的用法是每次8 mg静脉输注，每4周给药一次。常见的不良反应是感染、胃肠道症状、皮疹和头痛等。

（3）抗CD20单抗　利妥昔单抗的推荐剂量和用法是：第一疗程可先予静脉输注500～1 000 mg，2周后重复一次。根据病情可在6～12个月后接受第2个疗程。利妥昔单抗主要用于肿瘤坏死因子α拮抗剂疗效欠佳的活动性RA。常见的不良反应是输液反应、高血压、皮疹、瘙痒、发热、恶心、关节痛等，可能增加感染概率。

（4）CTLA-4融合蛋白　阿巴西普是一种选择性T细胞共刺激调节器，通过抑制共刺激分子CD28和CD80/CD86活化T细胞的第二信号，从而抑制T细胞活化。目前已被国外批准用于RA治疗，国内处于临床试验阶段。

（5）托法替尼是一种JAK抑制剂，已被国外批准用于RA治疗，但未在国内上市。主要不良反应是感染、血液系统损害及肿瘤。

5. 糖皮质激素　此类药物的用药原则是小剂量、短疗程，同时需合并应用DMARDs。一般在以下情况下应用激素：①伴有关节外表现的重症RA；②过渡治疗，主要用于不能耐受非甾体抗炎药的患者；③局部应用：关节腔；④经正规DMARDs治疗无效的RA患者。其间应注意监测激素不良反应：血压、血糖、血脂、骨质疏松、消化系统、水钠潴留问题。由于老年患者更容易出现上述症状，因此要严格控制剂量。

（三）手术治疗

RA患者经过积极的内科治疗后病情仍不能控制，为纠正畸形、改善生活治疗可考虑手术治疗，但手术并不能根治RA，术后仍需药物维持治疗。常用的手术主要有滑膜切除术、人工关节置换术、关节融合术和软组织修复术。

典型病例

患者女性，65岁。对称性多关节肿痛伴晨僵3个月，加重1周。3个月前患者无明显诱因出现多关节肿痛，先后累及近端指间关节、掌指关节、腕关节、膝关节，伴晨僵，持续时间约2 h，活动后减轻，无胸闷憋气、皮疹、手足麻木等，自行间断服用芬必得0.3 g疼痛可缓解。1周前，患者自觉疼痛程度较前加重，握拳不能，持续时间较前延长，为进一步诊治就诊于风湿免疫科门诊，化验检查示白细胞正常，血小板升高，血沉及C反应蛋白升高，类风湿因子及CCP抗体阳性，考虑"RA"，为进一步明确诊断及评估脏器受累收入院。

专科体检：双侧颞下颌关节、肩关节压痛，双侧腕关节，左侧第2、3、4掌指关节，左侧第3、4近端指间关节，右侧第3、4掌指关节，右侧第2、3近端指间关节肿胀压痛，双腕关节活动受限，双手握拳不能，左膝关节肿胀压痛，浮髌试验阳性。

检查：入院首先完善常规检查及ANA谱筛查，除外其他弥漫性结缔组织病。

诊断：类风湿关节炎。

鉴别诊断：疑似骨关节炎、外周型脊柱关节病，需进一步检查确诊。

治疗：

1. 患者对称性多关节肿痛，根据2009年RA标准，患者大于6分，诊断为RA。

2. 患者入院后疼痛症状明显，既往无明确消化系统问题，首先给予非甾体消炎药止痛，每日三次口服洛索洛芬钠 60 mg，患者服用后自觉疼痛明显减轻。

3. 完善双手关节平片 骨质未见明显异常，双手含腕关节 MRI 可见骨髓水肿，胸部 CT 未见明显异常，给予每周一次口服甲氨蝶呤 15 mg，次日服用叶酸，并辅以云克和鹿瓜多肽注射液静脉滴注治疗，出院前复查肝功能正常。

（卢　昕）

第六节　痛　风

痛风（gout）属于代谢性风湿病范畴，是单钠尿酸盐沉积所致的晶体相关性关节病，与嘌呤代谢紊乱及（或）尿酸排泄减少所致的高尿酸血症直接相关。痛风分为原发性及继发性，可并发肾病变，重者可出现关节破坏、肾功能受损，也常伴发代谢综合征。痛风的患病率随年龄增加有逐渐增高的趋势，是老年人最常见的炎性关节疾病，影响老年人的身体健康。

一、病因

5%～15% 高尿酸血症患者发展为痛风，表现为痛风性关节炎、痛风肾和痛风石等，确切原因并不明确。高尿酸血症主要见于 40 岁以上的中老年人，尤其是 60 岁以上的老年人。大量研究表明血尿酸浓度与许多传统的心血管危险因素包括老年、高血压、糖尿病、高脂血症、肥胖及胰岛素抵抗等存在相关性，高尿酸血症是动脉粥样硬化的危险因素之一。

（一）原发性

尿酸是嘌呤代谢的终产物，主要由细胞代谢分解核酸和其他嘌呤类化合物及食物中的嘌呤经酶分解而来。其中 80% 来自于人体内源性嘌呤代谢，20% 来源于食物。血尿酸水平的高低受种族、饮食、区域、年龄等多种因素影响。80%～90% 的高尿酸血症具有尿酸排泄障碍，包括肾小球滤过减少、肾小管重吸收增多、肾小管分泌减少（最为重要）及尿酸盐结晶沉积。研究表明，肾功能下降导致尿酸排泄减少是老年人血尿酸增高的主要因素。尿酸生成增多主要由个体酶的缺陷所致。

（二）继发性

主要病因有：①某些遗传性疾病；②慢性肾疾病致尿酸排泄减少；③某些血液病如骨髓增生性疾病致尿酸生成增多；④某些药物如呋塞米抑制尿酸的排泄等导致高尿酸血症。在老年痛风患者中，高尿酸血症主要与各种原因导致的继发性尿酸排泄减少有关，诸如合并的疾病、利尿药、阿司匹林等药物的影响。

二、临床表现

（一）关节炎表现

1. 无症状期 高尿酸血症临床症状出现的时间不一，有些终身不出现症状，但随年龄增长，痛风的患病率增加，且与高尿酸血症的水平及持续时间相关。

2. 急性关节炎期 常见诱因有受寒、劳累、饮酒、高蛋白高嘌呤饮食、外伤、手术、感染等。典型发作者多在午夜或清晨突然起病，关节剧痛，呈撕裂样、刀割样或咬噬样，难以忍受；数小时内受累关节出现红肿热痛和功能受限；多于数天或 2 周内自行缓解；部分患者可有发热、寒战、头痛、心悸、恶心等全身症状。首次发作多侵犯单关节，其中以第一跖趾关节最常见（图6-15）。但在老年患者，关节炎症反应较轻，可累及手部小关节。发作时可伴高尿酸血症，但部分患者急性发作时血尿酸水平正常。

3. 间歇期 关节炎可数月至数年发作一次，或终生只发作一次。通常病程越长，发作越多，病情也越重。

4. 慢性关节炎期 尿酸盐沉积在软骨、滑膜、肌腱和软组织中形成痛风石，以耳郭、跖趾、指间、掌指、肘部等关节常见。痛风石可引起骨关节周围组织的炎症性损伤，造成手足畸形（图6-16）。

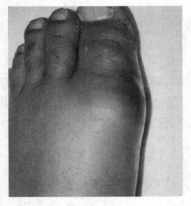

图6-15 跖趾关节肿胀

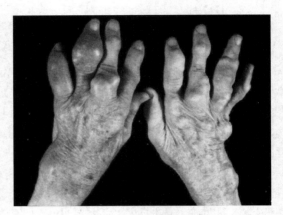

图6-16 双手痛风石

（二）肾表现

痛风患者出现肾病变主要有3种形式：

1. 痛风性肾病 尿酸盐在肾间质沉积所致，可以表现为蛋白尿、血尿、夜尿增多、等渗尿、肾功能不全。

2. 尿酸性肾石病 以尿酸性肾结石为首发，可引起肾绞痛、血尿及泌尿系感染。

3. 急性肾衰竭 大量尿酸盐结晶堵塞肾小管、肾盂甚至输尿管，表现为突然出现少尿或无尿。

老年痛风患者中，发生急性痛风性关节炎比较少见，往往以亚急性或慢性多关节炎的形式起病，症状较为隐匿。长期服用利尿药及非甾体抗炎药导致肾功能受损的老年痛风患者，在疾病早期就可以出现痛风石沉积，而没有急性痛风性关节炎发作的病史。此外，在老年患者中，骨关节炎和痛风经常同时存在，因此手指部位痛风石需与骨关节炎在手指周围形成的结节相鉴别。老年痛风与典型痛风的区别见表6-2。

表6-2 老年痛风与典型痛风比较

	老年痛风	典型痛风
性别	男女发病率相同	男性多见
起病	起病隐匿，多关节受累	90% 急性发作，单关节炎
关节炎	对称或非对称关节炎	非对称关节炎
受累关节	任何关节	下肢关节常见
痛风石	痛风石常见	痛风石少见

三、诊断与鉴别诊断

（一）诊断

主要依据诱因、家族史、泌尿系尿酸结石史及典型的关节炎表现，并结合化验检查确诊。

1. 实验室检查

（1）血尿酸：水平超过 70 mg/L 即为高尿酸血症，但部分患者在急性关节炎发作时并无高尿酸血症。

（2）尿尿酸：低嘌呤饮食 5 日后，24 h 尿酸排泄量 >600 mg 为尿酸生成过多型（约占 10%）；<600 mg 提示尿酸排泄减少型（约占 90%）。在正常饮食情况下，24 h 尿尿酸排泄量以 800 mg 进行区分。

（3）尿酸盐：关节腔滑囊液在偏振光显微镜下可见到白细胞内存在双折光的针形尿酸盐结晶，痛风石活检或穿刺也可发现同样晶体，此为金标准。

2. 影像学检查

（1）B超：可发现关节积液、滑膜增生、关节软骨及骨质破坏、关节内或周围软组织的痛风石、钙质沉积等，也可发现 X 线下不显影的尿酸性尿路结石。

（2）X线：急性期可见受累关节周围软组织肿胀，慢性期受累关节骨软骨缘有圆形或不整齐穿凿样透亮缺损。

（3）CT扫描：可见灰度不等的斑点状痛风石影像。

（4）MRI：T1 和 T2 影像中呈低至中等密度的块状阴影。

3. 诊断标准　2015 年美国风湿病学会和欧洲抗风湿病联盟提出的新的痛风分类标准（表 6-3）。

表 6-3　2015 年 ACR/EULAR 痛风分类标准

项目		分类	得分
临床特点	受累关节	累及踝关节或足中段的单关节炎或骨关节炎	1
		累及第一跖趾关节的单关节炎或寡关节炎	2
发作时关节特点	患者自述或医师观察发现受累关节表面皮肤发红	符合 1 个发作特点	1
		符合 2 个发作特点	2
	受累关节明显触痛或压痛	符合 3 个发作特点	3
	受累关节活动受限或行走困难		
发作的时间特点（符合以下 3 点中的 2 点，无论是否进行抗感染治疗）	24 h 内疼痛达峰值	有 1 次典型发作	1
	14 日之内疼痛缓解	反复典型发作	2
	2 次发作间期疼痛完全缓解		

续表

项目		分类	得分
痛风石临床证据	痛风石为皮下结节，常见于耳郭、关节、双肘鹰突滑囊、指腹、肌腱，表面皮肤菲薄且覆有较多血管，皮肤破溃后可向外排出粉笔屑样尿酸盐结晶	有	4
实验室检查	血尿酸水平（尿酸氧化酶法）：应在发作 4 周后且还未行降尿酸治疗的情况下进行检测，有条件者可重复检测。取检测的最高值进行评分	< 40 mg/L（240 μmol/L）	−4
		60 ~ 80 mg/L（360 ~ 480 μmol/L）	2
		80 ~ 100 mg/L（480 ~ 600 μmol/L）	3
		≥100 mg/L（≥600 μmol/L）	4
	对发作关节或滑囊的滑液进行分析（应由受过培训者进行评估）	尿酸盐阴性	−2
影像学表现	发作关节或滑囊尿酸盐沉积的影像学表现：超声发现有双边征 双能 CT 有尿酸盐沉积	有任意一种表现	4
	痛风关节损害的影像学表现：X 线显示手和（或）足至少 1 处骨侵蚀	有	4

注：≥8 分可诊断为痛风。该标准仅适用于至少发作过 1 次外周关节肿胀、疼痛及压痛，且在发作关节、滑囊或痛风结节中未找到尿酸盐结晶者；对于已在发作关节、滑囊或痛风结节中找到尿酸盐结晶者不适用此标准，可直接诊断为痛风。此外，该标准必须要进行血尿酸水平检测。

（二）鉴别诊断

痛风的诊断在急性期应与蜂窝织炎、丹毒、化脓性关节炎、创伤性关节炎、反应性关节炎、类风湿关节炎急性期鉴别；慢性期应与假性痛风、类风湿关节炎鉴别。

四、治疗

痛风治疗应做到：①迅速有效地缓解和消除急性发作症状；② 预防急性关节炎复发；③纠正高尿酸血症，促使组织中沉积的尿酸盐晶体溶解，并防止新的晶体形成；④治疗其他伴发的相关疾病。

（一）一般治疗

加强对痛风患者的教育，避免高嘌呤饮食，对于肥胖者，建议采用低热量、平衡膳食、增加运动量，以保持理想体质量。严格戒饮各种酒类，尤其是啤酒。每日多饮水以保持尿量，必要时碱化尿液。

（二）药物治疗

老年患者由于机体功能的下降和存在老年易患疾病，更容易对药物治疗发生不良反应，因此在治疗过程中需慎重选择药物，并定期监测药物不良反应。

1. 急性期　痛风急性期不宜应用降尿酸药物，但如果患者长期持续服用降尿酸药物时出现痛风急性发作，应继续口服降尿酸药物。轻、中度急性发作可单药治疗，严重患者可联合用药（秋水仙碱联合非甾体消炎药、秋水仙碱联合糖皮质激素、糖皮质激素关节腔注射）。

（1）秋水仙碱：治疗急性发作的特效药，一般在急性发作 36 h 内应用，服药后 6 ~ 12 h 症状减轻，24 ~ 48 h 缓解。常规剂量为每 2 h 1 mg 口服（24 h 最大剂量 6 mg），直至症状缓解或出现腹泻等胃肠道副作用。不良反应为胃肠道反应、骨髓抑制、肝细胞损害、精神抑郁、呼吸抑制等，白细胞减少者禁用。秋水仙碱的肠道反应可以导致老年人严重脱水，肝、肾、心功能不全以及心律失常的老年患者更易发生秋水仙碱中毒。

（2）非甾体消炎药：各种非甾体抗炎药均可缓解急性痛风症状，但应避免同时服用 2 种及以上非甾体抗炎药。不良反应主要为胃肠道、肝、泌尿系统损害。肌酐清除率下降、消化性溃疡、肝功能损害、充血性心力衰竭及正在进行抗凝治疗的老年患者慎用。

（3）糖皮质激素：能迅速缓解急性发作，但停药后易复发。一般为每日口服泼尼松 0.5 mg/kg，5 ~ 10 天后停用，对于大关节受累可以应用关节腔注射。糖皮质激素对肾功能损害的急性痛风性关节炎患者效果较好，对于老年痛风急性发作的控制是一个相对安全的选择，老年人在使用糖皮质激素时应注意监测血糖、血压、电解质、神经精神症状等。

（4）IL-1 抑制剂：有文献报道可用于难治性急性痛风性关节炎发作期，但作用并不明确。

2. 慢性期　长期有效的控制血尿酸水平，目前临床应用的降尿酸药物主要有抑制生成及促进排泄药物，一般应在急性发作缓解后 2 周开始应用，小剂量开始逐渐加量，血尿酸目标为 < 60 mg/L，一般不联合应用。开始降尿酸同时，可服用低剂量秋水仙碱或非甾体消炎药以预防急性关节炎复发。

（1）抑制尿酸合成药物：别嘌醇初始剂量为每日 1 ~ 2 次，每次 50 mg，每周可递增 50 ~ 100 mg，至一日 200 ~ 300 mg，分 2 ~ 3 次服用，每 2 ~ 5 周监测尿酸水平，达标后可不再增量。不良反应包括胃肠道症状、皮疹、药物热、肝酶升高、骨髓抑制等，用药前可筛查 *HLA-B*5801*（此等位基因阳性患者，应用别嘌醇过敏反应概率增加）。非布司他初始剂量为每日 1 次，每次 40 mg，如 2 ~ 5 周后尿酸水平不达标，可增加至 80 mg，每日 1 次。不良反应包括血液系统、心脏、胃肠道损害。继发性痛风在治疗时主要是针对原发病，降低尿酸的药物首选抑制尿酸合成药物。

（2）促进尿酸排泄药物：主要适用于肾功能正常，每日尿尿酸排泄不多的患者，用药期间需多饮水，同时服用碳酸氢钠碱化尿液。对于有尿酸性结石形成者，不宜使用。苯溴马隆初始剂量每天 1 次，每次 25 mg，渐增至 50 ~ 100 mg，可用于轻、中度肾功能不全。不良反应包括胃肠道症状、皮疹、肾绞痛、粒细胞减少等，罕见严重的肝毒性作用。丙磺舒初始每天 2 次，每次 0.25 g，渐增至每次 0.5 g。主要不良反应有胃肠道症状、皮疹、药物热、一过性肝酶升高及粒细胞减少。对磺胺过敏者禁用。

3. 肾脏病变治疗　痛风相关肾病变是降尿酸药物治疗的指证，应选用别嘌醇，同时碱化尿液并保持尿量。避免使用影响尿酸排泄的药物，如出现肾功能不全，可行透析治疗；对于尿酸性尿路结石，经过合理的降尿酸治疗大部分可溶解或自行排出，必要时可外科干预。

4. 伴发疾病治疗　痛风常合并代谢综合征，其与痛风相互增加风险，因此在治疗痛风同时需积极治疗代谢综合征。

典型病例

患者男性，69岁。间断右侧第一跖趾关节肿痛3年，加重2天。3年前患者出现右侧跖趾关节肿痛，伴发热，当地给予退热止痛药及抗生素（具体不详），并配合针灸治疗后3天后症状消失，期间患者曾反复发作2次，性质同前，未再应用药物治疗，可自行缓解。2天前患者饮酒后夜间再次出现右侧第一跖趾关节发红、肿痛，触痛明显，伴发热，最高38℃，无畏寒寒战、无咳嗽咳痰、尿频尿急、腹痛腹泻，为进一步诊治就诊于风湿免疫科门诊，查血常规 WBC 1.0×10^9/L，ESR 23 mm/h，CRP 1.03 mg/dL，血尿酸 560 μmol/L，ASO、RF、CCP 检查阴性，X线检查仅见局部软组织肿胀，结合患者病史，考虑痛风急性发作。

专科体检：右侧第一跖趾关节红肿，局部皮温升高，触痛明显，无波动感及破溃，活动受限。

诊断：痛风急性发作。

鉴别诊断：疑似蜂窝织炎、化脓性关节炎、创伤性关节炎，需进一步确诊。

治疗：

1. 患者为老年男性，既往有反复发作，前驱无明确感染史，发作后可自行缓解，受累部位为右跖趾关节；此次发作前患者有饮酒史，综合分析考虑痛风急性发作，但仍需完善X线检查除外外伤等因素，因条件限制，未完善超声及双光能CT，根据2015年 ACR/EULAR 标准，大于8分，可以诊断为痛风急性发作。此外，如诊断困难，也可应用经验性治疗方案佐证。

2. 此患者目前处于痛风急性期，不宜应用降尿酸药物，既往无其他慢性疾病，急性期首先给予非甾体消炎药洛索洛芬钠60 mg每日三次口服，加用碳酸氢钠1 g每日三次口服碱化尿液治疗，并嘱患者多饮水，建议疼痛缓解后随诊。

随访：3周后患者门诊就诊，自述服药约2天后疼痛缓解。再次复查血尿酸水平600 μmol/L，肌酐60 μmol/L，既往无肾结石发作，患者拒绝行尿尿酸及泌尿系B超检查（X线未发现尿酸结石），给予非布司他联合洛索洛芬钠口服治疗，并建议每2周复查尿酸水平调整药物。

（卢 昕）

网上更多

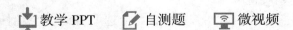

教学PPT   自测题   微视频

第七章 老年性疼痛的急救处理

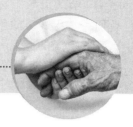

急救是指当有任何意外或急病发生时，施救者在医护人员到达前，按医学护理的原则，利用现场适用物资临时及适当地为伤病者进行的初步救援及护理，然后从速送医。本章将对急救基础及老年性疼痛的常见急症处理进行介绍。

第一节 急 救 基 础

一、急救原则

1. 安全原则　首先应该考虑是救人者的安全，救人者的安全优于患者安全，没有安全的前提去救人的行为不应该被鼓励，甚至应该被纠正，例如交通事故的现场，后方车辆的控制可能比救人还要重要。

2. 自我防护原则　主要是防范艾滋病、乙肝等血源性的传染病传播。虽然通过口对口人工呼吸传播这些疾病的情况很罕见，我们仍建议有条件的时候一定进行自我防护，这些防护措施主要包括洗手、戴防护手套、戴医用口罩、戴眼罩、人工呼吸时使用防护装置等措施。一般是把这些用具放在急救箱里，将这些设备安放在公共场所的显眼位置，供大家使用。

3. 无伤害原则　即急救中只做确定是对的事情，不确定是对的事情，就等专业的救援人员到达之后再进行操作，例如刀子插入体内，不确定是否需要直接拔出就不要动。

4. 保护患者隐私　很多患者的病情都属于隐私，比如患者是人类免疫缺陷病毒携带者，作为参与急救的人员一定要注意保护患者的隐私，这也是显示急救人员专业性的重要方面。

二、急救装备

急救装备的准备包括急救包和自动体外除颤器。在欧美国家，很多人有三个急救包，一个在家里全家人公用，一个在办公室里同事们公用，另外一个在车里随时准备帮助别人。急救包或者急救箱的配置基本是外伤处理的用品（例如无菌纱布、绷带）和自我防护的装备，一般不建议配备药品，特别是处方药物，因为处方药物需要在医生的指导下才可以使用。还有很多汽车制造商也会在汽车内放置急救包（图 7-1）。

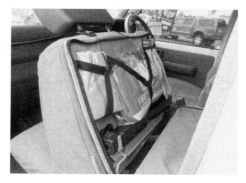

图 7-1　车内急救包

三、急救流程

首先判断患者有无反应。对有反应的患者进行充分交流和沟通之后，提供力所能及的急救帮助。对没有反应的患者应立即呼叫援助（打120电话，拿来急救箱），接着通过判断患者有无呼吸，再把患者分为两类，无呼吸的患者需要立即进行心肺复苏，有呼吸的患者检查有无严重的创伤和出血，如果有出血则立即止血，之后观察患者是否佩戴有证明患有某种疾病的标识牌。注意：判断患者呼吸的方法是看患者的胸腹部有没有起伏，而不是试探患者是否有呼吸。

对于昏迷有呕吐的患者，应该采取侧卧位的姿势，防止呕吐物窒息（图7-2）。

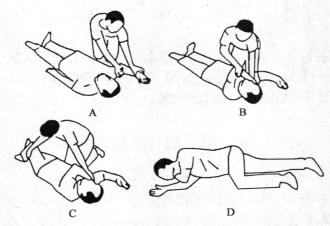

图7-2　处理昏迷呕吐患者的方法（复苏体位的选取）

（张元春）

第二节　常见急症处理

老年人常常有各种急性疼痛表现，例如缺血性心脏病、脑卒中和各种外伤等急症。

一、缺血性心脏病

老年人易罹患缺血性心脏病，长期药物控制下也有可能会突然症状加重。这时候患者会表现为胸闷、胸痛，但胸闷、胸痛可能不局限于前胸，也可能会出现上腹部、背部、肩膀、左臂、甚至颈部和下巴的疼痛。还有一些老年女性和糖尿病患者胸闷、胸痛的症状不是特别明显，这时候还要注意是否有乏力、面色苍白、出汗等临床表现进行综合判断。部分患者可能还会合并头晕、恶心、呕吐等症状。急救的措施是：

1. 迅速让患者平躺或者坐位（心源性休克患者无法保持坐位）进行休息，减轻心脏负担。

2. 迅速拨打120电话，不可自行前往医院。

3. 如果没有过敏和近期出血史和脑卒中病史，嚼服阿司匹林300 mg。

4. 硝酸甘油只有在血压不降低、心率不减慢的情况下可以舌下含服，有条件的家庭可以使用血压计进行血压测量。但千万不要大量反复服用硝酸甘油，因为发生心肌梗死合并心源性休克预后很差。

确定性治疗是在医院里实施再灌注疗法（溶栓或者介入），这些治疗必须尽快实施。整体来看，老年人急性心肌梗死的死亡率比中青年人会稍低一些，这与老年患者有既往病史，会及时就医，冠状动脉已经形成了部分侧支循环有关。但心脏病仍然是导致老年人死亡的主要因素，如果心脏病患者发生心搏骤停应立即实施心肺复苏术。

二、脑卒中

脑卒中主要包括脑出血和脑梗死两个大类，其危险因素和冠心病类似，作为普通人可以根据 FAST 法则迅速判断患者是否是脑卒中发作。

F：face，一侧面部下垂。

A：arm，一侧上肢无力，或不能抬起。

S：speech，言语不清。

T：time，记录发病的时间。

由于脑卒中患者在入院前很难判断其类型，所以迅速把患者送到医院进行脑 CT 检查才是明确诊断的有效方法。不要在现场停留过长的时间。急救措施是：拨打 120 电话，让患者休息，如果患者昏迷并且呕吐，一定要采取措施，使其保持侧卧的姿势，并保持呼吸道通畅。

三、外伤

（一）骨折

骨折的现场急救要根据急救人员的能力和水平，以及患者对急救措施的耐受程度进行综合考虑：如果肢体严重变形，影响远端肢体血液循环或者导致转运困难，可以尝试拉直受伤的肢体，一旦患肢在拉直的过程中出现疼痛明显加重、肌肉痉挛等现象时停止牵拉，进行原位固定即可。骨折固定的材料可以就地取材，也可以使用 SAM 夹板。SAM 夹板是一种比较好的夹板，它可以塑形，体积小，重量轻，便于携带使用（图 7-3）。

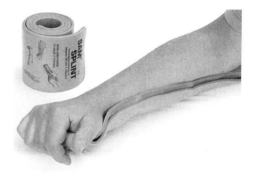

图 7-3　SAM 夹板的使用

（二）头和脊柱外伤

头部损伤非常容易合并颈椎的损伤，颈椎损伤如果处理不当，会造成颈髓的进一步损伤而导致患者截瘫，保护脊柱是现场应做的最重要事情。头面部出血一般比较严重，这是由于头面部的血液循环比较丰富造成的，充分加压可以控制出血。但注意头外伤时候合并的耳鼻部出血，不建议进行填塞等止血方法，这很可能是颅底骨折造成的脑脊液瘘，填塞会造成颅内感染。

（三）软组织损伤

软组织损伤在没有去医院确诊之前都不能除外有骨折的存在，一般使用 RICE 急救方法进行处理。

R：rest，休息，患肢应该停止一切活动，避免损伤进一步加重；

I：ice，冰敷，可以止痛和减轻水肿；

C：compression，加压包扎，目的是减轻水肿；

E：elevate，抬高患肢，也是为了减轻水肿。

减轻水肿至关重要，因为水肿是影响恢复的一个重要因素。但注意，加压包扎的时候不可包得过紧，所谓过紧就是影响到远端肢体的血液循环，患者会感觉肢体麻木、发凉、发绀，如果出现这些情况，务必松开过紧的包扎。

（四）牙齿外伤

牙齿外伤之后可能会全部或者部分脱落，脱落的牙齿是有可能重新接活的，这和断指再植相似，所以应迅速前往医院口腔科。注意脱落的牙齿不能干燥，干燥的牙齿将失去活性，无法再植。保持牙齿不干燥最简单的方法是泡在牛奶或者清水里，这些在家中很容易做到。

（五）眼外伤

眼睛受伤大多数是微小异物进入眼内，用水冲洗眼睛可以将异物冲出，不要揉搓眼睛。如果是严重的眼部创伤应对眼睛进行包扎，包扎的时候务必将双眼进行包扎，因为双眼是同向联动的，如果只包扎受伤的眼睛，健全的眼睛在观察时的移动会带动受伤眼睛移动，加重伤情。

（六）穿刺伤

穿刺伤是指异物刺入体内，这时候最重要的事情是不要拔出异物，而是应该对异物进行固定，尽量止血。如果异物过大，无法固定，可以拨打119电话等救援人员对异物进行切割。

（七）断指

断指（趾、肢）是指肢体的一部分和身体大部分或者全部离断。止血和包扎是非常重要的措施，离断肢体的保存方法也很重要：如果离断的肢体很脏，可以用清水进行冲洗，之后用辅料进行包裹，放在不渗透水的一个塑料袋里面，再把这个塑料袋放在一个有冰水混合物的塑料袋里面，确保离断的肢体随患者一起去医院。

（张元春）

网上更多

⭳教学 PPT　　🗊自测题　　🖥微视频

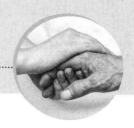

第八章　老年性疼痛的辅助治疗

第一节　针　灸　治　疗

现代医学对于疼痛尤其是慢性疼痛的治疗具有行之有效的方法，但同时存在止痛药副作用以及患者耐药性等的限制。而疼痛类疾病一直是针灸疗法的主要适应证，根据世界卫生组织（WHO）1996年米兰会议推荐的64种针灸适应证中，有32种疾病与疼痛有关。从文献及临床资料中发现，针灸具有良好的镇痛效果。常见如头痛、颈肩部疼痛、胁肋部疼痛、腰腹部疼痛、功能性内脏痛、急慢性神经痛等，都有良好的镇痛效果。针灸镇痛在中国及亚洲其他国家已施行了数千年，因副作用小、疗效好而逐渐获得西方国家的认可。

一、针灸治疗疼痛疾病的作用机制

1. 传统医学对针灸治疗疼痛类疾病作用机制的研究　针灸镇痛在我国具有悠久的历史。针灸治疗痛证，是在整体观念的指导下，根据患者的不同病情，进行全面分析综合、诊断及辨证施治。《黄帝内经·素问·举痛论》云："通则不痛，痛则不通"。故传统中医理论认识针灸治痛的机制较为简洁明了，如："疏经通络""化瘀止痛"等。中医认为，各种原因导致的脏腑经络气血运行不畅，或瘀滞不行，或产生逆乱，或气机升降失常等气血运行障碍的病理改变，就会引起疼痛，即"不通则痛"的病理机制。针灸治疗通过对穴位的刺激和温煦起到疏通经脉、行气活血的作用，改善病变部位的气血运行状态，从而改善病痛处营养状态，恢复其正常的生理活动，即经络通畅，脏腑恢复相对阴阳平衡。

2. 现代医学对针灸治疗疼痛类疾病作用机制的研究　针灸对急、慢性疼痛都有治疗效果，其原因是针灸镇痛不仅表现为单次针灸期间的"即时效应"，还表现为治疗结束后的"后续效应"。现代医学研究表明，针刺后可使皮肤痛阈值、耐痛阈值均有不同程度的提升：皮肤痛阈一般在针刺后逐渐上升，40 min左右达到峰值，平均升高65%～90%，停针后痛阈呈曲线式缓慢恢复到针前水平，半衰期约为16 min。同时，针刺后耐痛阈值也有不同程度的提升，至20 min左右时，耐痛阈值最高可达对照组的180%以上。如在治疗过程中间断行针或通电刺激可使痛阈值、耐痛阈值处于波动性变化状态，但仍维持比针前较高的水平，使镇痛作用持续保持在较高水平。另外，针灸治疗不仅可以提升痛阈值、耐痛阈值，还能减轻疼痛的情绪反应。研究发现，针刺穴位对疼痛情绪变化也有抑制作用：可使疼痛刺激引起的紧张、恐惧、不安、焦虑和烦躁等消极情绪转变为安定、镇静的积极情绪，而且对疼痛情绪变化的抑制明显大于对疼痛感觉的抑制。

现代医学对针灸镇痛的研究主要集中在神经系统及神经化学机制上。痛觉感受器主要分为两类：第一类是有髓鞘的传入神经纤维 Aδ，主要是探测快速疼痛；第二类是无髓鞘的传入神经纤维 C，主要探测慢速疼痛。而针刺信号是通过穴位深部的感受器及神经末梢的兴奋传入中枢的，研究表明针刺所兴奋的神经纤维种类包括 Aα、Aβ、Aδ、C 4 类。研究认为，较弱的针刺激（非伤害性刺激）主要兴奋 Aβ，Aδ 类神经纤维，从而起到镇痛作用，其镇痛范围相对较小。而电针、强手法行针等（伤害性刺激）可兴奋 C 类神经纤维而起到较大范围的镇痛效果，即以一种伤害性刺激的方式来抑制另一种伤害性刺激的传入，达到镇痛效果。针刺刺激传入途径均由刺激通过瞬时受体电位产生通道和嘌呤通道转化成电活动，产生动作电位，形成输入信息。输入信息的整合与处理过程部分发生于脊髓背角中，脊髓背角中的净输出通过多个途径传递到脑干、间脑和前脑等部位，通过激活高位中枢发放下行抑制冲动来实现镇痛效应。

针刺镇痛时，可激发脑内 5- 羟色胺能神经元活动，使 5- 羟色胺的合成、释放和利用都增加，合成超过利用，因此脑内 5- 羟色胺含量增加。中枢 5- 羟色胺能系统在针刺镇痛中有肯定的作用，且 5- 羟色胺和其他中枢镇痛递质关系密切。电针可抑制 A 型单胺氧化酶（MAO）的催化或促进突触膜对 5- 羟色胺的再摄入而产生镇痛后效应，这一过程经电针激活后使针刺镇痛效应可持续较长时间。5- 羟色胺神经元在中枢神经系统分布较为广泛，主要集中在脑干的中缝背核及中缝大核中。其上行部分的神经元位于中缝核上部，向上投射至纹状体、丘脑、下丘脑、边缘前脑和大脑皮质的其他区域；下行部分神经元位于中缝核下部，其纤维下达脊髓胶质区、侧角和前角。尤其是从中缝核至脊髓后侧角的 5- 羟色胺神经通路，系参与 5- 羟色胺的下行镇痛系统的组成部分。5- 羟色胺是下行抑制系统参与镇痛作用的主要神经活性物质。脊髓背角浅层（Ⅰ层和Ⅱ层）是外周伤害性信息向中枢传递和中枢对外周伤害性信息进行调控的主要部位，已发现在脊髓背角存在多种 5- 羟色胺受体，在脊髓鞘内注射 5- 羟色胺可诱发良好的镇痛作用。另外，在外周 5- 羟色胺系统中，5- 羟色胺是一种有很强烈致痛作用的外周致痛物质。当组织受损，血小板迅速释放大量 5- 羟色胺，在局部炎症关节中激活和敏化一些伤害性传入纤维，在外周疼痛的发生中发挥致痛作用。而针刺可加速血小板对 5- 羟色胺的，吸收，同时使血液中游离的 5- 羟色胺分解代谢加速，从而达到治痛效果。

针灸刺激激活肌肉中的 Aδ 和 C 传入纤维，使信号传送至脊髓，并促使局部强啡肽和脑内阿片肽释放。其中 β- 内啡肽和脑啡肽在脑内具有很强的镇痛效应，脑啡肽和强啡肽在脊髓内有镇痛作用。针刺激活脑内的脑内内阿片系统，主要通过以下几方面发挥镇痛作用：首先，脊髓内的内阿片肽神经元释放相应递质，作用于初级感觉传入末梢的阿片受体，抑制传入末梢释放 P 物质，抑制脊髓伤害感受神经元的痛反应；其次，脑内阿片肽能神经元兴奋，释放递质并通过有关神经元复杂的换元，参与下行抑制系统，起了抑制痛觉传递的作用。在正常动物模型中发现，低频电针刺激释放 β- 内啡肽、脑啡肽、内吗啡肽，随后激活 μ、δ 阿片样受体；而高频电针刺激释放强啡肽，激活 κ 阿片样受体。

另外，研究发现，一氧化氮参与针灸镇痛全过程。一氧化氮是一种重要的内源性气体分子，涉及各种生理与病理调节过程。针灸可增加一氧化氮的生成及加快局部血液循环，一氧化氮激活鸟苷酸环化酶产生环鸟苷酸参与镇痛。测试电针刺激穴位（郄门穴）对一氧化氮及环鸟苷酸的影响，发现电针刺激后，一氧化氮及环鸟苷酸的含量均上升。

针灸学是中医学的重要组成部分，它和中医的基本理论和实践是一脉相承的。中医的特色及精华就是辨证论治，在针灸疗法中有其特殊的运用形式，即以脏腑、气血证治为基础，以经络证治为核心，以八纲证治为纲领。具体而言，"辨证"就是将四诊（望、闻、问、切）所收集到的有关疾病的各种资料，通过"八纲""经络"加以分析、综合，以判断疾病的性质，属寒，属热，属虚还是属实；判断疾病的位置，在表，在里，在脏还是在腑，为何经所主。"论治"又称"施治"，就是根据辨证结果，制定相应的治疗大法，确定相应的处方和刺灸术，或针或灸，或补或泻。机体一切功能活动，都离不开脏腑、经络。疾病的发生和发展，证候的表现和转化，虽然错综复杂，但究其根源，总不外乎脏腑、经络的功能失调。由于脏腑功能不同及经脉分布不同，故它们反映出来的疾病变化、证候表现也有所不同。如《素问·脏气法时论》说："肝病者，两胁下痛，引少腹"，是由于肝经循行于胁肋、少腹的缘故。临床对背俞穴、募穴等的探查，也是针灸临床经络腧穴诊断的重要方法，如胃脏病证，可在胃之背俞穴、胃俞穴、募穴中脘等穴出现压痛敏感等变化。因此，只要掌握脏腑病证的发病规律和经络病候表现形式，就容易明辨疾病的病因病机，病位病性，从而就能对疾病做出正确的诊断并进行恰当的治疗。

二、常用止痛穴位分析

针灸止痛穴位，多分布在四肢，肘膝关节以下，或指、趾关节处，常见有：合谷、列缺、曲池、后溪、三间、少商、商阳、中渚、内关、中脘、足三里、阳陵泉、委中、绝骨、太溪、内庭、束骨、公孙、太冲、丘墟等，临床应用，更多情况是辨证取穴，辨证者，辨经络、辨虚实、辨脏腑、辨阴阳等。

1. 合谷　归属于手阳明大肠经，原穴。《四总穴歌》："面口合谷收"，故能治疗头痛、齿痛、面赤目肿、咽喉部疼痛等头面疾患导致疼痛。必要时可合谷与四神聪联合取穴。经络辨证属大肠经、肺经、胃经者可以考虑选用此穴。

2. 列缺　归属于手太阴肺经，络穴、八脉交会穴，通任脉。主治外感头痛、项强、咳嗽、气喘、齿痛等肺部及头面部疾患。肺与大肠相表里，经络辨证为肺经、大肠经者可考虑选此穴。

3. 曲池　归属于手阳明大肠经，合穴。主治咽喉肿痛、齿痛、头痛、上肢不遂、手臂肿痛等，因"合治内腑"，故此穴还可以治疗脏腑疾病，如妇科月经不调导致腹部疼痛等。另外，经络辨证属大肠经、肺经者可以考虑选用此穴。

4. 后溪　归属于手太阳小肠经，输穴，八脉交会穴，通督脉。主治目赤、咽喉肿痛、手指及肘臂挛急，因"后溪通督脉"，故亦可治疗如头项强痛、腰背痛等督脉经疾患。经络辨证属小肠、心经及督脉经者可考虑选用此穴。

5. 三间　归属于手阳明大肠经，输穴。主治目痛、齿痛、咽喉肿痛及手背部肿痛。《医宗金鉴》："三里、三间、二间三穴主治牙齿疼痛，食物艰难"。经络辨证属大肠经、肺经者可以考虑选用此穴。

6. 少商　归属于手太阴肺经，井穴。主治咽喉肿痛、发热、咳嗽、指肿、麻木等疾患。《针灸大成》："咽喉肿痛，少商、天突、合谷主之"。经络辨证为肺经、大肠经者可考虑选此穴。

7. 商阳　归属于手阳明大肠经，井穴。主治咽喉肿痛，齿痛，手指麻木等疾患。"井主心下满"，故此穴可治疗热病、急性昏迷等危急症。经络辨证属大肠经、肺经者可以考虑选用此穴。

8. 中渚　归属于手少阳三焦经，输穴。主治头痛、目赤、咽喉肿痛，手指屈伸不利、肘臂肩背部疼痛及耳面部疾患。对于急性落枕，中渚与外劳宫可取得良好疗效。经络辨证属三焦经、心包经者可以考虑选用此穴。

9. 内关 归属于手厥阴心包经，络穴，八脉交会穴，通阴维脉。主治胃疼、肘臂挛痛、心痛、心悸、癫狂痫等疾患。"心胸内关同"，故治疗心血管疾患，此穴可首选。此穴还通阴维脉，故失眠时可配合选取此穴，可增进疗效。经络辨证属心包经、三焦经者可以考虑选用此穴。

10. 中脘 归属于任脉，胃募穴，八会穴之腑会，交会穴。主治胃痛、腹胀、食不化、肠鸣、泄泻、胁下痛等胃脘部疾患。《医宗金鉴》："中脘主治脾胃伤，兼治脾痛疟痰晕"。

11. 足三里 归属于足阳明胃经，合穴。主治胃痛、腹胀、消化不良等胃脘部疾患，亦可治疗咳嗽气短、心悸、失眠、癫狂、膝痛等疾病。《四总穴歌》："肚腹三里留"，故常见胃脘部疾患均可取此穴，能起到速效。经络辨证属胃经、脾经者可以考虑选用此穴。

12. 阳陵泉 归属于足少阳三焦经，合穴，筋会。主治下肢痿痹、膝膑肿痛、胁肋疼痛等疼痛类疾患。因"合治内腑"，对于黄疸、口苦、呕吐等消化系统疾患亦有疗效。此穴为"筋会"，俗语"在筋守筋"，对于下肢痿痹、膝关节痉挛疼痛等属于筋病的均可选取此穴。经络辨证属胆经、肝经者可以考虑选用此穴。

13. 委中 归属于足太阳膀胱经，合穴，膀胱下合穴。主治腰痛、下肢痿痹、腹痛、小便不利、丹毒、皮肤瘙痒、疔疮等疾患，本穴偏于"泻"，故常采取放血疗法。《四总穴歌》："腰背委中求"，常见腰腿疼痛、坐骨神经痛疾患均可选取此穴。另外，经络辨证属膀胱经、肾经者可以考虑选用此穴。

14. 绝骨 归属于足少阳胆经，髓会。主治下肢痿痹，颈项强痛、偏头痛、咽喉肿痛、胁肋胀痛等，根据"经脉所过，主治所及"的原理，此穴常治疗头面部远端经脉循行处疾患，如颈项强通、偏头痛及胁肋胀痛等。《医宗金鉴》："主治胃热腹胀，胁痛脚气，脚胫湿痹，浑身瘙痒，趾疼等证"。经络辨证属胆经、肝经者及经脉循行处疾患可以考虑选用此穴。

15. 太溪 归属于足少阴肾经，原穴、输穴。主治肾虚、肝阳上亢所致头痛、耳鸣、咽喉肿痛、齿痛、腰痛等疾患，对于慢性咽炎治疗效果甚好。《通玄指要赋》："牙齿痛，吕细堪治"。经络辨证属肾经、膀胱经者可以考虑选用此穴。

16. 内庭 归属于足阳明胃经，荥穴。主治齿痛、咽喉肿痛、腹痛、腹胀、便秘、足背肿痛等疾患，另外，根据五输穴"荥"主身热，此穴可治疗急性热病，鼻出血等。经络辨证属胃经、脾经者导致腹胀、胃脘部疾患者可以考虑选用此穴。

17. 束骨 归属于足太阳膀胱经，荥穴。主治头痛、项强、癫狂、腰腿等疾患。

18. 公孙 归属于足太阴脾经，络穴，八脉交会穴，通冲脉。主治胃痛、呕吐、腹胀、心痛等疾患，此穴通冲脉，可协调调理十二经气血通行。

19. 太冲 归属于 足厥阴肝经，输穴，原穴。主治下肢痿痹、腰腿疼痛，头痛、耳鸣、耳聋、月经不调等肝经疾患。此穴平肝潜阳作用较强，可治疗因肝阳上亢导致头痛、高血压、胁痛、急躁易怒等疾患。

20. 丘墟 归属于足少阳胆经，原穴。主治胁肋胀痛、下肢痿痹、外踝肿痛等疼痛疾患。《备急千金要方》："主脚急肿痛、站掉不能久立，附筋脚挛"。

（乔晋琳）

第二节 针刀治疗

针刀医学形成了自己独特的理论核心——针刀医学四大基础理论，即关于针刀医学闭合性手术理论；关于慢性软组织损伤病因病理学理论；关于骨质增生病因病理学理论，关于调节电生理线路理论。其中关于慢性软组织损伤的病因病理学理论更是指导小针刀疗法的关键。弓弦力学系统及网眼理论的创立，从生物力学角度阐明了慢性软组织损伤的病因和病理机制，完善和补充了针刀医学基础理论，将针刀治疗从"以痛为腧"的病变点治疗提升到对疾病的病理构架治疗的高度上来，解决了针刀治疗有效率高、治愈率低的现状，为针刀治愈慢性软组织损伤性疾病提供了解剖力学基础。

我国古代的"九针"具有刺治和割治之效，即兼具针和刀的功能，针刀疗法正是由此发展而来，已广泛用于各种疼痛疾病的治疗。尤其对肌肉、筋膜等经筋组织挛缩结瘢、堵塞所致病灶局部缺血、变性的组织引起顽固痛症，通过局部针刀松解其粘连、瘢痕、挛缩、堵塞，改善微循环，可使疼痛得到快速的缓解。现代医学认为，慢性疼痛类疾病的病理变化是粘连、瘢痕挛缩、堵塞及无菌性炎症。身体各部位的慢性劳损的病变部位，一般都在肌腱或韧带附着处的骨面，该处是肌肉收缩时的着力点，长期过度牵拉、急性撕拉伤时的充血、水肿（多数反复发作，形成恶性循环）都会逐渐出现局部粘连、机化、结瘢，甚至钙化，可使肌肉、韧带、筋膜、腱鞘、滑囊的静态位置和运动时的方向以及范围发生变化。

一、针刀治疗疼痛疾病的作用机制

1. **恢复动态平衡及力学平衡** 针刀医学认为慢性软组织损伤疾病的根本原因是动态平衡失调，不平衡的力是导致软组织慢性损伤的根源，也是慢性软组织损伤的主要病理机制。所谓动态平衡的定义是人体器官在正常生命活动允许范围内，在特定时间和空间的量和度以内，自由的活动状态就叫人体的"动态平衡"。反之，则叫"动态平衡失调"。当急慢性损伤后，组织的修复不能达到完全再生、复原，而在受伤害的组织中形成粘连、瘢痕时，如果影响机体的功能，导致局部血供减少或刺激、压迫神经等等，就会引起一系列临床表现。采用针刀闭合型手术治疗可对粘连、瘢痕组织进行疏通、剥离，以恢复其动态平衡。另外，针刀的治疗除了解除动态平衡失调，恢复机体的动态平衡外，还要消除静态不平衡的力平衡失调，恢复机体的力平衡状态。

2. **消除异常高应力** 人体内部本身也是一个力学平衡系统，当各种原因使软组织受到损伤，而自身组织损伤修复不全时就可产生粘连、瘢痕、挛缩、微循环堵塞等病理改变时，造成机体肌肉、肌腱、韧带、关节囊及腱周结构的挛缩改变，使局部产生高应力状态。采用针刀松解治疗可消除肌、腱、韧带等组织的异常高应力，恢复正常应力平衡。大量临床研究发现力平衡失调是导致骨性关节炎（骨质增生）发病的根本病因，骨赘的产生是高应力所致，采用针刀消除异常高应力，达到骨－韧带－骨或肌－腱－骨等复合体各组织间的应力平衡，消除骨质增生的原发因素从而达到治疗目的。

3. **恢复体液代谢平衡** 对于劳损所致的某些腱鞘炎、筋膜炎、关节炎等疾病，其实质是体液潴留和体液循环障碍所致。各种原因导致腱鞘分泌的滑液不能正常分泌、筋膜所分泌的体液不能正常排出，关节滑液不能正常供应，引起肌肉、肌腱及筋膜之间运动滞缓，关节屈伸运动不灵活，产生相应的临床症状。采用针刀对腱鞘、筋膜及关节囊的相关部位进行疏通、剥离，使局部体液得到迅速恢复，临床症状亦随之消失。

4. 消除神经卡压　研究发现，神经卡压是由于人体受到外伤或慢性劳损后导致局部肌、腱、纤维等软组织受到异常的应力，从而引起局部应力集中，人体为了代偿这种异常的应力，则会通过粘连、瘢痕及挛缩进行自我修复、自我代偿，当这种修复在人体可代偿范围内时，异常应力被有效分解，则不产生临床表现，当这种修复代偿超过人体可承受范围时，则导致局部粘连、瘢痕及挛缩，卡压、刺激神经根从而引起临床症状。而采用针刀将卡压神经的肌、腱、纤维等软组织进行松解，恢复其应力平衡，便可达到治愈疾病的目的。

5. 改善局部血液循环　局部微循环障碍是瘢痕与挛缩等病理改变形成的根本原因。研究发现，许多瘢痕组织已经没有血液供应，亦没有神经支配，而且对周围神经、血管等组织造成卡压。常见疾病如：外伤、术后等所致关节强直、股骨头坏死、肌肉挛缩等疾病，采用针刀在局部进行纵向疏通剥离或通透剥离，促使局部微循环重新建立，组织重启创伤修复机制，使局部微循环障碍重新得到疏通，粘连、瘢痕、挛缩等组织被全新的、比较正常或完全正常的组织所替代，从而达到治愈疾病的目前。

二、常见慢性软组织疼痛针刀定位

从解剖学特点来看，常见疼痛点多位于软组织骨骼肌肌腱的附着处（即肌肉起止点）；压痛点附着处多是应力的集中点，最容易损伤，肌腹部位不易损伤，它的疼痛是传导痛，至多是继发性无菌性炎症引起的疼痛。故临床常见软组织劳损肌肉如下：

1. 颈项部　颈阔肌、胸锁乳突肌、前中后斜角肌、斜方肌、肩胛提肌、夹肌、颈段竖脊肌、枕下肌等。

2. 上肢部　三角肌、冈上肌、冈下肌、小圆肌、大圆肌、肩胛下肌、肱二头肌、喙肱肌、肱肌、肱三头肌、屈肌总腱、伸肌总腱等。

3. 躯干部　胸大肌、胸小肌、前锯肌、肋间肌、腹直肌、腹内外斜肌、背阔肌、大小菱形肌、上下后锯肌、胸腰段竖脊及背部深层短肌等。

4. 下肢部　髂腰肌、梨状肌、臀大肌、臀中肌、臀小肌、阔筋膜张肌及髂胫束、股四头肌、缝匠肌、股二头肌、半腱半膜肌、内收肌、股薄肌、胫骨前肌、踇长伸肌、趾长伸肌、小腿三头肌、趾长屈肌、踇长屈肌等。

对于老年性患者行针灸、针刀治疗时应注意：尽量使患者避免疲劳、饥饿时行针灸、针刀治疗；施术前应与患者充分沟通，避免患者在术中精神紧张；年老体弱者应尽量采取卧位，取穴宜少，手法宜轻。对于糖尿病、凝血功能障碍人群（如血友病、血小板减少性紫癜等）应慎用针灸、针刀治疗，以避免伤口感染、出血等。对于皮肤感染、溃疡、局部肿瘤及白血病等患者应列为禁忌证，不适宜针灸针刀治疗。

（乔晋琳）

第三节　物理康复治疗

物理康复治疗相关常见疾病有骨折、心脏病、脑卒中、周围血管病、帕金森病等。主要解决功能障碍包括疼痛、压疮、平衡障碍与跌倒、痴呆、记忆障碍等。本节以老年患者骨折为例，阐述骨折后康复治疗。

骨折康复是在骨折复位和固定的基础上，针对骨关节功能障碍的因素，例如疼痛、肿胀、黏连、关节僵硬、肌肉萎缩等采取相应的物理治疗、作业治疗以及矫形器等手段，使骨关节损伤部位恢复最大功能，防止慢性疼痛产生，以适应日常生活所需。骨折后康复需协调固定与运动之间的矛盾，预防和减少并发症的发生，使其向有利于骨折愈合的方向发展，同时又能达到功能恢复的目的。

一、检查和评估

1. 病史采集　了解受伤的机制、原因、诊疗过程等。

2. 临床体检　检查四肢骨折局部的肿、痛、畸形、功能障碍和肌肉萎缩情况。

3. 辅助检查　X 线检查是骨折临床诊断的重要依据，还包括 CT、MRI 检查，观察骨折的情况，内固定稳定情况。

4. 康复评定　①骨折愈合：骨折对位，骨痂形成，延迟愈合或未愈合，有无假关节，畸形愈合，有无感染，血管神经损伤，骨化性肌炎；②关节活动度（rang of motion，ROM）；③肌力：可选徒手肌力或等速肌力评定等；④肢体的长度和围度；⑤感觉功能；⑥日常生活活动能力；⑦疼痛：选用视觉模拟评分量表（visual analogue scale，VAS）⑧平衡功能（静态和动态）。⑨制定康复锻炼计划之前需要对患者进行全面评价，多数老年人合并心血管疾病，在增加运动量之前需要进行全面的心血管检查，排除禁忌证。

二、愈合分期

第一阶段：骨折未愈和，固定未解除时；第二阶段：骨折已愈合，固定解除后骨折的愈合过程。骨折的愈合过程又分为四个阶段：第一阶段：外伤炎症期（伤后 1～2 周）；第二阶段：骨痂形成期（伤后 3～4 周）；第三阶段：骨痂成熟期（伤后 5～7 周）；第四阶段：临床愈合期（伤后 8～10 周）。

三、康复措施

（一）康复治疗目的

康复治疗目的：促进血肿和渗出尽快吸收，止痛；加速骨折断端的纤维性连接和骨痂形成；防止肌肉萎缩和关节僵直；防止严重骨折患者卧位时的并发症。治疗原则：必须保持骨折的对位和对线，尤其在第一阶段；运动疗法和物理治疗均应以恢复肢体原有功能为目标；在骨折愈合的不同阶段，应采用有重点的综合性康复治疗手段。康复注意事项：骨折复位不完全；骨折部位有炎症；化脓性骨髓炎；病理性骨折；出血、血栓的危险等。

（二）外伤炎症期的康复治疗

此期治疗目的是：促进血肿、炎性渗出和坏死组织的吸收，以防止粘连；改善血液循环、加速断端的纤维粘连；防止肌肉失用性萎缩；改善患者的心态。具体方法：运动疗法、物理治疗、按摩。运动疗法应在急救后 1～2 日即应开始，原则是动静结合、局部和全身并重。具体方法：

1. 患肢肌肉等长收缩训练　每日至少 3 次，每次时间以不引起肌肉过劳为度，一般需 5～10 min 或更长。

2. 非固定关节的患肢的主动和被动活动　注意应逐渐增加活动量，以免影响断端稳定。

3. 健肢保持正常活动　上肢骨折的患者尽早下地活动。下肢骨折的患者，若情况许可，也应早期离床。

4. 呼吸操　每天至少 3 次深呼吸运动，每次 3 min 左右，以促进循环，减少呼吸道并发症，老年患者尤其重要。

5. 物理疗法　一般急救处理后 1 天开始，具体方法：

（1）温热疗法：传导热疗（如蜡疗、中药熨敷）、辐射热疗（如红外线、光浴、频谱治疗仪等）均可应用。骨牵引或石膏托时，可局部直接治疗，管型石膏固定者可开窗治疗或于固定两端进行；亦可在健侧相应部位治疗，通过反射作用，改善患肢血循环，促进吸收，加速愈合。治疗每天 1～2 次，10 次为一疗程。

（2）超声波治疗：电极在骨折断端对置，中等剂量，治疗 20 min，每天 1～2 次，10 次为一疗程。此法可在石膏外进行，有金属板内固定时禁用。

（3）低强度磁场疗法：局部应用，剂量 0.02～0.03 T，每天一次。

（4）直流电钙、磷离子导入疗法：局部开窗，断端相应部位对置，电量适中，治疗 20 min，每天 1 次，10 次一疗程。此法有助骨痂形成，尤其对骨痂形成不良、愈合慢的患者。

（5）超声疗法：局部应用，接触移动法，剂量少于 1.0 W/cm²，每次治疗 5～10 min，10 次一疗程。消肿作用明显，并可促进骨痂生长。

（6）按摩：于固定部位近心端，做向心性手法按摩，可促进血液回流，消退水肿，并可防止肌肉失用性萎缩和关节挛缩。每天 1 次，每次 15 min 左右。患者可做自我按摩。

（三）骨痂形成期的康复治疗

此期主要治疗目的是促进骨痂形成。具体方法：

1. 运动疗法　此期骨断端开始出现骨痂，骨折已较稳定，运动量应逐渐增加。患肢除延长等长收缩时间、增加力度外，还要做非固定关节的主动运动，和相关肌肉的抗阻训练，如小腿骨折需增加髋关节活动，前臂骨折做肩部活动。同时加大全身活动量，增加离床运动时间。若非制动关节活动度减少，应做被动活动。运动法每天 2 次，每次时间不少于 20 min。

2. 物理疗法　外伤炎症期采用的方法应可应用，但直流电钙、磷离子导入和按摩更为重要。温热疗法可作为运动疗法的辅助治疗。

3. 日常生活活动训练　结合日常生活环境和活动能力，指导和训练日常生活活动。上肢以手功能训练为主，下肢则练习站立持重。

（四）骨痂成熟期和临床愈合期的康复治疗

此期断端稳定，外固定一般已去除，治疗方式注意包括运动疗法和物理疗法。外固定去除后，原制动关节僵硬，活动范围明显减小，相应肌肉萎缩力弱，故运动疗法为治疗重点。运动量逐渐加大，以主动运动为主，必要时辅以被动运动和抗阻运动，进一步巩固日常生活活动训练。物理疗法重点解决骨折后遗症，如：

1. 瘢痕和粘连　可做直流电碘离子导入、超声波、音频电流、温热疗法等治疗。

2. 关节挛缩　配合运动疗法，可做温热治疗、被动运动、水疗（漩涡法、水中运动等）。挛缩较重者做关节功能牵引治疗，非治疗时间支架（石膏托活夹板）支持，以提高疗效。支架应随关节活动进步而更换。

3. 合并周围神经损伤时，行直流电碘离子导入、中频电疗等治疗。

四、药物治疗与营养

患者骨折后出现局部疼痛肿胀不适等情况，给予一定的药物治疗，有利于进一步康复治疗。老年人外伤所致髋关节骨折术后，前三周预防性给予镇痛药（曲马多、对乙酰氨基酚）可以有效提高患肢功能。精神药物对功能恢复没有效果。蛋白质的摄入在骨折康复过程中具有十分重要的意义。

（朴春花）

网上更多 ————————————————————————————

⬇ 教学 PPT　　✎ 自测题　　📺 微视频

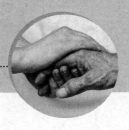

主要参考文献